의료기기실무

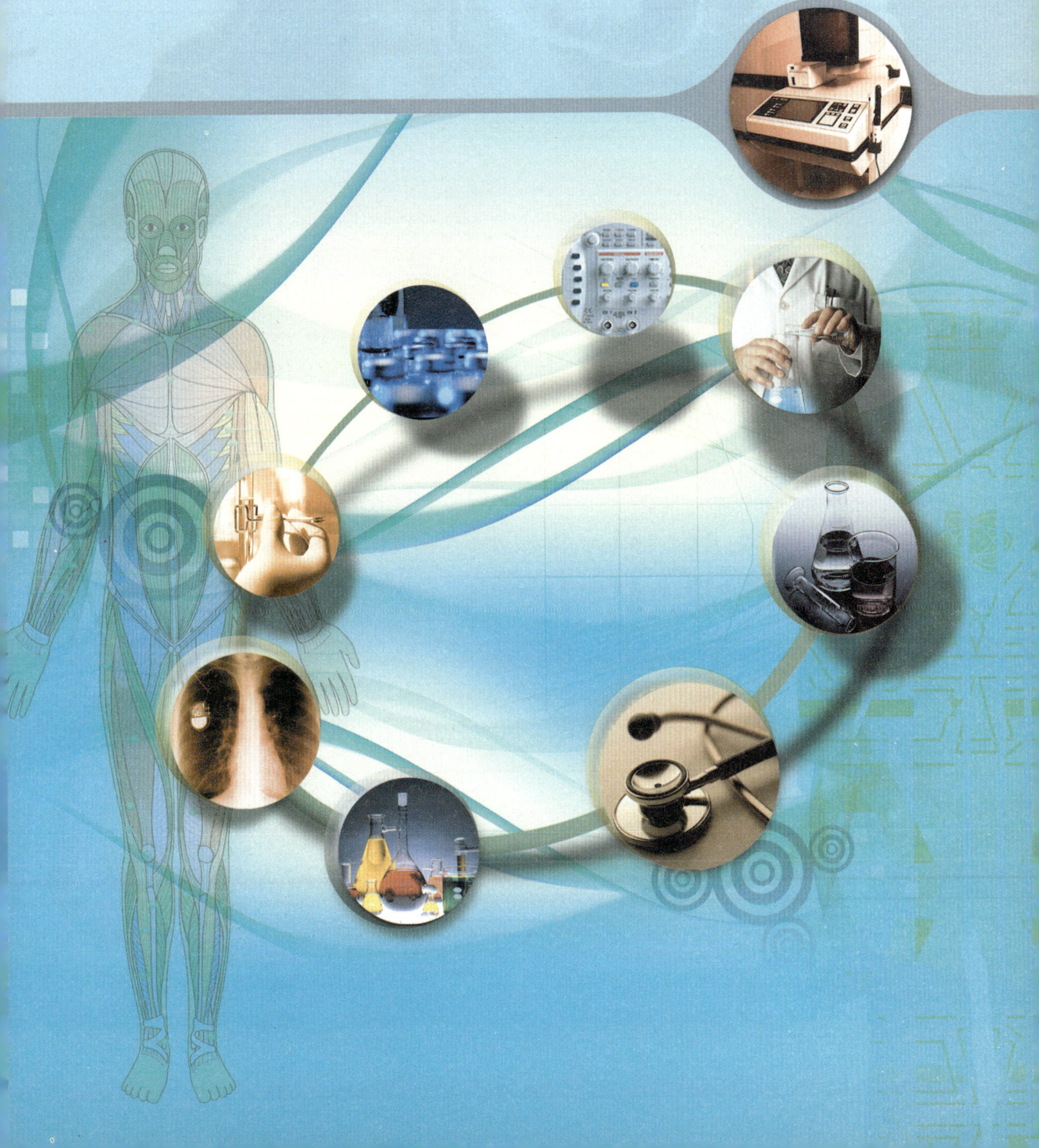

Preface

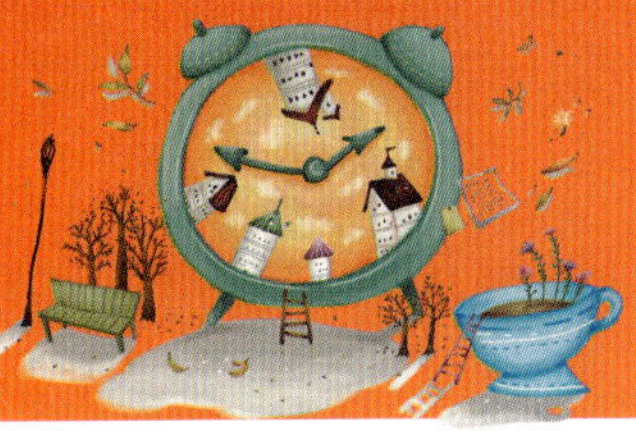

머리말

국민의 생활수준 향상과 인구의 노령화로 보건의료산업에 종사하는 인력의 수요가 폭발적으로 증가하고 있는 가운데 종합대학이나 전문대학은 물론이고 의료특성화 고등학교에서도 관련 학과가 계속 신설되고 있는 추세이다.

이 책은 의료특성화 고등학교에 개설된 보건의료 관련 학과에서 의료기기 실무 분야의 이론 수업과 실험 실습 수업을 동시에 할 수 있도록 구성되었다. 또한 고등학교에서 구매가 곤란한 초고가의 의료장비인 컴퓨터 단층촬영 시스템, 자기공명영상 시스템 등에 관한 내용은 동작원리와 이론을 중심으로 수업할 수 있도록 내용이 구성되었으며, 고등학교에서 구매가 가능한 중저가 의료기기인 환자감시장치, 수액 약물 주입기, 재활의료기기, 안전진단기기 등에 관한 내용은 여러 가지 실습 중심으로 수업할 수 있도록 구성되었다.

교과서의 내용은 국가기술자격인 의료전자기능사 수준을 표준으로 하였으나, 담당교사가 필요에 따라 정할 수 있도록 했다. 이 책의 내용은 의료전자기능사의 시험과목인 의료공학이론, 의료기초공학, 의료기기운용 가운데 의료기기운용에 관한 내용을 주로 다룬 것이며, 상세한 내용은 다음과 같다.

제 1 장에서는 방사선, 컴퓨터 단층촬영 시스템, 자기공명영상 시스템, 환자감시장치 등으로 진단용 의료기기의 동작원리와 사용방법에 관한 내용을 학습한다.

제 2 장에서는 치료용 초음파, 의료용 레이저, 수액 약물 주입기, 인공호흡기 등 치료용 의료기기의 동작원리와 사용법에 관한 내용을 학습한다.

제 3 장에서는 재활 물리치료기기, 개인용구 등 가능하면 많은 재활의료기기의 동작이론과 사용방법에 관한 내용을 수록했다.

제 4 장에서는 의료기기의 전기적 안전, 생물학적 안전, 방사선 안전 등의 기준과 이를 시험할 수 있는 테스터기의 동작원리와 사용방법을 학습한다.

이 책이 보건의료 분야를 공부하는 학생들과 이를 지도하시는 선생님들께 많은 도움이 되었으면 한다.

Contents

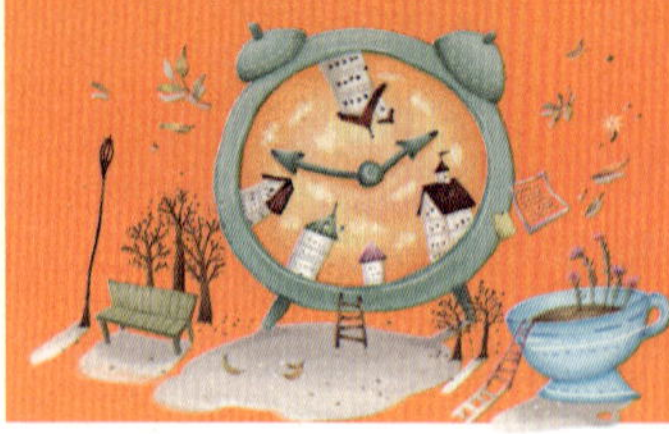

차 례

제1장 **진단용 의료기기**

제2장 치료용 의료기기

제3장 재활의료기기

제4장 의료기기의 안전

제1장

진단용 의료기기

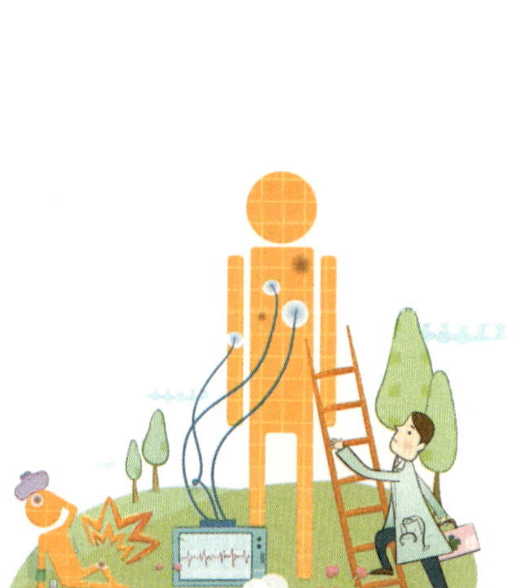

1. 방사선과 X-선

학습목표

- 방사선의 발생 원리를 설명할 수 있다.
- X-선 영상 시스템의 구성을 설명할 수 있다.
- 디지털 라디오그래피와 컴퓨티드 라디오그래피의 차이점을 설명할 수 있다.

가. X-선 영상 시스템의 원리

방사선의 발생 원리는 다음과 같다. 물질에서 균형을 이루던 원자조합이 무너지면 불안정해지는데 이때 원자는 과도한 에너지를 가지고 있기 때문에 이 남는 에너지를 원자 밖으로 분출해야 할 필요가 있다. 이처럼 과도한 에너지를 가진 원자가 잉여 에너지를 방출할 때 나오는 것이 방사선이다. 방사선은 전리 방사선, 비전리 방사선으로 나누어지고 그중에서도 전리 방사선인 X-선(X-ray)이 가장 널리 사용된다.

방사능이란 방사선을 방출할 수 있는 능력을 말하는 것으로 일정 농도 이상으로 방사성 동위원소를 함유한 물질이다. 방사성 물질 또는 방사성 동위원소의 양을 방사능이라고 한다. 방사성 물질 중 대표적인 것이 우라늄, 코발트, 세슘이다.

X-선은 독일의 물리학자 뢴트겐(Röntgen)이 발견하여 뢴트겐선이라고도 한다. X-선은 가시광선과는 달리 사람의 몸을 통과하면서 신체부위의 특성상 일부는 흡수되고 일부는 산란을 일으키면서 강도가 줄어든다. 이 줄어든 X-선을 받아서 인체의 내부를 분석할 수 있다. 이때 필요한 장치는 X-선을 감지하는 주요 장치로 X-선 증감지(Intensifying screen), 영상증배관(Image intensifier), 고체평판 디텍터(Flat panel detector) 등이 있다.

1) X-선 영상 시스템의 용도별 분류

여러 가지 에너지로부터 바뀐 영상 성분을 일반 그림기술을 이용, 필름으로 현상하는 방법과 광-전 변환소자와 A/D 변환기로 구성된 변환장치를 사용하여 전기신호를 아날로그 신호 또는 디지털 영상신호로 바꾸어 표현하는 방법으로 나뉘는데, 이전에는 X-선

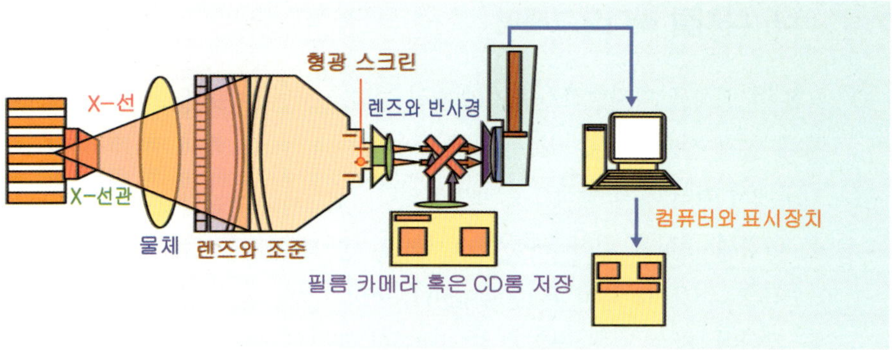

그림 1-1 X-선 영상 시스템의 구조도

영상을 TV 브라운관을 이용하여 관찰하는 투시 시스템, 형광판이나 영상증배관 등에서 변환된 영상을 특수한 카메라로 촬영하는 간접촬영 시스템 등으로 분류하였으나 현재는 큰 의미는 없다.

따라서 X-선 영상을 어떤 식으로 관찰이나 촬영하느냐보다 필요한 진단이나 X-선 검사를 효율적으로 진행하기 위한 목적과정에 맞추어 시스템이 연결되어야 한다. 그러므로 위장관 검사용 · 흉부진단용 · 순환기진단용 · 비뇨기계 검사용 · 유방촬영용 · 외과용 X-선 장치 등과 같이 진단 및 검사 목적에 따라 분류하는 것이 합리적이다.

그림 1-1은 질병의 진단과 치료에 필수적인 데이터를 공급하는 X-선 영상 장비로 대부분의 병원에서 장비구성비율의 과반수를 차지하는 중요한 장비이다.

2) X-선 촬영 영상의 예

X-선 촬영 화면의 경추부, 무릎관절, 발, 손 등의 필름 영상을 그림 1-2에 나타내었다.

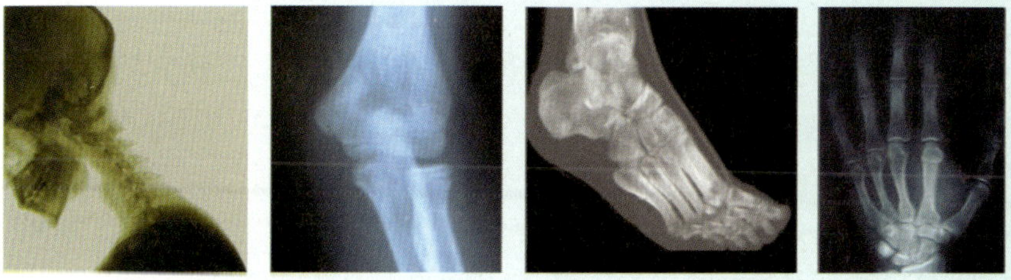

그림 1-2 X-선 영상(경추부, 무릎관절, 발, 손)

나. 디지털 라디오그래피

X-선 영상을 디지털화하면 영상처리 기법을 적용[1]할 수 있으며 또 컴퓨터 네트워크를 통해 쉽게 전송시킬 수 있는 이점 등이 있어 DR(Digital Radiography)[2] 시스템은 현재 각국에서 여러 가지 방식으로 개발되었다. 영상진단 분야에 컴퓨터 기술의 도입으로 많은 디지털 영상을 접하고 있으며, 모든 기술동향이 디지털화되고 있다.

DR은 CT(Computed Tomography), MRI, DSA[3] 등 모든 디지털 방사선 영상을 말하는 것이며, 단순 X-선 촬영을 디지털화한 것으로 한계화시키고 있다. 박막 트랜지스터(Thin Film Transistor : TFT) 등을 이용한 평판형 검출기 방식의 단순촬영만을 DR로 좁게 이야기하는데 매우 좁은 의미로서의 DR은 CR(Computed Radiography)과 비슷한 의미로 사용하기도 한다.

디지털 영상처리의 개념은 표 1-1과 같다.

표 1-1 디지털 영상처리의 개념

항 목	디지털 영상처리의 정의
영상획득	카메라나 스캐너와 같은 도구를 이용하여 전자적으로 영상을 얻는 것이다.
영상인식	영상의 특징을 유출해 내는 단계이다.
영상조작	획득한 영상을 적절한 알고리즘의 적용을 통하여 이미지를 조작하는 단계이다.
영상분석	영상조작에 의하여 수정된 영상의 특징들을 찾아내고 분석하는 단계이다.

1) 디지털 라디오그래피(DR)의 기초

기존의 X-선 촬영장치에서 X-선의 영상정보를 필름장치로 기록하고 재생하는 것에 비하여 X-선의 영상정보를 디지털화된 전기신호로 변환하여 이를 테이프나 디스크 등 전자기록 매체에 기록하고 CRT 모니터에 화면으로 재생시켜 판독하게 하는 장치로 영상증배관에 기초한 디지털 방사선 촬영술이다. 이는 기존 아날로그 타입의 X-선 장비들에 비해 우수한 영상을 제공하며, X-선 촬영 영상을 컴퓨터 데이터로 바꾸어 모니터 상에서 직접 진단, 편집이 가능하기 때문에 한 번의 촬영으로 다양하고 정확한 정보를 얻을 수 있다.

1 영상처리 기법 적용 분야 : 의료진단 시스템, 머신 비전(Machine vision), 공장자동화, 위성 분야 등이다.

2 DR(Digital Radiography) : X-선 필름을 쓰지 않고 평판 X-선 디텍터를 써서 X-선 영상을 얻는 것을 DR이라 한다. X-선 필름을 쓰는 것에 비해 진단의 효율성 및 정확성을 높일 수 있기 때문에 장래 널리 쓰일 것이다.

3 DSA(Digital Subtraction Angiography) : 컴퓨터 조영촬영법이다.

DR(Digital Radiography)은 인체를 투과한 X-선의 강약에 따른 정보를 전기신호로 변환시킨 후, 아날로그-디지털 변환과정을 거쳐 픽셀(Pixel)의 그레이 스케일(Gray scale) 값을 얻는다. 획득한 초기 상태의 자료를 컴퓨터 영상처리과정을 거쳐 불균일성이나 노이즈를 제거하고 다시 아날로그 신호로 변환하며 영상화하게 된다.

가) 그레이 스케일 값

CT 번호(Number)가 낮으면 검게(-) 나타나고 높으면 희게(+) 나타나며 중간은 회색으로 나타난다. DR은 픽셀들의 2D 형식의 집합으로 정의할 수 있다. 각 픽셀은 위치정보와 함께 각 픽셀의 그레이 스케일 값을 가진다. 각각의 픽셀들이 가지는 그레이 스케일 값의 범위는 비트 뎁스(Bit depth)로 나타낸다.

나) 공간해상도

DR에서 공간해상도(Spatial resolution)는 픽셀 크기에 의해 결정되며, 보통 필름 증감지 시스템의 공간해상도는 51[lp/mm](Line Pairs/mm)인 데 반해 DR에서는 픽셀의 크기가 0.1[mm]이다. 흉부 X-선 사진의 경우, 흉부 폐엽 간 격벽선이나 미세 기흉 등의 이미지를 만들기 위해서는 픽셀 크기 0.2[mm] 이상의 해상도가 필요하다.

공간해상도가 2배로 증가할 때 영상 데이터양은 4배로 증가하므로, 이를 충족할 데이터 저장장치와 모니터를 사용해야 하기 때문에 가격이 비싸진다. 현재 4[k] 픽셀 해상도를 가지는 시스템이 개발되어 있으므로 DR에서 공간해상도 문제는 해결되었다.

다) X-선 필름

맑은 플라스틱 베이스가 은 할로겐 화합물을 포함한 유상액[4]에 의해 덮여 있다. 빛이나 X-선은 은에 생리화학적인 변화를 가져오고 이는 현상과정에서 검게 변화한다. 필름의 흑화 정도는 X-선 빔의 강도와 현상되는 시간과 온도에 따라 변화된다. 사용되는 X-선 필름은 증감지의 종류에 맞게 분류된다.

흉부 X-선 촬영에서의 알맞은 영상이란 X-선 감쇠가 많은 종격동[5] 구조물로부터 X-선의 감쇠가 가장 적은 폐 안의 공기까지 한 번의 촬영으로 적절한 대조도를 유지하면서 나타내야 한다. 즉 필름-증감지(Film-Screen) 시스템은 동작범위가 작아 폐의 세부조직을 잘

4 유상액 : 기름과 비슷한 성분의 액체이다.

5 종격동 : 좌우의 흉막강(胸膜腔) 사이에 있는 부분으로 앞쪽은 흉골, 뒤쪽은 척주, 아래쪽은 횡격막에 의하여 경계 지어지는 장소이다.

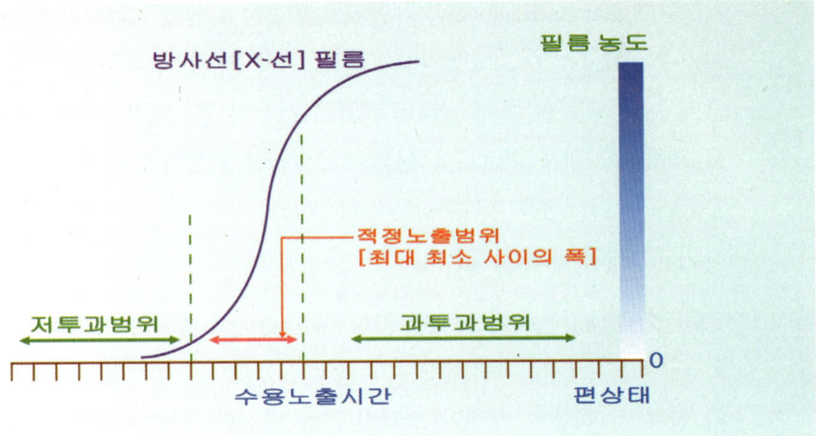

그림 1-3 필름 - 증감지 시스템의 영상 특성곡선

볼 수 있게 X-선으로 찍을 때는 종격동과 겹쳐 있는 폐가 저투과되고, 반대로 종격동과 겹쳐 있는 폐를 잘 보이게 촬영할 때에는 폐가 과투과되어 역시 대조도가 저하된다. 그러나 DR은 그림 1-4와 같이 움직임의 상태범위가 넓어 폐·종격동 전체를 볼 수 있는 일정 화질의 영상을 얻을 수 있다.

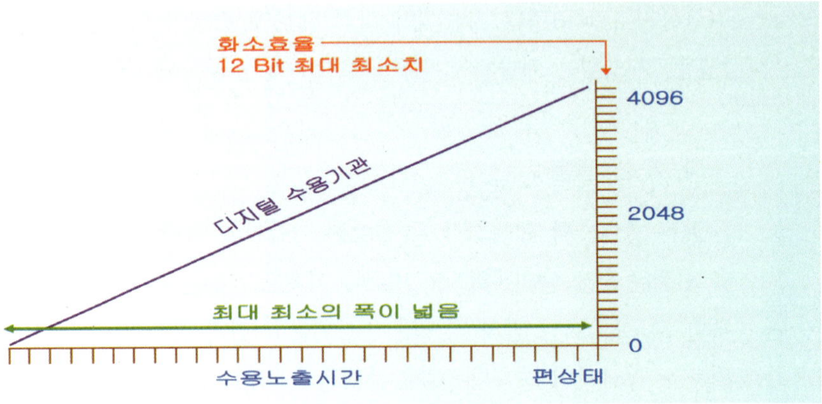

그림 1-4 DR 시스템의 영상 특성곡선

2) DR의 종류

X-선 정보를 검출하는 방식에 의해 DR 기술이 결정된다. FCR 방식에 이어 드럼 방식의 셀레늄 검출기를 이용한 DR과 박막 트랜지스터(Thin Film Transistor : TFT) 방식의 평판형

검출기(Direct Radiography : DR)가 개발되어 차세대 DR의 유망기술로 인식되고 있다. 또한 형광판과 CCD[6](Charge Coupled Device) 카메라가 결합한 간접형 DR도 사용되고 있다. DR도 X-선 검출기술의 발전에 따라 가까운 미래에 급격히 변화할 것으로 보인다.

직접-출력 디지털 검출기 CCD가 도입된 이후 사용되어 왔고, 박막 트랜지스터(TFT) 검출기도 이용된다. 기존의 X-선 장비를 갖춘 곳에 쉽게 설치할 수 있다는 장점과 영상의 질이 필름-증감지 시스템이나 CR 시스템보다 우수하다는 기대로 새로운 기술에 대한 관심이 고조되고 있다.

검출과정에서 X-선 흡수율을 나타내는 양자효율 검출기(Detective quantum efficiency)는 박막 트랜지스터 시스템이 65[%] 이상이다. 이는 CR 시스템(20~35[%])이나 필름-증감지 시스템(25[%])보다 우수하여 같은 X-선 조사량에서 신호 대 잡음비가 고화질 영상을 얻을 수 있음을 알 수 있다.

박막 트랜지스터 DR이 상품화되어 병원에 사용되기까지는 무엇보다 고품질 박막 트랜지스터-평판형 검출기의 대량생산이 있었다. 박막 트랜지스터 방식의 DR은 높은 해상력 때문에 흉부 X-선에 적용되고 이후 투시 및 혈관조영술, 유방촬영술에도 적용된다. 이전에 촬영된 필름으로부터 디지타이저를 사용하여 이미 촬영된 필름에서 디지털 데이터를 얻는 방법도 DR의 한 분야이다. 현재 세계적으로 다수 보급된 시스템은 필름 디지타이저와 CR 종류이다.

DR 시스템이 영상진단에서 빛을 보기 위해서는 진단방사선부터 환경이 디지털 네트워크 환경으로 갖추어져 있어야 한다. 즉 디지털 데이터가 필름 생성 없이 직접 의료영상저장전송 시스템(Picture Archiving and Communication System : PACS[7])으로 전송되고 PACS 환경에서 판독과 저장 관리가 이루어져야 하는 것이다. 따라서 PACS와의 통합을 위한 DICOM 전송기능이 필수로 요구될 뿐만 아니라 방사선 정보 시스템과 환자정보, 검사정보 등을 주고받을 수 있는 기능이 요구된다.

그림 1-5는 기존 F/S 시스템과 PACS의 흐름도를 나타내었다.

---

6 CCD(Charge Coupled Device) : 전하 결합소자. 빛에너지로 발생한 에너지를 축적하여 전송한다. MOS 구조의 커패시터(Capacitor) 실리콘 기판상에 산화막을 형성하여 그 위에 게이트 전극을 붙인 것이다.

7 PACS(Picture Archiving and Communication System) : 진단영상들을 디지털 상태로 바꾸어 영상을 수집한 후 이를 고속 통신망을 이용하여 전송하고 데이터를 저장장치에 저장 후 필요시 필름 대신 모니터에 출력되는 영상을 이용하여 방사선의사나 임상의사가 직접 환자진료를 하는 디지털 영상관리 · 전송 시스템이다.

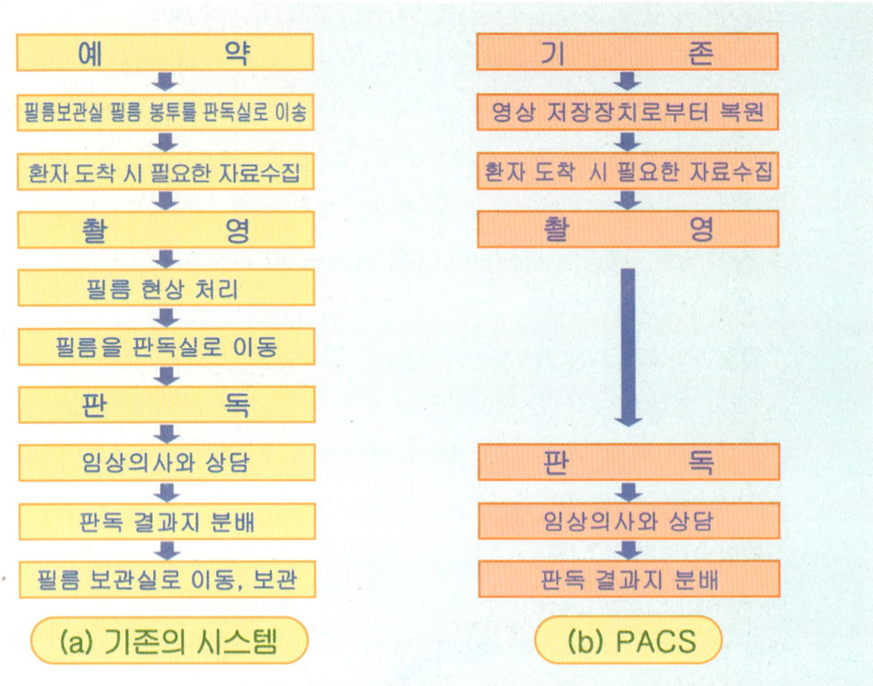

그림 1-5 기존 F/S 시스템과 PACS의 흐름도

3) DR 시스템 방식

인체를 투과한 X-선의 정보를 어떤 방식으로 검출하고 디지털화시키는가에 따라 DR(Digital Radiography) 시스템의 방식을 구분할 수 있다.

가) 필름 디지타이저

필름 디지타이저[8]의 기본원리는 아날로그 신호가 기록된 필름을 빛이나 레이저 빔으로 투과시켜 통과한 빛의 양을 측정하여 필름의 명암에 비례한 전기신호로 바꾸고, 전기신호를 증폭시켜 A/D로 변환시키거나 자체적인 기술방법으로 가장 먼저 개발된 방식으로 이미 촬영한 디지털 영상 데이터를 디지털화하는 장치이다.

㉗ 우리가 흔히 사용하는 스캐너에 해상도를 향상시킨 것이라고 할 수 있으며, 촬영된 필름을 디지털화하는 유일한 방법이며 영상의 저장 또는 전송이 주된 목적이다.

8 디지타이저 : 입력 원본의 좌표를 판독하여 컴퓨터에 설계도면이나 도형을 입력하는 데 사용되는 장치이다.

의료용 디지털 영상을 얻는 필름 디지타이저는 약 40여 년 전부터 사용되어 왔으나 그림측량과 항공첩보 분야에서는 오래전부터 정밀한 디지타이저 시스템들이 사용되고 있었다. 그러나 이러한 목적의 디지타이저들은 방사선 필름에서 사용되는 알갱이(Grain)보다 훨씬 작은 픽셀 크기를 가져야 하므로 처리속도가 느리고 장비가 크며 가격이 비싸다는 단점이 있다.

방사선 영상의 디지털화를 위한 필름 디지타이저는 레이저 빔이나 TV 카메라, 디지털 카메라, 드럼 스캐너가 주로 이용되며 필름의 입자보다도 작은 레이저 빔을 사용하는 경우 해상도는 큰 문제가 되지 않지만, 원래의 필름에 기록된 정보 이외에는 더 얻는 것이 없으며 주사과정이나 디지털 변환과정에서 가공물(Artifact : 허상)이 발생할 수도 있다.

1[μm] 픽셀 크기의 디지타이저가 개발되어 해상도 측면에서는 단연 최고라고 할 수 있다. 하지만 진단방사선 영상에서는 픽셀 크기가 80~200[μm] 범위의 레이저 또는 CCD 방식의 디지타이저가 사용된다.

필름 디지타이저의 종류는 다음과 같다. 선형감지 및 구역감지 디지타이저, 레이저 디지타이저, 드럼 스캐너, 비디오카메라 디지타이저, 선형 다이오드 어레이(Array) 카메라, CCD, Scanning Micro-Densitometers 등이다.

평판형 검출기를 이용한 DR은 직접 방식과 간접 방식으로 구분되는데 X-선을 전기신호로 변환시키는 과정에 따라 나뉜다.

다. 컴퓨티드 라디오그래피

1) CR의 정의

CR(Computed Radiography)은 기존의 필름－증감지(Film-Screen) 촬영법 대신에 휘진성 형광체인 영상판(IP)에 X-선을 조사하여 축적된 잔상에 레이저 빔을 주사하여 영상신호를 획득하는 디지털 방사선 촬영법의 한 종류이다. 기존의 필름－증감지 이상의 효율성을 갖고 있으며, 기존의 X-선 촬영장치와 촬영기술을 사용할 수 있어 일반 촬영이나 투시조영 촬영에서 많이 사용한다.

2) IP

X-선 필름 대신에 X-선 검출기로서 IP(Imaging Plate)를 사용한다. IP는 고분자재료 위에 특수한 형광체를 도포한 것으로 이 플레이트(Plate)에 X-선이 들어오면 X-선량 정보가 플

표 1-2 CR 시스템의 구성

CR 시스템의 구성	CR 시스템의 구성 해석
X-ray Exposure	환자에게 X-선을 투사한다.
Image Reader	영상을 읽어들인다.
Image Scaling	영상 비트를 적당하게 조정한다.
Image Record	영상을 기록한다.
Computer Radiography	획득된 CR 영상이다.

레이트에 축적되어 있게 된다. X-선량 정보를 축적하고 있는 플레이트에 빛을 가하면 축적된 선량정보를 읽을 수 있는데 필름-증감지 시스템에서 필름 카세트와 동일 상태이며 반복 사용할 수 있다. 인체를 투과한 X-선은 저장형광체(Storage phosphor)에 흡수되어 8시간 후에도 75[%] 정도의 X-선 에너지가 자동 저장된다. CR 시스템의 기본구성을 표 1-2에 나타내었다.

X-선 촬영 후 영상정보가 축적되고 축적된 자료는 영상판독기에 보내지고 다시 판독기에서 정보는 이송대 위를 동일 속도로 움직이면서 휘진형광[9]에 맞는 레이저에 직각방향으로 조사되어 X-선 영상정보가 빛 신호로 발생된다.

영상판독은 먼저 낮은 에너지의 빔으로 스캔하여 히스토그램[10] 분석을 하고, 인체 각 부분에 따라 정해진 파라미터로 다시 스캔하여 자동으로 대조도를 조절하여 최종 영상자료를 만들게 된다. 스캔된 빛 정보는 광섬유를 통해 전기신호로 변환되고 다시 광전자증배관을 지나 아날로그-디지털 변환기를 거쳐 디지털 신호로서 컴퓨터에 입력된다.

입력된 디지털 영상정보를 계조[11] · 공간주파수처리 · 영상 간의 가감처리(Subtraction)를 통해 진단목적에 적합한 모양으로 만든다. 처리 후의 영상은 영상기록기에서 다시 빔을 이용하여 필름에 사진을 기록한다. 영상판독기에서 판독이 끝난 자료는 소거용 빛의 공급에 의해 남아 있는 X-선 정보가 소멸되어 초기 형태로 돌아간다. CR의 영상획득과정은 그림 1-6에 나타내었다.

9 휘진형광(Luminescence) : X-선, 전자선, 자외선 등의 방사선에서 형광체를 여기하여 발광시킨 후 발광파장보다도 장파장의 빛을 조사함으로써 감쇠되어 있던 발광이 일시적으로 강해지는 현상이다.

10 히스토그램 : 영상의 일정 범위에서 농도 값에 대한 픽셀의 개수를 표시하는 영상의 통계함수이며 픽셀들의 위치에 관한 정보는 갖고 있지 않는 특징이 있다.

11 계조 : 얻어진 영상신호를 어떠한 사진농도로 재현해야 할지 표시특성을 독립으로 컨트롤하는 것이며, CR 시스템의 계조처리는 영상처리기로 입력영상신호 QL을 영상처리기 출력영상신호 QV(기록기신호)로 변환하는 것이다.

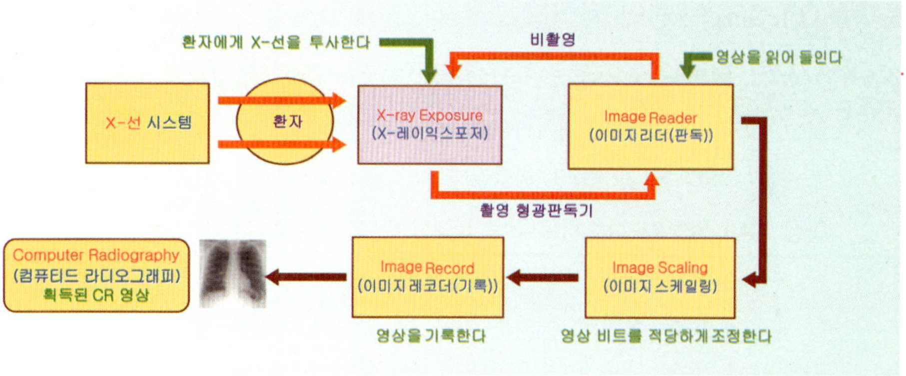

그림 1-6 CR의 영상획득과정

3) CR의 특징

CR은 자료의 X-선의 세기에 따른 직진성이 필름에 비해 100배 이상 넓은 특징이 있다. 이렇게 넓은 활동성 있는 영역을 가지고 있기 때문에, 항상 일정한 화질의 영상을 얻을 수 있어 재촬영률을 1/10 이하로 줄일 수 있다. 특히 이동촬영에서 선명도가 뚜렷하다.

또한 모니터로 영상을 볼 경우 CT에서와 같이 윈도우 위스/레벨(Window width/level)[12]을 조절하며 볼 수 있으며, 환자에게 조사하는 방사선 양을 줄일 수 있다는 점이다. 하지만 방사선 양을 줄일 경우 노이즈가 늘어나기 때문에 영상의 질이 낮아진다. 디지털 영상을 처리함에 있어 IP 방식의 CR법은 종래의 X-선 촬영장치를 그대로 적용할 수 있다.

4) CR의 단점

노이즈가 많고 이것은 가돌리늄[13]과 같은 희토류 형광체에 비해 Barium fluorohalide나 Barium fluorobromided의 k-absorption edge가 주원인으로 발생하고, 카세트에 납의 차폐물질을 사용하지 않아 발생하는 후방산란선이 증가함에 기인한다. 또 다른 단점은 가격이 비싸고 저장형광체의 수명이 상대적으로 짧다는 점을 들 수 있다.

12 Window width : 윈도우 픽셀 단위로 이미지의 가로 크기이다.
Window level : 명도에 대한 픽셀의 양이다.

13 가돌리늄(Gadolinium) : 주기율표 제3족에 속하는 희토류 원소 중 가돌리늄 란타노이드(란탄족)에 속하는 원소의 하나. 원소기호 Gd, 원자번호 64, 원자량 157.3, 백색의 금속. 비중 7.90, 녹는점 1,310[℃]. 원자핵이 중성자를 흡수하는 비율이 알루미늄의 약 20만 배. 이 성질을 이용하여 중성자 투과그림을 찍을 때 중성자를 흡수한 가돌리늄의 방사성 동위체의 β선에 의하여 검출한다. 초전도 재료, 기억소자, 광파이버의 재료로 사용한다.

5) CR과 DR의 차이점

필름-증감지 시스템에서의 필름을 사용하지만 CR에서는 IP(Imaging Plate)를 사용하고, DR(Digital Radiography)에서는 평판형 검출기를 사용한다. CR에서는 X-선 촬영 후 IP를 판독기에 넣어야 IP에 저장된 영상을 디지털 영상으로 볼 수 있고, DR에서는 이런 과정 없이 평판형 검출기로부터 직접 디지털 영상이 얻어진다.

CR은 넓은 범위의 다이내믹 레인지(Dynamic range)를 가지고 있기에 노광의 부족이나 많음에 따른 촬영의 실패를 막을 수 있으나 영상을 얻기까지의 시간이 필름 방식에 비해 오래 걸린다. DR은 즉시 영상표시와 진단이 가능하나 필름에 비해 해상력이 낮다. 복잡해 보이는 'IP를 판독기에 넣는 과정'이 오히려 CR의 장점이다.

CR의 경우에는 IP와 X-선 발생장치만 있으면 촬영이 가능하고 판독기는 몇 개의 촬영이 공유된다. 각 촬영 시마다 고가의 평판형 검출기가 있어야만 촬영이 가능한 DR에 비해서 CR은 경제성이 높고 X-선 촬영도 가능하다.

2. 컴퓨터 단층촬영 시스템

학습목표

- 컴퓨터 단층촬영 시스템의 동작원리를 설명할 수 있다.
- 컴퓨터 단층촬영 시스템의 구성요소를 설명할 수 있다.
- 디지털 감산 혈관조영술의 특징을 설명할 수 있다.

가. 컴퓨터 단층촬영 시스템의 개요

1) CT의 발명

1972년 4월 영국 EMI사의 공학박사인 하운스필드(G. N. Hounsfield)는 어떤 물체에 X-선을 조사하여 수학적으로 구성할 때 그 물체의 내부를 알 수 있다는 사실을 발견한 이후 임상에 적용하는 연구를 하면서 CT(Computed Tomography) 영상을 발명하게 되었다. CT의 출현은 영상진단 분야에서 1895년 X-선의 발견 이후 최대의 발명이라 일컬어졌으며, 영상기술에 많은 변화를 가져오게 되었다.

CT는 예전의 X-선 영상으로는 불가능했던 인체의 단층상을 선명한 대조도 분해능으로 나타냄으로써 영상진단의 질을 증가시켰고, SPECT[14], PET[15], MRI 등의 개발이나 의료용 영상의 디지털화를 촉진시키는 계기가 되었다.

CT 촬영은 인체의 횡단면을 컴퓨터가 수학적 연산 방식을 이용하여 영상을 재구성시켜 인체조직을 상세하고 명료하게 나타낼 수 있을 뿐만 아니라, 임의로 선택된 단면의 정보를 분석적으로 확인할 수 있게 해주어 일반 X-선 영상으로 찾기 힘든 병변을 정확히 진단할 수 있다.

---

14 SPECT(Single Photon Emission Computed Tomography) : 감마카메라를 몸 주위에 회전시켜 영상을 검출하는 데 1개의 Photon을 이용하여 체내로부터 방사(Emission)되는 감마선을 검출한다.

15 PET(Positron Emission Tomography) : 양전자(Positron)가 소멸할 때 발생되는 1쌍의 감마선을 이용하여 영상을 검출한다.

2) CT의 기본원리

인체에 투사된 X-선은 인체 내를 진행하면서 광전효과[16], 콤프턴 산란[17] 등에 의해 감쇠된다. X-선을 발생하는 X-선관 반대편에는 X-선을 감지하는 장치가 있어 인체를 투과하여 나온 X-선의 세기를 감지하는데 감지된 X-선의 세기는 X-선이 진행하여 온 직선상에 분포한 물질의 X-선 감쇠계수에 의해 영향을 받게 된다.

㉞ 뼈 조직은 연부근육조직에 비해 밀도 및 평균 원자번호가 높기 때문에 X-선 감쇠계수가 상대적으로 크다.

단층영상을 구성하기 위해서는 투영 데이터를 여러 각도에서 수집하는 것이 필요하다. 투영 데이터를 얻기 위해서는 선형주사와 회전주사가 필요하다. 회전주사는 0~180[°]까지 하는 것이 필요한데, 만일 회전주사를 같은 간격으로 N번 하고 한 각도당 M개의 선형주사를 한다면 투영 데이터의 총량은 $N \times M$이 될 것이다. 계측한 투영 데이터 집합은 사인(Sine) 모양이 중첩되어 있는 모양이어서 이를 소노그램(Sonogram)[18]이라 한다. 영상을 재구성하는 알고리즘은 투영 데이터에 대한 필터링과 역투영으로 이루어진다.

3) CT의 장점 및 특징

가) CT의 장점

CT는 높은 검사비의 부담에도 불구하고 의료보험이 되므로 질병의 초기 발견과 진단에 필수인 첨단장비로서, 환자에게 고통이나 위험부담이 없이 비침습적으로 신속·정확하게 검사를 시행하여 초기에 한 번의 검사로 많은 정보를 얻을 수 있기 때문에 중복검사의 고통과 시간을 줄일 수 있는 장점이 있다. 또 일반 X-선에서 나타나지 않았던 연부조직[19]의 미세한 차이도 확인할 수 있으며, 획득한 데이터 자료를 재구성하여 3차원 영상을 만들어 낼 수도 있다.

CT는 재료를 파괴하지 않으면서 안전하게 검사할 수 있다는 장점이 있고 산업 분야에서도 내부의 모습이나 빈 공간, 그리고 밀도를 알기 위하여 사용되고 있다.

---

16 광전효과 : 물질의 표면에 빛을 쪼이면 자유전자가 튀어나오는 현상. 광전도, 광기전력 효과가 있다.

17 콤프턴 산란(Compton scattering) : 물질의 표면에 빛을 쪼이면 자유전자가 튀어나오는 현상인 광전효과와 비슷하나 에너지가 전자-원자 사이 묶임 에너지보다 월등히 크고 파동의 입자성을 증명하는 현상이다.

18 소노그램(Sonogram) : 초음파를 이용한 진단용 측정장치로 유방암 검사 등에 사용된다.

19 연부조직 : 혈액, 뇌척수액, 회질, 백질, 종양 등이다.

나) CT의 특징

카메라를 이용, 물체를 투과한 X-선을 측정하기 위하여 특수 검출기들을 사용한다. 검출기에 측정된 검사자료는 컴퓨터로 이동되고 이후 복합적인 수학적 기법에 의하여 본래의 피사체에 대한 하나의 영상으로 재구성된다. 그 정보는 관찰과 사진기록을 위하여 영상표시장치에 보내어진다.

X-선은 뼈를 볼 수 있는 촬영장치로 널리 이용되어 왔다. 이후 전자공학의 출현과 컴퓨터의 급속한 발달은 X-선 촬영장치에 현저한 발전을 가져왔다. CT는 X-선을 이용하고 있지만 직접 필름에 감광시켜 얻는 일반적인 방사선 그림과는 다르다. CT는 인체의 한 단면 주위를 돌면서 가느다란 X-선을 투사하고 X-선이 인체를 통과하면서 감소되는 양을 측정한다.

인체 내부의 간이나 신장 같은 장기들의 밀도는 약간씩 차이가 나기 때문에 X-선이 투사된 방향에 따라 흡수하는 정도가 서로 다르게 나타나는데 X-선이 투과된 부위의 X-선량을 컴퓨터로 분석하여 내부장기의 밀도를 결정하고, 이를 통하여 내부의 자세한 단면을 재구성해서 영상으로 나타나게 한다.

일반 X-선 사진은 사람 몸의 3차원적인 모습이 2차원의 필름에 나타나지만, CT는 선택한 인체 단면의 촬영부위 모습을 보여주기 때문에 일반 X-선 사진으로는 알아내기 힘든 여러 가지 사실들을 정확하게 진단할 수 있는데 그림 1-7에 나타내었다.

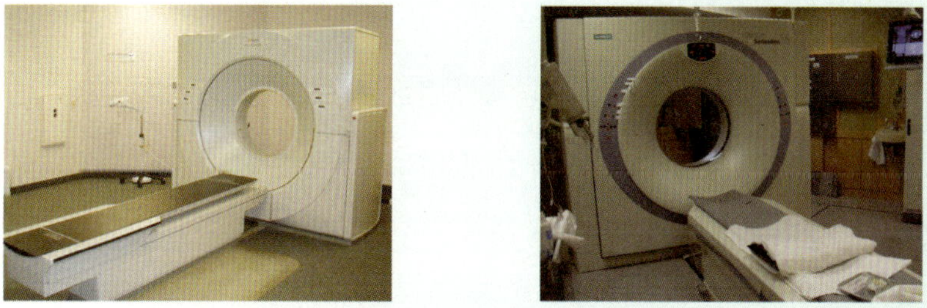

그림 1-7 CT 시스템

나. 컴퓨터 단층촬영 시스템의 특징

1) CT 영상촬영 4단계

CT 영상의 촬영원리를 그림 1-8에 나타내었다.

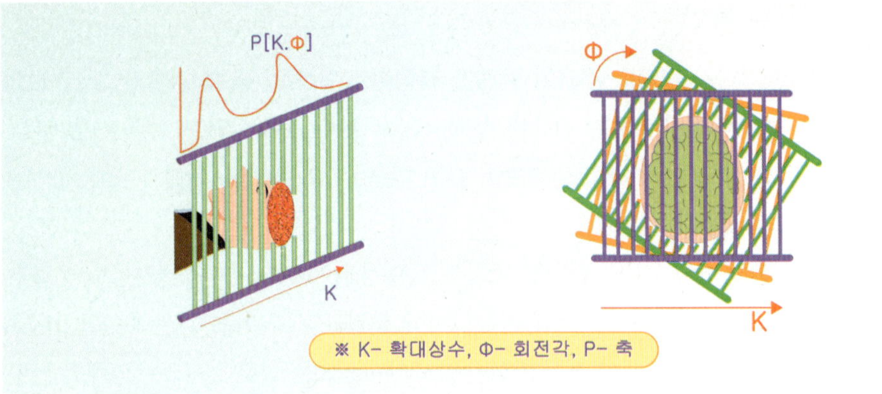

그림 1-8 CT 촬영의 원리

가) X-선 생성

X-선관은 X-선의 흡수차를 이용한다.

나) 데이터 수집

환자 몸을 조사하여 통과한 X-선의 감쇠에 관한 자료를 획득하고 조사된 X-선 강약이 검출기에 의해 전류강약으로 변환한다. 아날로그 신호가 디지털 신호로 변환한다.

다) 영상구성을 위한 데이터 처리(영상 재구성, CT 번호)

인체에 조사된 X-선의 감쇠에 대한 자료로부터 인체 각 부위의 감쇠를 CT 번호로 변환하는 수학적 과정인 영상 재구성 과정으로 DSA(Digital Subtraction Angiography : 컴퓨터 조영촬영법)에서 수집된 데이터들을 연산방법에 의하여 눈으로 볼 수 있는 영상으로 완성한다.

라) 영상전시

디지털 데이터를 아날로그 데이터로 변환하여 CRT 모니터에 전시하는 것이다.

2) CT 번호 : 하운스필드 유닛

CT로 얻은 영상은 인체 내 조직의 X-선 감쇠계수 분포를 나타낸다. X-선 CT 영상은 X-선 감쇠계수의 절댓값을 나타내는 것이 아니라 상대 값을 나타내는데 하나의 화소의 상대적 선감약계수를 측정한 후 계수 값에 물(0)을 기준으로 인체 중 가장 단단한 뼈를 +1000, 공기를 −1000으로 조직들의 감쇠계수를 확대해서 새로운 수를 부여한 것을 CT 번호(CT number) 또는 하운스필드 유닛(Hounsfield unit) 또는 하운스필드 넘버(Hounsfield number)라고 하며 CRT상에 그레이 컬러(Gray color)의 농담으로 나타낸다. CT 번호는 식 (1-1)과 같다.

$$\text{CT 번호} = 1000 \times \frac{\mu - \mu_{water}}{\mu_{water}} \tag{1-1}$$

μ_{water} : 물의 감쇠계수, μ : 특정 화소의 감쇠계수

물이 0.19[%], 지방 0.17[%], 공기는 0이라면 각각의 CT 번호는 물이 0, 지방이 −100H (−10[%]), 공기는 −1000H(−100[%]), 뼈는 +1000H(+100[%])이다. 인체 내에 스텐트(Stent)[20]와 같이 금속성 보철물이 있는 경우 이 보철물의 CT 번호는 약 3000[HU]까지 갈 수 있다. 그림 1-9는 스텐트의 실물 및 시술장면을 나타낸 것이다.

뇌의 백질(2.4[%]), 회백질(3.6[%]), 혈액(1.2[%]) 사이에는 극히 근소한 CT 넘버의 차 밖에 없다. 이처럼 근소한 X-선의 흡수계수의 차를 알아내기 위해 CT 장치에서는 가능한 한 얇은 X-선 빔을 이용하여 산란성에 기인하는 영향을 받는다.

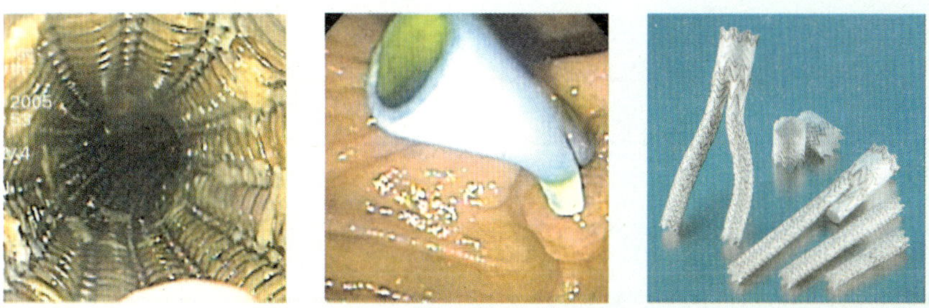

그림 1-9 스텐트의 실물 및 시술장면

20 스텐트(Stent) : 부목, 덧대. (1) 스텐트 화합물로 취한 구강 내 구조의 주형이다. (2) 식피를 고정하기 위하여 사용되는 주형이다.

3) CT 재구성의 원리

횡단면 내에서의 감약계수 분포를 어떤 방향으로 합산하여 얻어지는 1차원상의 분포를 생체 단층영상으로 재구성한다.

가) 영상의 디지털화

영상을 컴퓨터로 구축하기 위해서는 우선 컴퓨터로 처리할 수 있는 모양, 즉 영상신호를 디지털화해야 하며 먼저 생체 단면적을 한 변 길이가 가로 a, 세로 t인 작은 사각형의 바둑판 눈금처럼 세분화한다. 이 한 구획을 픽셀이라고 한다. 이와 같이 가로 열과 세로 열의 2차원적으로 정렬되어 있는 픽셀들의 배열을 매트릭스(Matrix)라 한다.

동일 화면에서 매트릭스를 증가시킬수록 각 픽셀의 크기는 작아지므로 영상을 세분화시킬 수 있어 공간분해능이 향상된다. 그러나 그만큼 데이터수가 많아지므로 컴퓨터의 기억용량이 많이 필요하게 된다.

㉮ 320 × 320 매트릭스는 102,400픽셀로 되므로 64[k] 워드 정도의 소용량의 컴퓨터로는 1워드에 2픽셀의 데이터를 채우면 픽셀 데이터만으로도 용량이 가득 찬다.

영상처리에 기억용량이 큰 컴퓨터가 필요한 이유 중의 하나이다. 다음에 각 픽셀이 X-선 흡수도를 디지털화하는 데는 픽셀의 농도를 64단계 정도로 수치화하여야 한다. 일반적

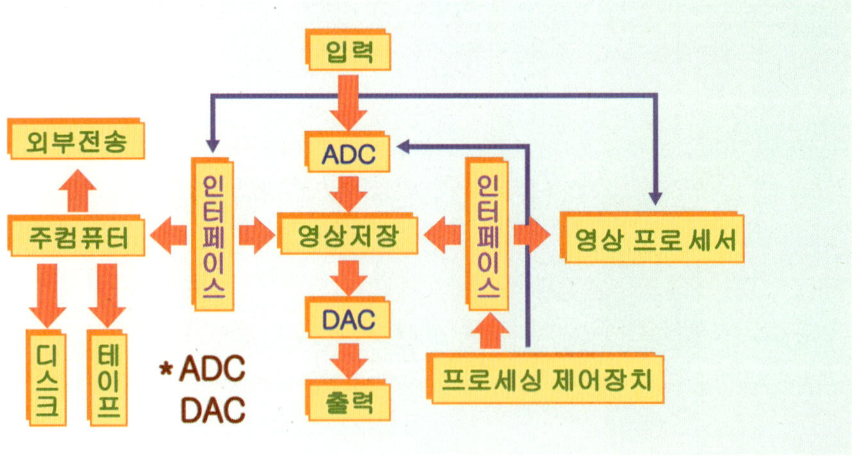

그림 1-10 디지털 영상처리 시스템 하드웨어 구성요소 – ADC[21], DAC[22]

21 ADC(Analog to Digital Converter) : 아날로그 출력신호를 디지털 출력신호로 변환하는 기기이다(그림 1-10).

22 DAC(Digital to Analog Converter) : 디지털 출력신호를 아날로그 출력신호로 변환하는 기기이다(그림 1-10).

으로 컴퓨터로 수를 나타낼 때 비트(bit)를 사용하고 2^n을 n비트(bit)라 한다. 그러므로 2^6은 6비트이다. 통상 사람의 눈은 4~5비트 정도의 농도 식별능이 있으므로 레벨을 6~8비트로 나누면 충분하다.

그림 1-10은 디지털 영상처리 시스템 하드웨어 구성요소도이다.

나) 영상 재구성의 연산방법

X-선의 1차원적 분포를 2차원적 분포로 재구성한다는 것은 어떤 미지의 물체에 X-선 빔을 조사하고 투과한 X-선의 세기만을 측정하여 어떤 물체의 단면상을 얻으려고 하는 것과 같다. 이와 같은 1차원 투영상의 집합체로부터 2차원상의 재구성 가능성을 증명한 사람은 오스트레일리아의 수학자 라돈(J. Radon, 1917)이다.

영상에 제공된 문제를 풀기 위한 수학적 방법을 연산이라고 한다. 영상 매트릭스 내 픽셀의 흡수계수는 수천 개의 방정식을 이용하여 풀어야 하는 난해한 수학적 기법에 의하지만 컴퓨터의 발달에 의해서 쉽게 처리될 수 있다.

영상 재구성을 위한 수학적 연산방법은 여러 이론이 있는데, 크게 나누어 축차근사법[23]과 해석적 재구성법[24] 등이 있다.

다. 디지털 감산 혈관조영술

디지털 감산 혈관조영술(Digital Subtraction Angiography : DSA)은 반전기법을 컴퓨터에 의해 디지털화하는 방법으로 조영제(염료) 주입 전의 화상과 조영화상과의 감산처리에 의해 소엉세가 채워진 정맥 또는 동맥 혈관을 검출하는 방법이다.

혈관조영술에서 감산방법은 뼈, 조직 등의 영상을 없애고 혈관만의 영상을 보기 위하여 사용하던 방식으로, 스크린 필름 시스템에서는 조영제(염료) 주입 전, 후의 필름을 양(+)화, 음(−)화로 각각 촬영하여 두 장을 겹쳐서 재촬영하여 뼈, 조직 등의 부분은 없어지고 조영제가 있는 혈관만의 영상을 보이게 하는 것이다.

최근에는 디지털 영상처리기술을 이용하여 플루로스코프(Flouroscoph) 시스템에서 출력되는 비디오 신호를 디지털로 변환시켜 디지털 데이터를 감산하는 방법이 가능하게 되

23 축차근사법(Method of successive approximation) : 대수방정식이나 미분방정식의 해 등을 구하기 위해 하나의 근사해에서 그보다 정밀한 근사해를 구하는 조작을 하나 정하여 그 조작을 차례로 반복해서 좀 더 정밀한 근사해를 구하는 방법이다.

24 해석적 재구성법 : 사물을 자세히 풀어서 분석적으로 연구하는 것이다.

었으며 이를 디지털 감산 혈관조영술이라 한다. 이 DSA 영상을 통하여 의사들이 환자의 상태를 진단하는 데 주관적이었으나, 현재는 디지털 신호처리와 병행하여 컴퓨터의 눈부신 발전에 힘입어 심혈관 정보의 추출은 객관적인 검출이 가능해졌다.

1) 디지털 감산 혈관조영술의 구성

X-선 TV 시스템의 비디오 신호를 디지털화한 디지털 감산 혈관조영술(DSA) 시스템을 이용하여 혈관조영을 추출하는 방식을 디지털 감산 혈관조영술이라 한다. X-선 TV 카메라의 비디오 신호를 디지털화해서 기억하였다가 조영제(염료)를 혈관에 주입하기 전과 후의 영상 간 차이를 추출한 후 컴퓨터 처리를 통하여 혈관만을 실시간으로 선명히 디스플레이하는 시스템이다. DSA의 장단점을 표 1-3에 나타내었다.

표 1-3 DSA의 장단점

DSA의 장점	DSA의 단점
환자에 대한 위험부담이 적다. IVDSA인 경우 외래에서도 검사 가능하다.	공간해상도가 좋지 않다(512×512). (최근 1024×1024, 1024×2048, 2048×2048)
실시간으로 혈류의 정량측정이 가능하다. 영상의 후처리가 가능하다.	Artifact(박동성, Motion, Gas 등 허상)가 발생하기 쉽다.
시술시간 감소 – 방사능 피폭선량이 감소한다.	혈관이 중복되어 잘 보이지 않는다.
영상저장 가능, PACS와 연계가 가능하다.	I.I[25](Imaging Intensifier)의 입력 시야가 좁다(현재 16"까지 가능).
소량의 조영제 사용 – 화상정보가 좋다.	사용 조영제의 양이 많다(최근 시스템–적다).
로드 매핑(Road mapping) 기법에 의해 선택적 혈관조영과 중재적 시술이 용이하다.	기능적 진단해석이 미완성이다.

2) 차분법(서브트랙션 기법)

서브트랙션(Subtraction)이란 사진영상에서 원하지 않는 음영을 삭제하기 위한 방법으로 진단적으로 필요한 부분을 쉽게 관찰할 수 있게 한다. 디지털 감산 혈관조영술의 차분법(서브트랙션 기법)은 표 1-4와 같이 분류한다.

25 I.I(Imaging Intensifier) : 영상증배관의 일종으로 외부 광전효과의 막 면에서 발생한 광전자를 증폭하여 다시 형광막에서 광상으로 바꾸는 장치이며 미약한 빛을 검출 시에 사용한다.

표 1-4 DSA 기법의 분류

<table>
<tr><td rowspan="6">DSA 기법</td><td rowspan="3">시간 차분법
(Temporal subtraction)</td><td>펄스 모드(Pulse mode : 순차 촬상법)
시리얼 모드(Serial mode)</td></tr>
<tr><td>연속 모드(Continuous mode)</td></tr>
<tr><td>시간차 모드(Time interval difference mode : 변화량 촬상법)</td></tr>
<tr><td rowspan="2">에너지 차분법
(Energy subtraction)</td><td>k-흡수단 차분법(k-edge subtraction)</td></tr>
<tr><td>비 k-흡수단 차분법(Non k-edge subtraction)</td></tr>
<tr><td colspan="2">하이브리드 차분법(Hybrid subtraction)</td></tr>
</table>

가) 시간 차분법

시간 차분법(Temporal subtraction)은 시차가 있는 2개의 영상 사이에서 감산을 하는 것이다. 조영제가 혈관에 도달하기 전과 후를 뺄셈하여 혈관상의 대조도를 뚜렷하게 강조한다. 현재 사용하고 있는 디지털 감산 혈관조영술은 대부분 시간 차분법을 채택하고 있다.

(1) 펄스 모드 : 검사 목적에 따라 펄스폭을 선택하는 모드를 펄스 모드라 한다. 처음에 마스크상을 거둬들이고, 다음에 조영제 주입 후의 혈관상을 거둬들여 실시간으로 서브트랙션상을 모니터에 표시하는 시스템으로 구성되어 있다. 100[msec] 이하의 모드는 심장검사 등 움직임이 빠른 부위에 적합하고 100[msec] 이상은 움직임이 적은 부위의 검사에 적합하다.

(2) 시리얼 모드 : 일정한 펄스(Pulse)에 따라 마스크상과 혈관상을 획득하여 감산하면 동기화 모드, 임의의 펄스에 따라 감산하면 비동기식 펄스 모드라고 할 수 있으므로 펄스 모드는 시리얼 모드에 포함된다. 혹은 시리얼 모드와 펄스 모드가 동일하다고 한다.

(3) 연속 모드 : 1초간 최대 30개의 영상을 얻을 수 있는 연속 모드는 연속하여 X-선을 조사하는 방법으로 하부상의 가산 판수를 조정하여 두경부, 복부, 사지 등에 쓰인다. 1개 영상에 필요한 펄스의 폭은 33.3[msec]면 된다. X-선 장치에 부하가 크며 촬영 프로그램에 관계없이 피사체 피폭이 증가하는 단점이 있다.

(4) 시간차 모드 : 조영제의 동태를 잘 알 수 있어 심장이나 대혈관계 동맥의 동태를 관찰하는 데 적당하며 연속해서 X-선을 조사하고 동시 또는 조금 먼저 조영제를 주입하여, 최초의 영상으로부터 다음의 영상을 감산, 또는 다음의 영상을 감산하는 식으로 되풀이하는 방법이다.

나) 에너지 차분법

에너지 차분법(Energy subtraction)은 특정 부위를 단시간 사이에 고에너지와 저에너지의 X-선으로 촬영하고 2매의 영상에 적당한 하중을 주고 감산을 하는 방법이다.

(1) k-흡수단 차분법(k-edge subtraction) : 조영제의 흡수단을 이용한 것으로 마스크상을 세륨(Ce)부가 필터를 써서 흡수시키고 조영제 주입 후의 혈관상을 흡수시켜 그 흡수차를 감산하여 상을 얻는다.

(2) k-비흡수단 차분법(Non k-edge subtraction) : 고에너지와 저에너지를 이용하여 촬영을 하면 양자의 콘트라스트[26]는 변화한다. 이 투과율의 감산을 이용하여 제거한다.

다) 하이브리드 차분법

하이브리드 차분법(Hybrid subtraction)은 시간 차분법과 에너지 차분법을 조합한 방법으로 원리는 에너지 차분법으로 마스크상을 작성하고 조영제가 도달된 후 영상에 대해서 에너지 서브트랙션상을 만들어 전에 만든 마스크상과 감산을 한다.

이것으로 근육은 제거하고 뼈만 남게 되는 마스크상을 만들고 조영제 도달 후의 상에서는 뼈만이 남아 있는 것을 처리하여 마스크상과 감산을 하면 뼈는 제거되고 조영제가 남아 있는 혈관음영만이 그림 1-11과 같이 남게 된다. 이는 동잡음(Motion artifact)을 제거할 수 있다.

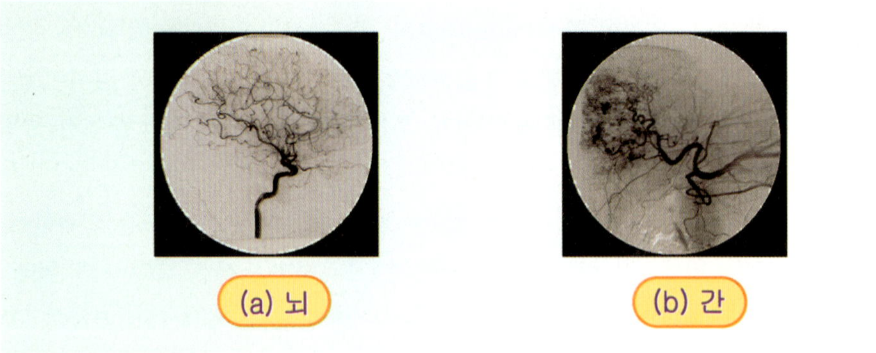

그림 1-11 혈관조영술 영상

26 콘트라스트(Contrast) : 한 화면상에서 밝은 부분과 어두운 부분의 상대적인 명암의 차이이다.

3. 자기공명영상 시스템

학습목표

- 자기공명이란 말의 의미를 설명할 수 있다.
- 자기공명영상 시스템의 구성을 설명할 수 있다.
- 분광영상법을 설명할 수 있다.

가. 자기공명영상 시스템의 개요

자기공명영상(Magnetic Resonance Imaging : MRI)은 1973년 라우터버(Lauterbur)에 의해 처음 자기공명분광법(Nuclear Magnetic Resonance : NMR)[27]을 단층촬영에 적용할 수 있다는 가능성이 제시되고 영상이 얻어진 이래, 지난 20년 동안 비약적인 발전을 이룩하였다.

자기공명영상 시스템은 기존의 다른 진단영상 시스템과 마찬가지로 어느 특정한 물리적인 양 하나만을 영상화하는 장치로 인식되었으나, 자기공명영상은 인체 내의 여러 가지 화학적인 특성(스핀 격자 완화시간, 스핀스핀 완화시간, 화학적 천이 등), 혈류속도, 확산계수(Diffusion coefficient) 등 여러 가지 물리적인 양을 보여줄 수 있다는 것 등 인체 내부조직을 비관혈적으로 관찰할 수 있고 조직생리학적 정보를 제공하고 있는 현대 진단의학 분야에서 X-선, CT와 함께 질환 감별에 매우 중요한 위치를 차지하고 있다.

인체의 70[%] 이상을 차지하고 있는 물 성분 가운데 수소의 자기 모멘트(Magnetic moment) 성질을 이용하여 주위 조직 상태에 따라 변하는 물분자의 자기공명학적 성질(NMR : 핵자기공명 현상)과 그 농도를 반영하는 자기공명신호 크기의 공간적 분포를 영상화한 것으로 X-선 진단장비와는 달리 인체의 연부조직을 세밀히 관찰하는 데 그 능력을 보여주고 있다.

MRI의 장점으로는 측정원리상 넓은 임상응용 확장성과 조직의 병리학적 상태에 대한 고민감성과 기존 X-선을 비롯한 영상장비의 방사능 노출에 따른 위험성이 없으므로 임상적용이 점차 확대되고 있는 추세이다.

현재 질환의 종류에 따른 다양한 인체조직의 생리학적 정보와 변화되는 물분자의 자

27 자기공명분광법(Nuclear Magnetic Resonance : NMR) : 핵자기공명 현상을 이용해 단층영상을 얻는 것을 자기공명영상이라고 하고 특정 부위의 분광을 얻는 것을 자기공명분광법이라 한다.

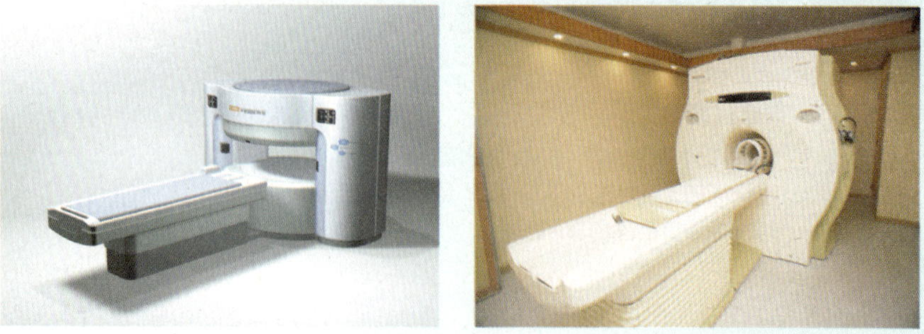

그림 1-12 MRI 시스템

기공명학적 성질을 관찰할 수 있는 새로운 자기공명영상 측정방법이 지속적으로 개발되고 있으며, 자기공명영상기기의 시스템 성능도 점차 향상되고 있다. MRI 시스템을 그림 1-12에 나타내었다.

1) 핵자기공명 현상

핵자기공명 현상을 보이는 원소로는 H(수소), C(탄소), Na(나트륨), P(인) 등이 있는데 생체조직에 가장 많이 포함되어 있고, 현재 MRI(Magnetic Resonance Imaging)의 영상화에 있어서 감도가 높기 때문에 수소원자핵이 주로 이용되고 있다.

인체 내에서 수소원자는 물분자와 지방분자에 주로 함유되어 있으며 그 외 기타 분자에 소량 함유되어 있다. 인(P)원자는 수소원자에 비해 매우 적은 양이 인체에 있어 신호의 크기가 미약하지만 생체 내 대사활동에 중요한 역할을 하므로 자기공명영상, 혹은 자기공명분광법의 대상이 되기도 한다.

수소원자핵은 전자와 마찬가지로 스핀 운동을 한다. 수소원자핵은 양의 전하를 가지고 있으므로 스핀 운동에 의해 자기 모멘트를 가진다. 즉 수소원자핵을 미세한 자석으로 볼 수 있는 것이다. 수소원자핵들이 무수히 있을 때 수소원자핵의 자기 모멘트는 일정한 규칙이 없이 무작위한 방향으로 놓이게 된다. 따라서 수소원자핵들의 자기 모멘트는 서로 상쇄되어 외부에서 수소원자핵들의 집합을 보면 자성이 없는 것으로 보인다. 그러나 이들 수소원자들이 정자장(Static magnetic filed) 안에 놓이게 되면 일부 원자들은 정자장과 같은 방향으로 그리고 나머지는 반대방향으로 정렬하게 된다.

정자장과 같은 방향으로 정렬한 원자핵은 낮은 에너지 준위에 있으며 반대방향으로 정렬한 원자핵은 높은 준위에 있게 된다. 높은 준위에 있는 원자핵의 수보다 낮은 준위에 있는 원자핵의 수가 극소량 더 많다. 따라서 수소원자핵의 집합은 정자장 내에서 매우 미약하지만 자성을 띠게 된다. 이러한 현상을 상자성(Paramagnetism)이라 하며 외부자계에 의해 형성된 자성을 자화(Magnetization)라 한다. 그러나 수소원자핵 집합이 띠는 자화의 크기는 매우 미약해서 일반적인 상황에서는 느낄 수 없다.

수소원자의 자기회전비율(Gyromagnetic ratio)은 42.58[MHz/Tesla]이다. 이에 따라 3[T]의 자계에서 수소원자의 핵자기공명 주파수는 127.7[MHz]가 될 것이다. 전자파의 인가가 중지되면 높은 에너지 준위에 있는 원자핵이 낮은 에너지 준위로 전이되면서 열적인 평형상태로 돌아가게 되고, 이때 외부에 설치된 고주파 코일(RF coil)에 전기신호가 유도되는데 이를 자유유도감쇠[28](Free Induction Decay : FID) 신호라 한다. 이 자유유도감쇠 신호를 감지하고 컴퓨터로 처리하여 영상을 만들게 되는 것이다.

핵자기공명 현상이 일어나 수소원자핵이 높은 에너지 준위로 천이하면 자화 벡터는 수평면에 눕게 된다. 자화 벡터가 수평면에 눕는 순간 전계가 유도된다. 즉 고주파 코일에 전압신호가 발생하는 신호가 핵자기공명신호인 것이다. 외부 자기장의 영향에 의한 세차운동[29]을 그림 1-13에 나타내었다.

2) 원자핵의 이완

공명상태에서 고주파 펄스를 끊으면 고에너지 상태의 원자핵들은 흡수하였던 고주파 에너지를 다시 방출하면서 원래의 상태로 돌아가는 것을 이완(Relaxation)이라고 한다. 이때 방출하는 고주파 에너지가 MR 신호이며 시간이 지남에 따라 자유유도감쇠 작용으로 사라진다. 이것은 T1, T2 이완현상에 의한다.

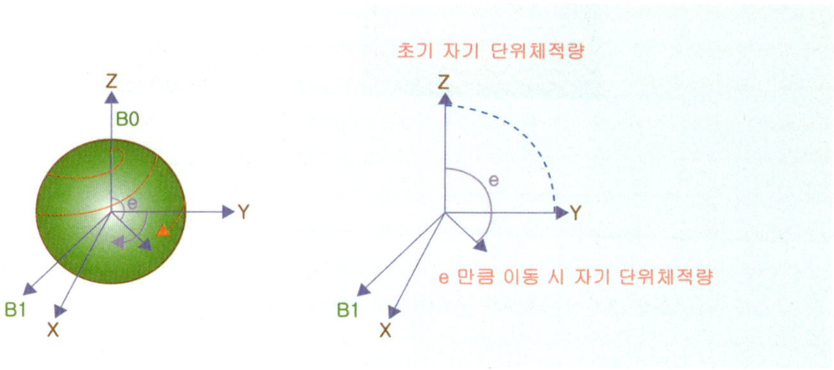

그림 1-13 외부 자기장의 영향에 의한 세차운동

28 자유유도감쇠 : NMR 현상의 이완과정에서 원자핵들의 위상이 완화(Dephasing)될수록 방출되는 신호가 급격히 감소하는 것이다.

29 세차운동 : 강체가 회전운동을 하고 있을 때 외력의 모멘트가 가해지면 그 회전축이 주기운동을 하는 현상이다.

가) 스핀 격자 완화시간 이완

자기장 내에 있는 원자핵들은 자기장이 없을 때와는 다른 에너지 상태를 갖게 되며, 그들이 갖고 있는 자기 모멘트는 가해 준 자기장의 방향과 일치하려는 성질을 가진다. 이렇게 일치해서 생긴 자화를 평형자화라고 하며 평형을 이룬 상태에서 90[°] RF 펄스를 가하게 되면 자기장 방향(Z방향)과 수직인 면(XY 평면)으로 평형자화가 회전하고, 자기장 방향에는 평균자화가 존재하지 않는다. RF 펄스를 끊고 시간이 지나면 원래의 평형상태로 되돌아가게 된다.

이 과정을 T1 이완[30](Spin-lattice relaxation, Longitudinal relaxation)이라 한다. 또 자기장 방향으로 재자화 되면서 처음 상태의 63[%]의 순자화가 형성될 때까지 걸리는 시간을 T1 이완시간이라 한다. 모든 수소가 같은 T1을 갖는 것은 아니다. T1 이완에 영향을 주는 요소로는 물질의 물리적 · 화학적 상태, 자기장의 세기, 온도, 측정조건 등이 있다.

㉮ 물분자 내에 있는 수소의 T1은 지방분자 내의 수소의 T1에 비해 길다. MRI에서는 T1 이완으로 인하여 RF 펄스를 빨리 회복하여 가할 수 없게 되어 영상시간이 길어지나, T1은 중요한 영상대비 정보를 주는 주요 변수이다. T1 강조영상을 그림 1-14에 나타내었다.

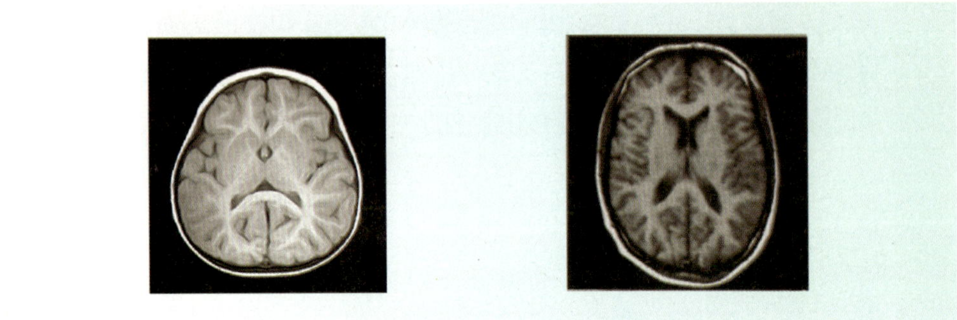

그림 1-14 T1 강조영상

나) 스핀스핀 완화시간 이완

수소원자핵이 핵자기공명 현상에 의해 여기되면 고주파 코일에 자유유도감쇠(FID) 신호를 유도한다. 그런데 이 FID 신호(XY 평면의 순자화)가 위상완화과정[31](Dephasing)에

30 T1 이완(Relaxation) 처음 상태의 63[%]의 평균자화가 Z방향으로 형성될 때 외부자장의 세기가 높아지면 길어진다.

31 위상완화과정(Dephasing) : 처음의 37[%]까지 감소하는 데 걸리는 시간. 외부 자기장의 세기에 영향을 받지 않는다.

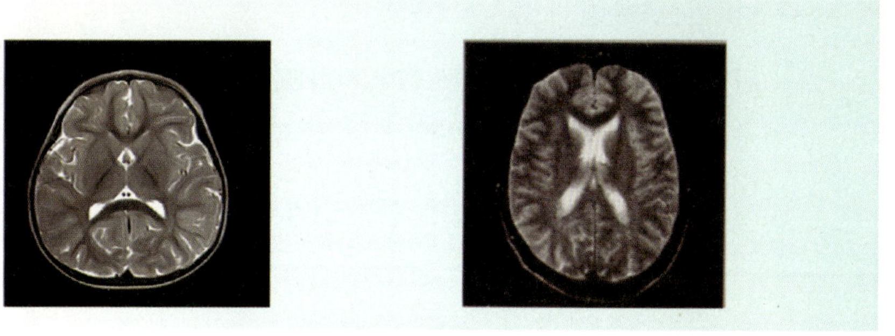

그림 1-15 T2 강조영상

의해 처음의 37[%]까지 감소하는 데 걸리는 시간을 T2 이완시간[32]으로 하고 있다. 이는 횡이완시간이라고도 하며, 흡수한 공명 에너지를 스핀 간의 상호작용으로 방출하는데 T2는 스핀의 존재상태에 의존하므로 물질의 종류나 상태에 따라 다르다. 하지만 같은 물질의 T2값은 정자장 강도에 영향을 받지 않는다.

T2 강조영상은 그림 1-15와 같다.

3) MR 펄스 시퀀스

순자기 모멘트의 방향이 원래의 방향에 대해서 어느 정도의 각도로 회전하는가는 각을 가해 주는 RF 펄스의 시간에 비례한다. 그리고 한 번의 RF 펄스의 신호로는 영상이 이루어지지 않는다. 따라서 RF 펄스를 적당히 나열하여 여러 번 가해 줌으로써 정보축적의 효율을 증대시키거나 MR 영상의 T1, T2 효과가 차지하는 부분을 강조시킬 수 있으며 포화회복법, 반전회복법, 스핀 에코법, 패스트 스핀 에코법, 그레이디인트 에코법이 있다.

가) 포화회복법

90[°] RF 펄스를 일정 시간간격으로 반복하여 발사하고, 그 직후에 자유유도감쇠 신호를 포착하는 방법이다.

(1) 일반적으로 자기공명영상을 얻기 위해 수소원자핵을 여러 번 여기시켜야 하는데 이때 여기시키는 90[°] 펄스 사이의 간격을 TR(Repetition Time)이라 한다.

(2) TR이 짧을수록 T1 효과가 강조된 영상을 얻게 되고, TR이 길수록 회전음영 강조영상을 얻게 된다(그림 1-14 참조).

32 T2 이완시간(Relaxation time) : XY 평면의 평균자화가 위상을 0으로 바꾸어 주는 것이다.

나) 반전회복법

먼저 180[°] RF 펄스를 가해 전체 자기장을 반대방향으로 반전시킨 다음, 일정 시간 후에 90[°] 펄스를 가하여 이로부터 FID 신호를 얻는 방법이다.

(1) 장점 : 포화회복법에 비해 이완시간의 동적 영역을 두 배로 늘려 T1 효과를 극대화시킬 수 있다.
(2) 단점 : 시간이 많이 걸린다.

다) 스핀 에코법

자유유도감쇠(FID) 신호는 고주파 펄스를 인가한 직후부터 나오기 때문에 이 신호를 온전하게 수집하는 데 어려움이 있다. 첫 번째 90[°] RF 펄스를 가한 후 일정 시간이 지난 후에 첫 번째 고주파 펄스의 두 배의 크기로 180[°] 펄스를 주면 에코 신호가 나타난다.

이 에코 신호를 포착하는 방법으로 90[°] 펄스를 준 직후에는 평균자화가 XY 평면에 눕게 되고 시간이 경과하면서 스핀이 동위상 상태를 잃어버려 일정 시간(τ) 후에는 다시 원자핵들이 출발점에 나란히 서게 된다. 이것을 재초점화라고 하며 이때 강한 에코 신호가 나타나게 되는 것이다. 스핀음영 강조영상을 그림 1-16에 나타내었다.

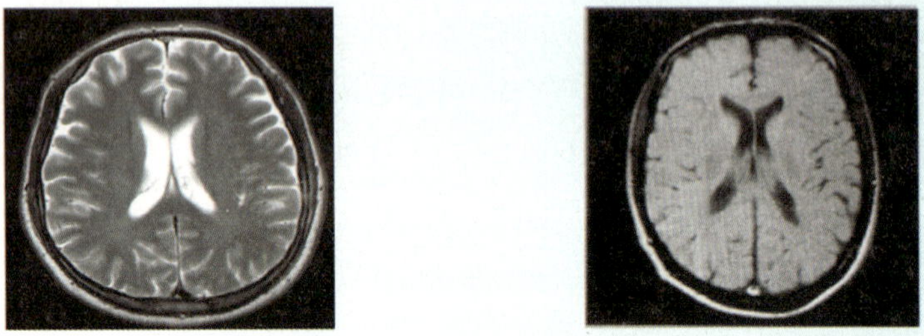

그림 1-16 스핀음영 강조영상

라) 패스트 스핀 에코법

스핀 에코(Spin echo) 영상을 상대적으로 빠른 시간에 얻을 수 있다. 자기공명영상신호(Echo train)를 16으로 하면 각 펄스마다 위상부호단계(Phase encoding step)를 얻을 수 있기 때문에 16번의 데이터를 얻게 되어 스핀 에코법보다 1/16 정도의 시간 감소를 가져온다. 스캔 시간을 줄일 수 있으나 신호 대 잡음비를 향상시키기 위해 신호수집 수를 증가시켜야 하고 해상력을 향상시키기 위해 매트릭스 크기를 증가해야 하는 단점이 있다.

마) 그레이디언트 에코법

180[°] 고주파 대신에 자장기울기(Gradient)를 반전시키면 스핀 에코를 얻을 수 있는데 이 방식을 그레이디언트 에코법(Gradient echo)이라고 한다. 이 방식은 수평면 자기화는 적게 일어나나 빨리 회복할 수 있으므로 시간당 신호는 더 많이 얻을 수 있다.

4) 분광영상법

분광영상법(Spetroscopic imaging)을 이용하면 원자핵의 공간적인 분포뿐만 아니라 그 원자핵의 분광정보까지도 동시에 알 수가 있어서 진단의 정확도를 높일 수가 있다. 분광영상법으로 보는 원자핵은 수소와 인이다. 인은 인체의 신진대사와 관련된 원소이기 때문에 인의 분광을 얻는 것은 진단에 중요한 정보를 제공한다.

해부학적 이상을 전혀 동반하지 않은 질병으로 인한 대사상태의 변화와 대사물질의 구성 및 양을 생체 내 (In Vivo 상태)에서 비침습적인 방법으로 측정할 수가 있다. 간단하게는 체적선택기법(3D volume localization technique)을 이용하여 원하는 부위에서 발생하는 자기공명신호의 분광정보를 분석할 수도 있고 또는 4차원 분광영상법을 이용하여 영상과 분광측정을 동시에 시행할 수도 있다.

5) 고속영상기법

자기공명영상 촬영시간은 개발 초기 단계에서는 수십 분 정도로 X-선, CT, 초음파 스캐너 등의 촬영시간보다 매우 길었으나, 지속적인 기술개발 결과 현재에는 1초 이내에 여러 장의 영상을 얻을 수 있는 수준까지 발전하였다. 촬영시간의 단축은 여러 가지 기술개발의 복합적인 산물이지만 그중에서도 경사자장 시스템의 혁신적인 기술개발과 영상기법개발이 큰 역할을 하였다. 2차원 자기공명영상을 만드는 데 걸리는 시간은 일반적인 자기공명영상법에서 식 (1-2)이다.

$$\text{자기공명영상법} = TR \times N_p \times N_{avg} \qquad (1\text{-}2)$$

TR : 반복시간, N_p : 영상부호와 경사자장 스텝 수

N_{avg} : 신호 대 잡음비를 개선하기 위해 같은 영상신호를 반복해서 수집하는 반복횟수

그러므로 촬영시간을 줄일 수 있는 가장 간단한 방법은 TR, N_p, N_{avg}를 줄이는 것이다. 하지만 N_{avg}를 1로 하더라도 TR을 줄이면 형상의 대조도가 달라지고 N_p를 줄이

면 영상의 해상도가 나빠지기 때문에 이들을 줄이는 데에는 한계가 있다. 이러한 문제를 해결하기 위해 개발된 몇 가지 고속 MRI 기법은 다음과 같다.

가) 패스트 스핀 에코

패스트 스핀 에코(Fast Spin Echo : FSE)는 일반적으로 많이 쓰이는 복합회전 연속반응(Multiple spin echo sequence)을 고속영상법으로 변환시킨 것이다. 180[°] 고주파 펄스에 의해서 만들어지는 모든 스핀 에코 신호 앞에 위상부호와 경사자장을 가하여 공간주파수 영역을 주사하게 되면, 한 TR(반복시간) 동안에 나오는 스핀 에코의 수에 반비례하여 촬영시간이 줄어들게 된다.

㉮ 한 번의 스핀 여기로 8개의 스핀 에코를 받는다면 촬영시간을 8배 줄일 수 있다. 그러나 한 TR에 수집하는 스핀 에코 수가 늘어나면 촬영대상체의 움직임에 의해 크게 영향을 받는 등의 단점을 가지고 있다.

나) EPI

EPI(Echo Planar Imaging)은 핵스핀을 여기하기 위한 고주파 펄스를 단 한 번 가하고 영향을 구성하는 데 필요한 공간주파수 정보를 모두 얻는 방법으로 현재 가장 빠른 영상법이며 촬영시간을 100[msec] 이내로 할 수 있어 뇌기능 영상 고속촬영이 필요한 부분에서 사용된다.

다) SENSE

고주파 코일을 여러 개 사용해 동시에 MRI 신호를 수집할 수 있다. 이 경우 고주파 코일의 감도분포가 서로 다른 점을 이용해 촬영시간을 줄일 수 있는데 이 방법을 SENSE (Sensitivity encoding)기법이라 한다. 고주파 코일을 N개 사용한다면 촬영시간을 N배 줄일 수 있다. 물론 특수한 영상처리기법을 이용해 영상을 재구성해야 한다.

6) 기능적 영상법

기능적 영상법(Functional imaging)은 인체 내 혈액은 산소포화도에 따라 자화율이 약간 변한다. 노벨상 수상자인 폴링(J. Pauling)은 액체상태 혈액의 자기적인 성질에 관하여 연구하였다. 이 연구 결과에 따르면 산소와 결합한 산화 헤모글로빈은 반자성 성질을, 산소를 잃은 환원 헤모글로빈은 상자성 성질을 갖는 것으로 규명되었다.

7) 영상의 구성

MRI에서 영상구성 기법은 2차원적인 방법이나 3차원적인 방법 등 여러 방법들이 개발되어 있다. 그중에서 목적 단면을 먼저 선택하고 푸리에(Fourier) 변환법으로 영상을 구성하는 방식이 가장 일반적으로 사용되고 있다.

자기공명영상은 기본적으로 수소밀도분포를 영상화하는 것이라 할 수 있는데 수소밀도가 높은 곳에서는 신호가 크게 나오기 때문이다. 자장이 매우 균일하다면 수소원자의 공간적 위치에 상관없이 모든 수소원자는 같은 공명주파수를 가질 것이다.

일반적으로 고주파 코일은 한 개가 사용되며, 고주파의 파장은 사람의 크기보다 길기 때문에 고주파 코일에 수신된 핵자기공명신호로부터 수소원자의 위치를 구별할 수 없다. 수소원자의 위치를 구별하기 위해서는 수소원자의 공명주파수, 혹은 위상을 위치에 따라 다르게 하는 것이 필요하다. 이를 위해 경사자계 코일(Gradient coil)을 사용한다. 경사자계 코일은 X방향, Y방향, Z방향의 세 개가 사용된다.

8) 영상 파라미터

펄스 연쇄(Pulse sequence)에 추가하여 여러 파라미터들을 스캔 전에 설정하게 된다. 선택 단면의 두께, 단면 사이의 간격, FOV[33](Field of View), NEX(Number of Excitation), TR(Repetition Time), TE(Time Echo, Echo Time), 대역폭(Band width), 매트릭스 크기(Matrix size) 등이 있다. 부가적으로 반전시간, 포화 펄스 등을 선택할 수 있다.

가) 단면두께

영상의 화질과 해상력에 영향을 준다. 두께가 증가하면 신호 대 잡음비의 증가로 영상관찰은 수월하나 너무 큰 단면두께는 임상정보 제공에 있어 적당하지 않다.

나) NEX

스핀의 여기 횟수를 의미하는데 각 복셀[34](Voxel)로부터 신호를 얻는 횟수이다. 신호 수집을 1회만 하면 잡음에 의해 신호가 변경될 수 있지만, 신호 수집의 횟수가 증가하면 잡음을 최소화할 수 있다. 신호 대 잡음비는 NEX의 제곱근에 비례한다.

---

33 FOV(Field of View) : 시계(視界). 시찰기기를 통하여 관찰할 수 있는 각도와 영역이다.

34 복셀(Voxel) : 3D 공간의 한 점을 정의한 일단의 그래픽 정보. X-선, 음극선, 자기공명영상(MRI)을 여러 각도에서 보기 위해 복셀로 된 영상을 사용한다.

다) 매트릭스 크기

위상 부호화 수를 좌우하는 매트릭스 크기의 선택은 검사기간, 신호 대 잡음비 해상력을 결정하는 데 매우 중요하다. 매트릭스의 크기를 고정시키고 시야(FOV)를 크게 하면 픽셀의 크기가 증가되어 해상력은 저하되나 반대로 시야를 작게 하면 해상력은 증가한다.

라) 대역폭

대역폭을 조절하면 잡음을 줄이면서 신호 대 잡음비는 증가시킬 수 있다. 넓은 대역폭은 복셀에서 나오는 신호 외에 잡음까지 포함하지만 좁은 대역폭을 사용하면 수신되는 잡음을 줄일 수 있다.

마) TR

TR은 다음 펄스가 적용되기 전까지 시간의 길이를 의미한다. TR이 길수록 종축 자기화의 회복이 더 많아지게 되기 때문에 다음 펄스가 적용되었을 때 횡축으로 이동이 더욱 커지게 된다.

바) 반사시간

TE(반사시간)[35]는 RF 펄스가 모이는 시간을 결정한다. 즉 고주파 펄스를 인가하고 난 뒤 핵자기공명신호를 수집하기까지 걸리는 시간이다. 횡축 자기화의 붕괴는 RF 펄스가 멈추면서 시작되므로 TE가 길수록 신호를 만드는 횡축 자기화 성분이 Mxy 면에 조금밖에 남지 않게 된다. 때문에 TE가 짧을수록 신호 대 잡음비는 높아지고 TE가 길수록 신호가 작아져 신호 대 잡음비가 낮아진다.

나. 자기공명영상 시스템의 구성

MRI에 필요한 장비들은 MRI의 원리로부터 생각할 수 있다. MRI 시스템의 기본구성을 그림 1-17에 나타내었다.

35 TE(Time Echo, Echo Time) : 스핀 에코에서 90[°] 펄스에서 에코 시그널(Echo signal)까지의 시간이며 조직이 흡수한 에너지를 방출하는 시간이다.

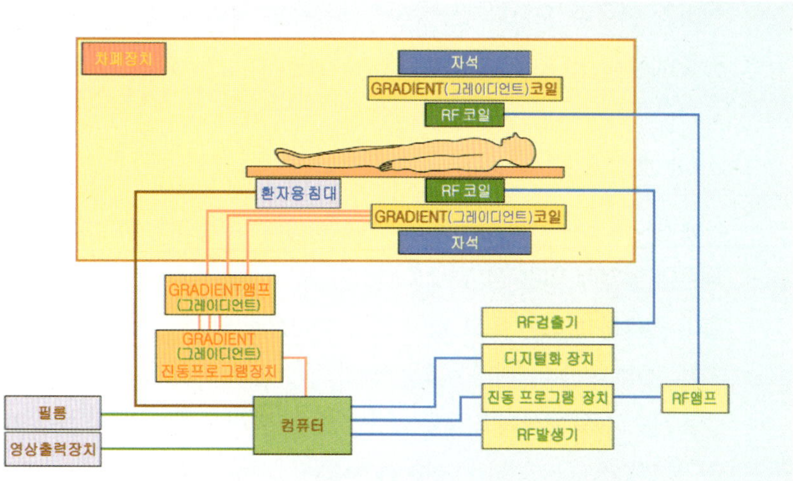

그림 1-17 MRI 시스템의 기본구성

1) 정자장 발생장치

MRI 시스템의 기본성능을 결정하는 것으로서 높은 자장 균일성과 자장이 시간적으로 안정되고, 누설자장 및 소비전력이 작아야 하는 등의 특성을 요구한다. 정자장 발생에는 영구자석, 상전도 자석, 초전도 자석 방식이 있다. 최근에 가장 많이 사용되고 있는 것은 초전도 자석이다.

가) 영구자석 방식

영구자석은 자성체를 이용해 만든 강자성 물질로 일단 자기 에너지가 주어지면 영구히 자속을 발생하는 자석이다. 일단 만들어지면 자계가 영구적으로 생김에 따라 전기를 사용하지 않아 가동운영비가 적게 드는 장점이 있으나 자장강도가 0.3[T](Tesla) 정도로 제한되며 자석의 시간적 안정도가 떨어지는 단점이 있다. 주로 소형병원에서 쓰인다.

자석의 재질로는 희토류 자석이 많이 쓰이고 Sm-Co(사마리움-코발트), Nd-Fe-B(네오다이뮴-철-붕소) 등의 합금이 사용된다.

나) 상전도 자석 방식

코일에 전류를 가하여 자장을 만드는 전자석에 의한 방식이 상전도 자석 방식이다. 코일의 전기저항으로 고자장 형성에 따른 전력소모가 크고 열 발생에 따른 냉각 시스템이 필요하다. 전류에 의한 전자석이므로 일정한 자장 유지를 위한 안정화된 전원이 요구된다.

이러한 이유와 포화자기장[36] 등으로 상전도 방식은 0.002~0.4[T]의 범위 내에서 장치가 만들어지고 있다.

다) 초전도 자석 방식

초전도(Super conductive)란 전기저항이 0이 되는 상태이다. 따라서 전기저항이 없기 때문에 발열에 의한 전기손실이 없다. 그러므로 초전도 현상이 일어나는 물질로 고리를 만들어 전류를 흘리면 소모 없이 영구 자기장을 만들어 낼 수 있다. 영구 자기장이 만들어지는 만큼 보통의 전자석과는 달리 강력한 자기장을 만들어 내는 것이 가능하다.

초전도 자석 방식의 장점은 높은 자장을 발생시킬 수 있어 영상의 고해상도, 짧은 스캔시간, 분광학(Spectroscopy), 현미경검사(Microscopy) 등에 많이 쓰인다. 초전도 자석 방식의 단점은 주기적으로 고가의 액체질소와 액체헬륨을 공급해야 하므로 운영비가 많이 든다.

2) 고주파 코일

라디오 주파수(Radio Frequency : RF) 코일은 자기공명영상에서 원자핵 스핀을 여기하고 여기된 스핀이 평형상태로 회귀하면서 발생하는 고주파의 발신과 생체에서의 MR 신호를 수신하기 위한 코일이다. 따라서 고주파 코일의 감도특성은 자기공명영상의 신호 대 잡음비를 좌우하므로, 잡음이 적은 영상을 얻기 위해서는 고감도의 고주파 코일이 필수적이다.

고주파의 발신과 수신은 시간적으로 엇갈리기 때문에 하나의 코일로 발신과 수신을 겸

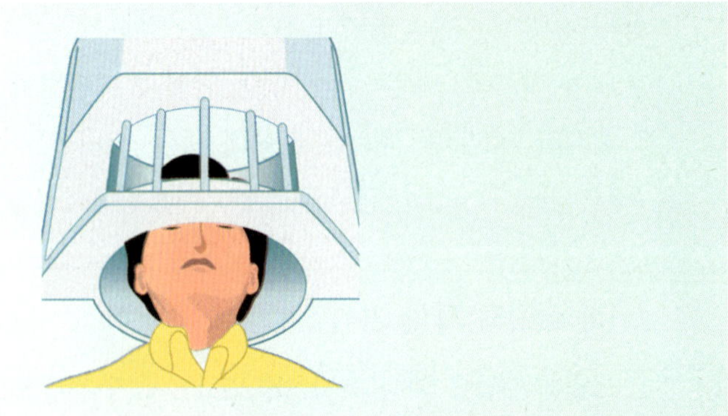

그림 1-18 RF 코일

36 포화자기장 : 정점 이상은 강하게 되지 않는 자기장의 한계이다.

용하는 방식(Single type)과 별개로 설치하는 방식(Cross type)이 있는데 주로 별개로 설치하는 방식이 많이 쓰이고 있다. 최근에는 위상 배열형(Pulsed array) 고주파 코일이 개발되어서 고주파 코일의 감도가 크게 향상되었다.

MRI에서의 라디오 주파수 코일은 크게 홀-볼륨 코일(Whole-volume coil)과 서피스 코일(Surface coil)이 있다.

홀-볼륨 코일은 커다란 검사부위에서 여기된 MR 신호를 받아들이는 것으로 코일 안에 환자가 들어가기 때문에 원통형에 가까운 구조로 되어 있다. 코일의 형태는 솔레노이드형(수직자장 방식)과 안장 모양형(Saddle-shaped : 수평자장 방식) 코일이 있다. 라디오 주파수 코일은 정자기장과 직교하는 자장을 만들어야 하므로 정자기장 방향에 따라 선택된다.

서피스 코일은 일종의 수신 안테나로서 검사하고자 하는 관심부위에 인접해 사용할 수 있게 한 코일이다. 따라서 인체의 작은 단면을 영상화할 수 있으며, 월등한 신호강도를 발생시키므로 분해능을 증가시킬 수 있다. 종류로는 등뼈, 목, 가슴, 하지, 안구용 등의 서피스 코일과 다용도용이 있다.

RF 코일을 그림 1-18에 나타내었다.

3) 심 코일과 경사자계 코일

가) 심 코일

양질의 자기공명영상을 얻기 위해서는 매우 좋은 자장의 균일도가 요구된다. 정자기장 내부에 놓여 정자기장의 비균질성을 부분적으로 수정하기 위해 낮은 자장을 만들어 내어, 더욱 균일하게 만드는 시밍(Shimming : 틈새를 막는 나무[금속] 조각) 작용을 하기 위한 코일이다. 시밍은 심 코일을 이용한 방법 외에 정자기장 내부나 냉각장치 외부에 철편을 설치하여 이루어질 수도 있다.

심(Shim) 코일은 열 개 정도로 구성되는데 각각의 코일에 흐르는 전류의 양을 조절하여 자장의 균일도를 높일 수 있다.

나) 경사자계 코일

정자장은 공간적으로 매우 균일하기 때문에 이상적인 경우를 가정하면 영상하고자 하는 부위 모든 점에서의 자장 강도는 같다고 할 수 있다. 즉 모든 점에서 원자핵 스핀의 에너지 준위차가 같기 때문에 여기된 원자핵이 평형상태로 회귀되면서 유도되는 전자파의 주파수도 모든 점에서 같게 된다.

자기공명영상을 구성하기 위해서는 공간적인 정보를 구분하는 방법이 필요한데 이를 위해 경사자계(Gradient) 코일이 쓰인다.

경사자계 코일은 정자장 자석 내의 심 코일 내부에 X, Y, Z축을 따라 나란히 설치되어 전류를 흐르게 한다. 자장 그레이디언트는 영상을 구성하는 데에 위치를 정해 주며 단면 선택(Slice selection), 주파수 부호화(Frequency encoding), 위상 부호화(Phase encoding)의 기능을 가지고 있다. 경사자계 코일은 세 개의 그레이디언트 증폭기(Gradient amplifier)가 설치되어 작동시켜 주며, 자장 기울기의 크기와 변화율은 컴퓨터의 제어로 정확하게 조절된다.

㉠ X방향의 경사자계를 만들어 정자장에 더해 주게 되면 X방향으로의 자계강도가 선형적으로 증가하게 되므로, X방향으로 다른 위치에 놓인 원자핵들은 서로 다른 주파수의 FID 신호를 유도하게 된다.

4) 경사자계 코일 구동기

경사자계 코일에 펄스형 전류를 인가해 주는 장치이다. 경사자계 코일에는 보통 수백[A] 정도의 전류가 인가되므로 경사자계 코일 구동기는 고전력 회로로 구성된다. 경사자계 코일과 경사자계 코일 구동기의 성능을 함축해 나타내는 지표로 경사자장 강도가 쓰이며 단위는 [mT/m]가 주로 쓰인다. 일반적인 MRI 시스템의 경우 경사자장 강도는 30~60[mT/m] 정도이다.

5) 스펙트로미터

스펙트로미터(Spectrometer)는 MRI를 가동하기 위해 필요한 고주파 펄스, 경자자계 펄스 파형을 합성하고 수신한 자기공명신호를 처리하여 영상을 구성하는 주제어 장치이다.

6) 콘 솔

촬영 소프트웨어를 돌리고 재구성된 영상을 도시하고 분석하기 위한 장치이다.

다. 자기공명영상 시스템의 특성

MRI는 주로 중추신경계, 두경부, 척추와 척수 등 신경계통의 환자에게 이용되며 실제 이용범위는 넓다.

1) 장 점

MRI는 X-선처럼 이온화 방사선이 아니므로 인체에 무해하다. 3차원 영상화가 가능하며 컴퓨터 단층촬영(CT)에 비해 대조도와 해상도가 더 뛰어나다. 횡단면 촬영만이 가능한 컴퓨터 단층촬영과는 달리 관상면과 시상면도 촬영할 수 있다. 필요한 각도의 영상을 검사자가 선택하여 촬영할 수 있다.

2) 단 점

검사료가 비싸며 촬영시간이 오래 걸린다. 검사공간이 협소하여 혼자 들어가야 하므로 중환자나 폐쇄공포증이 심한 환자(어린아이는 상관없음)는 촬영할 수 없다.

3) MRI 영상의 예

머리의 관상면과 시상면을 MRI 촬영한 사진을 그림 1-19에 나타내었다.

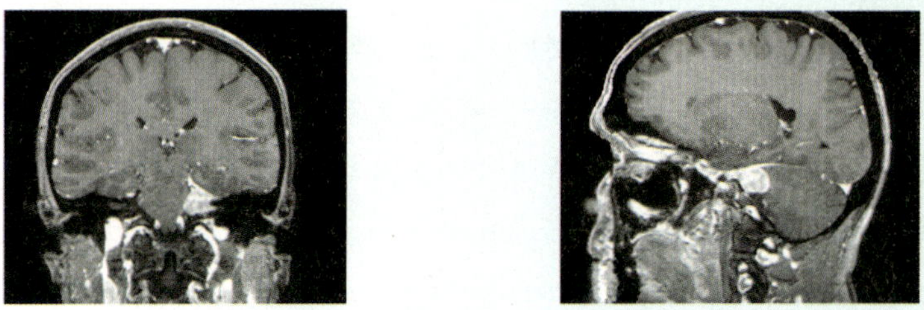

그림 1-19 머리의 관상면, 시상면 MRI 사진

4. 환자감시장치

학습목표

- 환자감시장치가 필요한 곳을 설명할 수 있다.
- 환자감시장치로 측정할 수 있는 것을 나열할 수 있다.
- 맥박률에 영향을 주는 요소를 설명할 수 있다.

가. 환자감시장치의 개요

환자감시 시스템(Patient monitoring system)은 과거의 진료담당과별로 독립적인 환자진료에서 벗어나 환자의 증상이나 상태 또한 치료의 시기나 간호의 정도에 따라 의료진이나 시설을 전문화, 중앙 집중화하려는 환자진료 시스템에 활용되었다. 현재 환자를 위한 집중치료실의 설치와 치료를 위한 환자감시 시스템의 개발이 이루어졌다.

이렇게 집중 환자감시 시스템은 주로 중환자를 대상으로 하며 환자의 생명유지를 위한 ECG, SpO_2, CO_2, NIBP, IBP, 체온, 호흡, 심박수, 호기말 이산화탄소 등의 진단정보를 연속 측정함으로써, 위급하게 발생하는 환자상태의 변화를 빨리 발견하여 신속하게 치료하려는 것을 목적으로 한다. 특히 심근경색증과 같은 급격한 경과를 특징으로 하는 중증 심질환 환자를 대상으로 하는 심장병 치료실(Coronary Care Unit : CCU)에서 환자

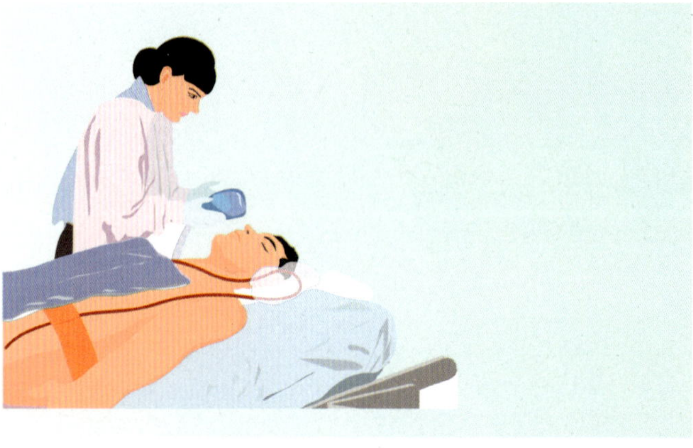

그림 1-20 ICU(집중치료실)

감시 시스템에 의한 치료효과는 대단하다.

심정지, 심근경색증 등의 심질환과 같이 예고 없이 발병하는 질환으로부터 죽음을 면하기 위해서는 응급치료가 필요하다. 이와 같은 치료는 병원 내의 특수한 장치를 비치한 그림 1-20과 같은 집중치료실(Intensive Care Unit : ICU)에서 이루어진다.

ICU에서는 중환자의 상태변화에 신속히 대응하기 위해 지속적인 관찰과 생리상태의 연속감시가 이루어져야 하며, 필요할 때에 응급치료가 빨리 행해져야 한다. 이를 위해서 ICU에는 생체의 여러 가지 현상을 연속 계측할 수 있는 집중 환자감시 시스템뿐만 아니라, 응급치료를 할 수 있는 숙련된 의사, 간호사 등의 의료인력 배치와 응급장치가 설치되어 있어야 한다.

ICU는 병원의 차별성에 따라 일반적으로 다르며, 표준화된 ICU는 그리 많지 않다. 또한 집중치료장치도 계속 발전하고 있으며, 오늘날에는 컴퓨터에 의한 자동계측장비가 개발되어 생리계측장치가 사용되고 있다.

나. 환자감시장치의 필요성

환자감시는 연속적으로 환자의 질병상태를 파악하여야 하므로, 많은 인력과 비용이 필요하다. 그러므로 병원경영상 합리화가 필요한 분야로서 가장 의공학 기술이 필요한 업무라 할 수 있다.

환자감시장치가 이용되기 시작한 것은 수술실이나 회복실에서 작은 단위의 소형 감시에서부터였다. 이후 치료가 진료 각과의 독립적인 치료에서 중앙집중식[37]으로 바뀌었고, 전

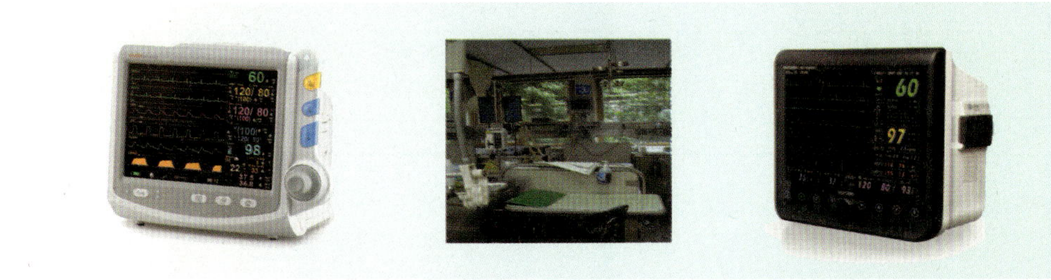

그림 1-21 중환자실 및 환자감시장치

37 중앙환자감시장치(Central monitoring system) : 환자감시장치가 환자당 1대씩 설치되며, 여러 개의 환자감시장치로부터 수집된 정보는 중앙감시센터(Central station)의 통합 모니터로 전송된다. 이런 중앙환자감시장치는 병원의 ICU(집중치료실), OR(수술실), ER(응급실), 회복실 등에서 사용되는 중요 기기로서 환자의 생체신호를 감지하며 환자상태를 확인하는 데 이용된다.

문화되면서 ICU, CCU 등에서 감시 시스템으로 발전하였으며 컴퓨터와의 결합을 통해 병원 전체의 환자감시 시스템으로 확대되고 있다.

일반적으로 병원에서 환자감시가 이루어지는 곳은 수술실, 회복실, 집중치료실, 심장병 치료병실, 호흡기질환 집중치료실, 뇌졸중 집중치료실, 미숙아, 신생아실, 분만실, 고압산소실, 방사선치료실 등이 있다.

계측에 의해서 지속적으로 수집되는 데이터에는 환자의 신장, 체중 등의 기초 데이터 및 신체검사 데이터, 생리학적 데이터, 투약·치료의 데이터, 기왕증[38], 약품 등에 대한 알레르기 유무 등이 포함된다. 환자의 데이터를 감시하거나 계측하기 위한 기술적인 과제로서 센서의 소형화, 장시간 안정한 센서, 비침습적인 계측, 복합 센서의 개발, 무선 텔레미터의 도입, 높은 신뢰성과 안전성, 오동작의 방지, 데이터 처리기술의 도입 등을 들 수 있다.

다. 환자감시장치의 계측신호

집중 계측하는 생리신호의 종류는 병원 또는 ICU(집중치료실)에서 차이가 난다. 현재 일반적으로 계측되는 항목은 그림 1-22와 같이 ECG, SpO_2, CO_2, NIBP, IBP, 체온, 호흡, 심박수, 호기말 이산화탄소 등을 들 수 있다.

생리기능을 계측할 때 주의해야 할 점은 환자의 회복과정에 도움이 되고, 가능한 한 환자에게 불쾌감을 주지 않아야 한다. 생체신호의 생리기능을 측정하면서 집중치료 중의 환자감시장치로 측정 가능한 정보는 다음과 같다.

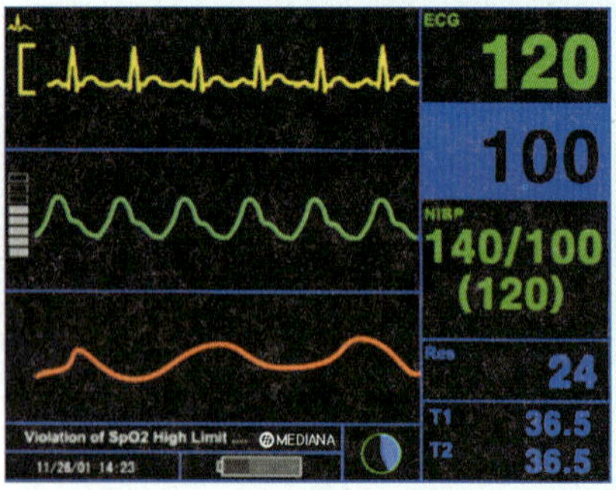

그림 1-22 계측되는 신호

38 기왕증 : 환자가 과거에 경험한 질병이다.

1) 심전도

ICU에서 환자감시를 위한 주요 생체신호는 그림 1-23과 같이 심전도(Electrocardiogram : ECG, EKG)이다. 심전도는 심장의 수축, 확장에 따른 활동 전위를 표면전극을 통해 연속적인 파형으로 나타냄으로써 현재의 심장상태를 정확히 판단하도록 한다. 통상 ECG와 평균 심장박동수(HR)를 동시에 측정하게 되며, 심장박동으로 인한 전기적 파형(심전도)을 분석하여 부정맥, 협심증, 심근경색(심장마비) 등의 허혈성 심장질환과 심방·심실의 비대, 확장 등을 진단할 수 있다.

임상용 환자감시장치는 채널 수에 따라 1~12개 채널에서 동시측정이 가능하며, 5~10개 리드선을 심장 근처 부위와 손목, 발목에 전극으로 연결하여 심전도검사를 하게 된다.

심전도는 심전도 모니터에 의하여 영상화되어 환자감시를 할 수 있다. 심전도 모니터는 심장기능의 저하를 나타내는 소리의 출력, 또는 심박음의 표시를 나타내기 위한 소리의 출력뿐만 아니라 낮은 임피던스 음원으로부터 ECG(심전도)를 검출할 수 있다. 집중치료 중인 심전도 계측에 사용되는 전극은 장시간 사용에 적합한 것이 필요하다. 또한 전극 페이스터(Paster)는 피부를 자극하지 않고, 환자에게 불쾌감을 주지 않는 것을 사용해야 한다.

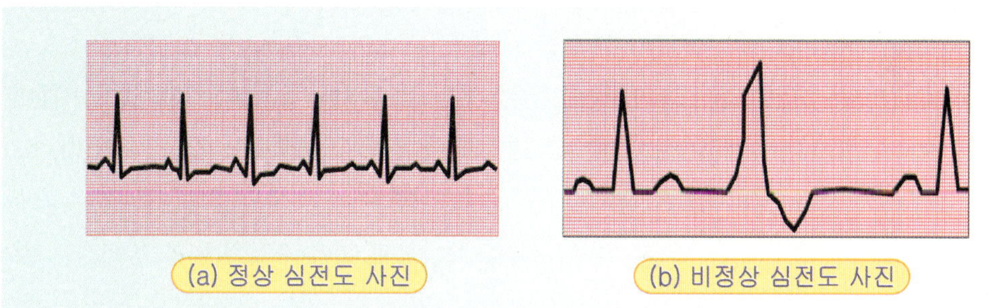

그림 1-23 심전도 그림

2) 호 흡

중증환자나 대수술 후의 환자들 중에는 환자의 호흡(Respiration) 기능도 계측하는 것이 바람직하다. 호흡기능은 환자의 콧구멍에 장착시킨 서미스터 뉴모그래프(Thermistor pneumograph)로 측정할 수 있다. 호흡수를 표시할 뿐만 아니라 설정한 한계치 이하로 호흡수가 떨어지거나 이상으로 증가하거나 또는 서미스터 뉴모그래프에 의한 신호 값이 설정하여 놓은 진폭 이하로 떨어지면 경보를 울린다. 호흡상태를 측정하여 파형으로 브라운관에 나타내고 호흡횟수는 숫자로 표시한다.

호흡은 ECG(심전도)의 두 전극 사이에 발생되는 임피던스의 변화를 이용하여 측정하는데 환자의 흉곽에 2개의 전극을 부착하고 전극 간의 저항변화를 감지하여 호흡상태를 측정한다. 사람이 호흡을 할 때는 흉곽근육이 수축, 팽창을 반복하는데 이 때문에 흉곽근육의 저항이 변하는 것을 전극을 통해 감지하여 호흡측정에 이용하는 것이다.

호흡측정 방식은 비구형이라고 하는 예열된 서미스터의 온도를 변환시키는 방식과 전해액 또는 카본을 가득 채운 고무 튜브를 흉부에 감아서 저항변화를 측정하는 방식, 흉곽의 전후에 코일을 놓고 고주파에서의 상호 유도를 측정하는 방식 등이 있다.

3) 혈 압

ICU에서 계측할 수 있는 생체신호 중 하나는 혈압이다. 혈압은 동맥 내에서 카테터 삽입법에 의해 직접 측정하기도 하지만, 비관혈적 검사인 간접측정법, 자동 커프 측정법 등이 사용되고 있다. 그러나 자동 혈압측정장치는 샘플링법이므로 혈압을 연속 기록할 수 없고, 환자에게 다소 불쾌감을 준다. 따라서 갑작스럽게 환자의 혈압이 내려갔을 때 이 장치에서는 혈압강하를 검사하는 데 시간이 걸린다.

플레시스모그래피(Plethysmography)를 통한 혈압계측은 환자에게 불쾌감이 적지만, 수축기 · 확장기의 정확한 값을 얻는 것이 아니고, 순환기계의 상대적인 지표만을 얻을 수 있다. 혈압은 환자의 앞이마, 귓불 또는 비중격에 장착된 플레시스모그래피에 의하여 측정된다. 플레시스모그래피용 측정기는 맥박수의 정보도 얻을 수 있다. 초기에 설정된 맥박수 한계치를 초과하거나 설정 값 이하로 떨어지면 경보신호(알람)를 발생한다.

혈압의 반복측정을 위한 최적의 방법에는 현재 여러 가지 방법이 행해지고 있지만, 어떤 방법이든 각각 특징이 있다. ICU에서는 한 가지 또는 그 이상의 방법을 쓰고 있다.

확장기와 수축기의 동맥압은 평상시 계측되고 있지만, 필요시에는 평균혈압과 정맥압도 계측한다. 심실이 수축하여 혈액이 동맥으로 밀려 나갈 때의 혈압을 수축기 혈압 또는 최고 혈압이라고 부르며, 심실이 확장하여 혈맥이 밀려 나가지 않을 때도 동맥벽에 탄력이 있어 혈액을 압박하고 있으므로 혈압이 영으로 되지는 않는다. 이때의 혈압을 확장기 혈압 또는 최저 혈압이라고 한다.

혈압의 측정에는 두 가지 방법이 있다. 청진기를 사용하는 수은혈압계와 혈관 내로 생리식염수를 채운 카테터를 삽입하여 혈압을 체외로 유도하여 압력 트랜스듀서로 측정하는 방식이다. 청진기로 측정하는 방법을 간접법 또는 비관혈식이라 하고 압력 트랜스듀서로 측정하는 방법을 직접법 또는 관혈식이라고 부른다.

흔히 사용되는 간접법은 기구나 방법이 간단하지만 쇼크 상태의 이상 저혈압 시에는 측정이 불가능하다. 직접법은 기기가 필요하고 방법이 복잡하지만 어떠한 상황에서도 측정이 가능하므로 모니터용으로 많이 사용된다.

가) 간접측정법

압박대를 상완부에 감고 상완동맥이 있는 곳에 청진기를 댄 다음 송기구를 통해서 압력을 충분히 높이면 혈류가 정지한다. 압력을 낮추어 가면 혈맥이 흐르기 시작하는 순간부터 혈관음이 들리는데 이때의 혈압을 최고 혈압이라고 하며 압력을 더욱 낮추어 가면 소리가 점차로 맑고 커지다가 서서히 약해지고 탁음이 되면서 어느 압력에 이르면 들리지 않게 되는데 이때의 혈압을 최저 혈압이라고 한다.

환자감시장치에서는 청진기 대신 압박대의 중앙부에 음파 센서 또는 압력변환기를 두어 혈관음 또는 압력의 변화를 측정한 후 압력단위인 [mmHg]로 환산하여 최고 혈압, 최저 혈압, 그리고 평균혈압을 모니터 상에 디지털로 표시하는 방법과 압력변화를 파형으로 나타내는 방법이 있는데 통상 환자감시장치에서는 이 두 가지를 모두 표시한다.

나) 직접측정법

직접법에 의한 혈압측정에 사용하는 관혈식 모니터는 카테터와 압력 트랜스듀서 및 본체, 기록기, 모니터용 브라운관으로 구성된다.

카테터는 생리식염수로 채워놓고 혈압을 체외로 유도하는 역할을 한다. 압력 트랜스듀서는 전달된 혈압을 전기신호로 변환하며 모니터 본체는 혈압의 전기신호를 증폭하여 펜으로 기록할 수 있고 브라운관에 표시한다.

다) 직접측정법 사용순서

(1) 트랜스듀서의 멸균 : 약물이나 가스로 멸균한다.
(2) 트랜스듀서 내의 기포 제거 : 카테터와 삼방 코크(3Way-stopcock)를 트랜스듀서에 연결하여 생리식염수를 흐르게 하여 돔(Dome) 내부, 카테터 내부의 기포를 완전히 제거한다.
(3) 비른 설치 : 트랜스듀서는 환자의 심장 높이와 같도록 한다.
(4) 사용 중의 세척(Flushing) : 카테터나 동맥 침의 선두 부분은 응혈되지 않도록 헤파린이 들어 있는 생리식염수로 3시간에 1회는 세척하여야 한다. 선두 부분이 응혈

되거나 기포가 혼입되면 혈압파형이 정밀하지 않다.

(5) 공기제거에 의한 기준선의 확인 : 때때로 트랜스듀서의 카테터 측의 삼방 코크를 막고 공기빼기 코크를 열어 트랜스듀서에 가해지는 압력을 영(0)으로 하여 레코더나 브라운관상의 기준선에 맞추도록 한다. 혈압 트랜스듀서는 떨어뜨리면 내부의 스트레인 게이지(Strain gauge)가 파손될 수 있으므로 취급에 주의한다.

4) 체 온

서미스터 프로브(Thermistor Probe)에 의하여 측정된다. 체온(Temperature)을 지시하는 측정기에는 체온이 설정 값으로부터 벗어났을 때 경보를 발하는 장치도 같이 들어 있다.

체온은 거의 일정하며 정상적인 상태에서 약 37[°C]를 유지한다. 따라서 환자상태를 판단하는 중요 인자로서 기본적인 기능임에도 환자감시장치에서는 심전도나 혈압보다는 사용빈도가 적다. 온도 프로브를 환자의 피부, 구강 또는 항문에 넣어 체온을 감지하여 회로를 통해 증폭한 후 숫자로 나타낸다.

5) 혈중 산소포화농도(SpO_2)

환자의 동맥혈 내의 산소포화도를 비침습적인 방법으로 측정하여 환자의 호흡상태를 판단하는 기능이다. 체내 산소상태를 디지털화하여 판단함으로써 환자의 호흡관리 및 인공적인 산소공급을 위한 판단에 도움을 주게 된다. 동맥혈의 산소포화도는 동맥혈의 헤모글로빈과 산소와의 결합 백분율로서 SaO_2[39]라고도 하며, 건강한 성인의 수치는 94~100[%]이다.

측정방법은 SpO_2 센서는 발광부와 수광부가 있으며 발광부에서는 LED 발광을 통해 적외선과 빨간색 빛을 동시에 방출하게 된다. 방출된 빛은 손가락 사이의 혈관을 통과하여 수광부를 통해 검출되는데, 산소와 결합한 헤모글로빈은 적외선을, 그렇지 않은 환원 헤모글로빈은 빨간색 빛을 더 흡수하는 성질을 이용하여 그 빛의 차이를 측정하여 SpO_2의 수치를 산출한다.

통상 SpO_2는 일정 시간 동안 측정된 값을 계산하여 출력으로 표시하게 되는데, 빠른 측정이 요구되거나 환자의 움직임이 거의 없을 때는 5초 동안 측정 후 계산하여 출력하

39 SaO_2 : 혈액의 산소포화량은 산소와 포화된 동맥혈에 헤모글로빈 분자의 백분율을 나타낸다. 즉 동맥 속의 헤모글로빈이 산소와 몇 [%] 결합하였는지를 측정하는 것이며 이 수치를 SaO_2라고 부른다. 펄스옥시미터로 측정된 SaO_2를 SpO_2라고 한다.

게 되며, 대부분 환자의 경우 움직임의 영향이 적은 경우는 10초, 환자의 움직임이 심한 경우에는 20초 동안의 측정값을 가지고 계산하여 수치로 출력하게 된다.

6) 맥 박

심장의 수축에 의해 좌심실에서 대동맥으로 급격하게 밀려 나간 혈액이 동맥벽을 팽창시키며, 팽창된 동맥벽은 그 탄성 때문에 진동하고 그 파동이 동맥계 말초부위에 차례로 전파되어 맥박(Pulse rate)으로서 촉지된다. 맥박의 전파속도는 5~9[m/s]이며 말초에 가까워질수록 빨라진다. 그 전파속도가 빨라서 맥박은 심장박동과 거의 동시에 느껴진다.

또 맥박은 동맥벽의 진동이므로 그 속도는 혈류의 속도(대동맥에서 약 50[cm/s])보다 크다. 체표면 근처를 지나는 동맥에서 촉지하기 쉽다. 맥박수는 1분간의 횟수로 표시하며 보통 심박수와 일치한다. 성인의 경우 분당 60~100회, 유아는 분당 130회 전후, 노인은 분당 50회 이하로 연령이나 성별에 따라 다르다. 또 수면 시에는 감소하며, 기초대사나 자율신경 긴장도의 변화에 따라 크게 변동한다.

일반적으로 여자가 남자보다 맥박수가 많다. 성인의 경우, 매분 100회 이상의 맥박을 빈맥이라 하고, 매분 60회 이하의 맥박을 서맥이라 한다. 건강한 사람이라도 운동을 하거나 정신적으로 긴장하면 빈맥을 나타낸다. 체온이 1[℃] 상승하면 분당 8~10 정도 증가하게 된다.

5. 환자감시장치 사용법

학습목표

- 환자감시장치로 심전도를 측정할 수 있다.
- 환자감시장치로 산소포화도를 측정할 수 있다.
- 환자감시장치로 혈압을 측정할 수 있다.
- 시뮬레이터를 이용하여 환자감시장치를 테스트할 수 있다.

가. 환자감시장치 연결방법

1) 앞면 패널 컨트롤과 연결물

환자감시장치 앞면 패널을 나타낸 그림 1-24는 환자감시장치 전면표시부의 각 부위 명칭을 나타내었다.

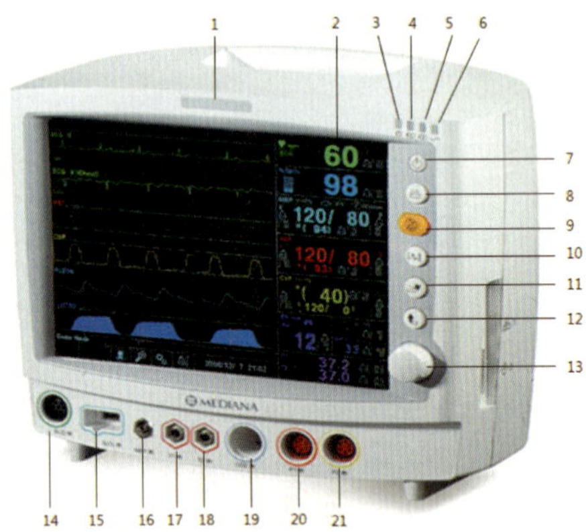

1. 시각 알람 표시기	2. 화면	3. 전원 표시기
4. 배터리 충전상태 표시기 A	5. 배터리 충전상태 표시기 B	6. AC 표시기
7. 전원 버튼	8. 인쇄 버튼	
9. 알람 정지/일시 정지 버튼	10. 트렌드 버튼	11. NIBP 시작/정지 버튼
12. 되돌리기 버튼	13. 노브(조정 손잡이)	14. ECG 연결부
15. SpO_2 연결부	16. NIBP 연결부	17. 온도 채널 1
18. 온도 채널 2	19. 이산화탄소(CO_2) 연결부	
20. 관혈식 혈압 1(IBP1) 연결부	21. 관혈식 혈압 2(IBP2) 연결부	

그림 1-24 환자감시장치 전면표시부

2) 전면부 기호 및 설명

환자감시장치 전면부의 기호와 설명을 표 1-5에 나타내었다.

표 1-5 전면부 기호 및 설명

기 호	설 명
	전원 버튼 : 모니터의 켜고 끔.
	인쇄 : 만일 부가의 프린터가 설치되어 있을 시, 측정 데이터 인쇄
	알람 정지/일시 정지 버튼 : 청취 가능한 알람을 일시적으로 정지시킴.
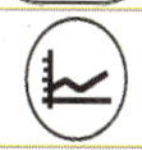	트렌드 버튼 : 트렌드(저장된 데이터 값) 화면을 표시한다.
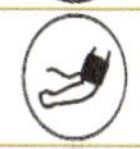	NIBP 시작/정지 : NIBP 측정의 시작과 정지 사이를 움직임.
	되돌리기 버튼 : 화면에 표시되어 있는 메뉴에서 나가거나 메인 화면으로 감.
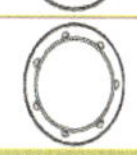	노브(조정 손잡이) : 사용자가 직접 메뉴 및 기타 기능 설정사항을 선택/변경할 수 있다.

3) 측정 가능한 수치의 부연 설명

화면 표시 : 환자감시장치의 전면 모니터 설명을 그림 1-25에 나타내고 있다.

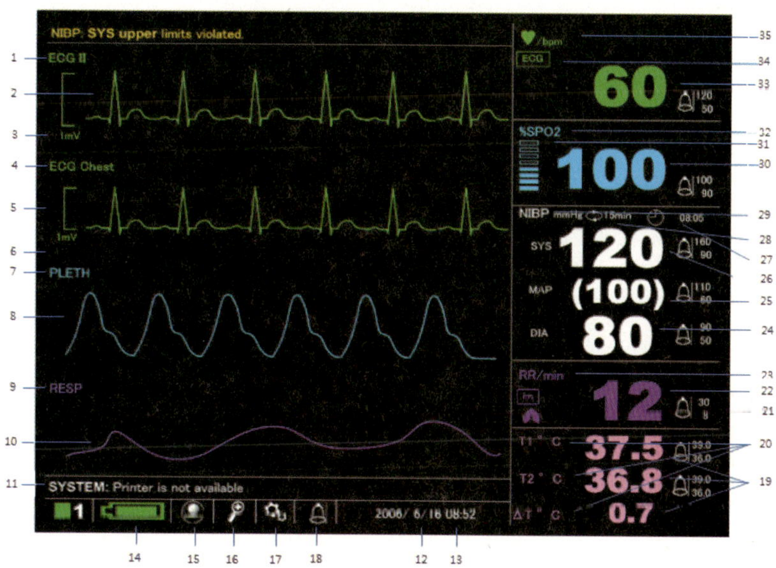

그림 1-25 실습장치의 메인 화면

표 1-6 전면표시부 및 기호들(1)

1	ECG 파형 아이콘	19	체온 수치 값
2	ECG 파형	20	체온 아이콘
3	ECG 크기 비율	21	알람 범위 설정 아이콘
4	ECG 리드 한 쌍	22	분당 호흡 수
5	ECG 크기 바	23	호흡 아이콘
6	파형 구역	24	NIBP 수치 : 이완기 측정값
7	SpO_2 파형 아이콘	25	NIBP 수치 : 평균값
8	SpO_2 파형	26	NIBP 수치 : 수축기 측정값
9	호흡 파형 아이콘	27	마지막 NIBP 측정된 시간
10	호흡 파형	28	NIBP 자동 모드와 간격 표시기
11	메시지 표시부	29	NIBP 아이콘
12	날짜 표시부	30	SpO_2 수치
13	시간 표시부	31	SpO_2 펄스 크기 표시부
14	배터리 상태 아이콘	32	SpO_2 아이콘
15	환자 모드 : 성인, 소아, 신생아	33	분당 박동 수
16	확대 아이콘	34	신호원 표시 아이콘
17	환경 설정 아이콘	35	분당 박동 수 아이콘
18	알람 범위 설정 아이콘		

표 1-7 전면표시부 및 기호들(2)

기 호	설 명	기 호	설 명
ECG	심전도 아이콘	%SpO_2	산소포화도 아이콘
II	심전도 리드	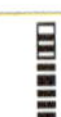	맥박 크기 표시기
1mV	심전도 크기	RR/min	호흡 아이콘
[	심전도 크기 바	Im	호흡 측정원 : 임피던스 호흡
P1	관혈식 혈압 1 라벨	Aw	호흡 측정원 : 기도 내 호흡
P2	관혈식 혈압 2 라벨		폐 아이콘
ABP	관혈식 혈압 1 또는 2라벨 : 동맥혈압	$InCO_2$	흡기 초 이산화탄소 아이콘
CVP	관혈식 혈압 2 라벨 : 중심 정맥혈압	$EtCO_2$	호기말 이산화탄소 아이콘
PAP	관혈식 혈압 2 라벨 : 폐동맥 혈압	T1	체온 1 아이콘
LAP	관혈식 혈압 2 라벨 : 좌동맥 혈압	T2	체온 2 아이콘

기 호	설 명	기 호	설 명
PLETH	PLETH 파형 아이콘	ΔT	체온 차이 아이콘(체온1-체온2)
CAPNO	CAPNO 파형 아이콘	℃	체온 단위 : 섭씨
RESP	호흡 파형 아이콘	°F	체온 단위 : 화씨
♥ /min	심박/맥박 아이콘		배터리 상태 아이콘
ECG	심박 측정원 : 심전도		빅 넘버 아이콘
P1	맥박 측정원 : 관혈식 혈압		환경 설정 아이콘
ABP	맥박 측정원 : 동맥 혈압		알람 설정 아이콘
SpO2	맥박 측정원 : 산소포화도		환자 모드 아이콘 : 성인
NIBP	맥박 측정원 : 혈압		환자 모드 아이콘 : 소아
ST	ST 레벨 분석 아이콘		환자 모드 아이콘 : 신생아
Ar	부정맥(Arrthymia) 검출 아이콘	2006/ 8/23	날짜 표시
mV	ST 레벨 측정 단위 : mV	16:43	시간 표시
/min	부정맥 beats count 단위 : BPM	kPa	혈압 단위 : kPa
	페이서 펄스 검출 : 사용	%	이산화탄소 단위 : [%]
	페이서 펄스 검출 : 미사용	S	수축기 혈압
NIBP	혈압 아이콘	M	평균혈압
mmHg	혈압 단위 : mmHg	D	이완기 혈압
100 90	알람 설정 값	T	트렌드-그래프 : 체온 1
	알람 아이콘	Δ	트렌드-그래프 : 체온 2
	알람음 일시 정지 아이콘	◊	트렌드-그래프 : 호기말 이산화탄소
	한 번 누르면 알람음 정지 아이콘	▯	트렌드-그래프 : 심박/맥박
	오래 누르면 알람음 무한 정지 아이콘	X	트렌드-그래프 : 산소포화도
해제	혈압 자동측정 간격	⊢⊣	트렌드-그래프 : 관혈식 혈압
15분	혈압측정 경과시간	+	트렌드-그래프 : 호흡
≻≺	트렌드-그래프 : 혈압		

표 1-8 컬러 디스플레이

기 능	색 깔
ECG/심장속도	녹색
SpO_2	하늘색
NIBP	흰색
관혈식 혈압 1	빨간색
관혈식 혈압 2	노란색
호흡	자주색
이산화탄소 분압	연보라색
온도	분홍색
일반 배경	검정색
정보제공 알람	흰색
낮은 우선순위 알람	노란색
중간 우선순위 알람	노란색
높은 우선순위 알람	빨간색
배터리 상태 아이콘 〈보통〉	녹색
배터리 상태 아이콘 〈낮음〉	노란색이나 빨간색

환자감시장치 전면의 기호와 컬러 디스플레이를 표 1-6~표 1-8에 나타내었으며, 환자감시장치를 환자에게 부착하는 모습을 그림 1-26에 나타내었다.

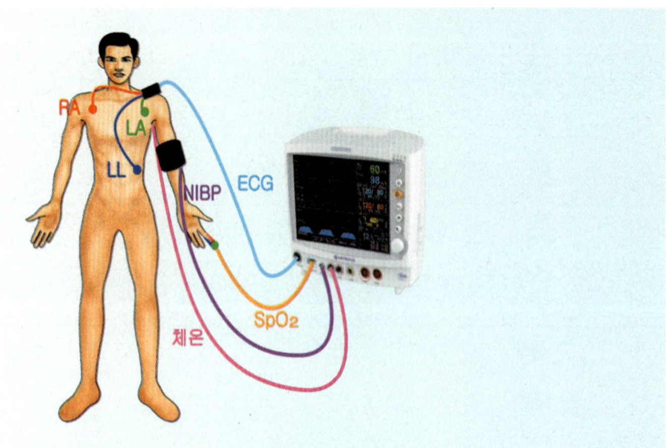

그림 1-26 환자감시장치를 환자에게 부착한 예

4) 환자감시장치 데모 설정 방법

① 전원을 ON 시킨다.

② 부팅이 끝나고 메인 화면이 뜬다.

③ 화면 우측 하단에 있는 환경 설정(셋업 메뉴 :)을 선택한다.

④ 환경 설정(셋업 메뉴)에서 Service Menu를 선택한다.

⑤ Pass Code 입력 창이 뜨면 '606'을 입력한다.

⑥ Demo mode 메뉴를 선택하면 우측에 On/Off(설정/해제)를 설정할 수 있다. 데모 모드 설정을 원할 시 On(설정) 값을 선택한다.

⑦ Done(완료)을 선택하면 Turn off the monitor at this time. All changes made to the power-up defaults will be in effect the next time the monitor is turned on이라는 메시지가 뜬다.

⑧ 전원을 OFF 시킨다.

⑨ 전원을 다시 ON 시키면 선택한 데모 모드로 설정되어 있다(완료).

5) 환자감시장치 언어 설정 방법

① 전원을 ON 시킨다.

② 부팅이 끝나고 메인 화면이 뜬다.

③ 화면 우측 하단에 있는 환경 설정(셋업 메뉴 :)을 선택한다.

④ 환경 설정(셋업 메뉴)에서 Service Menu를 선택한다.

⑤ Pass Code 입력 창이 뜨면 '606'을 입력한다.

⑥ Language 메뉴를 선택하면 우측에 English, 한국어 등 총 17개 언어를 선택할 수 있는 창이 뜬다. 원하는 언어를 선택한다.

⑦ Done을 선택하면 Turn off the monitor at this time. All changes made to the power-up defaults will be in effect the next time the monitor is turned on이라는 메시지가 뜬다.

⑧ 전원을 OFF 시킨다.

⑨ 진원을 다시 ON 시키면 선택한 언어로 설정되어 있나(완료).

나. 심전도 측정

1) 심전도 측정의 개요

심전도(心電圖, Electrocardiogram)는 심장전기도의 약어로, ECG(미국식) 또는 EKG(독일식)로 표기한다(주로 병원에서는 독일식으로 사용한다). 심근의 흥분은 정맥동에서 일어나 심방·심실 방향으로 나가므로 이것의 흥분을 임의의 두 점에서 심전계(전류계)에 유도하면 심장의 활동전류가 그래프로 표시된다. 이와 같은 방법으로 하여 얻은 그래프가 심전도이며 심장질환의 진단에 아주 중요하다 할 수 있다.

심장의 기저부가 흥분하여 첨부에 대해 전기적으로 음성이 될 때 전류계의 바늘(지침)이 위쪽으로 향하게 곡선을 나타낼 경우에는, 등전위선에서 돌출하는 곳을 에인트호벤(Willem Einthoven)이 이름 지음에 따라서 P, Q, R, S, T, U파형이라고 한다(그림 1-27, 그림 1-28).

심전도를 얻는 방법에는 제1유도(양손), 제2유도(오른손과 왼발), 제3유도(왼손과 왼발)의 표준지유도 외에 흉부유도, 단극유도 등도 있다.

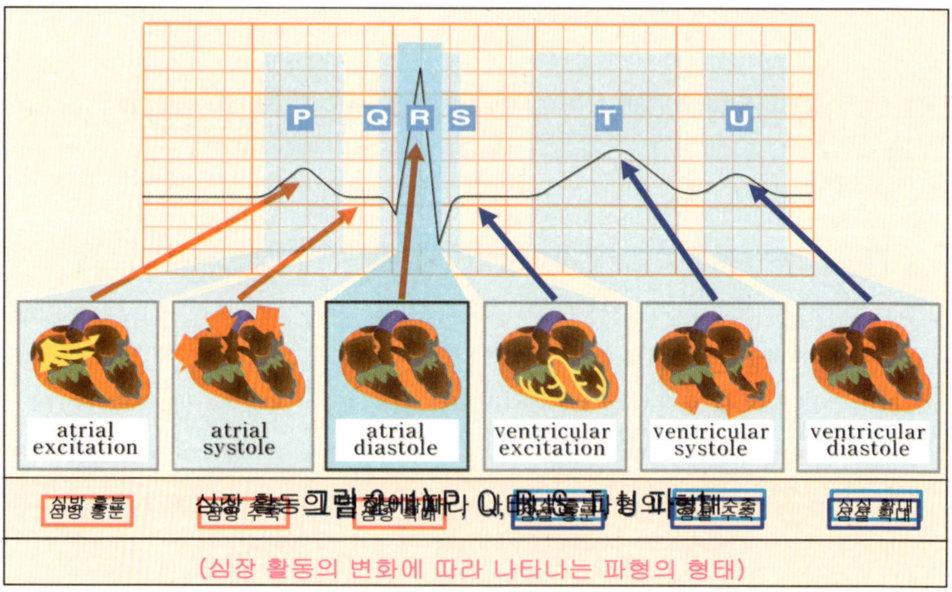

그림 1-27 P, Q, R, S, T, U파(1)

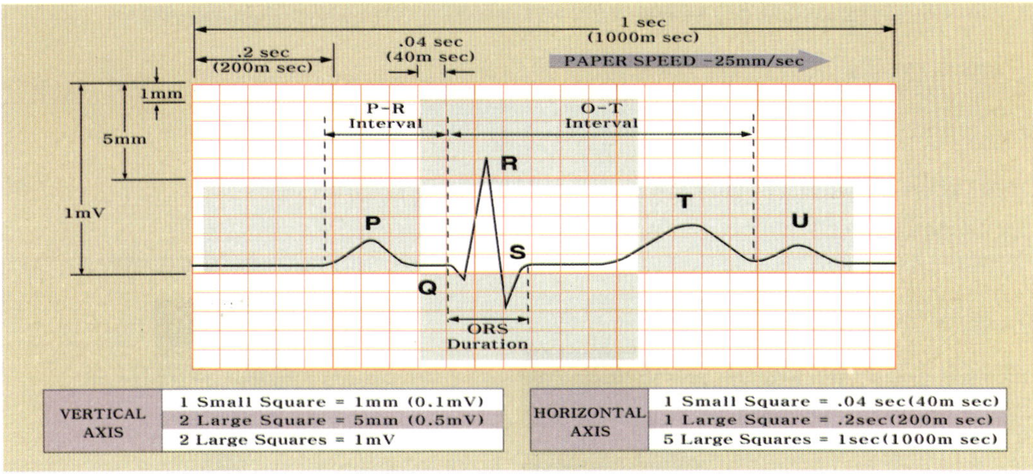

그림 1-28 P, Q, R, S, T, U파(2)

심근경색이나 협심증 등의 관동맥 질환과 여러 종류의 전해질이상이나 부정맥 등의 진단, 수술 중의 심장이상의 유무의 확인·조사 등, 사용범위나 응용 면이 광대하고, 심장질환의 진단에 아주 중요한 부분이라 할 수 있다.

※ 연결방법 : 그림 1-29는 심전도, 호흡, 체온 시뮬레이터와 각 리드 와이어이다.

빨간색 : RA(Right Arm : 오른팔) 리드 와이어

노란색 : LA(Left Arm : 왼팔) 리드 와이어

녹　색 : LL(Left Leg : 왼다리) 리드 와이어

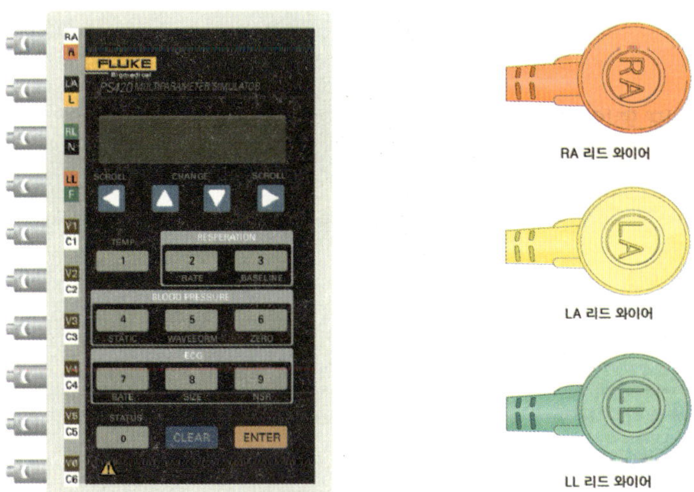

그림 1-29 PS-420(심전도, 호흡, 체온 시뮬레이터)

2) 시뮬레이터 연결방법

그림 1-30과 같이 심전도 시뮬레이터의 RA 드라이브에 그림 1-31과 같이 RA(빨간색) 리드 와이어를 연결한다. 그림 1-32와 같이 심전도 시뮬레이터의 LA 드라이브에 그림 1-33과 같이 LA(노란색) 리드 와이어를 연결한다(주의 : 리드 와이어의 문자와 색깔 확인).

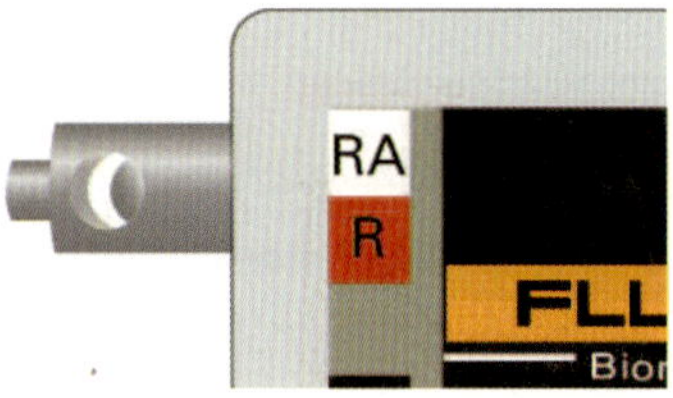

그림 1-30 시뮬레이터 RA 드라이브

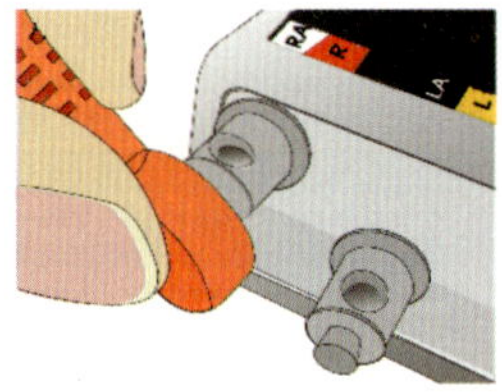

그림 1-31 RA 드라이브 연결 방법

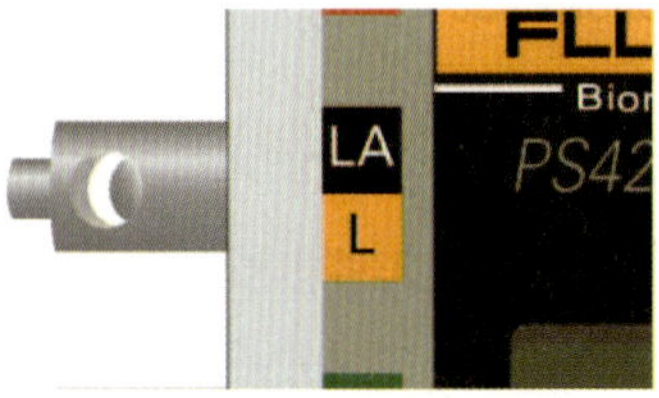

그림 1-32 시뮬레이터 LA 드라이브

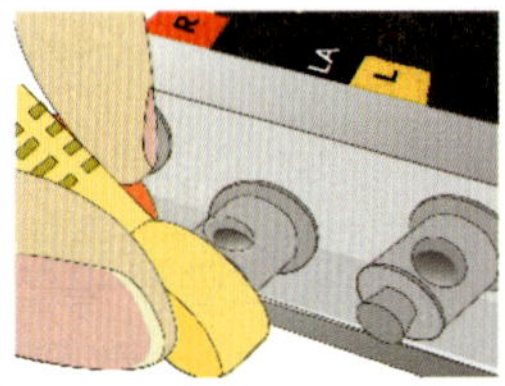

그림 1-33 LA 드라이브 연결 방법

그림 1-34와 같이 심전도 시뮬레이터의 LL 드라이브에 그림 1-35와 같이 LL(녹색) 리드 와이어를 연결한다(주의 : 리드 와이어의 문자와 색깔 확인).

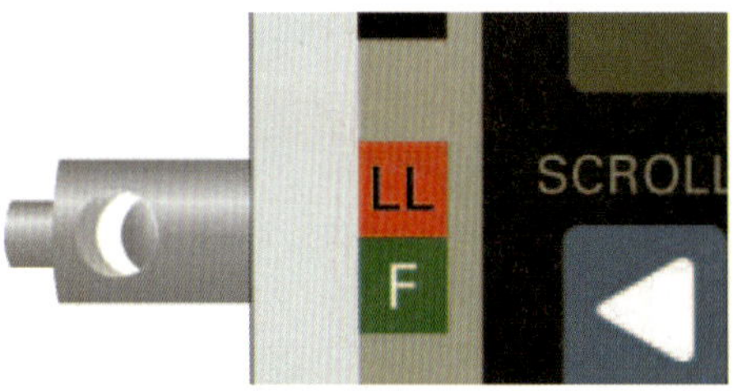

그림 1-34 시뮬레이터 LL 드라이브

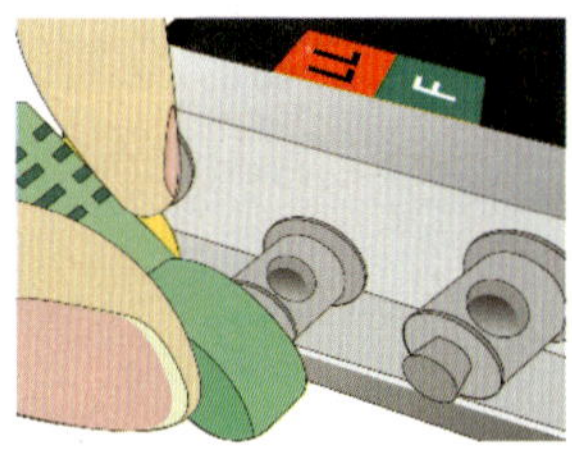

그림 1-35 LL 드라이브 연결 방법

3) 환자감시장치 연결 설정(환자에게 사용할 경우)

심전도(ECG) 전극을 선택하고 전극 저항의 변동을 피하기 위해 동일한 환자에게 한 전극만 사용하여, 전극 사용법에 따라 전극 위치를 준비한다(그림 1-36, 그림 1-37 참조).

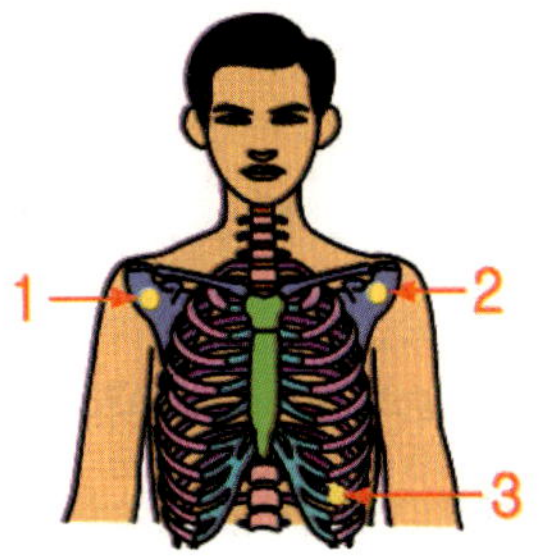

그림 1-36 표준 1-전극 위치

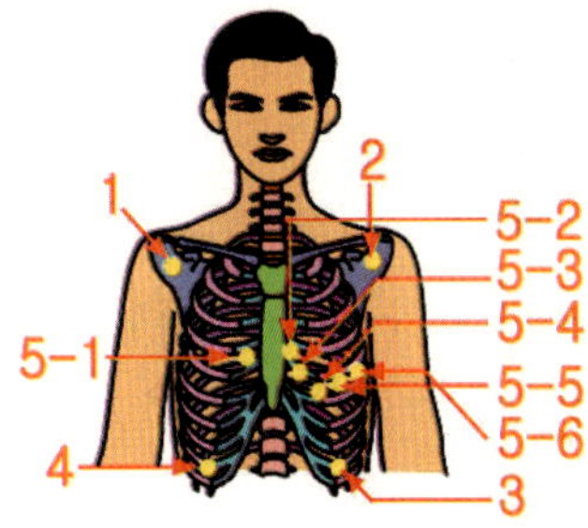

그림 1-37 표준 5-전극 위치

※ 5번째 리드에 5-1에서 5-6리드 전극 부착위치

전극에 리드를 부착하고 표 1-9의 컬러 코드를 사용하여, 전극을 환자에게 부착한다. 희망하는 리드 선택이 ECG 파형 구역에 나오는지 확인한다(표 1-10 참조). 리드 Ⅱ는 대부분의 모니터 상황에 가장 적합하다.

표 1-9 심전도(ECG) 전극 색상

Lead(리드)	AAMI(미국용)	IEC(유럽용)
1. 오른팔(RA)	흰색/오른팔	(R)빨강
2. 왼팔(LA)	검정/왼팔	(L)노랑
3. 왼다리(LL)	빨강/왼다리	(F)녹색
4. 오른다리(RL)	녹색/오른다리	(N)검정
5-1 to 5-6. 흉부	갈색/흉부	(C)흰색

표 1-10 ECG 리드 한 쌍

리드 구역	차동 전극/미국용 표기	차동 전극/유럽용 표기
Ⅰ	오른팔/왼팔	R L
Ⅱ	오른팔/왼다리	R F
Ⅲ	왼팔/왼다리	L F
흉부	오른팔+왼팔+왼다리/3 흉부/V	(R+L+F)/3 흉부(C)
aVR	−(리드 Ⅰ+리드 Ⅲ/2)	−(Lead Ⅰ+Lead Ⅲ/2)
aVL	−(리드−리드 Ⅲ)/2	(Lead Ⅰ− Lead Ⅲ)/2
aVF	−(리드 Ⅲ+리드 Ⅲ)/2	(Lead Ⅱ+Lead Ⅲ)/2

4) 시뮬레이터 설정

가) 코드 값 및 파형 설정

그림 1-38의 케이블을 실습장치의 그림 1-39 ECG 연결부에 삽입한다(주의 : 케이블 각각의 핀을 잘 맞춘다).

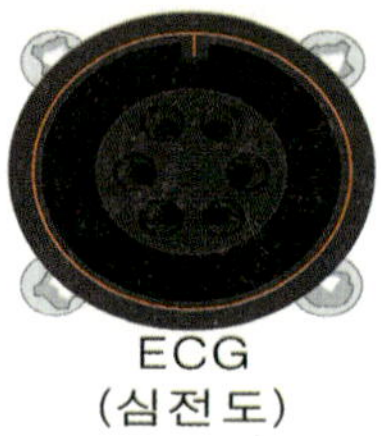

그림 1-38 ECG연결부

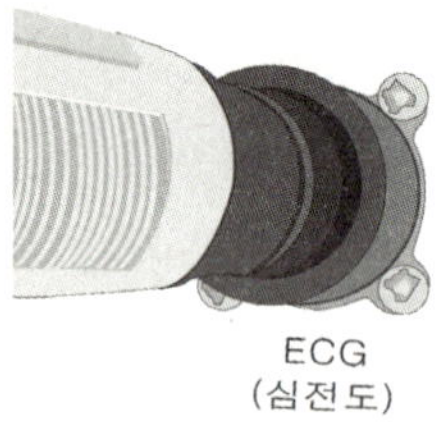

그림 1-39 ECG연결 방법

시뮬레이터의 위쪽(그림 1-40)의 On/ Off(켬/끔) 스위치를 On으로 한다(그림 1-41).

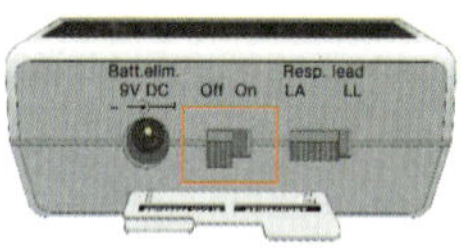

그림 1-40 On/Off 스위치

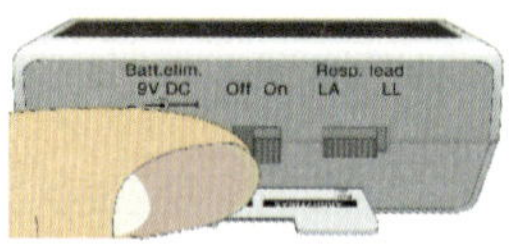

그림 1-41 On/Off 스위치 조작 방법

스위치를 On시키면, 그림 1-42와 같이 'ENTER CODE'(코드를 입력하시오)라고 화면에 표시된다.

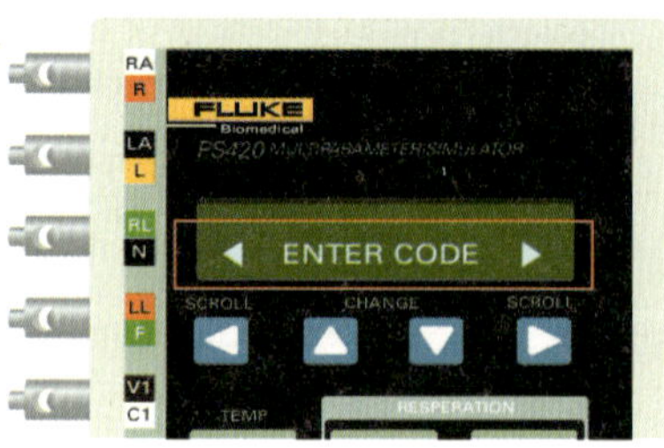

그림 1-42 ENTER 표시

코드를 입력하지 않은 상태에서 시뮬레이터 전원만 켜졌을 경우에는 그림 1-43과 같이 80BPM으로 ECG가 표시되며, 파형과 ECG(심박수) 수치가 나타난다.

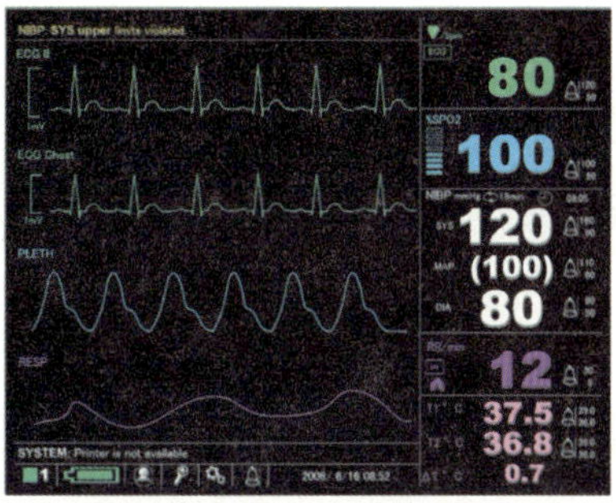

그림 1-43 ECG 파형과 수치

각각의 코드 값을 나타낸 표를 참조하여 그림 1-44와 같이 170을 누르고 엔터를 누르면 시뮬레이터 화면에 그림 1-45와 같은 화면이 표시된다.

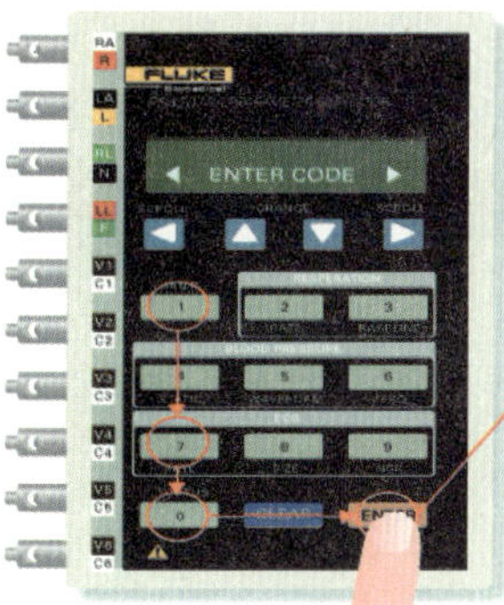

그림 1-44 코드값 입력법

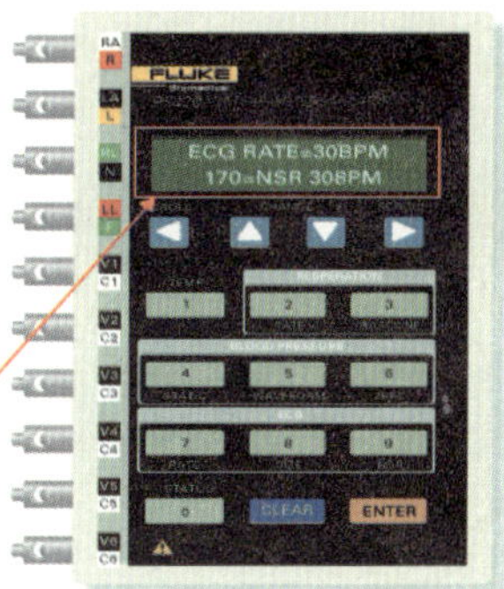

그림 1-45 ECG RATE 표시

시뮬레이터 입력 후 실습장치에는 그림 1-46과 같은 파형이 나타난다. 수치가 30인 것은 1분에 30번 심장이 박동한다는 의미이며 알람 범위의 최고값과 최저값은 보통 120/50으로 설정한다(시뮬레이터 입력 후, 수치는 바로 바뀌는 것이 아니고 서서히 올라간다). 그림 1-46에서 1-53까지는 심박수의 크기에 따른 파형과 수치의 변화를 나타낸 것이다. 수치가 커질수록 파형의 폭이 좁아진다. 실습장치의 오차는 (±)3BPM이다.

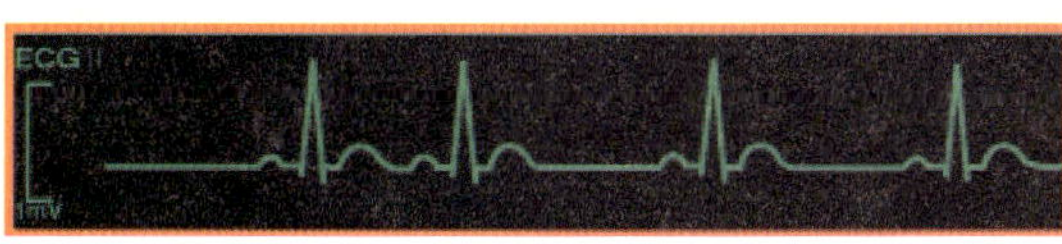

그림 1-46 심박수 30에 대한 파형

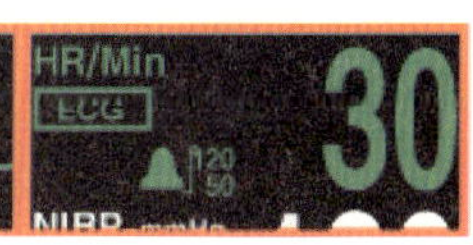

그림 1-47 심박수 30표시

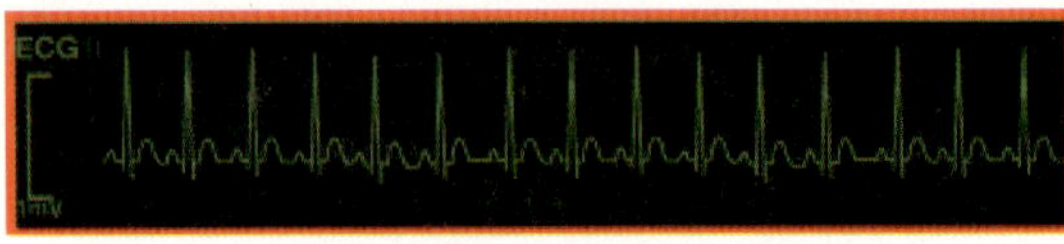

그림 1-48 심박수 140에 대한 파형

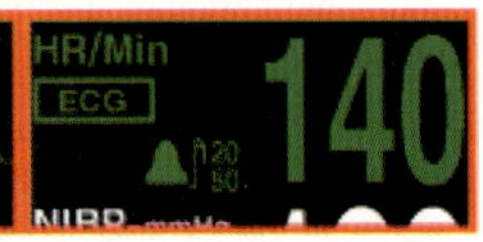

그림 1-49 심박수 140표시

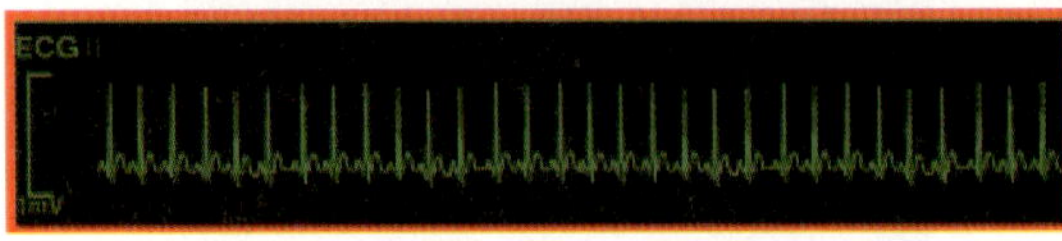

그림 1-50 심박수 200에 대한 파형

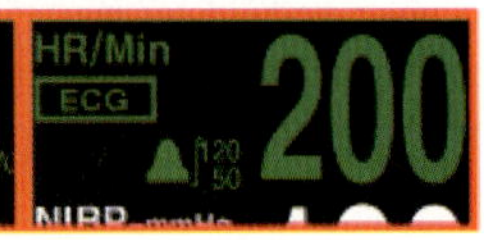

그림 1-51 심박수 200표시

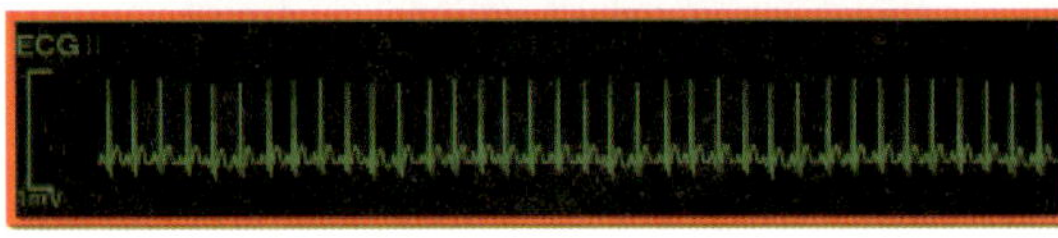

그림 1-52 심박수 239에 대한 파형

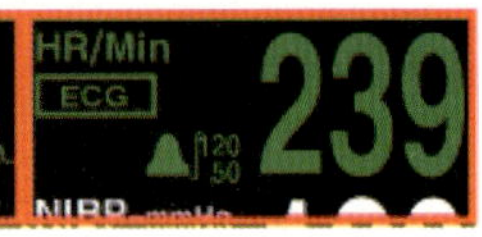

그림 1-53 심박수 239표시

표 1-11은 ECG의 시뮬레이터 값과 코드 번호를 나타낸 것이며, 밑줄 친 문자는 그림 1-46~그림 1-53까지의 표시 코드 번호이다.

표 1-11 ECG 시뮬레이터 값과 코드 번호

ECG 시뮬레이터 값	코드 번호
NSR30 BPM	170
NSR40 BPM	171
NSR60 BPM	172
NSR80 BPM	173
NSR100 BPM	174
NSR120 BPM	175
NSR140 BPM	176
NSR160 BPM	177
NSR180 BPM	178
NSR200 BPM	179
NSR220 BPM	180
NSR240 BPM	181

노브(그림 1-54)를 스크린의 맨 위에 위치한 ECG 파형 스크린 창으로 돌려서 맞춘다. 그림 1-55와 같이 파형에 하얀색으로 테두리가 나타난다.

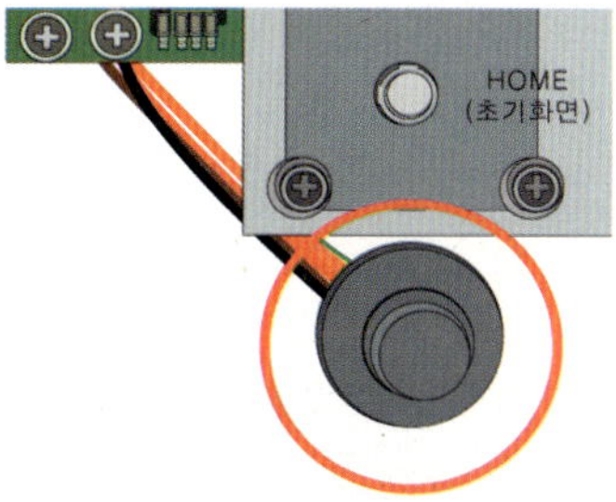

그림 1-54 노브의 모양

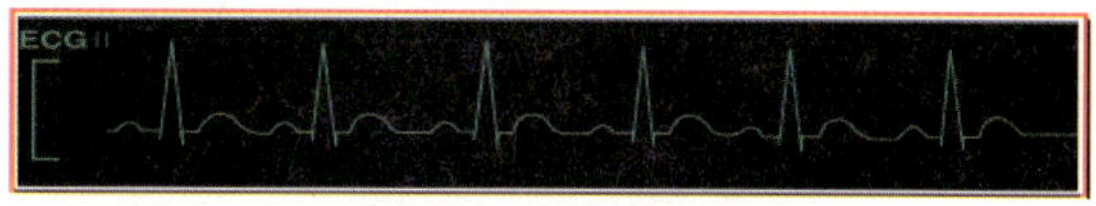

그림 1-55 파형선택 표시

그림 1-54에서 노브를 누르면 그림 1-56과 같이 ECG WAVEFORM MENU(ECG 파형 메뉴)가 나타난다. 그리고 노브를 Lead Select(리드 선택)에 맞추고 노브를 누른다.

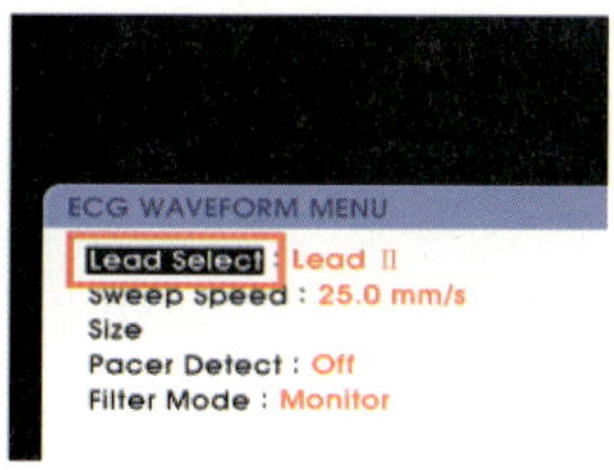

그림 1-56 ECG파형 메뉴

노브를 그림 1-56과 같이 누르면, Lead I, II, III, aVR, aVF, Chest Lead(흉부 리드)로 메뉴가 나타난다(5리드인 경우에만 Lead I, II, III, aVR, aVF, Chest Lead를 선택할 수 있으며, 3리드인 경우에는 Lead I, II, III까지만 가능하다). 노브를 그림 1-57 Lead I에 돌려서 맞추어 누르면, 그림 1-58과 같이 ECG I로 문자가 바뀌며 그림 1-59와 같은 파형이 나타난다.

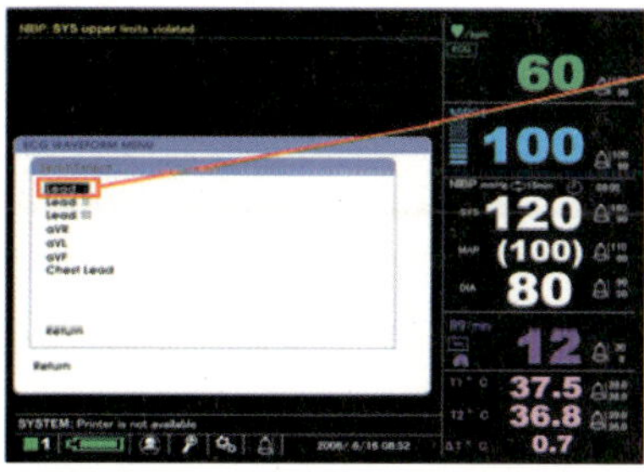

그림 1-57 Lead I 선택

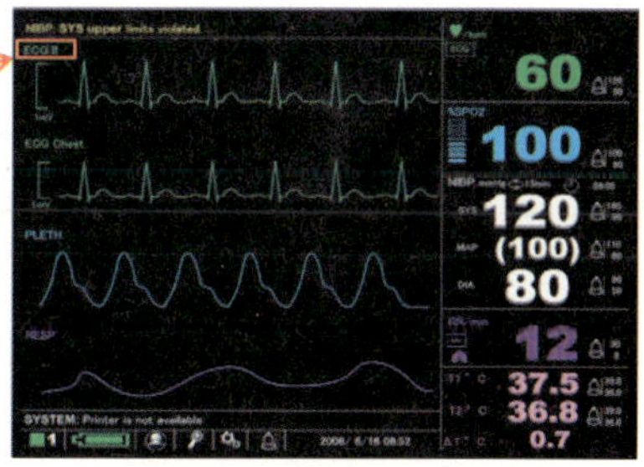

그림 1-58 ECG I 선택 표시

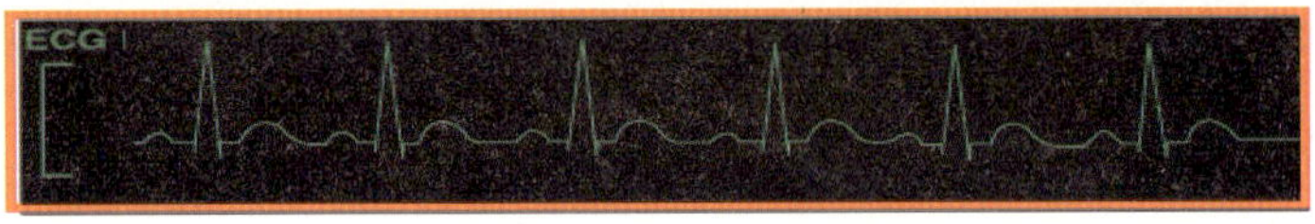

그림 1-59 ECG Ⅰ 선택 파형

Lead III도 그림 1-57과 같은 방법으로 하면, 그림 1-60, 1-61 ECG III 파형(그림 1-62)이 나타난다.

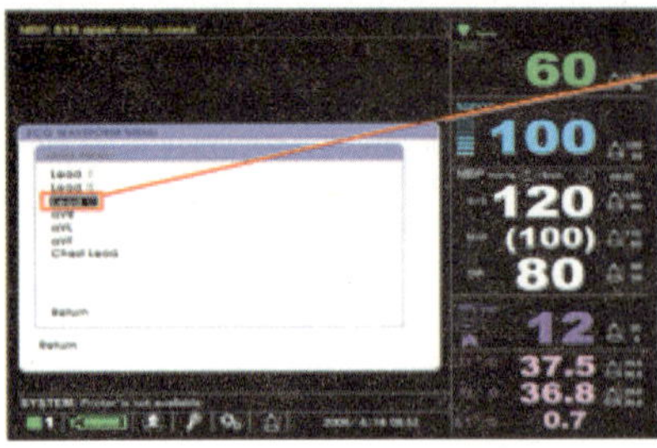

그림 1-60 Lead Ⅲ 선택

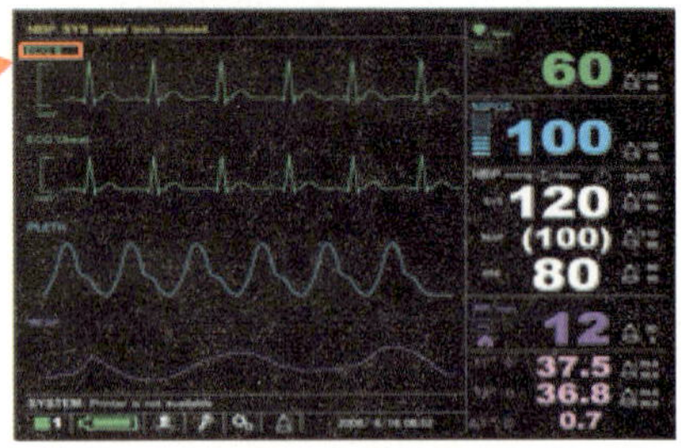

그림 1-61 ECG Ⅲ 선택 표시

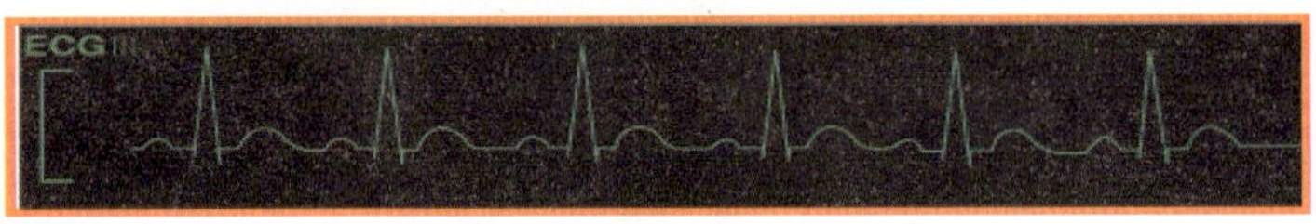

그림 1-62 ECG Ⅲ 선택 파형

실습 1-1

시뮬레이터를 이용하여 환자감시장치의 수치와 그래프를 시험하시오.

1. 실습에 필요한 계측기 : 환자감시장치, 리드선, 전극, 시뮬레이터
2. 실습방법 : Lead 1일 때 60[BPM]을 만들어 모니터에 나오는 수치와 비교하고 오차를 확인하고 아래 표에 기록한다. ①~⑥까지 반복하시오.

① Lead 1일 때 60[BPM]을 만들어 모니터에 나오는 수치와 직접 비교하고 오차를 확인하시오.
② Lead 2일 때 80[BPM]을 만들어 모니터에 나오는 수치와 직접 비교하고 오차를 확인하시오.
③ Lead 3일 때 100[BPM]을 만들어 모니터에 나오는 수치와 직접 비교하고 오차를 확인하시오.
④ Lead 1일 때 120[BPM]을 만들어 모니터에 나오는 수치와 직접 비교하고 오차를 확인하시오.
⑤ Lead 2일 때 160[BPM]을 만들어 모니터에 나오는 수치와 직접 비교하고 오차를 확인하시오.
⑥ Lead 3일 때 220[BPM]을 만들어 모니터에 나오는 수치와 직접 비교하고 오차를 확인하시오.

NSR	모니터 수치(HR)	코드 번호	오차	그래프
60				
80				
100				
120				
160				
220				

나) 파형의 속도(Sweep) 설정

Sweep Speed(파형 속도)는 그림 1-63 파형의 속도를 조절하는 메뉴이며, 노브를 맞추어 누르면, 그림 1-64와 같이 12.5[mm/s], 그림 1-65 25.0[mm/s], 그림 1-66 50.0[mm/s]로 파형 속도 그림 1-67을 선택할 수 있다.

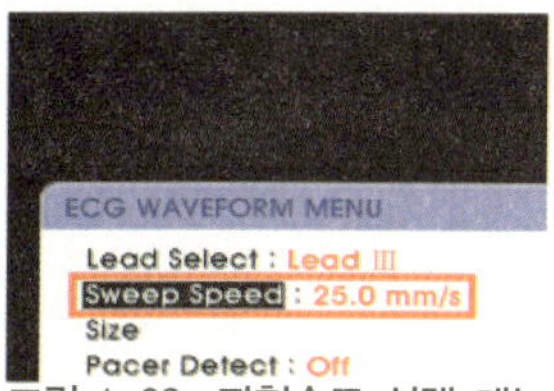

그림 1-63 파형속도 선택 메뉴

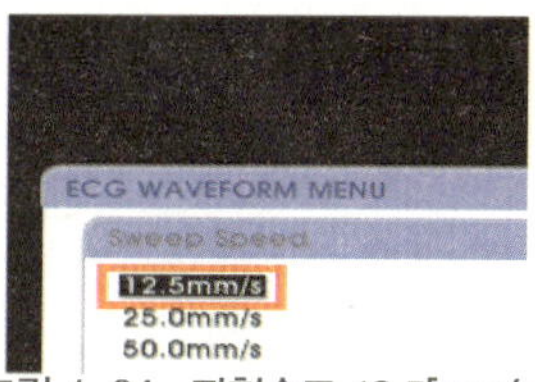

그림 1-64 파형속도 12.5[mm/s] 선택

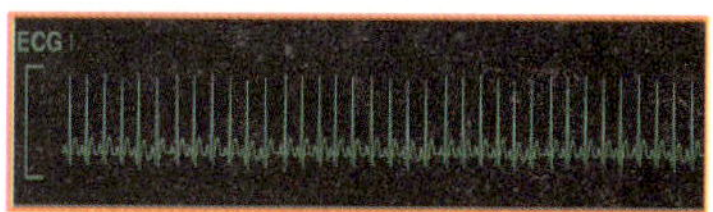

그림 1-65 12.5[mm/s]의 파형

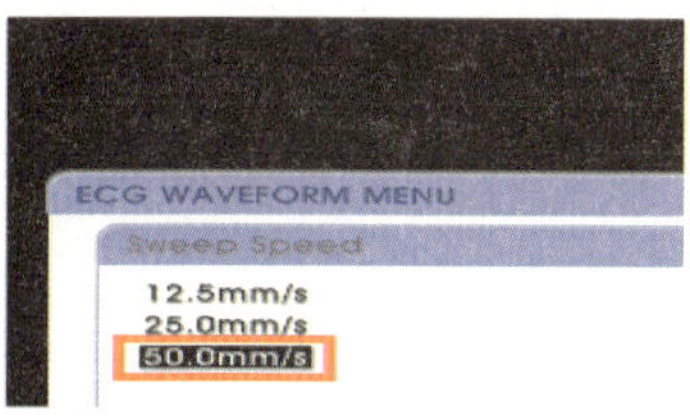

그림 1-66 파형속도 50[mm/s]선택

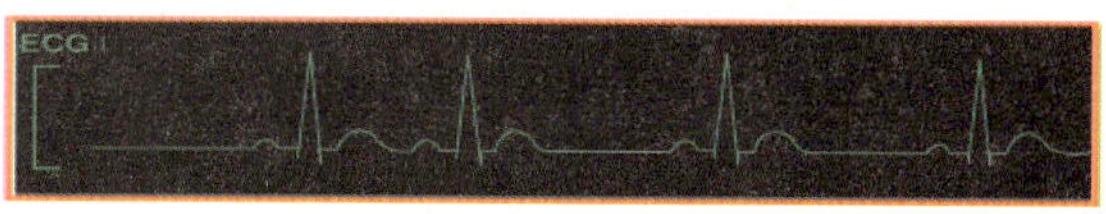

그림 1-67 50[mm/s]의 파형

실습 1-2

시뮬레이터를 이용하여 환자감시장치의 ECG 파형 속도를 시험하시오.

1. 실습에 필요한 계측기 : 환자감시장치, 리드선, 전극, 시뮬레이터
2. 실습방법 : 테스트 1, 테스트 2를 반복하시오.

① **테스트** 1. Sweep Speed : 25[mm/s]

테스트 방법 : ① ECG 시뮬레이터에 ECG를 연결한다.
② ECG Sweep Speed : 25[mm/s]로 설정한다.
③ 시뮬레이터의 ECG Rate(비율)를 60[BPM]으로 설정한다.
④ ECG 파형에서 "R" Point 4개소가 표시되면 화면을 정지시킨다.
⑤ 처음 "R" Point와 4번째 "R" Point 간의 거리를 측정한다.

[참고] 합격 기준 75±2[mm] 안에 "R" Point가 4개 들어 있어야 한다.

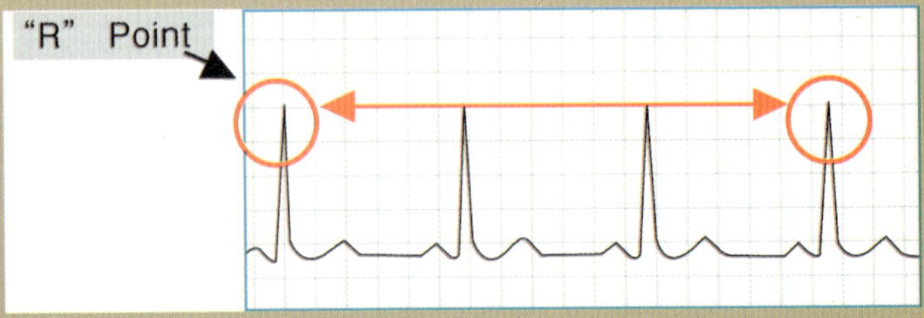

② **테스트** 2. Sweep Speed(파형 속도) : 50[mm/s]

테스트 방법 : ① ECG 시뮬레이터에 ECG 케이블을 연결한다.
② ECG Sweep Speed : 50[mm/s]로 설정한다.
③ 시뮬레이터의 ECG Rate(비율)를 60[BPM]으로 설정한다.
④ ECG 파형에서 "R" Point 3개소가 표시되면 화면을 정지시킨다.
⑤ 처음 "R" Point와 3번째 "R" Point 간의 거리를 측정한다.

[참고] 합격 기준 100±2[mm] 안에 "R" Point가 3개 들어 있어야 한다.

합격 기준	실제 측정 결과
테스트 1; 75[mm] ± 2[mm]	
테스트 2; 100[mm] ± 2[mm] : 25[mm/s]일 경우 100[mm] ± 2[mm] : 50[mm/s]일 경우	

다) 파형의 크기 설정

Size(크기, 그림 1-68)는 ECG 파형의 크기를 조정할 수 있다. 자동이 켜져 있을 때는 모니터가 공간에 맞는 최상의 크기의 ECG 파형을 선택한다.

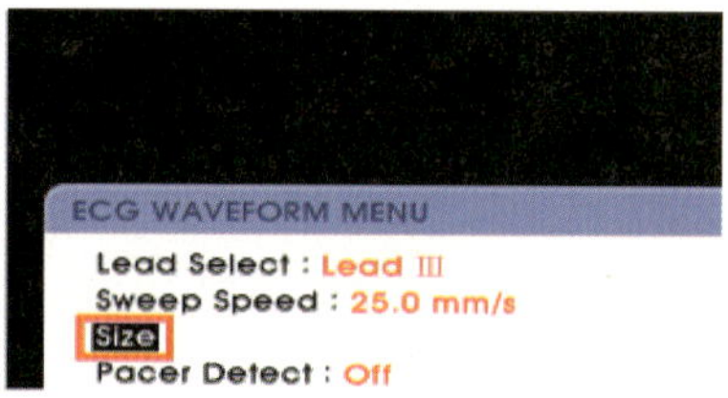

그림 1-68 파형사이즈 선택

노브를(그림 1-69) 사이즈에 맞추어 누른다. 위로 화살표 표시는 파형의 크기(그림 1-70)를 크게 하는 것이고, 아래로 화살표 표시(그림 1-71)는 반대로 작게 하는 것이다. 선택된 화살표(그림 1-72)는 빨간색 표시로 나타난다. 화살표를 선택한 후, 버튼을 누를 때마다 한 단계씩 파형의 크기가 변한다.

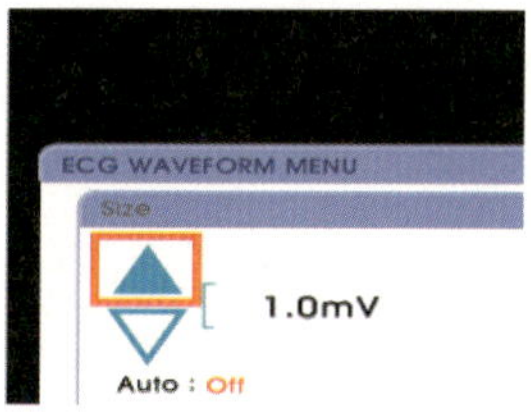

그림 1-69 파형사이즈 크게하기

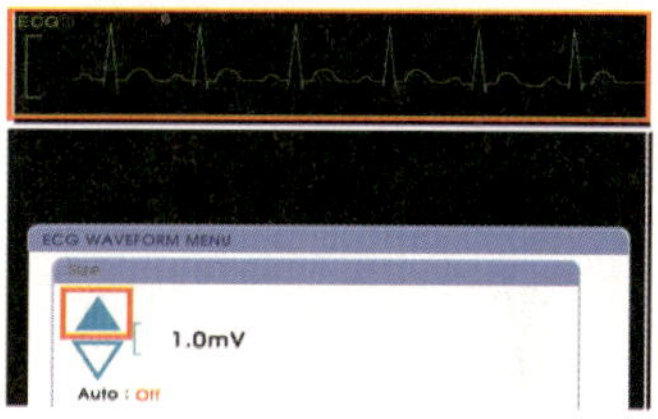

그림 1-70 파형사이즈 확대확인

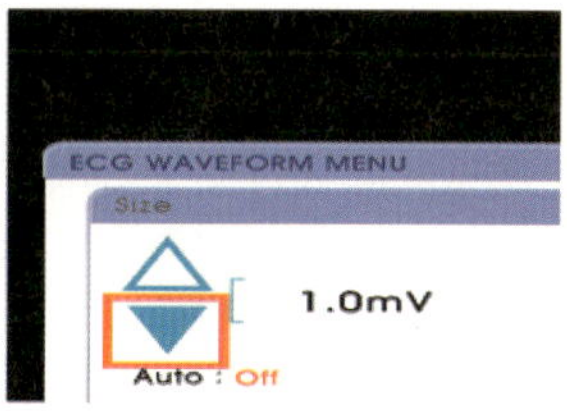

그림 1-71 파형사이즈 작게하기

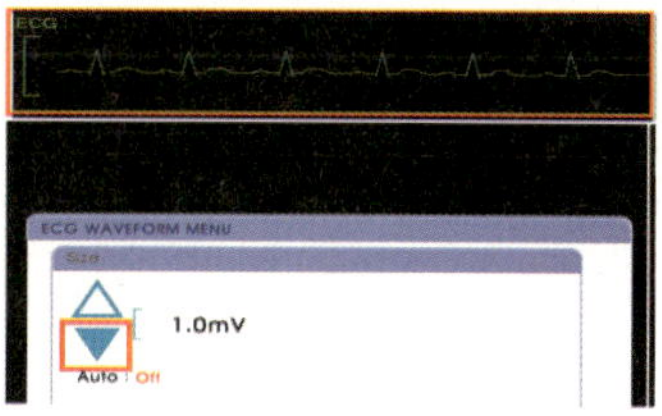

그림 1-72 파형사이즈 축소확인

실습 1-3

시뮬레이터를 이용하여 환자감시장치의 ECG 파형 진폭을 시험하시오.

1. 실습에 필요한 계측기 : 환자감시장치, 리드선, 전극, 시뮬레이터
2. 실습방법 : ①~⑥을 반복하시오
   ① ECG 시뮬레이터에 ECG 케이블을 연결한다.
   ② 시뮬레이터의 ECG Rate(비율)를 60[BPM]으로 설정한다.
   ③ ECG 파형을 Lead 1으로 표시한다.
   ④ ECG SIZE가 8단계로 변화하는지를 확인한다.
   ⑤ 각 단계별로 ECG 파형이 표시되면 화면을 정지시킨다.
   ⑥ QRS 파형 크기를 측정한다.

SIZE(Lead)	시뮬레이터 크기	합격 기준	실제 크기	그래프
1[mm]	2배 증폭	2[mm]±1[mm]		
1.5[mm]	2배 증폭	3[mm]±1[mm]		
2.5[mm]	2배 증폭	5[mm]±1[mm]		
5[mm]	2배 증폭	10[mm]±1[mm]		
7.5[mm]	2배 증폭	15[mm]±1[mm]		
10[mm]	1배 증폭	10[mm]±1[mm]		
15[mm]	1배 증폭	15[mm]±1[mm]		
20[mm]	0.5배 증폭	10[mm]±1[mm]		

실습 1-4

시뮬레이터를 이용하여 환자감시장치의 ECG 파형을 관찰할 때 아래의 경우에 대한 결과를 시험하시오.

1. 실습에 필요한 계측기 : 환자감시장치, 리드선, 전극, 시뮬레이터
2. 실습방법 : 다음 표와 같이 ECG 리드를 시뮬레이터에서 떼어내었을 경우와 Asystole(무수축) 상태일 때에 모니터에 표시되는 실습수치를 확인한다.

리드 상태	표시되는 메시지 확인	그 래 프
RA 리드를 떼어내었을 경우		
LA 리드를 떼어내었을 경우		
LL 리드를 떼어내었을 경우		
Asystole(무수축) 상태		

Filter Mode(잡음제거 수준, 그림 1-73)는 다른 구역의 주파수 응답과 같은 ECG 파형 잡음을 걸러낼 수 있다.

- Low Extend : 0.05[Hz] to 40[Hz] : 낮음 / Low Extend : 0.05[Hz]에서 40[Hz] : 범위를 확장하여 0.05[Hz]까지 낮추어 아주 낮은 주파수를 표시한다.
- Filter : 0.5[Hz] to 30[Hz] : 높음 / Filter : 0.5[Hz]에서 30[Hz] : 일반적으로 필터 모드라 부르고 ECG 파형 잡음을 없애 준다.
- Monitor : 0.5[Hz] to 40[Hz] : 중간 / Monitor : 0.5[Hz]에서 40[Hz] : 그림 1-74의 모드를 선택하여 ECG 파형 모니터링을 본다.

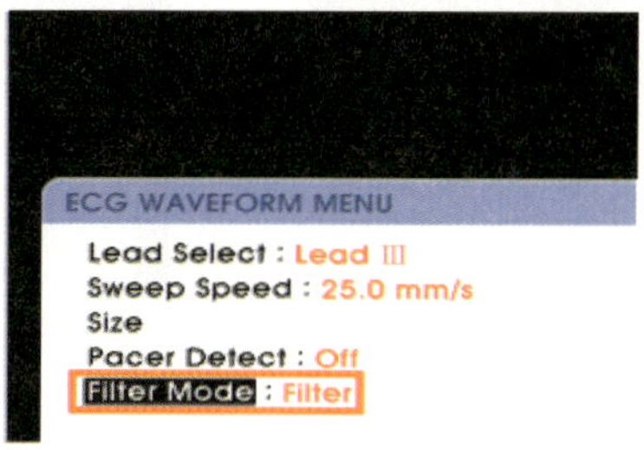

그림 1-73 필터 모드

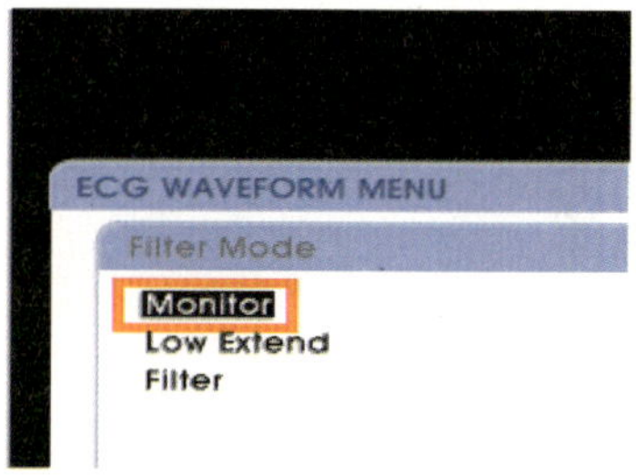

그림 1-74 모니터 선택

표 1-12 ECG 파형 메뉴

Lead Select(리드 선택)	Lead I, II, III, aVR, aVL, aVF, Chest (V) Lead (리드 I, II, III, aVR, aVL, Avf, 흉부(V) 리드)
Sweep Speed(파형 속도 선택)	12.5[mm/s], 25.0[mm/s], 50.0[mm/s]
Size([mm] per 1[mV]) : (사이즈 [mm]당 1[mV])	자동, 1.25, 1.7, 2.5, 5.0, 7.5, 10.0, 15.0, 20.0 ※[참고] 사이즈는 스크린의 위로/아래로 버튼을 누름으로써 선택된다. 사이즈 위의 수는 스크린에 나타나지 않는다.
Pacer Detect(페이서 검출)	On/Off(켬/끔)
Filter Mode(잡음제거 수준)	Low Extend, Filter, Monitor (낮음, 높음, 중간)
Return(되돌아가기)	

메인 화면으로 되돌아가서 심전도 수치표시부의 부분을 노브로 맞추어 누르면 HR/PR MENU(심박수, 맥박률 메뉴)가 나타난다. 이 부분은 사용자 임의로 각각의(ECG, SpO_2, NIBP) 수치가 위에서부터 나타나는 순서(우선순위)를 정할 수 있으며, AUTO(자동)로 맞출 시 우선순위는 ECG, SpO_2, NIBP순이다. 즉, 각 파라미터의 커넥터가 실습기기에 모두 연결된 경우에는 ECG가 가장 위에 나타나며 아무것도 접속되어 있지 않을 경우에는 NIBP가 가장 위에 나타난다.

그림 1-75~1-79는 각각(ECG, SpO_2, NIBP)의 수치를 사용자 임의로 우선순위를 조정하여 나타낸 것이다.

그림 1-75 ECG선택

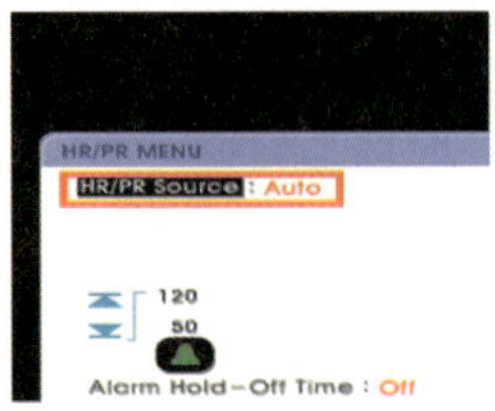

그림 1-76 HP/PR Source : Auto

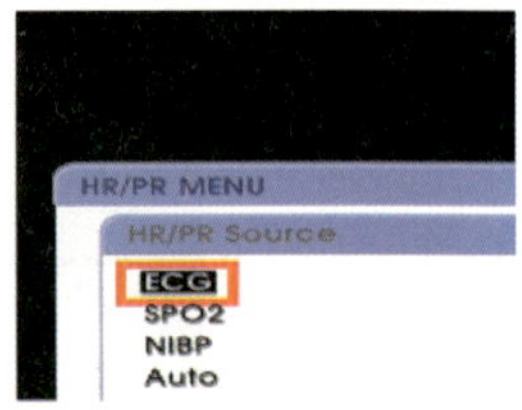

그림 1-77 HP/PR MENU선택

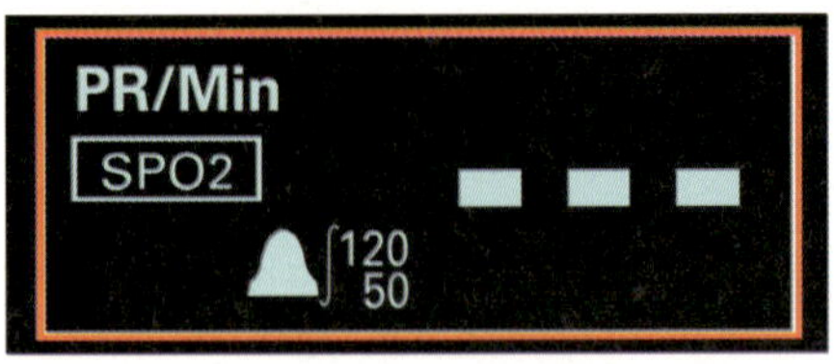

그림 1-78 SpO_2선택

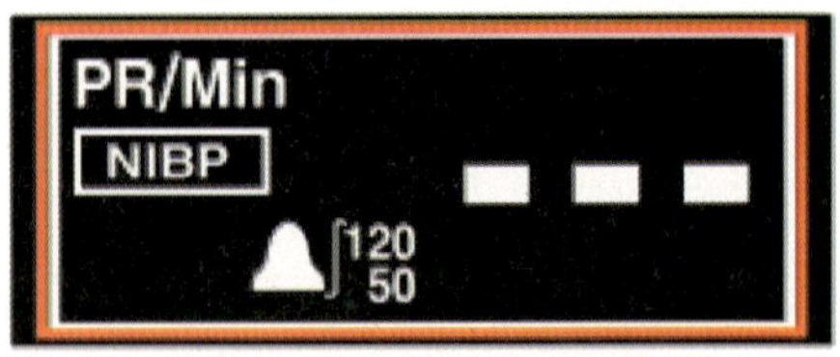

그림 1-79 NIBP선택

그림 1-80의 HR/PR MENU에서 빨간 선 안의 표시는 알람의 경계점 조절 메뉴이다. 작동은 인코더 샤프트를 돌려서 맞추어 최고점과 최저점의 수치를 조절하며, 최고점과 최저점은 그림 1-81, 1-82와 같이 Off(꺼짐)로 할 수 있다. 최고 점수치는 최저점 밑으로 내려올 수 없으며, 최저 점수치 역시 최고점 위로 올라갈 수 없다.

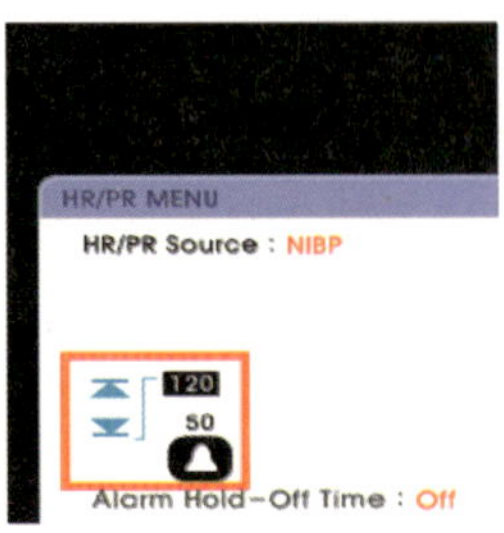

그림 1-80 알람조절메뉴

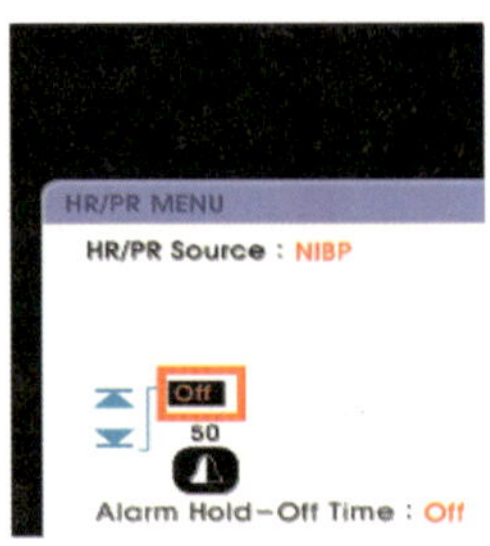

그림 1-81 알람 최고점

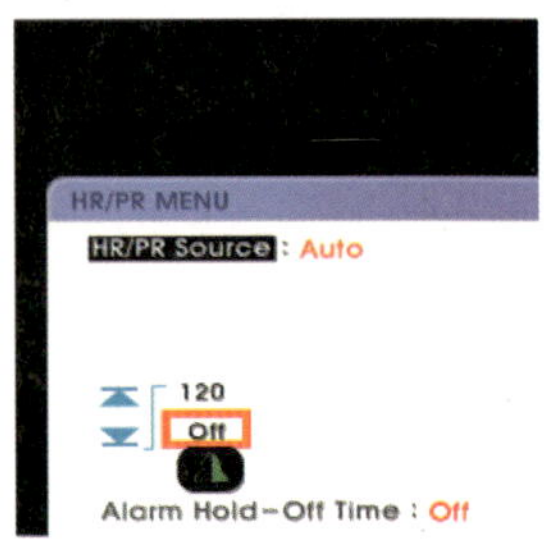

그림 1-82 알람 최저점

다. 산소포화도(SpO_2) 측정

1) 산소포화도 측정의 개요

혈액 내의 산소포화량은 포화된 동맥혈중과 산소의 헤모글로빈 분자와의 백분율이다. 이와 같은 수치를 SaO_2라 한다. SaO_2의 수치는 0[%]에서 100[%]까지 다양하게 일어난다. 일반적으로 건강한 성인의 SaO_2 수치는 94[%]에서 100[%] 사이이다. SpO_2의 정의는 펄스 옥시메트리(Pulse Oximetry)에 의해 결정되는 SaO_2양이다. 펄스 옥시메트리를 사용할 때 사용기간, 상황에 따라 펄스 옥시메트리에 다른 수치가 나타난다.

2) 시뮬레이터의 연결 및 설정

그림 1-83은 SpO_2 시뮬레이터(INDEX)이며, 빨간 선 부분은 산소포화도 센서 연결부이며, 연두색 선은 SpO_2 수치조절(조절 가능)부이다. 그림 1-84는 시뮬레이터 또는 환자에게 연결하여 산소포화도를 측정하는 연결선이다.

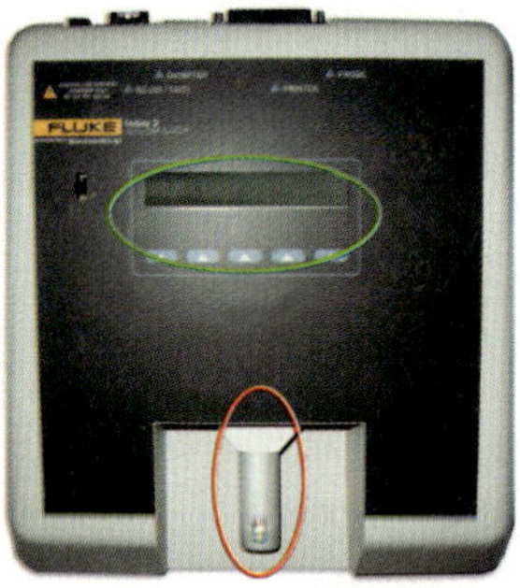

그림 1-83 시뮬레이터

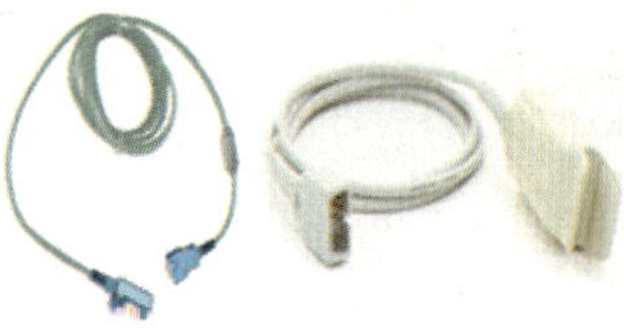

그림 1-84 산소포화도 센서

그림 1-85~1-87과 같이 시뮬레이터의 연결부위를 SpO_2 센서 부위와 결합시킨다.

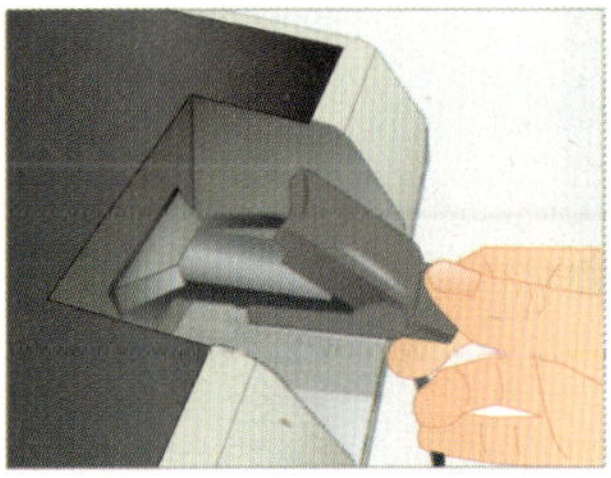

그림 1-85 센서연결도 1

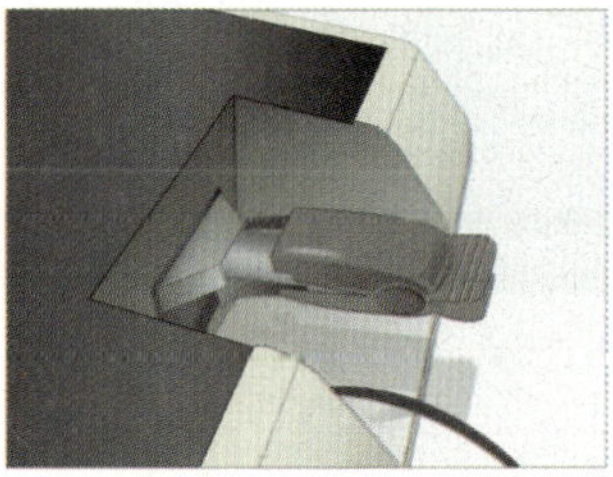

그림 1-86 센서연결도 2

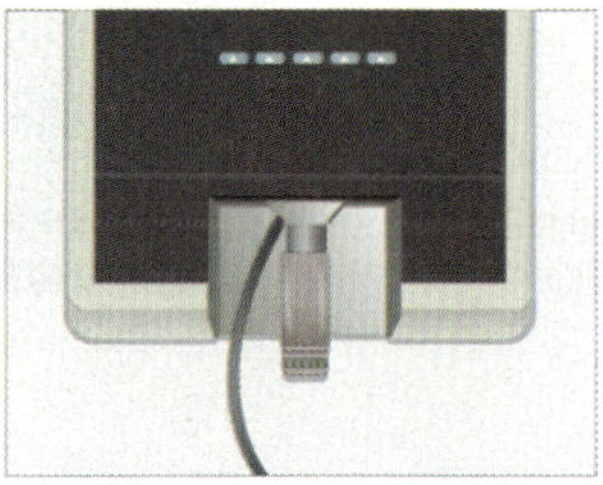

그림 1-87 센서연결도 3

산소포화도 계측기를 ON 하면 그림 1-88의 more 버튼을 누르고, 그림 1-89의 MAKE 버튼을 누르면 그림 1-90의 (+) 와 (−) 소프트키를 눌러 Index에 미리 프로그래밍된 펄스옥시미터 제품과 모델을 선택한다. 위의 화면에서 선택된 제품은 Datascope이다 (위의 환자감시장치는 Nellcor로 선택한다).

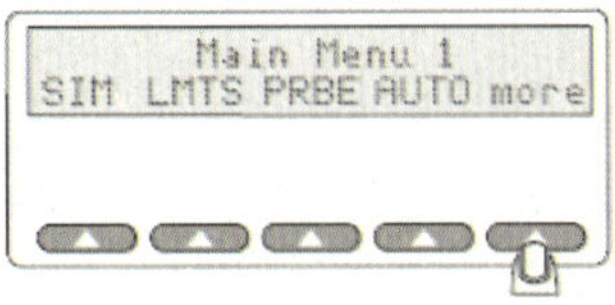

그림 1-88 MORE 버튼 선택

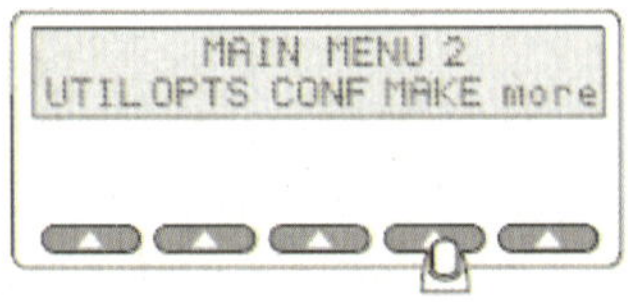

그림 1-89 MAKE 버튼 선택

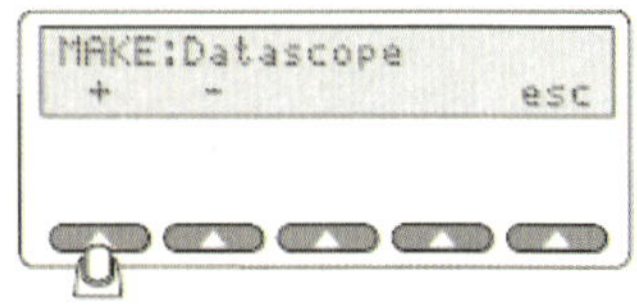

그림 1-90 + 버튼 선택

산소포화도 계측기를 ON 하면 그림 1-91의 SIM 버튼을 누르고, MAN 버튼을 누르면 SpO_2 값과 BPM 값 조정을 할 수 있다.

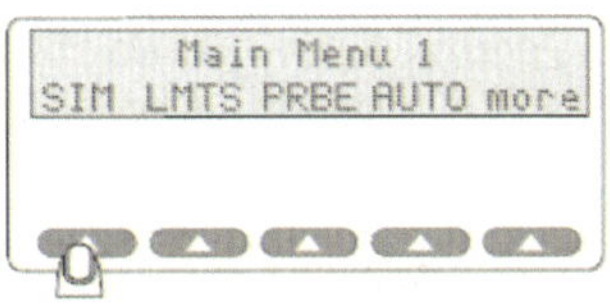

그림 1-91 SIM 버튼 선택

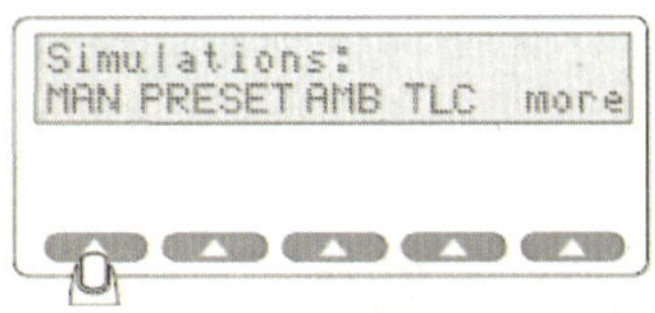

그림 1-92 MAN 버튼 선택

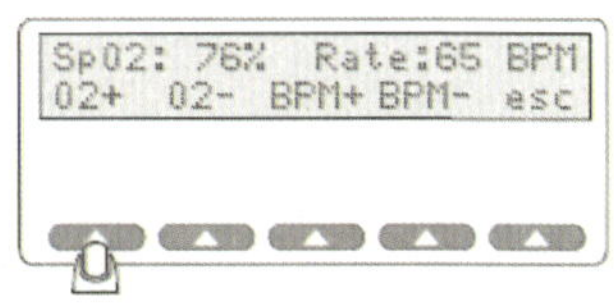

그림 1-93 증감 버튼 선택

환자감시장치를 동작시키면 파란색 선과 문자로 S파형이 표시된다(그림 1-94, 1-95).

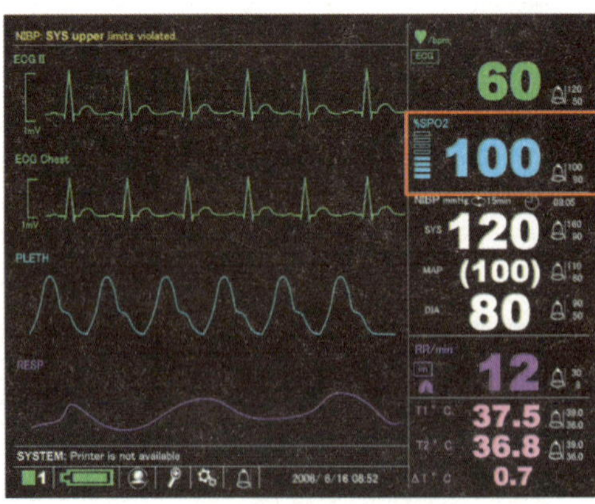

그림 1-94 SpO_2 선택 화면

그림 1-95 SpO_2 100 표시

시뮬레이터를 그림 1-96과 같이 심박수를 60, SpO_2를 75[%]로 맞추면 그림 1-97, 1-98과 같이 파형과 수치가 나타난다.

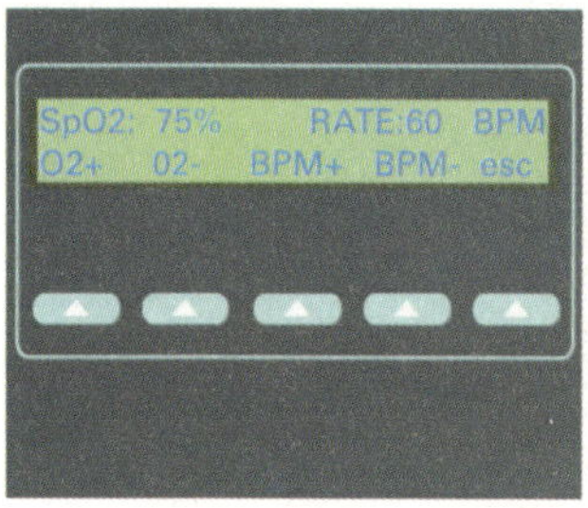

그림 1-96 심박수 60선택

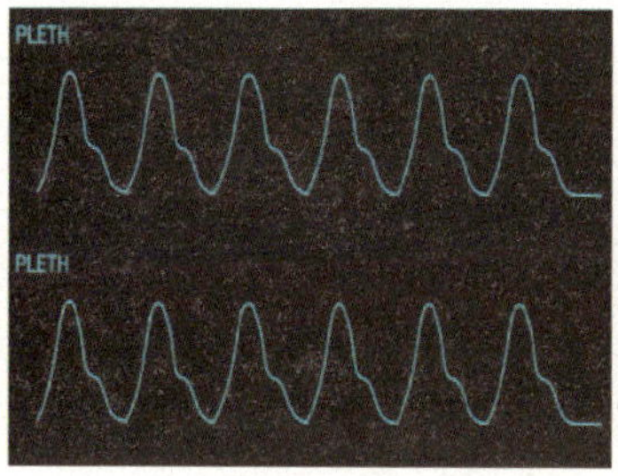

그림 1-97 심박수 60의 파형

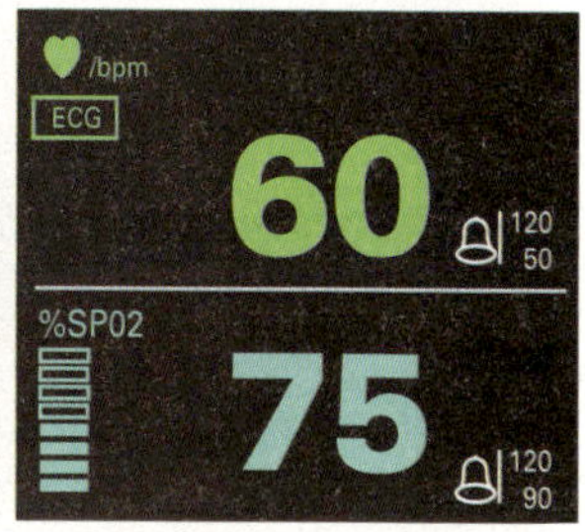

그림 1-98 심박수 60의 숫자

시뮬레이터를 그림 1-99와 같이 심박수를 200, SpO_2를 90[%]로 맞추면 그림 1-100, 1-101과 같이 파형과 수치가 나타난다.

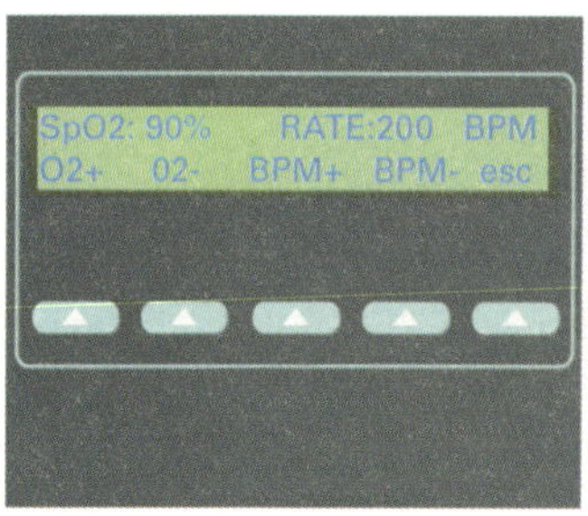

그림 1-99 심박수 200선택

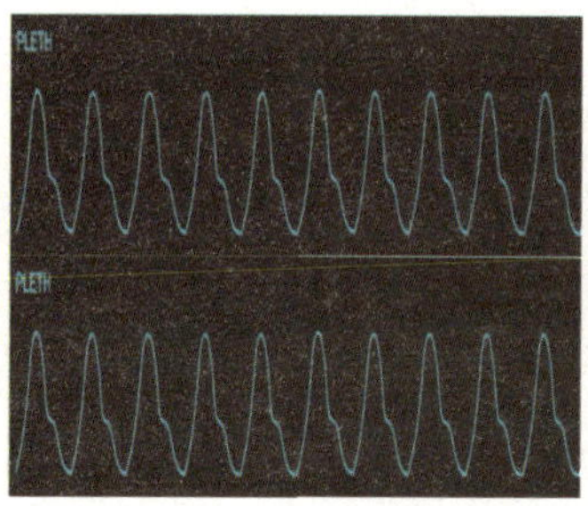

그림 1-100 심박수 200의 파형

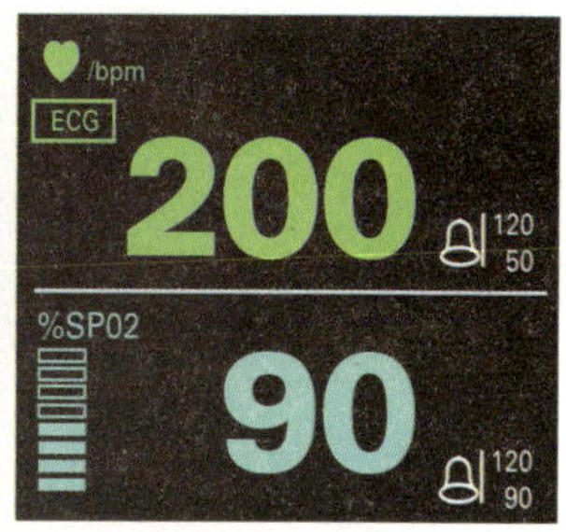

그림 1-101 심박수 200의 숫자

표 1-13 SpO_2 메뉴

레벨 1 메뉴	레벨 2 메뉴	레벨 3 메뉴
Alarm limits adjustment (알람 경계점 조정)	High alarm limit (높은 알람 경계점)	Up(위로 : 높은 알람 경계점 꺼짐)
		Down(아래로)
	Low alarm limit (낮은 알람 경계점)	Up(위로)
		Down(아래로 : 낮은 알람 경계점 꺼짐)
Alarm hold-off time (알람 일시 정지 시간)	On, Off (커짐, 꺼짐)	
Return(되돌아가기)		

실습 **1-5**

각각의 시뮬레이터 상의 SpO_2 수치를 아래의 표와 같이 입력하고 값을 확인한 후, 실습기기와 시뮬레이터 간의 오차를 적으시오.

1. 실습에 필요한 계측기 : 환자감시장치, 리드선, 전극, 시뮬레이터
2. 실습방법 : 환자감시장치에 시뮬레이터를 연결하여 펄스에 따른 오차를 확인한다.

펄스 값	SpO_2 수치	오차	그래프
60	75		
60	90		
200	75		
200	90		

라. 체온측정

1) 체온측정의 개요

사람은 새나 포유동물과 같이 체온이 항상 일정하게 유지되는 정온동물로, 환경조건이나 신체활동량이 심하게 변하더라도 그 체온이 좁은 범위에서 유지되어 건강한 사람이라면 35.8~37.2[℃]의 체온을 가진다.

체온은 하루 24시간 동안에도 약간씩 변할 수 있어, 대개 새벽 2~4시에 가장 낮고 저녁 6~10시에 가장 높다. 이렇게 아침보다 저녁의 체온이 높은 이유로는 낮 동안에는 활동이 많아지고 저녁에는 쉬기 때문이라고 생각해 왔지만, 밤에 일하고 낮에 쉬는 사람도 아침, 저녁의 체온변화는 마찬가지이다.

여성은 월경주기에 따라 체온이 변하므로, 매일 아침 잠자리에서 일어나기 전에 체온을 재어 그 변화하는 양상을 관찰함으로써 배란일을 짐작하기도 한다. 또한 소아의 체온은 성인보다 높은 경향이 있다. 체온이 계속 높은 경우는 대개 밝혀지지 않은 질환이 있는 경우이지만 특별한 질환 없이 생리적으로 체온이 높을 수도 있다. 운동이나 감정적인 흥분, 높은 주위 온도도 체온을 높이는 원인이 된다.

2) 체온측정방법

그림 1-102와 같이 심전도, 호흡, 체온 시뮬레이터 오른쪽 옆면의 CO/Temp1&2에 그림 1-103, 1-104 케이블 코드를 맞추어 장착한다.

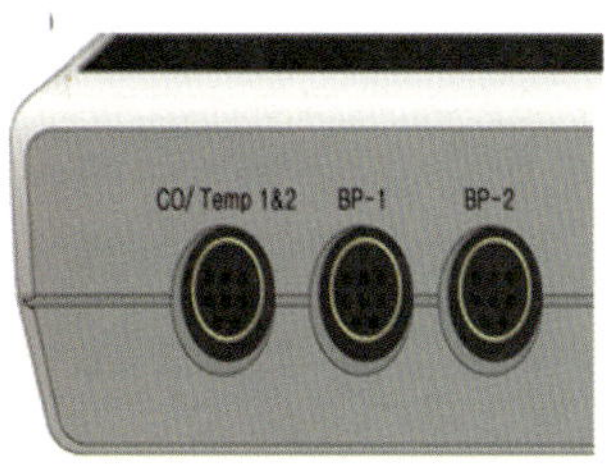

그림 1-102 시뮬레이터 연결 단자

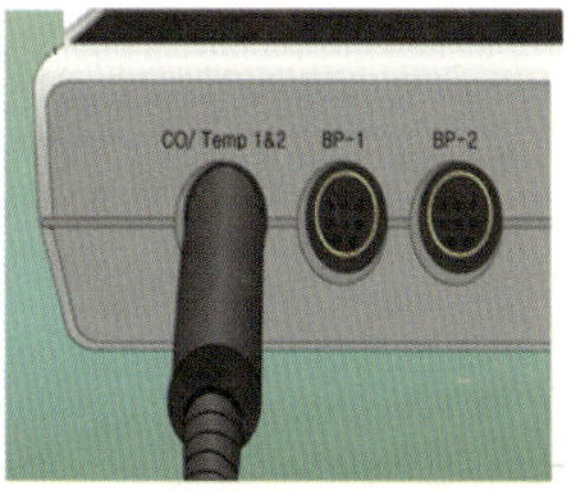

그림 1-103 시뮬레이터 연결 방법

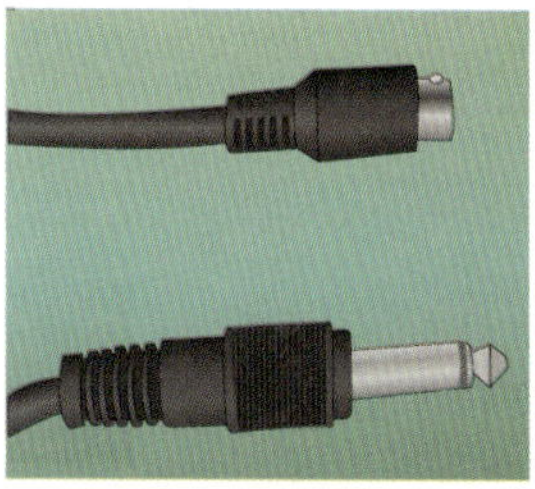

그림 1-104 시뮬레이터 코드

실습기기의 왼편에 그림 1-105, 1-106의 체온 센서 연결부에 케이블 반대편 부분을 장착한다.

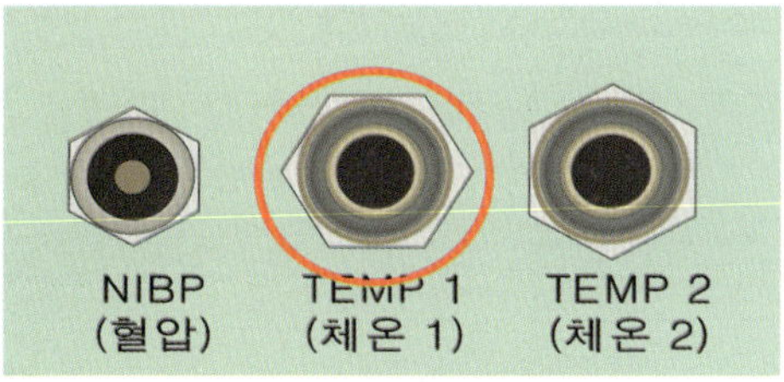

그림 1-105 체온센서 연결부

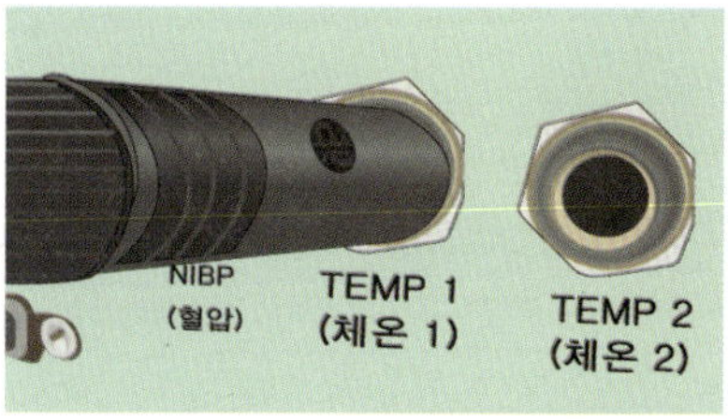

그림 1-106 체온센서 연결모양

시뮬레이터를 켜고 ECG 코드 입력방법과 동일하게 표 1-14를 참고하여 코드 값을 입력하면, 실습기기에 그림 1-107, 1-108과 같이 체온이 나타난다.

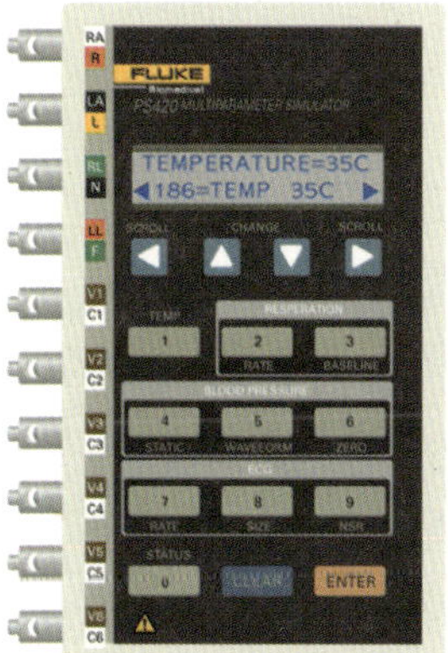

그림 1-107 시뮬레이터 전면

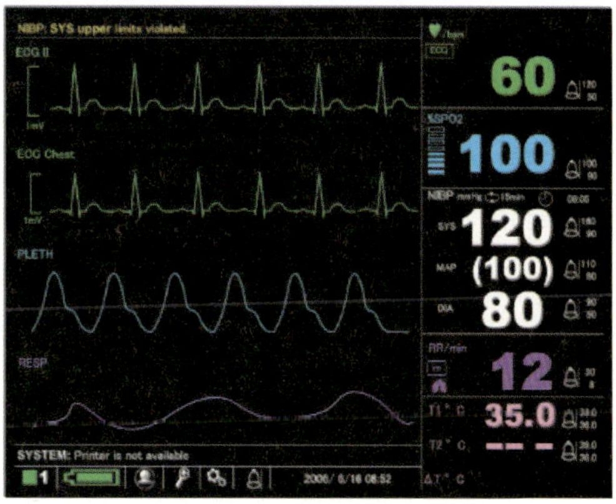

그림 1-108 환자감시장치 전면

표 1-14 체온 코드 값

TEMP	코드 값	TEMP	코드 값
Temp 30[°C]	185	Temp 40[°C]	188
Temp 35[°C]	186	Temp 42[°C]	189
Temp 37[°C]	187	Temp SELE[°C]	190

실습 **1-6**

시뮬레이터를 이용하여 TEMP1, 2 코드 값을 입력하고 실제 측정값과 오차를 확인하시오.

1. 실습에 필요한 계측기 : 환자감시장치, 리드선, 전극, 시뮬레이터
2. 실습방법 : 환자감시장치에 시뮬레이터를 연결하고 코드 값으로 온도를 변화시키면서 측정값을 적는다.

TEMP 1, 2	코드 값	실제 측정값	오차	그래프
Temp 30[°C]	185			
Temp 35[°C]	186			
Temp 37[°C]	187			
Temp 40[°C]	188			
Temp 42[°C]	189			
Temp SELE[°C]	190			

마. 혈압(NIBP)측정

1) 비침습 혈압기의 개요

우리가 평소에 알고 있는 커프(Cuff)를 팔에 감고 공기로 압력을 주어서 인체의 혈압을 측정하는 방법을 비침습적 혈압 또는 체외혈압이라고 한다.

NIBP(Non-Invasive Blood Pressure)는 커프를 신체의 상박(팔꿈치로부터 어깨에 이르는 부분)에 감고 NIBP 장비의 시작 버튼을 누르면 커프 속으로 공기가 들어가 상박으로 지나는 상완동맥을 누르게 된다. 압력에 의해 혈액의 흐름이 줄어들게 되고 조금씩 공기가 빠져 나가면서 혈액이 다시 흐르기 시작하면서 수축기압, 평균압, 이완기압을 측정하게 된다.

NIBP 장비는 몇 시간 또는 매일 정기적으로 혈압을 측정하는 것뿐 아니라 몇 분 간격이나 계속적으로 혈압을 반복하여 측정할 수 있다.

NIBP 장비의 시작 버튼을 누르면 혈압을 반복하여 측정한다. 측정된 혈압은 환자의 움직임 상태, 커프의 크기, 측정 위치에 따라 결과 값이 달라질 수 있으며 혈압을 측정하는 사람에 맞는 커프를 선택해야 보다 정확한 혈압 값을 측정할 수 있다.

2) 연결방법

가) NIBP 가압 테스트

그림 1-109는 NIBP Analyzer(NIBP 분석기)이다. 먼저, 그림 1-110~1-112처럼 기기의 뒷면에 AC 코드를 장착하고 전원을 켠다.

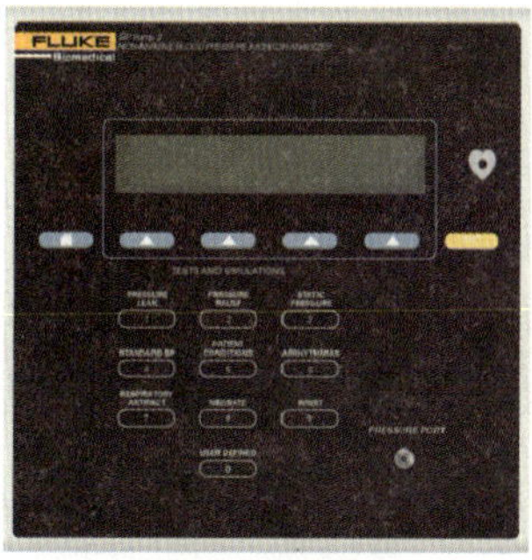

그림 1-109 NIBP분석기

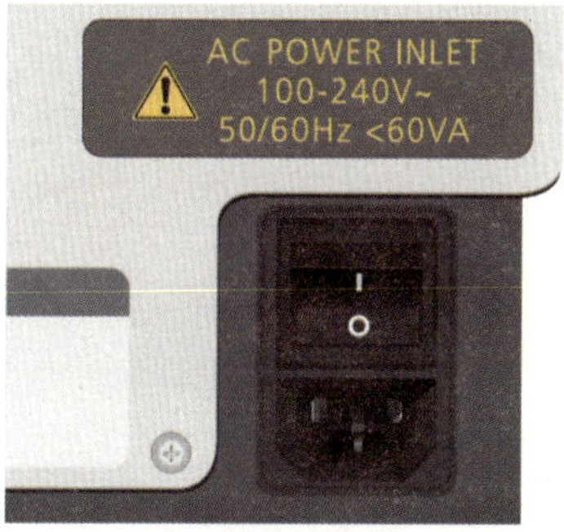

그림 1-110 NIBP분석기 전원부

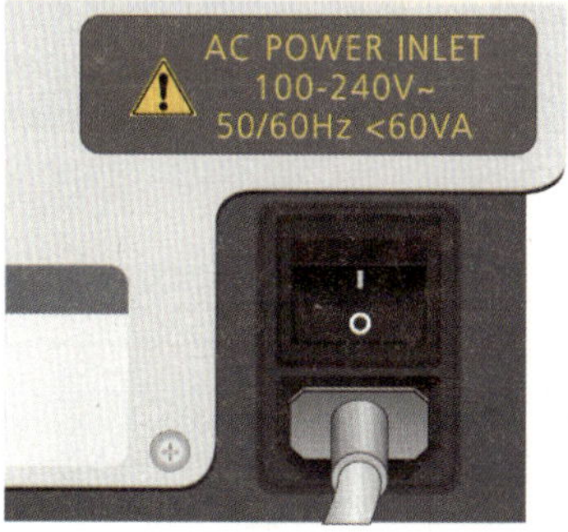

그림 1-111 NIBP분석기 전원연결

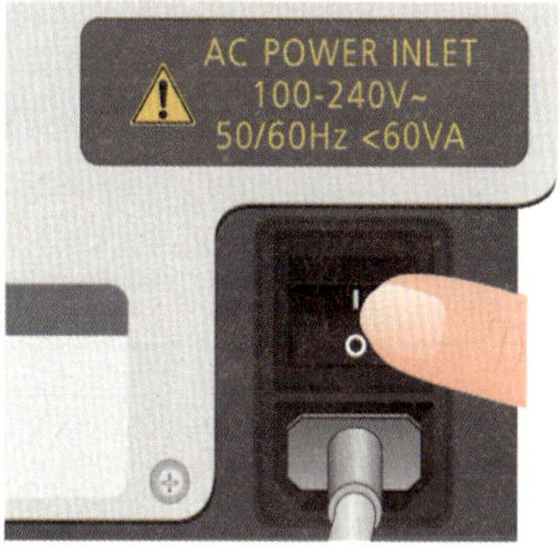

그림 1-112 NIBP분석기 전원인가

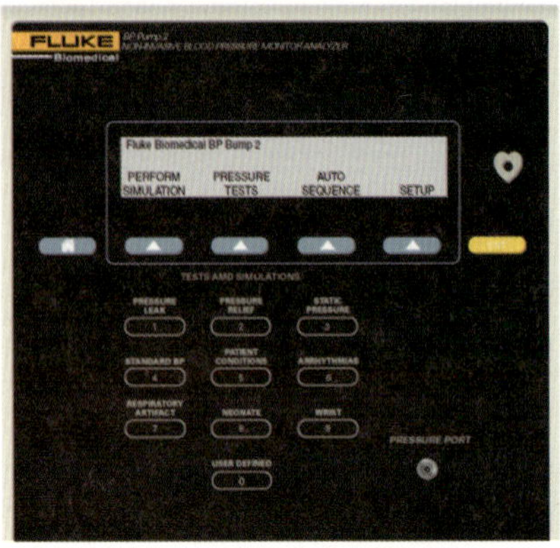

그림 1-113 NIBP분석기 메시지

전원이 들어오면, 그림 1-113과 같이 스크린에 메시지가 나타난다.

그림 1-114의 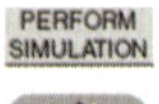

버튼을 누르면 그림 1-115의 화면이 나온다. STANDARD DP(기본혈압), PATIENT CONDITION(환자상태), ARRHYTHMIA(부정맥) 등을 선택할 수 있다. 그림 1-115와 같이 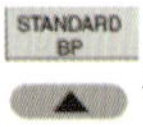

를 눌러서 STANDARD BP를 선택한다.

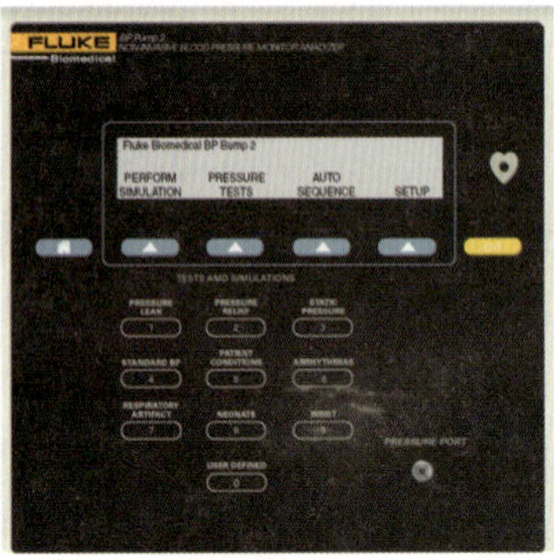

그림 1-114 PERFORM SIMULATION

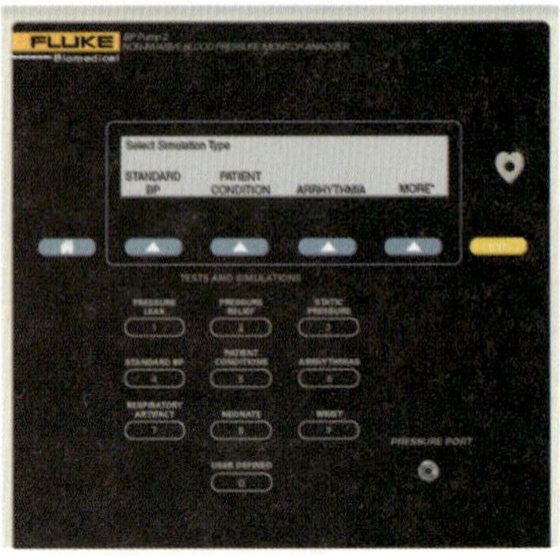

그림 1-115 STANDARD BP

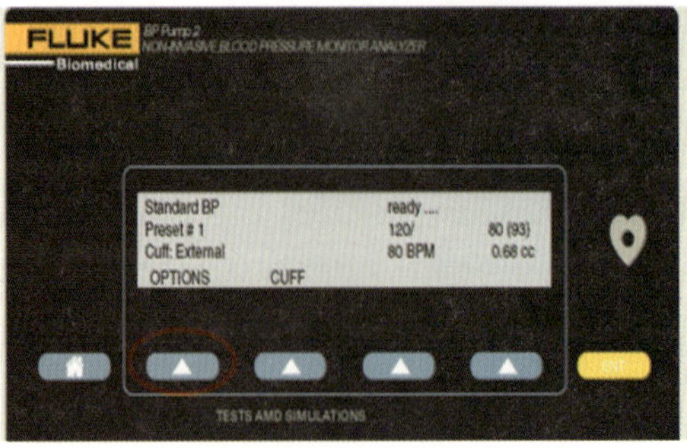

그림 1-116 OPTION

그림 1-116에서 OPTIONS 버튼을 누르면 표 1-15와 같은 값들을 선택할 수 있다. OPTIONS 버튼을 눌러서 원하는 혈압 값을 선택한다.

표 1-15 NIBP 가압 테스트

시뮬레이션 번호	혈압([mmHg])(MAP)	심박수(BPM)
1	120/80(93)	80
2	150/100(116)	80
3	200/150(166)	80
4	255/195(215)	80
5	60/30(40)	80
6	80/50(60)	80
7	100/65(76)	80

그림 1-117과 같이 NIBP 계측기와 환자감시장치를 연결한다. NIBP 계측기의 Pressure port에 Y자 호스를 연결하고, 한쪽은 커프 그리고 다른 쪽은 환자감시장치의 NIBP 단자에 연결한다. 그리고 커프는 팔뚝 두께 정도의 딱딱한 물체에 감아야 한다.

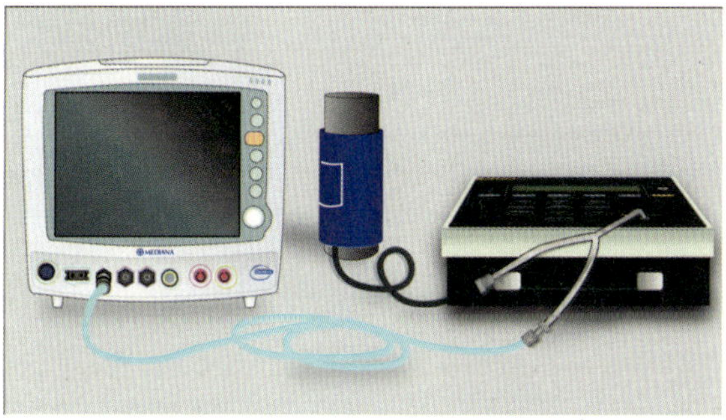

그림 1-117 NIBP분석기 연결도

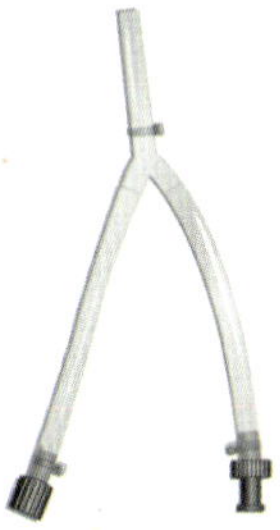

그림 1-118 Y자 호스

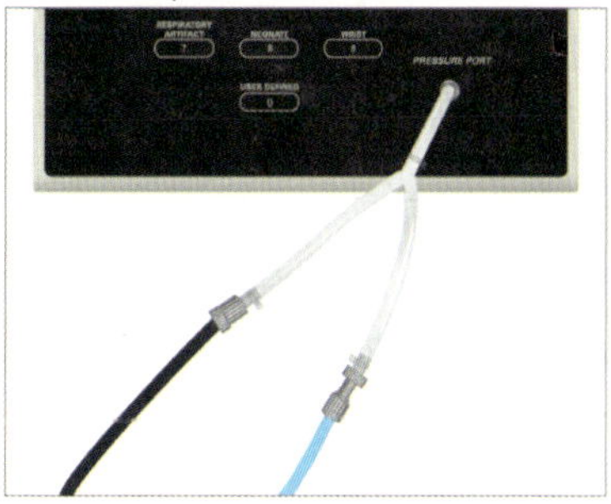

그림 1-119 Y자 호스 연결도

그림 1-118과 같은 Y자 호스를 그림 1-119처럼 한쪽은 커프 단자를 연결하고 또 다른 한쪽은 NIBP 호스 단자와 연결을 하는 그림이다.

그림 1-120의 커프를 그림 1-121의 원통에 그림 1-122처럼 감는다.

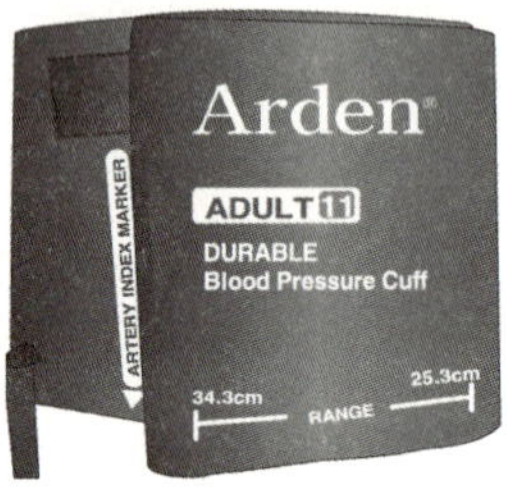

그림 1-120 커프

그림 1-121 원통

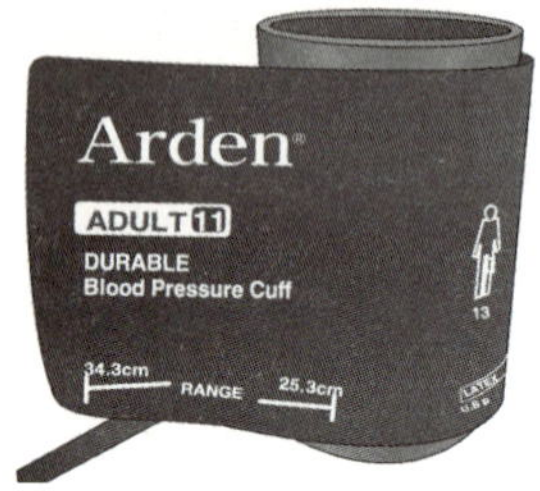

그림 1-122 커프감기

실습기기 왼편 NIBP 단자에 NIBP 연결 호스를 그림 1-123, 1-124와 같이 연결한다.

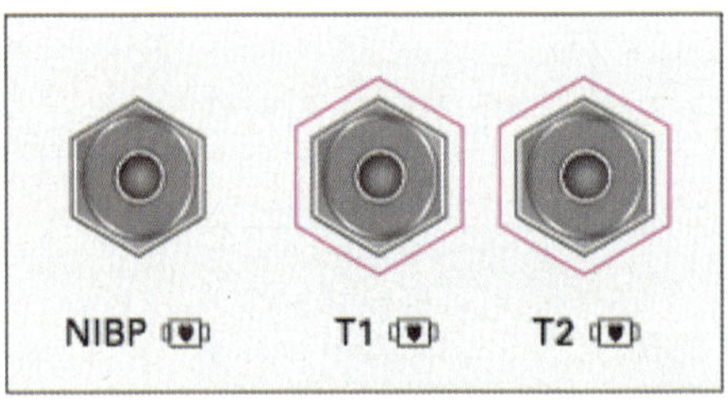

그림 1-123 NIBP 단자

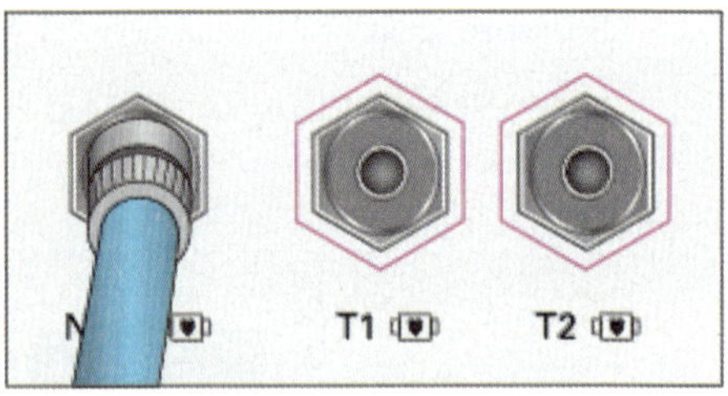

그림 1-124 호스 연결 방법

그림 1-125와 같이 계측기의 OPTIONS 버튼을 눌러서, 그림 1-126과 같이 60/30 값을 선택한다.

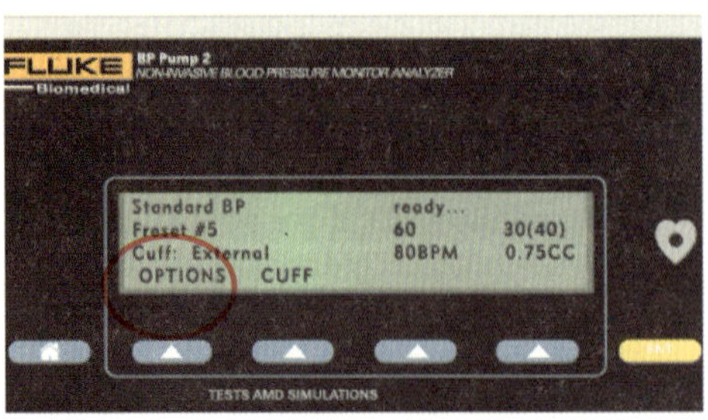

그림 1-125 OPTION 선택

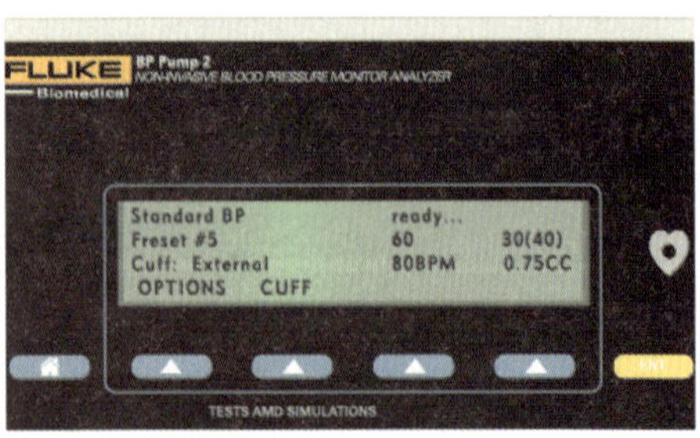

그림 1-126 60/30 선택

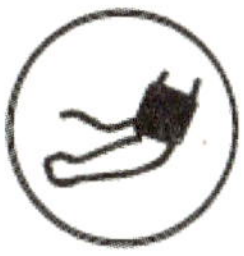

그림 1-127 시작 버튼

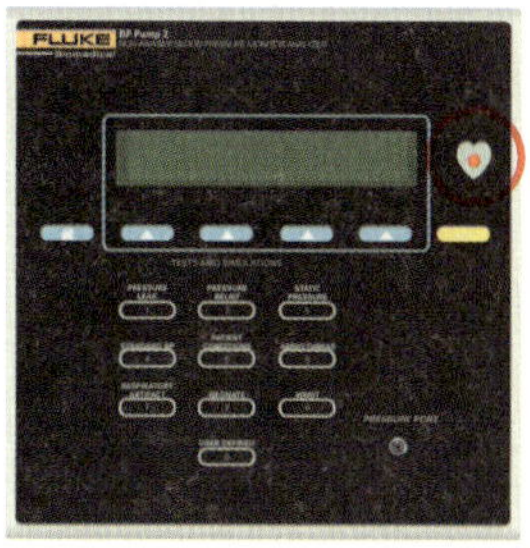

그림 1-128 LED 점멸 표시

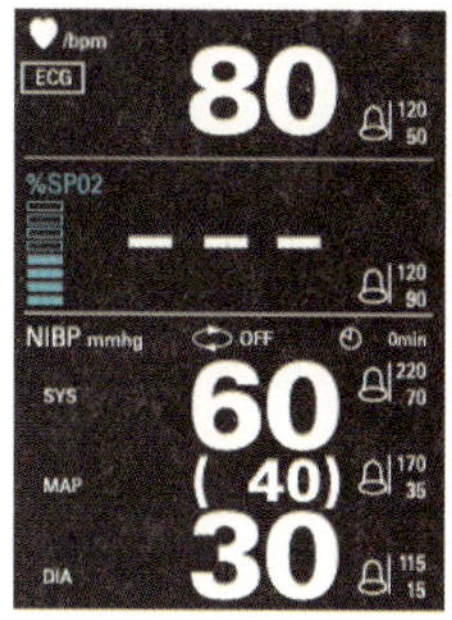

그림 1-129 혈압 및 심박수 표시

환자감시장치의 NIBP 시작 버튼(그림 1-127)을 누르면 그림 1-128의 심장 모양에 적색 LED가 점멸과 가압하는 소리와 함께 시작되면서 그림 1-129와 같이 분석기에 설정했었던 60/30 혈압 수치와 심박수 80 수치가 나타난다.

실습 1-7

NIBP Analyzer(분석기) – BP 테스트에서 아래의 표와 같은 가압치를 측정하여 실제 결과 값과 오차를 측정하시오.

1. 실습에 필요한 계측기 : 환자감시장치, 리드선, 전극, 시뮬레이터
2. 실습방법 : 환자감시장치에 시뮬레이터를 연결하고 코드 값으로 혈압 값을 변화시키면서 측정값과 오차를 적는다.

NIBP 가압치	실제 결과 값	오차
60/30(40)		
80/50(40)		
100/65(77)		
120/80(95)		
150/95(114)		
200/140(167)		
255/195(215)		

나) NIBP 환자에게 사용 시

(1) 연결 설정

① 환자의 사지(팔, 다리)를 측정하고, 알맞은 크기의 커프를 고른다. 일반적 규칙에 따르면, 커프 폭은 환자의 팔꿈치와 어깨 사이의 2/3에 가장 가깝게 하며, 팔에 커프를 감을 때 커프 방침을 따른다.

② 모니터 전면 연결부에 호스를 연결시킨다.

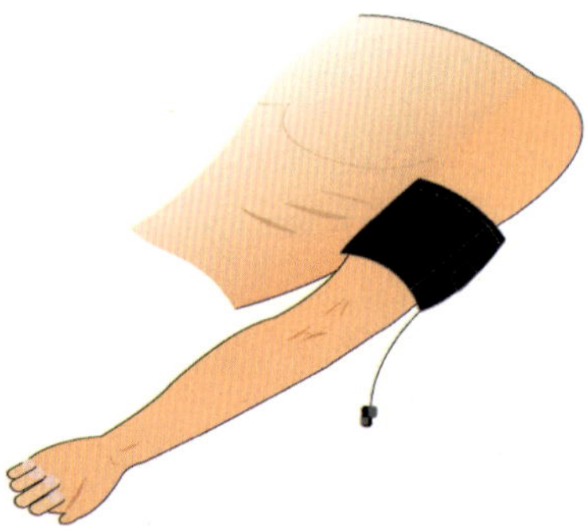

그림 1-130 환자에게 커프를 착용한 예

표 1-16 커프 사이즈

모델 번호	커프 사이즈
신생아/팔, 1회용/재사용	3.0~4.1[inch] / 7.7~10.5[cm]
유아/팔, 1회용/재사용	3.9~5.2[inch] / 9.8~13.3[cm]
소아/팔, 1회용/재사용	6.2~8.4[inch] / 15.8~21.3[cm]
성인/팔, 1회용/재사용	10.0~13.5[inch] / 25.3~34.3[cm]
대 성인/팔, 1회용/재사용	12.6~17.1[inch] / 32.1~43.4[cm]

(2) NIBP 측정 모드

혈압측정은 다음과 같이 세 가지 모드로 만들어진다.

① 수동 모드 : 수축기/이완기/평균혈압을 한 번 측정한다.

② 자동(AUTO) 모드 : 정해진 간격으로 측정한다.

③ 연속측정(STAT) : 5분 동안 최대한 많이 측정한다.

표 1-17 NIBP 메뉴

레벨 1 메뉴	레벨 2 메뉴	레벨 3 메뉴
자동 모드 간격	Off, ST, 1, 2, 3, 4, 5, 10, 15, 30, 45, 60, 90, 120, 240 분	
최초 가압치	100, 120, 140, 160, 180, 200, 220, 240, 260, 280 [mmHg] 13.3, 16.0, 18.7, 21.3, 24.0, 26.7, 29.3, 32.0, 34.7, 37.3 [kPa]	
NIBP Unit	[mmHg], [kPa]	
Alarm limits adjustment (알람 경계점 조정)	High alarm limit (높은 알람 경계점)	Up(위로 : 높은 알람 경계점 꺼짐)
		Down(아래로)
	Low alarm limit (낮은 알람 경계점)	Up(위로)
		Down(아래로 : 낮은 알람 경계점 꺼짐)
Return(되돌아가기)	되돌아가기	

| 주의 | 최초 가압치는 성인 환자 모드 위로 나타난다. 소아나 신생아 모드로 알람 경계점을 설정하기 위해 '설정 메뉴'를 거쳐 환자 모드를 바꾼다.

(3) 조정 가능한 최초 가압치

오른쪽 하단 코너의 수치표시는 NIBP 수치표시부의 최초 가압치 설정을 가리킨다. 최초 가압치는 성인과 소아의 경우 100에서 280[mmHg]이거나 신생아의 경우 50에서 140[mmHg]이다.

① NIBP 가동의 수동 모드 시작

NIBP 시작/정지 버튼을 누르면, 한 번 혈압측정이 만들어진다. 측정은 3분으로 표시된다.

② NIBP 가동의 자동 모드 시작

㉠ NIBP 메뉴에서 원하는 자동측정 간격을 선택하고, NIBP 수치표시부를 거쳐 접근한다.

㉡ 측정은 간격을 선택한 후에 자동으로 시작된다. 자동 모드는 또한 NIBP 시작/정지를 누르면 작동된다.

㉢ 자동 모드에서 NIBP 읽기는 측정 중에 NIBP 시작/멈춤을 누름으로써 취소할 수 있다.

㉣ NIBP 수치표시부는 자동 모드 아이콘, 자동 모드 간격과 마지막 읽음 아이콘

의 시간을 표시한다. 간격은 한 측정이 완료되고 다음 측정이 시작될 때의 시간으로 나온다. 측정값은 다른 측정이 시작될 때까지 표시된다. 자동 모드가 취소되고, 마지막 측정은 마지막 측정이 끝나고 나서 3분 뒤, 표시된다.

③ NIBP 가동의 연속 모드 시작

㉠ 연속 모드는 두 가지 방법으로 작동된다. NIBP 시작/정지를 적어도 2초간 누르고 있거나, NIBP 메뉴를 거쳐 ST 모드를 선택한다.

㉡ 선택하여 연속 모드가 작동되며 3초 안에 최초 측정이 자동으로 시작되며, 연속 모드가 완료되고 나면, 마지막 연속 모드 측정이 표시된다.

④ 혈압측정 중지

㉠ NIBP 시작/정지 버튼을 누르면, 언제라도 현재 측정을 멈출 수 있고, 커프의 공기가 빠진다. 만일 자동측정이 진행 중이면, 자동 모드는 현재 측정 후에 가능하다.

㉡ 사용자는 NIBP 메뉴에 들어갈 수 있고, 자동 모드를 정지시키기 위해 설정을 끌 수 있다.

바. 호흡측정

ECG 측정방법과 같이 심전도, 호흡, 체온 시뮬레이터와 실습기기를 연결한다. 시뮬레이터 코드를 그림 1-131과 같이 155로 입력하고 ENTER 키를 누르면, 그림 1-132와 같이 호흡 파형과 수치(30)가 나타난다.

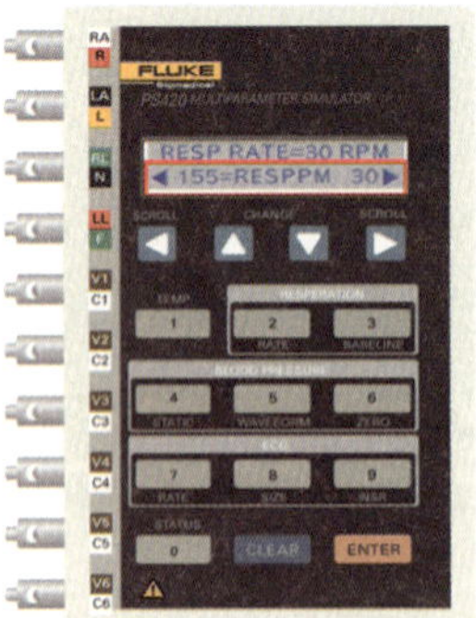

그림 1-131 코드 155입력

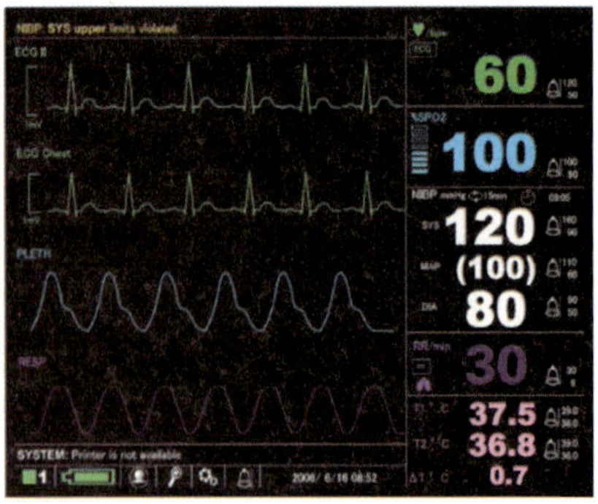

그림 1-132 코드 155에 대한 출력

시뮬레이터 코드를 그림 1-133과 같이 157로 입력하고 ENTER키를 누르면, 그림 1-134와 같이 호흡 파형과 수치(60)가 나타난다.

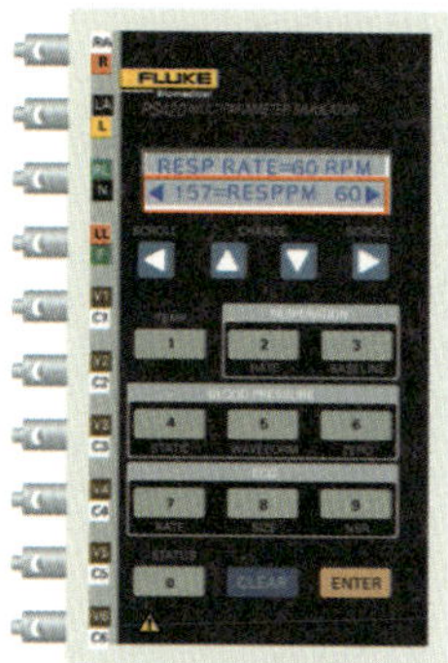

그림 1-133　코드 157입력

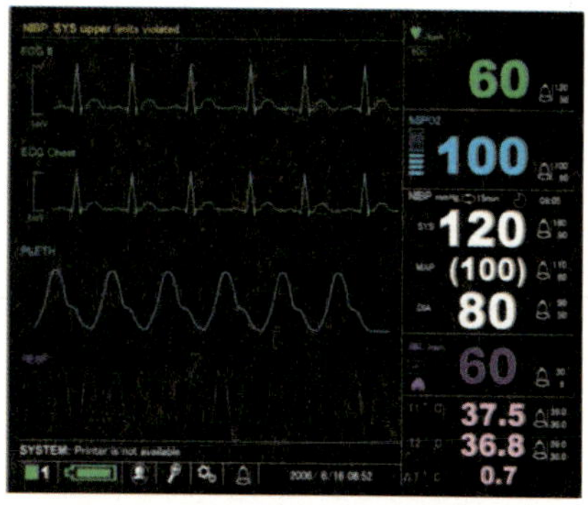

그림 1-134　코드 157에 대한 출력

시뮬레이터 코드를 그림 1-135와 같이 161 R DELTA .2(0.2 저항 값)로 입력하고 ENTER키를 누르면, 그림 1-136과 같이 호흡 파형과 수치가 나타난다.

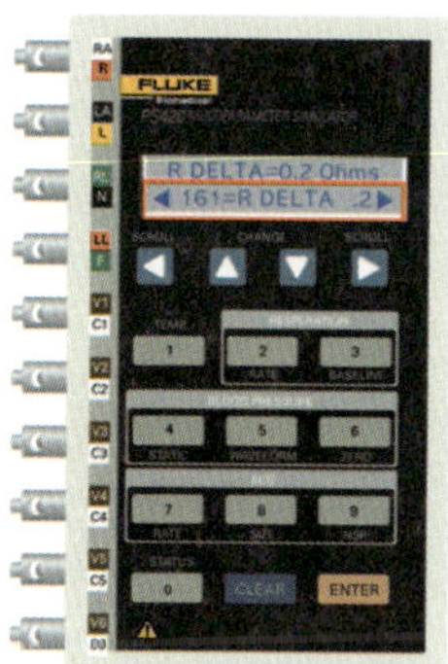

그림 1-135　코드 161입력

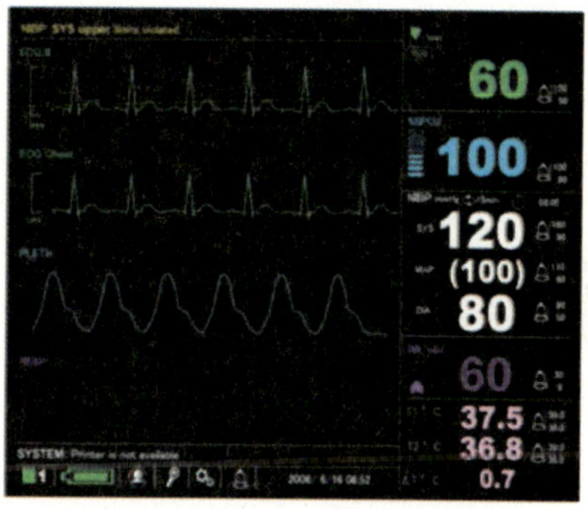

그림 1-136　코드 161에 대한 출력

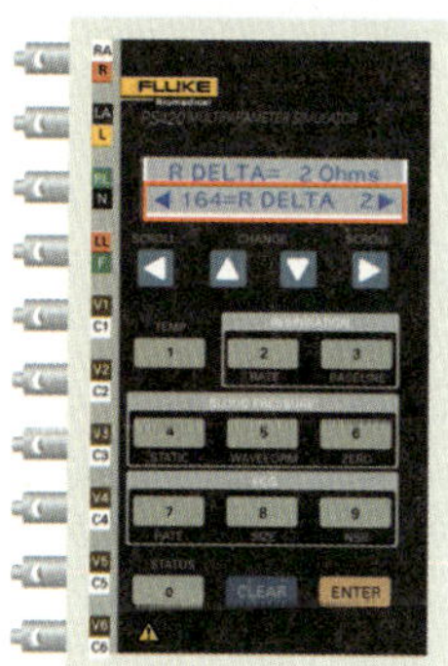

그림 1-137　코드 164입력

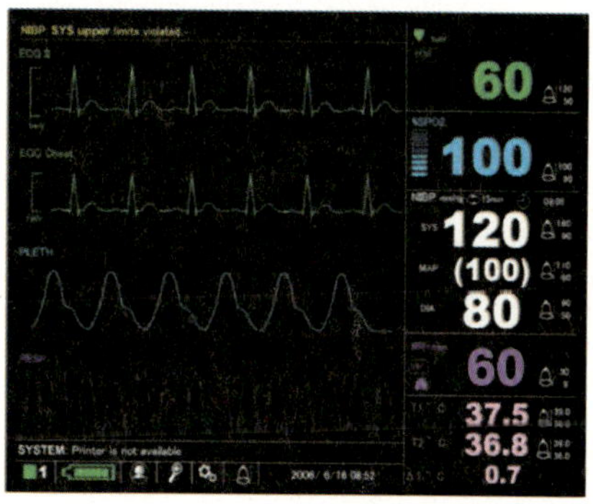

그림 1-138　코드 164에 대한 출력

시뮬레이터 코드를 그림 1-137과 같이 164 R DELTA 2(2[Ω])로 입력하고 ENTER키를 누르면, 그림 1-138과 같이 호흡 파형과 수치가 나타난다.

표 1-18 호흡 코드와 측정

RESPIRATION(호흡)			
RESPPM 0	152	RESPPM 100	159
RESPPM 15	153	RESPPM 120	160
RESPPM 20	154	R DELTA .2	161
RESPPM 30	155	R DELTA .5	162
RESPPM 40	156	R DELTA 1	163
RESPPM 60	157	R DELTA 2	164
RESPPM 80	158	R DELTA 3	165

실습 1-8

Baseline 임피던스에 따른 Respiration(호흡수)을 측정하여 비교하시오.

1. 실습에 필요한 계측기 : 환자감시장치, 리드선, 전극, 시뮬레이터
2. 실습방법 : 환자감시장치에 같이 시뮬레이터를 연결하고 코드 값으로 호흡수를 변화시키면서 측정값을 적는다.
   ① ECG 케이블을 시뮬레이터에 연결한다.
   ② 시뮬레이터에서 RESP(호흡수) Lead를 lead(RA-LA)로 설정한다.
   ③ 시뮬레이터의 RESP. 변화를 0.1[Ω]으로 설정한다(표 1-18의 'R DELTA' 참고)
   ④ Baseline을 500[Ω]으로 설정한다(아래 NSR 코드 값 부분 참고).
   ⑤ Resp rate(0, 20, 40, 60, 80, 100, 120)를 측정한다.
   ⑥ 위 절차와 동일하게 Baseline 1000[Ω], 1500[Ω], 2000[Ω]을 측정한다.

[참고] 합격 기준 : 모든 Baseline에서 Rate 오차(±) 3[breaths/min]

[참고] NSR 코드 값

BASEL(베이스라인)	코드 값
500	166
1000	167
1500	168
2000	169

측정에 따른 결과 값

Resp rate(호흡수 비율)	실제 결과 값	오차
0		
20		
40		
80		
100		
120		

실습 1-9

변화(델타)에 따른 Respiration(호흡수)을 측정하여 비교하시오.

1. 실습에 필요한 계측기 : 환자감시장치, 리드선, 전극, 시뮬레이터
2. 실습방법 : 환자감시장치에 시뮬레이터를 연결하고 코드 값으로 호흡수를 변화시키면서 측정값을 적는다.
   ① ECG 케이블을 시뮬레이터에 연결한다.
   ② 시뮬레이터에서 RESP Lead(호흡 리드)를 lead(RA-LA)로 설정한다.
   ③ 시뮬레이터의 Baseline 2000[Ω]으로 설정한다.
   ④ 변화(델타)를 0.1[Ω]으로 설정한다.
   ⑤ Resp rate(0, 20, 40, 60, 80, 100, 120)를 측정한다.
   ⑥ 위 절차와 동일하게 변화(delta) 0.2[Ω], 0.5[Ω], 1[Ω], 3[Ω]을 측정한다.

[참고] 합격 기준 : 모든 Baseline에서 Rate 오차(±) 3[breaths/min]

Resp rate(호흡수 비율)	실제 결과 값	오차
0		
20		
40		
80		
100		
120		

환자의 호흡은 세 개 중 두 개의 ECG 전극과 케이블을 이용하여 탐지한다. 실시간 호흡 정보는 파형과 수치 데이터로 제공된다.

1) 연결 설정

호흡신호는 ECG 전극, 리드선과 케이블을 이용해서 얻어진다. 환자연결에 관한 정보는 ECG 측정방법과 동일하다. 호흡 모니터링 작동은 왼팔과 오른팔에 각각 부착되어 있는 전극을 적용한다.

표 1-19 호흡 메뉴

<table>
<tr><th>레벨 1 메뉴</th><th>레벨 2 메뉴</th><th>레벨 3 메뉴</th></tr>
<tr><td rowspan="4">Alarm limits adjustment
(알람 경계점 조정)</td><td rowspan="2">High alarm limit
(높은 알람 경계점)</td><td>Up(위로 : 높은 알람 경계점 꺼짐)</td></tr>
<tr><td>Down(아래로)</td></tr>
<tr><td rowspan="2">Low alarm limit
(낮은 알람 경계점)</td><td>Up(위로)</td></tr>
<tr><td>Down(아래로 : 낮은 알람 경계점 꺼짐)</td></tr>
<tr><td>알람 일시 정지 시간</td><td colspan="2">On, Off(켜짐, 꺼짐)</td></tr>
<tr><td>Return(되돌아가기)</td><td colspan="2"></td></tr>
</table>

2) 호흡신호의 소실

만일 모니터가 호흡신호를 40초 동안 감지하지 못하는 경우에는, 호흡파형소실 알람이 발생한다. 환자의 상태를 확인하고, 전극의 상태와 리드선과 케이블의 연결을 점검한다.

표 1-20 호흡 파형 메뉴

레벨 1 메뉴	레벨 2 메뉴
Sweep Speed(파형 속도 선택)	6.25[mm/s], 12.5[mm/s], 25.0[mm/s]
Size(크기)	Level(레벨) 1, 2, 3, 4
Return(되돌아가기)	

실습 1-10

환자감시장치로 측정한 자신의 ECG 파형, 심장박동, 산소포화도, 혈압, 호흡수를 기록하시오.

1. 실습에 필요한 계측기 : 환자감시장치, 리드선, 전극
2. 실습방법 : 환자감시장치를 그림 1-26과 같이 연결하여 모니터의 ECG 파형, 심장박동, 산소포화도, 혈압, 호흡수를 확인하여 아래 표에 적는다.

<table>
<tr><td>ECG 파형</td><td colspan="2"></td></tr>
<tr><td>HR(심장박동)</td><td colspan="2">[BPM]</td></tr>
<tr><td>SpO₂(산소포화도)</td><td colspan="2">[%]</td></tr>
<tr><td rowspan="3">NIBP(혈압)</td><td>SYS</td><td>[mmHG]</td></tr>
<tr><td>DIA</td><td>[mmHG]</td></tr>
<tr><td>Mean</td><td>[mmHG]</td></tr>
<tr><td>RR(호흡수)</td><td colspan="2"></td></tr>
</table>

단원정리

1. 방사선과 방사능

방사선은 전리 방사선, 비전리 방사선으로 나누어지고 그중에서도 전리 방사선인 X-선이 가장 널리 사용된다. 독일의 물리학자 뢴트겐이 X-선을 발견하여 뢴트겐선이라고도 한다. 방사능이란 방사선을 방출할 수 있는 능력으로 일정 농도 이상으로 방사성 동위원소를 함유한 물질이다. 방사성 물질로는 우라늄, 코발트, 세슘이 있다.

2. 컴퓨터 단층촬영 시스템

CT의 기본원리는 인체에 투사된 X-선이 인체 내를 진행하면서 광전효과, 콤프턴 산란 등에 의하여 감쇠가 일어나는데, 이를 반대편에서 감지하여 인체 내부의 영상을 얻는다.

뼈 조직은 근육에 비하여 밀도 및 평균 원자번호가 높기 때문에 X-선의 감쇠계수가 상대적으로 크다. CT는 X-선을 이용하지만 사람의 몸을 3차원으로 보여주기 때문에 일반 X-선과는 차별이 된다.

3. 자기공명영상 시스템

MRI는 인체의 70[%] 이상을 차지하고 있는 물 성분 가운데 수소의 자기 모멘트 성질을 이용하여 주위 조직 상태에 따라 변하는 물 분자의 자기공명학적 성질과 그 농도를 반영하는 자기공명신호 크기의 공간적 분포를 영상화한 것으로 인체의 연부조직을 세밀하게 관찰하는 능력이 있다. MRI는 인체가 방사능에 노출될 위험이 없어 사용이 확대되는 추세이다.

4. 환자감시장치

환자감시장치는 중환자를 대상으로 환자의 생명유지를 위한 심전도, 혈중 산소포화도, 혈압, 체온, 호흡, 심박수 등을 연속 측정하는 기능을 한다.

5. 환자감시장치를 이용한 측정 실무

환자감시장치의 정확한 이용을 위하여 시뮬레이터를 이용한다. 인체에서 발생하는 신호와 동일한 신호를 만들어 환자감시장치로 보내고 이를 측정하여 환자감시장치의 정확도를 테스트한다.

학습평가문제

01 다음 중 방사선을 방출할 수 있는 능력을 무엇이라 하는가?

① 룩스 ② 반감기 ③ 방사능
④ 전자파 ⑤ 음파

02 다음 중 X-선 이미지와 관련이 없는 것은?

① 촬영실의 조명등의 종류
② 필름과 증감지의 종류
③ 격자와 선속조절기
④ 관전압
⑤ X-선관

03 다음 중 MRI 시스템에서 공간분해능(공간적인 위치정보)을 얻는 데 쓰이는 부분은?

① 마그넷(Magnet) ② 심코일(Shim coil)
③ 그레이디언트 코일(Gradient coil)
④ RF 코일 ⑤ RF 발생기

04 다음 중 X-선 장치에 컴퓨터를 조합시켜 생체단층을 촬영하는 영상기술을 무엇이라 하는가?

① MRI ② PET ③ CT
④ SPECT ⑤ 환자감시장치

05 다음 중 일반적으로 단순 X-선 촬영을 디지털화시켜 X-선 영상을 보는 것을 무엇이라 하는가?

① 증감지 ② CCD ③ PACS
④ DR(Digital Radiography) ⑤ PET

06 다음 중 CT의 특성이 아닌 것은?

① X-선을 이용하여 영상을 촬영한다.
② 수평면뿐만 아니라 전두면과 시상면 촬영도 가능하다.
③ 각 픽셀에 대한 그레이 스케일로 표현한다.
④ 생체조직에서 흡수계수의 값을 물을 0을 기준으로 한 상대 값으로 나타낸다.
⑤ 인체를 3차원 영상으로 구성할 수 있다.

07 다음 중 MRI의 영상 파라미터가 아닌 것은?

① 단면두께 ② NEX ③ 대역폭
④ 질량 ⑤ 반사시간

08 다음 중 핵의학에서 가장 많이 쓰이는 섬광체는?

① NaI(T1) ② CsI(T1) ③ YAP : Ce
④ a-Se ⑤ CO_2

09 다음의 의료용 X-선 장치에 대한 내용 중 틀린 것은?

① X-선관에 흐르는 양극전위를 평균값 밀리암페어[mA]로 표시한다.
② 최대 정격 관전류는 X-선 발생장치가 사용되는 관전류의 최댓값이다.
③ 잉여 X-선은 이용선추 중의 유효 영상면에 입사하는 부분을 말한다.
④ 이용선추는 진단 또는 치료에 쓰기 위한 것이다.
⑤ 안전을 위해서 인체에 노출을 최대한 자제해야 한다.

10 다음 중 핵의학 영상의 종류가 아닌 것은?

① 섬광 카메라 ② SPECT
③ 환자감시장치 ④ PET ⑤ Emission CT

11 다음 중 환자감시장치로 측정할 수 없는 것은?

① 심전도 ② 호흡 ③ 산소포화도
④ 혈압 ⑤ 혈당

12 다음의 MRI 시스템에 관한 설명 중 틀린 것은?

① T1, T2 유속 등의 다양한 촬영 가능
② 초전도 자석을 사용하여 강한 자장을 발생
③ 전자파의 감쇠상수를 측정한다.
④ T1 이완의 평형자화 시간을 63[%] 시점에서 처음 시작한다.
⑤ 각종 원자핵의 자기 모멘트의 크기를 측정한다.

13 다음 중 인체의 횡단면을 컴퓨터가 수학적 연산 방식을 이용하여 영상을 재구성시켜 인체조직을 상세하고 명료하게 나타낼 수 있을 뿐만 아니라, 임의로 선택된 단면의 정보를 분석적으로 확인할 수 있게 해주어 일반 X-선 영상으로 찾기 힘든 병변을 정확히 진단할 수 있는 의료기기는?

① MRI ② DSA ③ CT
④ ECT ⑤ PET

14 다음 중 뼈의 CT Number는?

① −1 ② 1 ③ −5
④ 0 ⑤ 100

15 2테슬라(Tesla) 자장의 MRI에서 수소원자핵의 핵자기공명 주파수로 옳은 것은?[단, 수소원자의 자기회전비율(Gyromagnetic ratio)은 42.58[MHz]/[Tesla]임]

① 21.29[MHz] ② 42.58[MHz]
③ 63.87[MHz] ④ 85.16[MHz]
⑤ 98.14[MHz]

16 다음 중 1[tesla]는 몇 [gauss]인가?

① 10[gauss] ② 100[gauss]
③ 1,000[gaus] ④ 10,000[gauss]
⑤ 20,000[gauss]

17 다음 중 자력에 의하여 발생하는 자기장을 이용하여 생체의 임의의 단층상을 얻을 수 있는 첨단 의학기계는?

① CT ② 내시경 ③ MRI
④ X-ray ⑤ PET

18 다음 중 X-선관의 설계에 있어서 가장 고려해야 할 사항은?

① 모양 ② 무게 ③ 열
④ 크기 ⑤ 형태

19 다음 중 X-선 관전압을 나타내는 단위는?

① [MA] ② [kVp] ③ [V]
④ [kV] ⑤ [A]

제2장

치료용 의료기기

- 1. 방사선과 초음파
- 2. 의료용 레이저
- 3. 수액 약물 주입기
- 4. 인공호흡기
- 5. 수액 약물 주입기 사용법

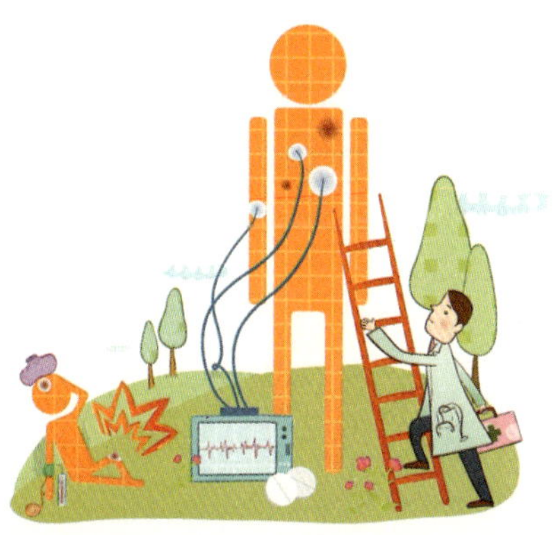

1. 방사선과 초음파

학습목표

- 방사선치료의 장·단점을 설명할 수 있다.
- 방사선 치료장치의 구성을 설명할 수 있다.
- 초음파 치료기기를 종류별로 설명할 수 있다.

가. 종양치료를 위한 방사선

방사선치료는 방사선이 연구되어 개발된 후 주로 암치료에 사용되었다. 암치료법으로 이용되는 방사선으로는 X-선, 감마선과 같은 파동형태의 방사선, 또는 전자선, 양성자선과 같은 입자형태의 방사선 등이 있다.

이들 방사선이 암에 조사되면 암세포를 바로 죽이지는 못하지만 암세포가 분열, 증식하는 기능을 파괴하여 새로운 암세포가 분열과 생성 증식을 못하게 하므로 암의 성장을 지연시키거나 멈추게 하여 암세포를 죽게 한다.

1) 종양과 방사선

가) 종양치료

종양에는 양성과 악성 두 종류가 있다. 이 중 악성종양을 치료하는 방법은 수술·방사선·화학·면역·온열 요법 등이 있으며 단독 또는 병합 치료방법을 구사하고 있다.

(1) 치료목적에 따라 적극적 치료와 대증적 치료로 구분하며 질병의 상태에 따라 치료방법을 적절히 선택한다. 적극적 치료와 대증적 치료의 치료 특징은 표 2-1과 같다. 방사선치료는 종양이 크고 침습이 되어 수술이 어렵거나 수술로 제거하지 못한 국한 부위를 치료(국소요법)하는 방법으로 모든 암환자의 60[%]가 방사선치료를 받고 있다.

표 2-1 방사선치료의 장점과 단점

장 점	단 점
1. 인체의 병소 주위 정상조직의 기능 및 형태가 보존된다.	1. 치료시간(기간)이 길다.
2. 인체의 병변이 수술하기 까다로운 위치에 있어도 치료가 가능하다.	2. 대상이 되는 병소의 크기뿐만 아니라 병리조직 소견, 세포주기, 세포의 상태에 따라 치료효과가 달라진다.
3. 방사선 감수성이 큰 병변에 대해서는 수술요법보다 넓은 영역에 걸쳐서 치료할 수 있다.	3. 국소치유율의 확실성은 수술에 비해 낮다.
4. 전신마취, 입원 등이 불필요하므로 외래치료가 가능하다.	
5. 일반적으로 방사선을 분할해서 조사하므로 인체의 전신적 영향이 적다.	
6. 수술보다 환자의 전신상태에 구애를 덜 받는다.	

(2) 악성종양의 치료는 때로는 화학요법이나 호르몬 치료와 함께 실시하여 좋은 효과를 얻는다. 표 2-2에서 보면 악성종양의 치료방법을 크게 전신요법과 국소요법으로 나누고 있다.

전신요법은 면역요법과 화학요법(항암치료[1])이 있고, 국소요법은 병소가 원발병소(특정한 질환의 병부) 및 주위 림프에 제한된 경우에 해당되며, 각 질병의 특징에 따라 수술이나 방사선치료가 적용된다.

표 2-2 종양의 치료방법

분 류	치료방법	작용기전	효 과	부작용	기 타
국소요법	수술요법	–	가장 효율적	있다	관혈적
	방사선요법	일정하다.		–	
전신요법	화학요법	약제에 따라 다르다.	종양과 정상조직의 성질에 의존한다.		비관혈적
	면역요법				

(3) 임상현장에서 암을 치료하기 위해서는 암의 진단과 병기, 즉 병의 경과를 그 특징에 따라 나눈 시기가 결정되어야 하며, 환자의 정신상태 및 사회·경제적인 여건, 수술, 항암요법의 치료성적 비교, 치료 후 예측되는 환자상태 등을 고려해서 치료법이

1 항암치료 : 암세포의 분열과 증식을 막고, 암세포를 사멸시키는 작용을 하는 약. 암, 육종, 백혈병 따위의 악성종양을 치료하는 화학요법에 주로 쓴다.

선택되어야 한다.

(4) 암은 국소적으로 제한되어 있을 때 가장 효율적인 치료효과를 얻을 수 있다. 전체 암 환자의 약 40[%] 정도가 5년 이상 장기생존이 가능한데 암환자 중 대략 20~30[%]는 방사선치료에 의해 완치되고, 나머지 70~80[%]는 수술에 의해 완치된다고 한다.

(5) 방사선치료는 주로 암이나 육종 등의 악성종양이며 주로 치료하는 부위는 두경부 종양, 부인과 종양, 폐 및 식도 종양 등 크게 3가지로 나눌 수 있다. 이들 각 종양의 치료에서 방사선치료는 단독 혹은 수술 및 항암요법(화학요법)과 병행하여 치료한다.

(6) 방사선치료는 악성종양과 정상조직과의 방사선 감수성의 차이를 최대한 이용하여 암세포를 파괴해 종양을 제거시키는 것이다. 그림 2-1은 방사선치료기를 나타내었다.

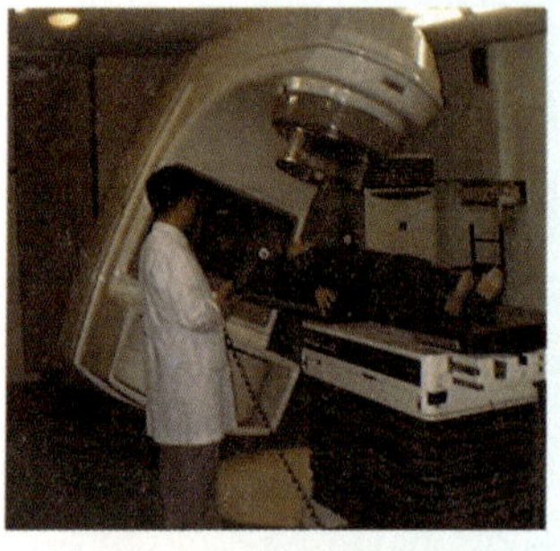

(a) 방사선 촬영모습

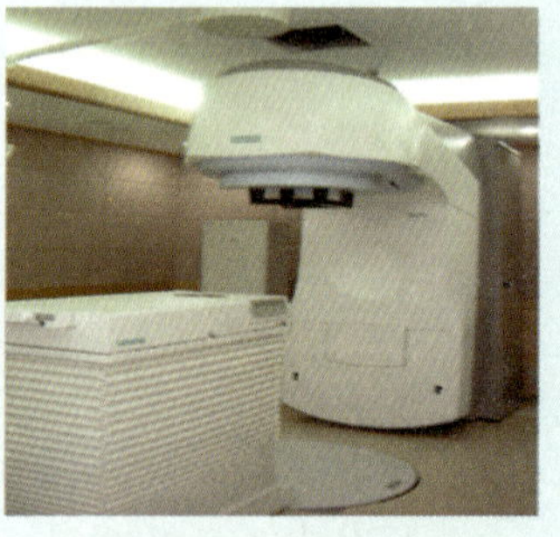

(b) 방사선 기기

그림 2-1 방사선치료기

나) 방사선치료의 원리

(1) 방사선치료는 인체에 전리 방사선을 투여했을 때 일어나는 상호작용을 이용한다. 방사선을 조사해서 세포가 죽게 되는 것은 방사선 에너지가 인체를 구성하는 원자, 분자로 이행되어 물리, 화학, 생물학적 작용을 일으켜 화합물의 조성을 변화시키기 때문이다.

이는 방사선이 세포의 필수적인 기관에 영향을 주기 때문인데 현재는 그 기관이 DNA와 세포막이라고 알려져 있다.

(2) 방사선을 받은 세포는 대부분 그 이후의 세포분열 시 기능장애, 증식저지가 일어

나며 일부는 아포토시스[2](Apoptosis)라는 과정을 거쳐 죽게 된다.

방사선이 인체에 투여되면 방사선 에너지가 인체를 구성하는 원자(Atom), 분자(Molecule)로 변해가며 전리(이온화), 여기 등의 활동을 시작한다. 이로 인한 물리화학적 작용으로 화합물의 조성이 변화하며, 세포기능에 장애가 일어나고, 장애의 정도가 고도인 경우에는 세포의 증식이 저지되거나 세포가 사멸하므로 조사된 부분의 조직이 파괴된다. 방사선의 조직파괴작용을 이용하는 것이 방사선치료이다.

(3) 조직의 파괴작용은 병부에서만 발생되는 것이 아니라 정상적인 조직에서도 일어날 수 있다. 그러므로 병부의 효과는 크게 하고, 정상조직의 장해는 작게 되도록 방사선치료가 되어야 한다.

(4) 현재 주로 이용되고 있는 방사선은 전자파인 X-선[3]과 감마선[4], 입자선인 전자선(베타선)과 중성자선 등이다. 아울러 양자선이나 중립자선도 확대되어 이용되고 있다. 전자선은 피부 근처의 종양치료에, X-선과 감마선은 심부에 있는 종양치료에 적합하다.

다) 인체에 대한 방사선 효과

방사선 에너지가 인체노출과 그와 동일하게 발생하는 전리(Ionization)작용[5]이 세포의 소멸, 돌연변이의 유발 등 관찰되는 생물현상과 다른 현상으로 연결되어 있는가는 분

---

2 Apoptosis : '아포프토시스'라고도 한다. 세포가 죽는 방식에는 크게 나누어 세포의 괴사나 병적인 죽음인 네크로시스(Necrosis)와 아포토시스가 있다.

① 네크로시스는 화상과 타박, 독극물 등의 자극에 의해 일어나는 세포의 죽음이며, 세포의 '사고사'라고 한다. 네크로시스의 경우에는 세포 밖에서 수분이 유입됨으로써 세포가 팽창하여 파괴된다. 이전에는 세포의 죽음은 모두 네크로시스라고 하였다. 그러나 최근 40여 년 사이에 세포에는 자발석인 죽음을 일으키는 유인(誘因)이 있다는 사실이 발견되었다. 유선자에 제어되는 능동적인 세포의 죽음이 아포토시스이다.

② 네크로시스가 오랜 시간에 걸쳐 무질서하게 일어나는 데 반해 아포토시스는 단시간에 질서 있게 일어난다. 아포토시스는 세포가 축소되면서 시작된다. 이후 인접하는 세포 사이에 틈새가 생기고, 세포 내에서는 DNA가 규칙적으로 절단되어 단편화된다. 마지막에 세포 전체도 단편화하여 아포토시스 소체라고 불리는 것으로 된 후 가까이 있는 세포에게 흡수되므로 죽음에 이르게 된다.

③ 아포토시스는 발생과정에서 몸의 형태 만들기를 담당하고, 인체에서는 정상적인 세포를 갱신하거나 이상이 생긴 세포를 제거하는 일을 담당하고 있다.

④ 사람의 경우에는 태아의 초기에 손이나 발은 주걱 모양을 하고 있어 발가락이나 손가락 사이가 벌어지지 않고 있다가, 후기에 그 사이에 해당하는 부분에 있던 세포가 프로그램 세포사함으로써 손가락이나 발가락의 형태가 생긴다. 프로그램 세포사(Programed Cell Death : PCD)도 아포토시스와 같은 과정을 보이므로 이 2가지를 같은 뜻으로 보는 학자도 있다. 그러나 아포토시스는 암세포 내의 세포소실, 바이러스 감염과 약물, 방사선 등 PCD 이외의 경우에도 일어난다는 점에서 구별된다.

3 X-선 : 병원에서 진단이나 치료목적에 많이 사용된다.

4 감마선 : 의료용 X-선보다는 좀 더 강한 에너지를 갖고 있다.

5 전리작용 : 방사선을 쪼여 물질을 구성하고 있는 원자로부터 전자를 튀겨 내어 한 쌍의 플러스 전자를 띤 양이온과 음의 전기를 띤 전자를 만드는 것이다. 우리 눈에 보이지 않고 피부로 느껴지지 않는 방사능의 유무를 조사하거나 그 양을 측정하는 방법으로 전리작용을 이용한다.

명하지 않으며, 이 사이의 기전에 대해서 많은 의견이 있다.

(1) 방사선의 작용단계

방사선이 인체에 작용할 때는 대략 3단계를 거치게 된다.

① 방사선의 에너지(Energy)가 인체에 투여되어 흡수되는 것이 물리적 과정이며 시간은 10~13[s] 걸린다.

② 흡수된 에너지(Rad energy : 흡수선량)가 생화학 반응을 진행시키는 것이 물리화학적 과정이며 시간은 10^{-6}[s] 걸린다.

③ 생화학 반응이 인체에 영향을 주어 그 결과가 생물계에 변화를 일으키는 것이 생물학적 과정이며 시간은 수분에서 수년까지의 시간이 걸린다.

(2) 직접작용과 간접작용

세포 내 분자가 방사선에 의해 변화를 일으키는 작용에 따라 직접작용과 간접작용으로 구분하고 있다.

① 직접작용은 인체구조 내에 중요한 부분에 직접 에너지가 조사되어 종양의 손상을 일으키는 것이며, 표적설[6]이라고도 한다.

② 간접작용은 표적 밖에서 에너지 조사에 의하여 이온 유리기[7]가 퍼져서 인체에 주는 작용이다.

(3) 세포에 대한 방사선의 효과

인체에 대한 방사선 효과를 이해하려면 방사선 투여 시 인체를 구성하는 세포의 작용을 이해하는 것이 중요하다.

① 세포분열장해 : 방사선은 세포분열을 억제하며 결과적으로 세포소멸을 일으키기도 한다. 방사선 손상을 입은 세포도 분열은 하지만 정상세포처럼 세포질 분열은 이루지 못하고 큰 세포를 형성한다. 세포집단이 적당량의 방사선 투여를 받으면 분열이 정상보다 늦어지는 것을 볼 수 있다.

② 간기사 : 분열과 분열 사이의 휴지시기에 있는 세포가 방사선을 쪼이는 중 다음 분

---

6 표적설(Target theory) : 세포 속에 일정한 생물학적 변화가 일어나기 위해서는 표적(병소나 병원체, 병원균)이 방사선에 의해 전리 또는 여기를 일으켜야 한다고 가정하는 설이다.

7 유리기 : 짝 짓지 않은 전자[不對電子]를 가지는 원자단이다.

열에 들어가지 못하고 세포소멸에 이르는 것이다. 세포분열 간기사의 기전으로는 형질막의 투과성 장애, ATP[8] 합성 장애, 핵 및 리보솜[9](Ribosome) 구조의 파괴 등이다. 간기사를 일으키려면 많은 양의 방사선량이 조사되어야 한다.

③ 돌연변이 : 세포 안에는 핵 속의 염색체와 유전자가 나란히 존재하여 염색체에 변화가 생기면 다른 유전정보를 가진 낭세포[10]인 돌연변이 세포가 탄생하게 된다.

④ 고사와 괴사 : 임파구, 흉선세포, 장선와세포, 암세포 등이 방사선조사에 의해 고사를 잘 일으키는 세포이다. 고사(말라죽음)가 일어나는 세포는 일반적으로 세포분열간기에 소멸하나, 2차적인 괴사를 일으킬 수도 있다.

(4) 조직에 대한 방사선의 효과

방사선 감수성은 세포 또는 조직의 종류에 따라 다르다. 세포분열 빈도수가 높을수록(세포의 재생능력이 클수록), 세포분열기간이 길수록, 미분화세포(형태적, 기능적으로 분화가 적을수록)일수록 감수성이 높다고 하는 베르고니-트리본드(Bergonie-Tribondeau)의 법칙은 잘 알려져 있다.

라) 방사선치료 목적

방사선치료를 할 경우에 치료목적은 병을 고치는 치료로 할 것인가 아니면 일시적 치료로 할 것인가를 결정하여야 한다.

① 종양을 제거할 목적으로 하는 방사선조사를 근치조사라고 한다.

② 완치의 가능성이 없이 오로지 증상만을 개선하고자 방사선을 투여하는 조사를 고식조사 또는 대증적 조사라고 한다.

표 2-3은 방사선치료의 목적 및 분류를 나타내었다.

---

8 ATP(Adenosine Triphosphate) : 아데노신에 인산기가 3개 달린 유기화합물로서 아데노신3인산이라고도 한다. 아데노신은 아데닌이라는 질소함유 유기화합물에 오탄당(탄소원자가 5개인 탄수화물의 일종)이 결부된 화합물이다.

9 리보솜(Ribosome) : RNA와 단백질로 이루어져 있는 작은 과립이다.

10 낭세포 : 세포분열에 의하여 생긴 두 개의 세포이다.

표 2-3 방사선치료의 목적 및 분류

특 성	근치적 치료	고식적 치료
목 적	완치를 목적으로 한다.	생활의 질을 향상시킨다. 통증, 출혈, 압박, 폐쇄 등에 대한 치료이다.
조사량	작다.	크다.
선 량	대선량	지선량(치유목적 선량의 2/3)
조사기술	고도의 조사기술을 이용한다.	간단한 조사기술을 이용한다.
적 응	방사선의 감수성이 크고, 크기가 크지 않으며, 국소에 국한되어 있고, 전신상태가 별로 나쁘지 않을 때이다.	종양의 크기, 감수성, 전신상태 등으로 보아 치유를 기대할 수 없다.
정상조직의 장애	회복 가능하면 허용한다.	허용하지 않는다.

마) 방사선치료 과정

방사선은 그 효력이 조직 내에서 상당기간 영향을 주며 축적되기 때문에 철저한 표준선량계측(Radiation Therapy Detector : RTD), 치료계획, 방사선조사, 치료확인, 정도관리가 필수적이며 의사, 물리학자, 방사선기사, 의공기사, 간호사들이 각각 주어진 임무를 충실히 수행해야 하는 협력체로 이루어져야 한다.

(1) 방사선치료 선택

악성종양에 대한 방사선치료 여부를 결정하는 데는 우선 종양의 종류, 발생부위, 전위범위, 병리학적 소견, 병기(Staging : Tumor lymph Nodes Metastasis : TNM)에 따라 치료목적(Cure palliation), 치료방법(Prescribed dose, Fraction size), TDF(Time Dose Fractionation : 시간-방사선량→ 조사횟수를 가르친다) 등의 치료계획을 세운다.

(2) 종양의 위치와 크기 결정

방사선 조준장치(X-ray simulator, CT-simulator)를 이용하여 방사선 치료장치에서 조사되는 것과 똑같은 기하학적 · 물리학적 조건에서 해부학적 영상을 촬영하고 종양과 주위 주요 장기의 위치, 모양, 크기를 2차원 또는 3차원 영상으로 표시한다.

(3) 방사선치료 계획

방사선종류, 에너지, 방사선조사 방향과 조사면, 다중조사 등을 최대한 조율하여 종양에 정확하고 균일하며, 최적의 방사선량을 조사하면서 주위 건강조직의 방사선피폭이 최소가 되도록 계획하고 시행하기 위해서는 방사선치료 계획을 세워야 하는데 컴퓨터가 필수적이다.

바) 방사선치료의 적응

방사선치료를 수행할 경우 환자의 상태, 악성종양이나 그 주변의 정상조직의 방사선 감수성, 종양의 진전상태 등에 따라 방사선치료의 적응이 결정된다. 암환자를 치료하기 위해서는 방사선치료에 외과적 · 내과적 치료법 등 여러 가지 치료방법을 적절히 병행하면 치료효율 및 근치율[11]을 높이면서 치료로 인한 합병증을 최소화할 수 있다.

2) 방사선치료법

가) 외부 방사선조사법

체외치료는 몸 밖에서 인체에 방사선을 조사하여 치료하는 것이다. 주로, 표재치료장치, ^{60}Co(코발트)[12], 원격치료장치, 선형가속치료장치, 심부치료장치 등을 이용한다. 종양의 위치에 따라 적당한 방사선을 선택하여 치료한다.

① 전자선은 특징상 피부 근처의 표재성 종양[13]치료에 유리하다.
② X-선과 감마선은 깊은 부위의 심재성 종양[14]치료에 이용한다.

나) 소선원을 사용한 방사선치료법

(1) 밀봉소선원 치료

밀봉소선원 치료[15]는 며칠 동안 체내에 삽입할 수 있는 라듐(Ra)침, 이리듐(Ir)침, 세슘(Cs)침 · 금(Au)천자침을 사용한 요법이다.

---

11 근치율 : 병을 완전히 고치는 비율이다(완치율).

12 Cobalt60 : 코발트의 방사성 동위원소 : 기호 ^{60}Co, Co^{60}, 암치료용이다.

13 표재성 종양 : 피부면 겉으로 나타나는 종양이다.

14 심재성 종양 : 피부면 안쪽의 종양이다.

15 밀봉소선원 치료 : 병소에 방사선을 방출하는 물질을 직접 집어넣거나 쏘이게 하여 치료하는 방법. 근접치료(近接治療), 단거리요법(短距離療法) 전리 방사선원을 치료받을 신체 표면이나 가까운 거리에 두고 실시하는 방사선치료요법이다.

(2) 밀봉소선원 이용방법

① 몰드(Mould)법 : 인체 표면의 종양을 치료하기 위한 방법으로 이용되었으나 현재에는 거의 전자선 치료를 이용하고 있다.

② 강내조사(Intracavitary radiation therapy) : 종자나 관 형태의 선원을 이용하여 상악동, 비강, 식도, 기관지, 담도, 직장, 방광, 자궁암, 질 등의 종양에 이용한다.

③ 조직내조사 : 설암, 구강암, 외음부암, 질암, 연부조직종양, 전립선암의 종양에 바늘형태의 선원을 직접 삽입한다.

④ 원격후장전법 : 시술자의 방사선 노출을 최소한으로 줄이기 위하여 먼저 환부에 기구를 삽입시킨 후에 모의선원(Dummy source)으로 위치를 확인하고 선원을 삽입하는 방법이다.

(3) 비밀봉소선원 요법

비밀봉 방사성 동위원소를 통한 치료는 비침습적이고, 간단하며, 고통이 적고 안전하게 치료할 수 있다. 경구 또는 정맥주사 등으로 방사성 의약품을 체내에 투입하여, 화합물의 체내대사를 이용해서 일정 장기 또는 조직에만 선택적으로 집적시켜 종양을 치료하는 방법이다.

나. 방사선 치료장치

방사선 치료장치는 방사선을 이용하는 방법에 따라 세 가지로 나눌 수 있다.

첫째는 외조사 치료장치로 환자의 외부에서 고에너지의 X-선이나 전자선이 조사되어 환자의 피부를 통과해서 몸 내부에 있는 종양까지 도달하여 치료하는 방법이다.

둘째는 근접조사 치료장치로 방사성 물질을 작은 관에 넣어서 몸속의 종양 근처에 설치하거나 종양에 삽입하여 환자의 몸 안에 주입시켜 치료하는 방법이다.

셋째는 정위적 방사선 수술장치로 정위적 고정기구를 이용하여 환자의 움직임을 최소화하고 표적부위를 방사선 빔을 이용하여 한 번에 고선량의 방사선을 조사하면서 표적 밖의 부위는 피해를 극소화시키는 치료방법이다.

그림 2-2는 방사선 치료장치의 분류를 나타내었다.

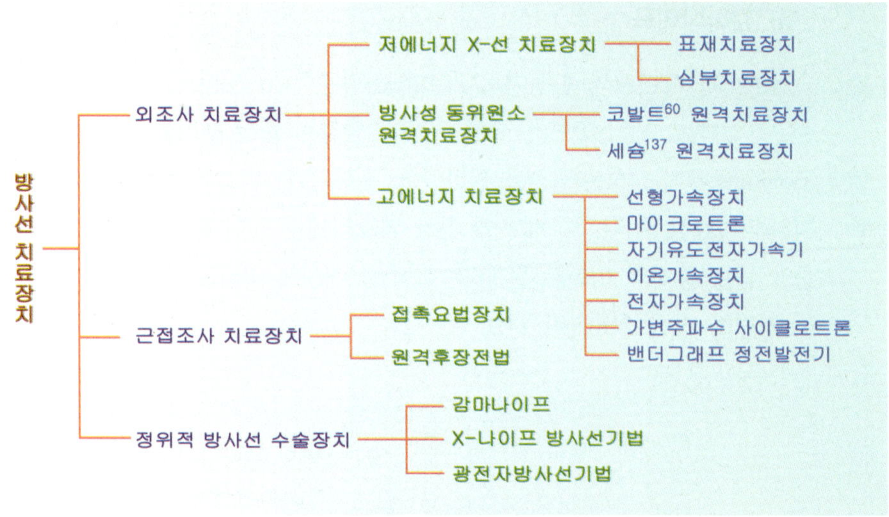

그림 2-2 방사선 치료장치의 분류

1) 저에너지 X-선 치료장치

관전압 50~120[kV] 정도의 X-선을 이용하여 주로 피부질환에 이용하거나 일부 심부치료에 사용된 기기로서 표면치료용 X-선 장치, X-선 심부치료장치, 체강 X-선 장치 등이 있으나 악성종양에 대해서는 현재 거의 사용되지 않고 있다.

2) ^{60}Co(코발트) 원격치료장치

방사성 동위원소인 ^{60}Co에서 발생하는 감마선을 이용하는 장치로서 평균 에너지는 1.25[MeV]로 선형가속기의 4[MV]의 X-선의 평균 에너지와 비슷하다. 이 장치는 단순히 선원의 개폐를 이용하여 치료가 이루어지므로 이용이 편리하고 고장이 적다는 장점이 있지만 평균 에너지가 낮아 심부 종양치료에 적절하지 않고 동위원소의 교체비용이 많이 들므로 점차 이용이 감소하고 있다.

3) 선형가속장치

방사선치료의 표준장비로서 제2차 세계대전 중 마이크로웨이브의 발전에 힘입어 1950년 스탠포드 병원(Stanford Hospital)에 처음 설치된 이후 계속적인 개발이 진행되어 왔다. 일명 직선가속장치라고 불리는 이 장치는 균등조사에 효과가 있으며, 투과력이 높고 표면선량이 적으며 부작용도 적기 때문에 가장 이상적인 치료효과가 있다.

4) 감마나이프

감마선과 나이프의 합성어로 201개의 작은 ^{60}Co 밀봉소선원이 센트럴 바디라고 하는 반구형 차폐로 되어 있으며, 또한 이것과 연결된 좁은 원통형의 구멍이 있는 콜리메이터(Collimator)가 장착된 헬멧을 통하여 뇌 속에 있는 병소에 집중적으로 방사선을 조사하는 정위적 치료장치이다. 이 때문에 정상 뇌조직에는 전혀 손상 없이 동정맥 기형, 각종 뇌종양 등을 종래의 머리를 절개하는 뇌수술 대신에 비침습적으로 감마선에 의하여 치료하는 정밀한 장비이다(그림 2-3).

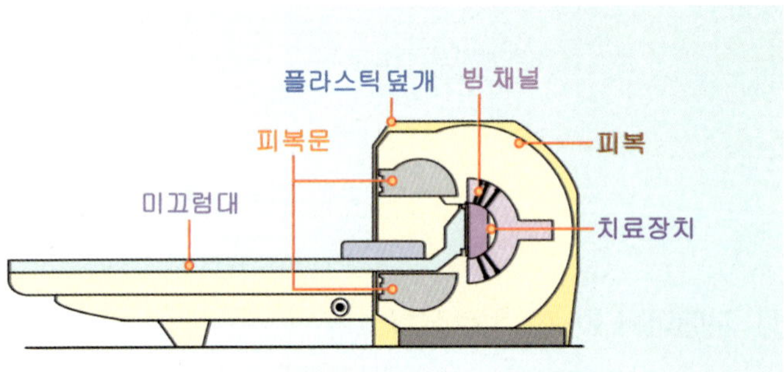

그림 2-3 감마나이프(Gamma knife)의 구조도

다. 초음파를 이용한 치료

초음파의 인체조직에 대한 기계적인 효과 및 열을 이용한다. 초음파치료로는 표 2-4와 같이 초음파 온욕기나 마사지기와 같이 인체기능의 변화를 목적으로 하는 것과 인체조직의 파괴를 목적으로 하는 초음파 메스, 치석제거기 등으로 나눌 수 있다. 그 외에 초음파 쇄석기, 초음파 세정기, 초음파 분무기 등도 이용되고 있다.

표 2-4 초음파의 의료이용

인체기능의 변화를 목적으로 하는 것	인체조직 파괴를 목적으로 하는 것	기 타
초음파 치료기	초음파 메스(집속 초음파)	초음파 세정기
초음파 온욕기	결석 파괴장치(비뇨기과용)	초음파 세안기
물속 미세기포군의 응용	치석 제거장치(치과용)	초음파 세균파괴
초음파 인공신장	백내장 수술장치(안과용)	유화장치

1) 체외충격파 쇄석술

초음파의 기계적인 효과를 이용하여 체외충격파 쇄석술을 개발하였다.

가) 체외충격파 쇄석술의 치료방법

치료기의 치료방법은 그림 2-4와 같이 체외에서 발생시킨 충격파의 초점을 체내의 결석에다 맞추어 충격파를 발사함으로써 직경 2[mm] 이하의 작은 가루로 부순 다음 소변을 통해 자연스럽게 배출하는 방식을 이용한다.

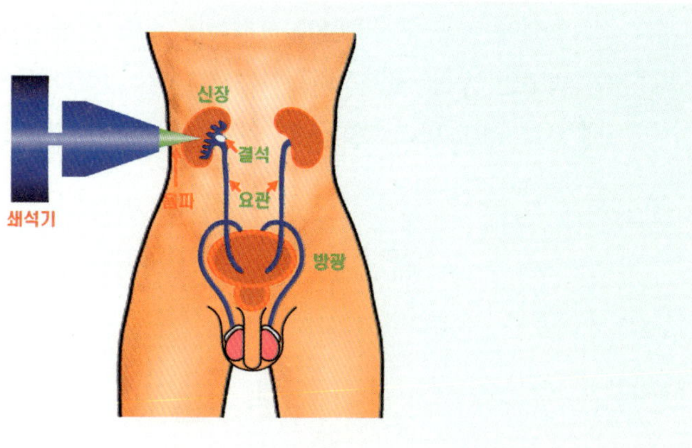

그림 2-4 결석의 분쇄방법

나) 인체 내 결석을 부수는 방법

초점을 정확히 맞춘 충격파를 통해 결석을 깨는 충격파 방식과 초음파를 이용하여 결석을 깨는 초음파 방식으로 나눌 수 있다.

2) 체외충격파 쇄석기의 구성

체외충격파 쇄석기 시스템은 충격파 발생장치 및 집속장치, 충격파 전달매체, 결석위치 측정장치, 환자장치 등으로 구성된다.

가) 충격파 발생장치

충격파를 발생시키는 방법은 크게 편선원과 점선원 방식으로 나누어진다. 방출자, 압전 방출자 등이 편선원 방식이고, 수중방전 방식(Spark gab), 레이저, 미소폭발 등에 의한 충격파 발생이 점선원 방식이다.

나) 충격파의 집속

충격파의 집속 방식은 타원 모양의 반사경과 접시 모양의 배열형 및 음향 렌즈형이 있으며 충격파의 방식은 발생장치의 종류에 따라 선택한다. 그림 2-5는 충격파의 집속 방식 중 구면 방식[16]을 나타낸 것이며 이 밖의 다른 방식의 특징은 다음과 같다.

(1) 회전타원체 방식 : 타원에는 두 개의 초점이 있으며 발생한 에너지(충격파)를 제1초점에 놓고, 제2초점에 충격파를 모아 이용한다.

(2) 방물면 방식 : 원통의 측면에서 나온 압력파를 초점에 집속하여 충격파로 한다.

(3) 음향 렌즈 방식 : 원통에서 나온 압력파를 렌즈로 집속하여 충격파로 한다.

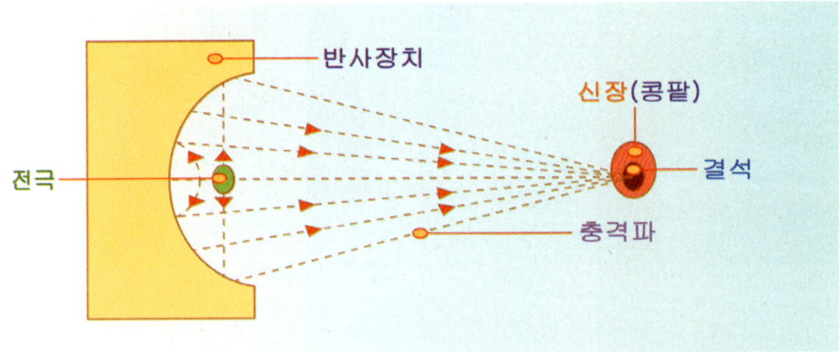

그림 2-5 충격파의 집속

다) 충격파 전달매체

체외에서 발사된 충격파는 체내를 투과할 때 피부에서 반사될 수도 있으며 충격파가 전달 도중 감소할 수도 있다. 이러한 작용을 커버하기 위해서 충격파 전달매체를 이용하는 경우 인체조직과 음향 임피던스가 비슷한 물을 이용하므로, 충격파를 물속에서 만들고 물을 통해서 조사하고 있다.

16 구면 방식 : 구면사에서 나온 압력파를 초점에 모아 충격파로 이용한다.

라) 결석의 위치측정방법

결석의 탐사와 위치결정 그리고 분쇄상태를 확인할 때는 초음파를 이용하는 방식과 X-선을 이용하는 방식을 사용한다.

(1) 초음파 방식

X-선 방식에 비해 영상정보의 질은 떨어지나 비전리 방사선을 이용하기 때문에 안전성이 높다.

(2) X-선 방식

2방향에서 X-선을 조사하여 X-선 화면으로 결석상황을 확인하는 것으로 신결석뿐만 아니라 작은 요관결석(Ureteral calculus)도 장소에 상관없이 위치측정을 할 수 있어 정확한 조준이 가능하다.

3) 체외충격파 쇄석술의 특징

체외충격파 쇄석술은 그림 2-6과 같이 거대한 신장결석을 몸 안에 가지고 있는 경우의 필름 사진이다.

체외충격파 쇄석술 시술을 통해 그림 2-7과 같이 담석을 작게 분해할 수 있으며 다음과 같은 특징을 가지고 있다.

① 신장, 뼈, 피부 등 주위 조직의 손상이 없을 뿐만 아니라 통증이 없다.
② 입원하지 않고 통원치료가 가능하다.

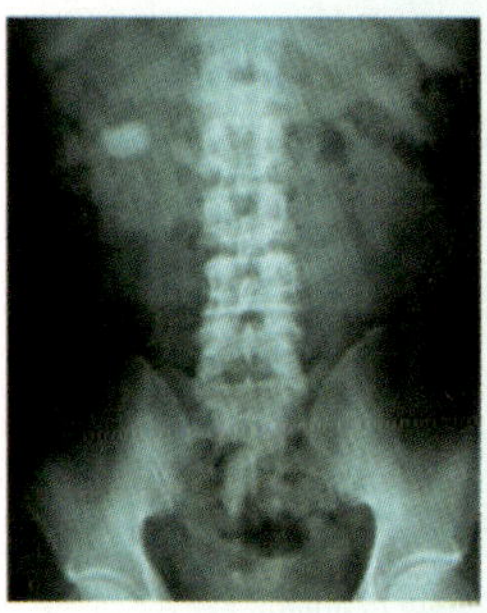

그림 2-6 체외충격파 쇄석술 시술 전의 거대 신장결석

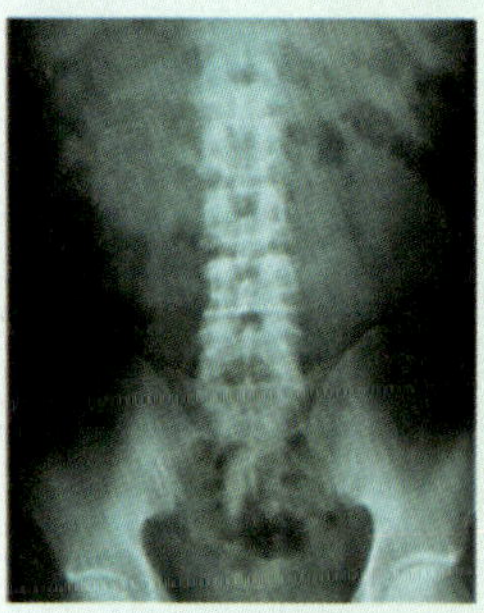

그림 2-7 체외충격파 쇄석술 시술 후 신장결석이 작게 파쇄된 모습

③ 결석이 너무 크거나 중한 전신질환이 없는 한 입원이 필요 없으며, 약 30~40분간의 시술 후 곧 정상생활이 가능하다.

④ 피부절개나 마취가 필요 없다.

⑤ 결석은 점점 자라거나 자주 재발하는 성질이 있으며, 다른 수술법은 반복시술이 어려운 반면에 충격파 쇄석술은 얼마든지 반복치료가 가능하다.

⑥ 타 절개수술에 비해 입원이나 마취, 투약 등이 필요 없기 때문에 인체적 · 경제적 부담이 적다.

⑦ 안정성이 가장 높은 치료법이며, 경제적인 치료법이다.

⑧ 시술 후 합병증이나 후유증이 극히 적으며, 노약자나 대사성 질환자에 대해서도 안전하게 시술할 수 있다.

4) 체외충격파치료의 치료기전

체외충격파 쇄석술(ESWL)과 다르게 체외충격파치료(ESWT)의 치료기전은 아직까지 확실히 밝혀지지 않았으나 다음의 3가지 방법이 치료기전으로 작용한다.

① 화학적 변화 : 체외충격파가 병변부위의 화학적 조성을 변화시키거나 새로운 성분합성을 유도하여 통증을 감소시킨다.

② 신생혈관 생성을 촉진 : 체외충격파가 병변부위에 혈액공급을 증가시켜 염증과 통증을 감소시킨다.

③ 과도한 자극에 의한 진통작용 : 체외충격파가 신경섬유를 과도 자극하여 관문조절효과(Gate control theory)에 따라 환자의 통증 역치를 증가시켜 진통효과를 유발한다.

5) 맹인용 초음파 보행 보조장치

박쥐나 돌고래의 경우 초음파를 발산하여 반사된 초음파를 감지하여 대상물의 존재여부 및 위치를 확인하는데, 이러한 행위를 반향정위(Echolocation)라고 한다.

박쥐는 후두[17] 안쪽 벽에 초음파 발생장치를 가지고 있어 이곳에서 약 20~100[kHz]의 펄스 초음파를 지속적으로 발사한다. 넓은 공간을 날고 있을 때에는 이 펄스 발사빈도는 1초에 수회 정도이지만 곤충이나 장애물이 가까워지면 펄스 발생빈도를 상당히 빠르게 증가시키는데 때로는 1초에 2천 번까지도 높일 수 있다. 이때의 발사 초음파 주파

17 후두 : 기도의 상단에 있는 판상기구를 가진 중요한 발성기관이다.

수는 15~30[kHz]가 되고, 펄스 지속시간은 현저하게 짧아져서 약 0.5[ms]로 된다.

원거리에 있는 물체를 관찰할 때는 주파수가 높은 초음파를 반복하며 빈도는 적게 하고 지속시간을 길게 발사한다. 근거리에 있는 물체는 빈도를 빠르게 하고 지속시간을 짧게 하여 가까이 있는 짐승이나 물체로부터 자신을 보호하거나 먹이를 민첩하게 포획할 수 있도록 한다. 이러한 방식은 오늘날의 레이더 기술에도 활용되고 있다.

뉴질랜드의 케이(L. Kay)는 박쥐의 물체감지능력에 착안하여 초음파를 이용한 맹인용 보행 보조기구(케이의 초음파 안경)를 고안하였다.

2. 의료용 레이저

학습목표

- 의료용 레이저의 원리를 설명할 수 있다.
- 의료용 레이저와 산업용 레이저의 차이를 설명할 수 있다.
- 치료용 레이저와 진단용 레이저의 차이를 설명할 수 있다

가. 의료용 레이저의 원리와 특성

레이저는 'Light amplication by stimulated emission of radiation'이라는 영어의 각 단어 첫 자를 따서 조합한 합성어로, 번역하면 '유도방출과정에 의한 빛의 증폭'이란 뜻이다. 이렇게 레이저는 빛이 증폭되는 물리적 현상을 얘기하지만, 현재는 레이저 빛을 발생하는 장치를 말한다.

1) 레이저의 원리

원자는 중심부에 +(양전하) 성질을 가진 원자핵이 있고 주위에 −(음전하)를 가진 전자가 돌고 있다. 원자의 에너지 준위(Energy level), 즉 원자가 정상상태를 취할 수 있는 에너지 값은 주위에 도는 전자의 개수에 따라 결정된다. 그림 2-8(a)는 레이저 기기이다.

① 전자가 정상궤도에서 움직이고 있을 때를 표준상태(기저상태)에 있다고 하며, 이때의 원자는 안정되고 열평형 상태에 머물러 있게 된다.

② 표준상태에 있는 원자가 외부로부터 에너지를 공급받으면, 보다 높은 단계의 에너지 상태로 이동하는데 이 상태를 들뜬상태(여기상태)라 하고 일정한 수명을 가지고 있다가 시간이 경과되면 다시 기저상태로 되돌아온다. 이때 에너지 준위의 차이에서 발생하는 에너지를 빛으로 방출하는데 이것을 자연방출이라 한다.

③ 레이저와 다른 광원 사이의 큰 차이는 레이저 매질이 특수한 에너지 준위를 갖고 있어 들뜬상태의 원자가 기저상태로 돌아가기 전에 준안정 상태에 약간 머물러 있다. 원자들은 이러한 준안정 상태로 있다가 외부자극에 의해 강력한 상호작용을 일으킴과 동시에 기저상태로 되돌아간다. 이 과정에서 원자가 기저상태로 되돌아가도록 한 빛의 파장과 동일한 파장의 빛을 방출하는 것을 유도방출이라 한다. 즉

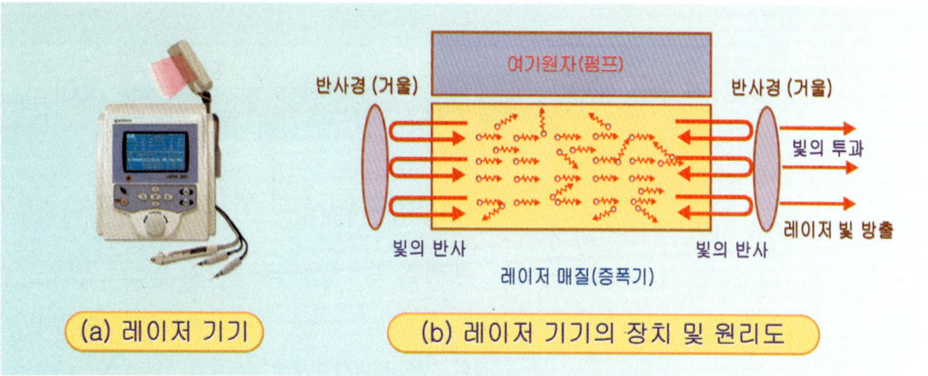

그림 2-8 레이저의 발생원리

흡수한 에너지는 원자에 축적되었다가 어느 정도 경과 후에 방출하면 원자는 준안정 상태에서 낮은 레벨 상태로 변환하면서 단일파장의 광을 낸다.

④ 유도방출되는 빛은 두 에너지 상태의 크기와 차가 동일하고, 위상 및 진행방향 주파수도 같다. 따라서 유도방출의 결과로 인해 빛은 2배로 증가하고 다시 다른 유도방출을 유도하여 방출되면 빛은 기하급수적으로 증가하게 된다. 이렇게 빛의 증가에 의한 레이저의 발생원리와 레이저 기기의 장치 및 원리도를 그림 2-8(b)에 나타내었다.

2) 레이저의 구성

① 레이저는 레이저 매질, 여기원자(펌프), 공진기 등으로 구성된다. 각각의 기능들은 표 2-5와 같다.

표 2-5 레이저 장치의 기능

레이저 장치	레이저의 기능
레이저 매질	외부에서 들어오는 에너지를 흡수하여 빛 방출. 매질에는 기체, 액체, 고체 그리고 반도체 등이 있다. 매질의 내부에는 활성원자가 균일하게 분포되어 있다. 이러한 활성원자는 외부에서 에너지를 공급받아 여기상태로 이동했다가 수명이 되면 다시 원래의 기저상태로 되돌아오게 된다.
여기원자	레이저 매질이 빛을 방출하도록 에너지를 공급하는 것으로 전기방전, 전자빔, 빛 등이 있다.
공진기	레이저 매질로부터 방출되는 빛을 모아 한 방향으로 보내는 장치. 활성원자가 여기원자로부터 에너지를 공급받은 뒤, 여기상태를 거쳐서 빛으로 방출하지만 그 방출된 빛을 레이저 매질 속으로 왕복시켜 빛에너지로서 계속하여 증폭시키는 것으로 보통은 2개의 반사경(전반사경 및 출력반사경)으로 구성된다.

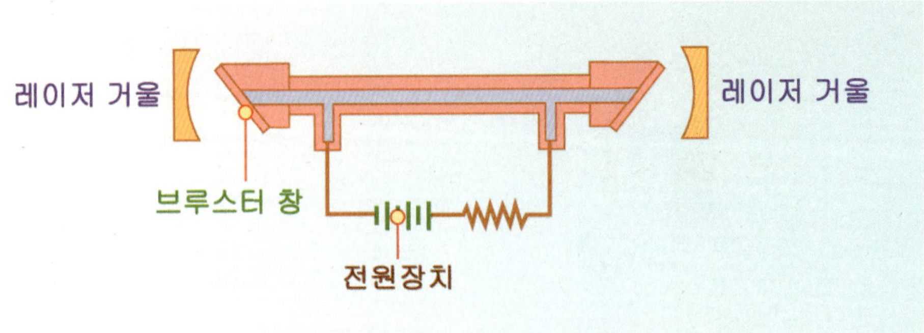

그림 2-9 레이저의 구조

② 레이저는 특정한 에너지를 흡수해 빛으로 방출할 수 있어야 하며 매질로 이용되는 물질에 의해 종류가 나누어진다. 그러므로 매질에 따라서 특정 파장을 가진 빛으로 방출하는 특징을 가지고 있다. 그림 2-9는 레이저의 구조를 나타내었다.

3) 레이저 빛의 특성

레이저 빛은 다른 전자파와 비교해 간섭성[18]이라는 특징을 가지고 있다.

가) 지향성

반사나 굴절시키지 않는 한 거의 일직선으로 빛이 진행하는 것이다.

㉮ 백열구에서 나오는 빛을 보면 멀리서 보았을 때 빛의 세기가 줄어드는 것을 알 수 있지만, 레이저에서 나오는 길고 가느다란 빛은 멀리까지도 줄어들지 않고 진행한다.

나) 단색성

가정에서 이용하는 백열전구와 레이저를 그림 2-10과 같이 프리즘을 통하여 비교해 보면, 백열전구에서 나오는 빛은 그림 2-10(a)와 같이 '빨, 주, 노, 초, 파, 남, 보'의 우리가 볼 수 있는 여러 가지(무지개) 색깔의 빛이 섞여 있으나 레이저 빛에서는 한 가지 색깔만이 검출된다.

18 간섭성 : 대단히 높은 규칙성, 즉 공간적이나 시간적으로 예측할 수 있는 성질이다. 레이저 빛은 유도방출에 의한 빛이기 때문에 형광등이나 백열전구, 태양 등 기존의 광원에서 나오는 빛과는 다른 독특한 성질을 갖고 있다.

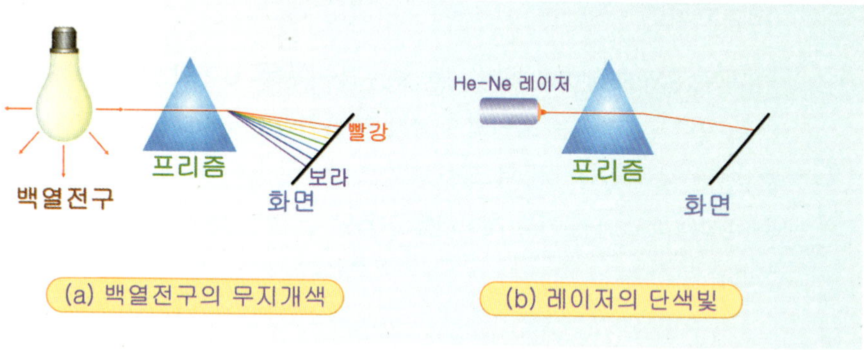

그림 2-10 백열전구의 무지개색과 레이저의 단색 빛

레이저 빛은 하나의 파장으로 된 빛으로, 단일 주파수, 즉 단일 색(단색성)으로 구성된 빛이다. 유도방출현상에 의해서 부분적으로 방출된 특이파장의 빛이 마주보는 두 개의 반사거울로 이루어진 공진기에서 더 큰 광여파(Optical filtering)가 되기 때문에 레이저 빛이 단색성이 높다.

다) 간섭성

간섭성(Coherence)적인 특성을 가진 빛이 레이저이다. 전자파의 진폭이나 위상이 흔들릴 정도이며 태양 빛이나 백열구 빛의 파동은 일관성을 가지고 있지 않아 여러 방향으로 나타나지만, 레이저는 빛의 진로방향이 평행하게 나타나는 빛이다.

이러한 것이 간섭성적인 특징이며, 레이저 빛은 이상적인 평행 빛으로서 38만[km]나 떨어진 달에 도착하여도 불과 3[km] 이내의 확산만 일어난다. 레이저 빛의 간섭성을 그림 2-11에 나타내었다.

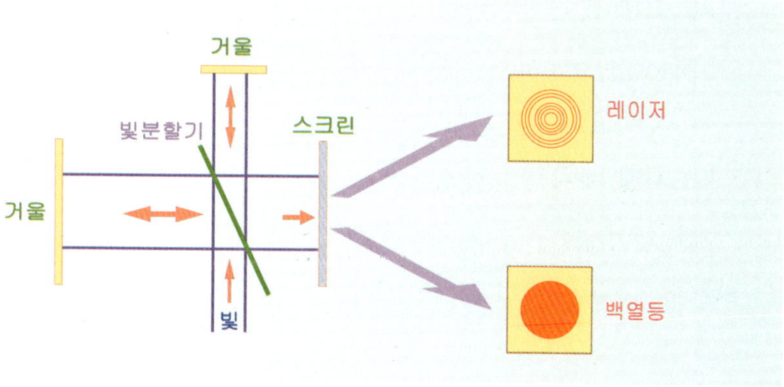

그림 2-11 레이저 빛의 간섭성

라) 고휘도

휘도란 일정한 넓이를 가진 광원 또는 빛의 사체 표면의 밝기를 나타내는 빛의 출력밀도이다. 따라서 고휘도는 광원의 지향성 및 출력밀도에 의해서 좌우된다. 레이저는 빔의 평행성이 무척 탁월하므로 렌즈에 모으면 상당히 높은 에너지를 한 점으로 맞출 수 있다. 외과수술용 메스나 무기로 레이저를 이용할 수 있는 것은 레이저의 고휘도(Brightness) 때문이다.

나. 레이저의 종류

현재 사용 중인 레이저는 상당히 많으며, 연구 중인 레이저까지 합치면 종류는 수도 없이 많다. 레이저의 분류는 이용매질, 출력되는 빛의 파장, 외부에서 공급해 주는 에너지 종류, 동작하는 파장영역, 공진기의 모양, 동작형태 등에 따라 다양하지만, 현재 사용 중인 분류방법을 사용매질의 성질에 따라 레이저의 종류별 파장, 동작 방식을 표 2-6에 나타내었다.

1) 고체 레이저

비결정이나 결정물질을 바탕으로 소량의 활성이온을 혼합한 매질을 사용한다. 발진재료에 따라 Nd : Glass, Rb, RbCl, Nd : YAG, Alexandrite 등의 레이저로 구분하고 모재(Host)라고 불리는 유리나 결정질의 매트릭스 속에 끼워 이온들이 보통 능동입자를 형성한다.

가) 고체 레이저의 장점

기계적으로 견고하고 이용하기 편하다.

나) 고체 레이저의 단점

기체 레이저보다 연속동작에 대한 안정성이 부족하며 광펌핑에 의한 여기 방식으로 제한해야 하므로 효율이 낮다.

표 2-6 레이저의 종류별 파장, 동작 방식

레이저 물질	구성물질	발진파장	동작 방식
크롬3가(Cr^{3+})	Al_2O_3(Ruby)	694[nm]	펄스 방식, Q 스위칭 방식
HCN	–	530~560[nm]	펄스 방식, 지속적인 파형
HF, DF	–	119[μm]	펄스 방식, 지속적인 파형
N_2	–	337[μm], 2.6~4[μm]	펄스 방식
네오디뮴(Nd^{3+})	Glass	1.06[μm]	펄스 방식, Q 스위칭 방식
네오디뮴(Nd^{3+})	YAG	–	모드 잠금 방식
크립톤(Kr^{+})	–	488[nm]	지속적인 파형, 펄스 방식, 모드 잠금 방식
비소화갈륨(GaAs)	GaAs Substrate	515[nm]	고정
비소화갈륨 알루미늄(GaAlAs)	GaAs	647[nm]	지속적인 파형, 펄스 방식
인화갈륨(GaP)	GaAs	840[nm]	펄스 방식, 지속적인 파형
GaInAsP	InP	850[nm]	펄스 방식, 지속적인 파형
네온(Ne)	He	633[nm], 1.15, 3.39[μm]	지속적인 파형
이산화탄소(CO_2)	–	325[nm], 4.22[nm]	지속적인 파형
아르곤(Ar+)	–	10.0[μm]	지속적인 파형, Q 스위칭 방식, 반복적인 펄스 방식
Excimer(KrCl, KrF, XeCl, XeF)	–	337[nm], 1.05[μm]	펄스 방식
로다민 6가 (Rhodamine 6G)	에탄올 (Ethanol), 메타올, 물	550~560[nm], 0.9~1.7[μm]	펄스 방식, 지속적인 파형, 단거리 펄스 방식
소듐 플루오레세인 (Sodium fluorescein)	에탄올, 물	570~610[nm]	지속적인 파형, 모드 잠금 장치
수증기(Water vapor)	–	–	단거리 펄스 방식, 지속적인 파형
구리증기(Cu vapor)	–	222, 248, 308, 351[nm]	펄스 방식

다) 고체 레이저의 종류

다음과 같은 것들이 있으며, 그 발진파장은 붉은색에서부터 적외선 파장에 나타난다. 즉 발진파장의 영역이 제한적이다.

(1) 루비($Cr-Al_2O_3$) 레이저

1960년 휴스(Hughes) 연구소의 메이먼(T. Maiman)에 의해 최초로 만들어진 가시광선 영역인 694.3[nm](1[nm]=10억 분의 1[m])의 붉은색인 레이저이다. 루비 레이저는 가시광선 영역에서 M[W] 이상의 고출력을 낸다. 그러므로 고첨두출력의 가시광선이 필요한 임상 분야에 많이 이용되고 있다. 루비($Cr-Al_2O_3$) 레이저의 결정 및 에너지 준위를 그림 2-12에 나타내었다.

㉠ 피부과에서는 루비 레이저에서 방출하는 색의 흡수성질을 이용하여 피부에 난 검은 반점을 태워 제거하는 데 이용하고 있다.

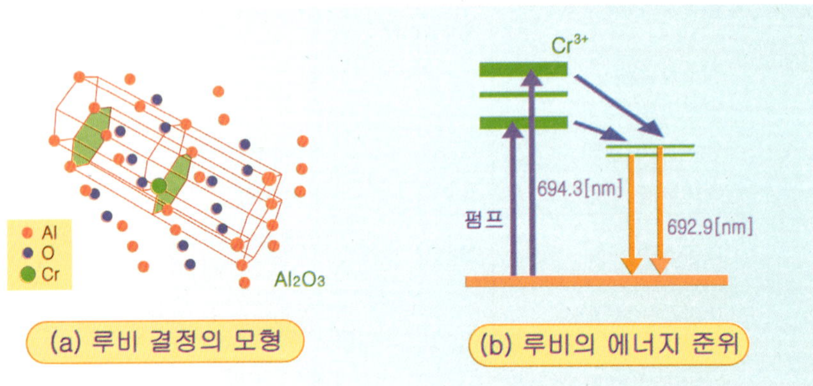

그림 2-12 루비($Cr-Al_2O_3$) 레이저의 결정 및 에너지 준위

(2) 네오디뮴-야그(Nd-YAG) 레이저

네오디뮴(Nd : Neodymium) 이온을 증폭매질로 사용하며, Nd-YAG, Nd-Glass가 대표적이다. 발진파장은 1.064[μm]이며 Nd 이온에서의 천이가 레이저 발진을 유발하지만 발광특성은 Nd의 에너지 준위에 대한 모재 격자의 영향에 따라 구분된다.

Nd 레이저의 능동매질은 3중으로 이온화된 Nd이고 결정이나 유리구조 속에 결합한다. 가장 일반적인 모재는 YAG[19]이지만 결정을 키우기가 어렵기에 YAG 막대의 길이는 10[cm] 정도로 제한되며 보통 반경은 6~10[mm] 정도이다. 유리를 이용하면 46[cm]까지 길이가 늘어나며, 펄스 모드일 때는 직렬로 몇 개의 레이저를 반사시키면 엄청난 파워의 출력을 낸다.

19 YAG : Yttrium(이트륨), Aluminium(알루미늄), Garnet(가넷)의 약자 첫 글자만 따서 명명한다. 이트륨과 산화알루미늄의 합성 가넷. 보석용 레이저 발진(發振)용이다.

(3) 네오디뮴-글라스(Nd-Glass) 레이저

네오디뮴-야그(Nd-YAG) 레이저와 동일한 Nd 이온을 증폭매질로 이용하지만, 모재로는 결정체가 아닌 광학유리를 이용하며 발진파장은 Nd-YAG 레이저와 비슷한 1.06[μm]이다. 광학유리는 다양한 종류가 있으므로 원하는 특성의 유리를 사용하거나 원하는 특성의 유리를 쉽게 선택할 수 있다.

① 네오디뮴-글라스 레이저의 장점 : 유리에 도핑되는 Nd 이온의 농도가 6[%]로 높아 순간 출력이 1,012[W]에 달하는 극초단 펄스레이저가 생성 가능하고, 대형, 고출력화가 가능하기 때문에 대표적인 고출력 레이저로 손꼽힌다. 높은 첨두출력의 핵융합 레이저에 이용된다.

② 네오디뮴-글라스 레이저의 단점 : 열전도율이 낮아서 연속발진이 불가능하고, YAG(야그) 레이저보다 펄스 반복도 낮다.

(4) 네오디뮴-일프(Nd-YLF) 레이저

① Neodymium(네오디뮴) : Nd^{3+} : Yttrium(이트륨), Lithium(리튬), Fluoride(플루오르 : 불소)

② 모재 격자에서 알루미늄이 리튬으로 치환되어 1.047[μm]에서 발진하며, 1.319[μm]에서도 발진이 가능하다.

(5) 반도체 레이저

갈륨비소, 인듐갈륨비소인과 같은 반도체로 p형 및 n형을 구성하고 전자와 홀의 재결합을 촉진시켜 유도방출을 만들어 낸다.

(6) 티타늄 사파이어(Ti-Sapphire) 레이저

사파이어에 티타늄을 도핑시킨 레이저 이득 물질을 사용하여 700~1,100[nm]의 파장 영역에서 연속적으로 파장 가변이 가능한 고체 레이저이다.

2) 기체 레이저

레이저 발명 초기부터 많은 연구가 진행되어 다수의 레이저 종류가 개발된 것이 기체 레이저이며 원적외선 영역에서 X-선 영역까지 광범위하게 동작할 수 있다. 기체 레이저는 기체의 활성원자 또는 그것을 포함한 혼합기체를 레이저 매질로써 활용하는 것으로 주로 전기방전 또는 전자빔에 의하여 여기된다.

다른 레이저보다 기체 레이저가 매질이 동일하기 때문에 광학적으로 상당히 균일한 고품질의 광속을 검출할 수 있으며 매질의 부피를 자유롭게 조절할 수 있기 때문에 원하는 출력을 얻을 수 있다.

가) He-Ne 레이저

① 632.8[nm]의 붉은 파장을 가지며, 중성원자인 He(헬륨)가스와 Ne(네온)가스의 혼합기체를 매질로 이용하는 최초의 가스 레이저이다. 그림 2-13(a)는 He-Ne 레이저를 이용한 의료기기이다.

② He-Ne 레이저는 544[nm], 594[nm], 612[nm], 633[nm]의 가시광선과 1,154[nm], 1,804[nm], 381[nm]의 적외선을 낼 수 있다. 의료용으로는 붉은색인 633[nm]를 주로 이용하고 있으며, 단색성이 매우 높다. 그림 2-13(b)는 He-Ne 레이저의 장치 및 원리도이다.

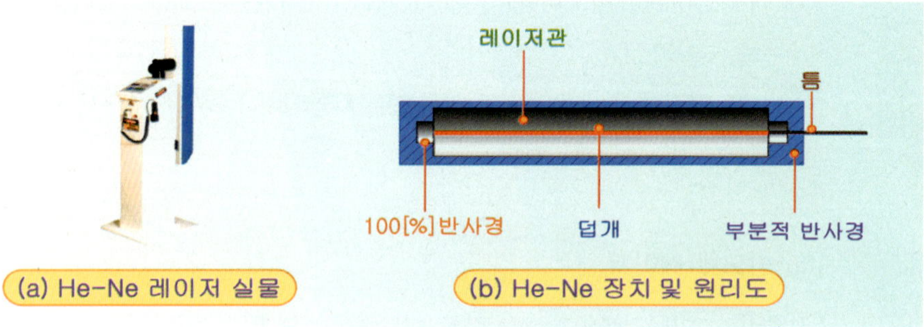

그림 2-13 He-Ne 레이저 의료기기

나) 이산화탄소(CO_2) 레이저

1964년 미국의 파텔(Patel)이 이산화탄소가스를 이용하여 처음으로 적외선 레이저 빛의 연속발진에 성공하였다. 그 후 질소가스를 첨가하여 레이저 장치의 평균출력을 수 [mW]에서 12[W]로 증가시키고 현재 100[kW]의 대형 CO_2 레이저도 개발하였다.

① 출력의 증가는 여기된 질소가스가 이산화탄소가스와 충돌하여 질소가 지닌 에너지를 이산화탄소로 전달시킴으로써 이산화탄소 분자의 상위준위 밀도를 증가시키기 때문이다.

② 고효율, 고출력의 원적외선 레이저이다. 발진파장은 주로 10,600[nm]이나 이보다 낮은 9,600[nm]에서도 용이하게 발진이 된다.

표 2-7 이산화탄소(CO_2) 시스템의 종류

냉각 방식	여기 방식	공진기 형태
저속축류형	직류 글로우(Glow) 여기	안정형
고속축류형	축방향 방전여기형, 횡방향 방전여기형, 분할 방전여기형	링 모드
횡류형	고주파 방전여기(무성방전형, RF 방전형)	FAIR 공진기

③ 긴 파장이어서 물을 0.3[mm]밖에 통과하지 못하고 흡수된다. 조직의 절단과 증기화가 이상적이어서 수술 후 통증이 적고 암세포(악성종양세포)를 태워 없애는 데 쓰인다. 표 2-7은 이산화탄소(CO_2) 시스템의 종류를 나타내었다.

다) 아르곤(Ar) 이온 레이저

수백[mW]~수십[W]의 출력을 내는 가시광 기체 레이저이다.

① 청색(488.0[nm])과 녹색(514.5[nm])의 2개의 파장에서 강하게 발진된다. 조명효과가 뛰어나서 무대효과에 이용되고, 레이저쇼에도 많이 사용된다. 안과에서는 청색과 녹색의 빛이 망막까지 완전 도달하는 성질을 이용한다.

② 의료 분야에선 에너지가 헤모글로빈(Hemoglobin)과 같은 붉은 색소에 잘 흡수되어 지혈이 잘되기 때문에 응고장치에 사용되고 피부치료에도 이용된다.

③ 연구실에서도 아르곤 레이저는 색소 레이저의 여기용으로도 이용되고 있다. 아르곤 원자를 이온화하기 위해서는 많은 에너지가 필요하므로, 아크 방전(Arc discharge)에 의한 여기 방식이 사용되어 높은 열이 발생한다.

라) 엑시머 레이저

여기분자에서 나온 단어로서 전기적으로 KrF, ArF이나 XeCl 여기된 상태에서만 분자로 결합한다는 뜻이다.

3) 액체 레이저

물이나 알코올 같은 용매에 유기색소를 녹여서 이를 매질로 이용하고 주로 빛에 의해 여기되는 색소 레이저(Dye laser)이다.

가) 색소 레이저

적절한 색소를 교환하여 가시광선 전체 영역에 걸쳐 연속적으로 파장가변을 할 수 있고 넓은 영역에서 파장을 가변할 수 있기 때문에, 의료용이나 과학연구용으로 많이 이용된다. 선택적인 광열분해작용의 원리에 의해 혈관 속에 있는 적혈구, 그중에서도 헤모글로빈을 파괴시키는 것으로 혈관성 질환의 치료에 흉터를 남기지 않고 탁월한 치료효과를 얻을 수 있다.

① 585[nm] 파장의 오렌지색 광선을 내는 색소 레이저는 붉은색 계통의 질환으로 혈관증, 모세혈관확장증, 안면홍조증, 거미반점 치료에 쓰인다.
② 515[nm] 파장의 녹색 광선을 내는 색소 레이저는 검정색 계통의 질환인 갈색 모반, 기미, 주근깨 등의 피부과용 레이저 치료에 쓰인다.
③ 색소 레이저의 특징
　㉠ 넓은 영역에서 파장을 가변할 수 있다.
　㉡ 다양한 종류의 색소 레이저가 개발되어 있다.
　㉢ 색소 레이저에 이용되는 색소를 교환함으로써 전 가시광선 영역을 포함하는 색상에서 레이저의 발진을 얻을 수 있다.

4) 반도체 레이저

다이오드 레이저라고도 하며 레이저 중 제일 작은 것으로 보통 1[nm] 이하의 크기이다. p형 반도체와 n형 반도체의 접합체인 다이오드로 되어 있으며 p-n접합의 끝은 평행한 평면이다. 만약 면이 평행하지 않거나 평면이 아니면 반도체 레이저가 될 수 없다. 그림 2-14(a)처럼 이 두 면은 매우 큰 굴절률 때문에 반사경의 역할이 가능하다. 그림 2-14(b)는 반도체 레이저 의료기기이다.

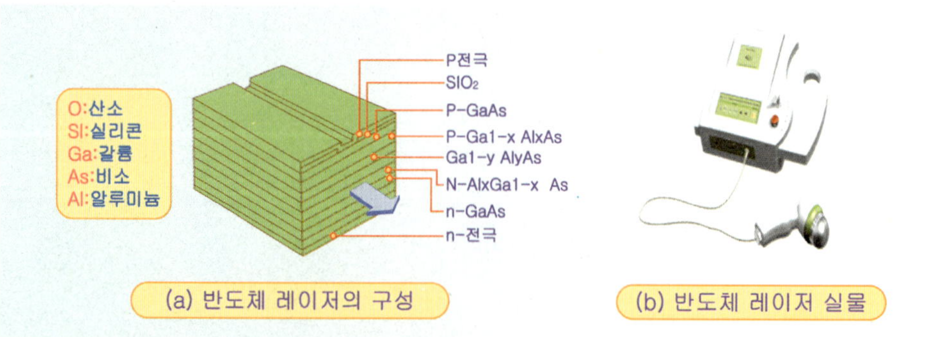

그림 2-14 반도체 레이저의 구성 및 실물

가) 반도체 레이저

① 반도체 레이저의 장점 : 수[mA]의 전류만 흘리면 레이저가 되기 때문에 광통신, CD 재생장치 등에 이용된다. 체적이 매우 적은 특성이 있고 제조단가가 저렴하고 대량생산이 용이하며 응답속도가 빠르고 제어하기도 쉽다.

② 반도체 레이저의 단점 : 지향성 및 간섭성이 다른 레이저보다 떨어진다.

나) 반도체 레이저의 재료

GaAs(비소화갈륨)나 GaAlAs(비소화갈륨 알루미늄) 또는 GaAlAsP 등이 개발되어 있으며 발진파장은 매질의 종류에 따라 다르나 GaAs(비소화갈륨)인 경우 840[nm]의 적외선이다.

① 반도체 레이저 재료의 결점 : 크기가 매우 작기 때문에 회절효과가 두드러져 지향성이 다른 레이저에 비해 떨어진다.

② 보통 반도체 레이저 빔의 확산각도가 다른 레이저 빔의 각도보다 훨씬 큰 5~10[°]이다.

5) 자유전자 레이저

전자를 좌우로 진동시키는 교번 자장기(wiggler)는 고에너지 전자발생기, 공진기로 구성되었다. 높은 에너지를 가진 전자들이 자기장의 극성이 규칙적으로 바뀌는 교번 자장기를 통과하면서 진동을 하면, 제동복사라고 하는 복사광을 방출한다. 이 복사광이 자유전자 레이저의 공진기를 구성하고 있는 광학계에 의해 교번 자장기 내를 통과하는 고에너지 전자들과 상호작용을 할 수 있고 공진기의 공진조건을 만들어 주면 자유전자 레이저에서도 일반적인 레이저처럼 레이저 발진을 일으킬 수 있다.

6) 적외선 레이저

파장 0.8~1,000[μm] 범위의 빛을 발진하는 레이저로 단색성과 강도가 좋다. 대표적인 것으로 파장 0.9[μm]의 갈륨-비소 반도체 레이저, 파장 1.06[μm]의 유리 레이저 및 YAG 레이저, 파장 1.15[μm] 및 3.39[μm]의 헬륨-네온 레이저, 파장 10.6[μm]의 이산화탄소 레이저, 파장 337[μm]의 시안 레이저 등이 있다. 적외선 레이저의 장점으로 출력이 큰 것, 변조하기 쉬운 것 등 특징이 있는 것이 많다.

다. 레이저의 의료이용

레이저의 이용은 레이저가 발명된 이후 의료 부분에선 상당한 연구가 있었지만 다른 응용 분야보다 상당히 뒤처져 있으나 현재 새로운 레이저의 개발, 의료이용기술의 발전, 장비의 개선 등으로 다양한 의학 분야에서 폭넓게 이용되고 있다.

1) 레이저의 의료이용 역사

메이먼(Maiman)의 레이저 발명 이후에 레이저의 이용은 의료에서 큰 기대를 모아 여러 번 의학적으로 연구가 되었으나, 1960년대에는 의학목적에 도달하는 결과를 얻지 못하여 안과를 제외한 임상 분야에서는 이용되지 못하고 연구만 계속되어 왔다.

① 이스라엘의 샤론(Sharon)과 카플란(Kaplan)이 1972년 이산화탄소가스 레이저를 외과수술에 이용하기 시작하였고, 이후 미국의 골드만(Goldman)과 이스라엘의 카플란에 의해서 다양한 방법의 피부수술이 개발되었다. 이산화탄소가스 레이저는 효과적인 절개가 가능하였지만 지혈효과는 기대에 미치지 못하였다. 그러나 네오디뮴-야그 레이저의 발명으로 탁월한 지혈효과를 얻게 되었다.

② 1978년에 드와이어(Dwyer), 나스(Nath), 프로모간(Fruhmorgon)에 의하여 내시경을 통한 레이저로서 위장관 출혈의 지혈 성공사례가 보고되었다. 기도, 기관지의 종양치료, 위장관 폐색치료에 이용되었으며 또한 소구경 광섬유를 함유한 내시경의 개발로 피경하 내시경을 통한 레이저를 이용한 혈관 협착의 치료가 시도되었다.

③ 1970년대 중반에 와서 본격적인 레이저 수술장비의 실용화가 시작되었지만 1980년대 초까지만 해도 레이저의 이용은 절개된 망막을 고정시키는 것과 같은 몇 가지 특수외과용 도구로만 이용되었다.

④ 1985년 7월에 미국의 드와이어가 소화기 악성종양의 일시적인 치료로서 내시경을 이용한 레이저의 이용을 발표하여 악성 협착증 치료에 일반적인 치료의 길을 열었다.

⑤ 1985년에 미국의 다이쿠노조(Daikunozo)와 조페(Joffe)가 현재까지의 레이저의 문제점을 해결하기 위해 접촉식 프로브(Contact probe)를 개발함으로써 외과적 수술에서 네오디뮴-야그 레이저만으로도 효과적인 절개와 지혈을 할 수 있게 하여 레이저 이용의 다양화를 마련하였다.

2) 레이저가 인체 세포조직에 미치는 영향

레이저가 인체에 어떤 작용을 하며, 어떠한 부작용이 있는지 중요하게 고려하여야 한다. 임상치료에 이용되는 레이저는 열작용, 압력작용, 광작용 또는 흡수효과, 전자작용, 혈액응고작용 등과 같은 효과를 줄 수 있으며 이러한 효과는 세포조직에 영향을 준다.

가) 레이저의 열작용

레이저 빔을 세포에 접촉시키면 높은 에너지 밀도를 얻을 수 있다. 밀도변화에 의하여 인체조직의 미세한 부분에 200~1,000[°C] 이상의 온도상승이 일어난다. 온도상승으로 인하여 세포조직을 고열로 파괴함으로써 정밀한 절단수술이 가능하다.

나) 레이저의 압력작용

레이저 빛의 압력은 매우 적은 양이지만 접속점에는 중력가속도의 100만 배가 되는 큰 가속도가 발생하며 레이저 빛이 인체에 닿으면 접촉면에 압력을 준다. 그러므로 레이저의 접속점에서는 순식간에 빛에너지가 열에너지로 전환되는데 순간적으로 세포로부터의 수분증발 · 팽창, 세포의 파열, 세포막의 파괴 등이 짧은 시간에 일어난다.

다) 레이저의 광(光)작용

레이저는 빛으로서의 작용이 있다. 빛은 직진, 굴절, 반사, 간섭, 회절, 산란 외에도 편광 등의 현상이 있는데, 빛의 흡수성은 물질의 화학구조에 긴밀하게 관계된다. 레이저가 세포조직에 흡수되는 인체조직의 색깔이나 빛의 침투 정도에 따라 매우 복잡한 양상을 보인다. 보편적으로 빛은 보색을 나타내는 물질에 최대의 흡수를 보인다.

㉮ 아르곤 레이저의 녹색(575~500[nm]), 파랑(500~445[nm])은 보색인 붉은색의 세포조직에 흡수가 잘되는 것을 알 수 있다. 인체색소 중에 멜라닌 색소를 갖는 인체조직이나 멜라닌 색소를 갖는 악성종양에 레이저를 투여하여 조직파괴를 할 수 있는 것이 레이저의 광작용 때문이다.

광작용은 표 2-8을 이용한 피부과의 레이저 수술이다. 레이저 자체의 살균효과가 있어 2차 감염이 적고 혈액 누출이 적어 시야가 깨끗하며, 주위 조직의 열손상이 적이 부종이나 수술 후의 부작용이 적어 널리 이용된다.

표 2-8 피부과의 레이저 이용

레이저의 종류	치료 범위
색소 레이저 (Dye laser)	화염상 모반, 혈관확장증, 주사(딸기코), 혈관종, 화장독 및 연고 부작용으로 인한 안면홍조, 기타 피부혈관성 병변 등이다.
이산화탄소 레이저 (CO_2 laser)	색소성 모반, 노인성 반점, 사마귀, 주사, 양성종양의 제거 등이다.
펄스드 에르비움 야그 레이저 (Pulsed Er-YAG laser)	레이저 피부박피술, 눈 주위 및 입 주위의 주름 제거, 여드름, 수두 및 천연두의 흉터 제거, 색소성 모반, 한관종, 사마귀, 지루각화증, 표피모반, 베커 모반, 함몰흉터, 선상흉터, 비후성 반흔, 굳은 살, 백반(표피이식술) 등이다.
알렉산드라이트 레이저 (Q-Switched alexandrite laser)	문신, 오타 모반, 주근깨, 흑자, 밀크커피색 반점, 베커 모반, 반문상 모반 및 기타 색소반이다.

라) 레이저의 혈액응고작용

혈액응고작용은 빛의 작용 중 상당히 활용도가 크다. 혈액응고작용을 이용하여 소화관을 비롯한 내부장기의 지혈을 할 수 있다. 종래의 기계적인 메스(Scalpel)로서는 곤란하였던 내부장기의 부분적인 절제술도 레이저의 혈액응고작용을 이용하여 가능하게 되었다.

3) 레이저의 의료이용 분야

가) 치료용 레이저

① 레이저메스 : 아인슈타인(A. Einstein)의 이론에 의해 1960년 메이먼이 루비를 사용하여 최초로 만들었던 레이저 광선은 동일 파장 · 동일 위상(位相) · 동일 방향이라는 특성을 가진 단색파이며, 진행방향이 정확하게 평행인 여러 빛의 다발[束]이다. 이 레이저는 렌즈를 써서 보통 빛보다 고도로 강하게 초점을 맞출 수 있는 특성을 가진다. 이때 초점의 온도가 수만, 수십만으로 올라가 초점이 맞는 곳은 한 순간에 증발하는 원리를 이용하는 것으로 특히 레이저메스가 의학 분야의 진단 또는 치료에 사용된다.

② 인체용 레이저 용접기 : 충치치료기기, 뼈용접용 등에 사용한다.

③ 레이저 쇄석기 : 요로결석용 레이저 쇄석기 등에 사용한다.

④ 인체용 레이저 자극기 : 침구술에서 자극용, 창상치료촉진용, 종양변성용 등에 사용한다.

⑤ 감각보조용 레이저 장치 : 맹인용 레이저 지팡이, 홀로그램 안경 등에 사용한다.

⑥ 살균용 레이저 조사기 : 하수처리용 등에 사용한다.

나) 진단용 레이저

① 레이저 흐름 측정법 : 세포형광 측정법, 세포분류기 등에 사용한다.

② 분광분석용 : 레이저 발광분광분석, 혈액 산소포화도 측정, 숨을 내쉬는 중 알코올 검사, 온라인 혈액성분동정 등에 사용한다.

③ 레이저 간섭계 : 청각기 진동검사, 레이저 청진기, 변형검출, 망막해상력 측정 등에 사용한다.

④ 영상처리 : 혈구판별, 세포진용 등에 사용한다.

⑤ 레이저 도플러 유속계 : 망막혈관류계, 혈류 프로필 계측 등에 사용한다.

⑥ 레이저 홀로그래피 : 안전 카메라 등에 사용한다.

⑦ 레이저 도플러 : 항원-항체반응 검출용 등에 사용한다.

⑧ 조명용 : 레이저 빛 투과조명 등에 사용한다.

⑨ 레이저 산란 : 전자 영동도 계측, 현탁계 등에 사용한다.

⑩ 자극역치 측정기 : 통각계, 온감계 등에 사용한다.

⑪ 레이저 분광, 초음파 홀로그래피, 레이저 현미경, 안구굴절 이상 검출용 등에 사용한다.

다) 레이저의 기타 사용

① 입체시각용 홀로그래피, 인공광합성 등에 사용한다.

② 의료정보, 영상전송, 효소부활, 세포증식부활 등에 사용한다.

③ 레이저 용접(의치용 합금) 등과 레이저 구멍뚫기(봉합침) 등에 사용한다.

④ 마이크로-이레이디에이터(Micro-irradiator) 등에 사용한다.

⑤ 마이크로-스티뮬레이터(Micro-stimulator) 등에 사용한다.

라) 레이저 장비의 조건

① 소형화, 경량화이어야 한다.

② 동작제어가 간단하고 오동작을 감지하여야 한다.

③ 조사시간의 폭이 가변성이어야 한다.
④ 높은 자유도를 가지는 유연한 머니퓰레이터(Manipulator)[20]이어야 한다.
⑤ 비접촉 진행으로 인체 절개 깊이의 측정 지시장치가 필요하다.
⑥ 조직의 기화로 인한 가스의 흡입 및 배기장치가 필요하다.

마) 레이저메스[21]

① 레이저 방사 에너지를 급격하게 열로 변환시켜 물의 끓는점 이상의 온도로 순간적으로 상승되므로 조직이 절단되는 데 이용된다. 아르곤, 탄산가스 및 네오디뮴-야그 레이저의 연속파를 주로 이용하고, 외과수술용 메스로서 활용되고 있다.
② 레이저 빔을 극소광점에 집중시킬 수 있고, 초점이 미세하기 때문에 정상세포를 상하게 하지 않고 지혈효과도 커서 뇌 또는 내이(귀) 등 복잡한 구조의 장기수술이 가능하게 되었고 아주 작고 복잡한 외과수술은 레이저에 의해 가능하게 되었다.
③ 위암치료에도 효과가 있을 것으로 보고 현재 연구가 진행 중이다. 그 밖에 안과에서 망막 내 혈전증 수술 등의 치료에도 이용된다.

바) 레이저메스의 특징

① 작은 혈관이나 모세혈관은 절개되는 동시에 열에 의해 자연스럽게 응결되어 서로 밀착하게 된다. 응결되는 현상으로 자동적인 지혈작용이 일어나 출혈 없는 수술이 가능하게 되며, 수혈량도 최소로 줄일 수 있다.
② 수술 도중에 계속적인 지혈작용을 하지 않아도 되고 수술부위의 출혈을 제거하는 시간이 필요 없기 때문에 수술시간이 줄어든다
③ 미세혈관들이 많은 장기부위는 기존의 메스로는 수술 시 지혈할 수 없었기 때문에 일부 절개나 제거가 어려웠던 수술도 가능해졌다.
④ 레이저메스를 이용하면 절개에 의해 파괴되는 세포층의 두께가 매우 얇아서 회복시간이 단축되고 수술 후 통증이 줄어든다.
⑤ 환부를 응고시키면서 제거하기 때문에 자동으로 살균이 되어 감염을 막아준다.
⑥ 전기자극을 이용하는 것이므로 측정기기나 인공 심박동기 등에 전기적인 영향이 없으며 전기쇼크 등의 위험이 없다.

---

20 머니퓰레이터(Manipulator) : 팔이나 손의 동작과 유사하게 움직이도록 만들어진 것이다.

21 레이저메스 : 레이저 광선의 열에너지를 이용한 수술용 칼이다. 보통의 수술용 칼보다 출혈 없이 더 예리하게 환부를 자를 수 있다.

라. 레이저의 안전

레이저로 인한 상해는 피부와 눈으로 구분할 수 있다. 레이저 빔은 피부표면에만 일부 흡수된다. 레이저 빔이 눈의 수정체에 입사되면 망막을 태워 시력을 잃게 할 수 있다. 레이저 기기 주변에는 '레이저 위험' 등으로 쉽게 알 수 있는 표시를 하고 출력이 큰 레이저는 경보기 등을 설치해야 한다.

3. 수액 약물 주입기

학습목표

- 약물주입 펌프의 사용목적을 설명할 수 있다.
- 약물주입 펌프의 동작원리를 설명할 수 있다.
- 이동형 약물투입장치와 이식형 약물투입장치를 설명할 수 있다.

가. 수액 약물 주입기의 사용목적

환자의 상태에 따라 정맥으로의 약물 및 혼합물 주입을 위해 정확한 정량 주입을 위한 제어가 필요하다. 약물주입 펌프(Infusion pump)는 환자에게 정해진 수액량을 일정하게 주입시켜 주는 기기이다.

또한 각종 알람 기능에 공기가 있음(Air-In-Line), 막힘(Occlusion), 완료(Complete), 배터리 부족(Low battery), 문 열림(Door open)을 갖추고 있어서 쉽게 수액주입의 상태를 알 수 있다.

일반적으로 약물주입 펌프는 피스톤 펌프(Piston pump)[22]나 연동 펌프(Peristaltic pump)[23] 작용에 의해 주입량을 가변할 수 있다. 부피측정형 수액 펌프들은 주입 약물의 부피로 제어되며 약물의 주입을 안전하고 정확하게 할 수 있어야 한다.

약물주입 펌프는 병원, 가정의 일반적인 환경에서 사용할 수 있다. 또 내부 충전기가 장착되어 병원 내에서 환자의 이동 및 구급차에 의한 이동 중에도 사용할 수 있다.

22 피스톤 펌프
① 교환형 피스톤 펌프 : 유체의 고정 볼륨을 갖는 원통 속을 선택된 비율로 움직이는 피스톤이 유체의 흐름을 밀어내는 방식이다.
② 횡격막형 피스톤 펌프 : 유연성 있는 고무 횡격막과 밸브들로 이루어져 있다.

23 연동 펌프
① 선형 연동 펌프 : 순차적으로 동작하는 핑거타입의 선형 펌프를 이용하여 I.V관 재료를 압축하여 유체의 흐름을 앞으로 밀어내는 방식이다.
② 회전형 연동 펌프 : 회전형 롤러가 장착되어 I.V관 재료를 환자방향으로 회전하면서 압축하여 유체의 흐름을 밀어내는 방식이다. 롤러의 속도를 변화시킴으로써 주입량을 변화시키게 된다.

나. 수액 약물 주입기의 동작원리

프레세니우스(Fresenius)에 의해 최초로 제조된 주입 펌프는 환자의 순환계로 치료약물 또는 영양소 등을 인체로 주입하는데, 일반적으로 피하, 정맥, 동맥, 그리고 경막으로 약물을 정확하게 투입하기 위해 사용된다.

약물주입 펌프는 마이크로컨트롤러(Micro controller)에 의해 작동되므로 의료진이 원하는 정확한 수액량을 환자에게 주입할 수 있다.

① 약물주입 펌프는 시간당 0.1[mL] 정도의 작은 양의 약물도 투입할 수 있다. 인젝션 형태의 약물주입 펌프는 무통증을 위해 환자가 제어하는 시간마다 약물주입이 가능하기도 하고 또는 일정 시간 동안 정량의 약물주입을 위해 볼륨 제어가 가능하기도 하다.

② 약물주입 펌프는 주입의 유형에 따른 기능설정은 사용자 인터페이스로서 임상관리자 또는 간호사에 의해 설정할 수 있으며, 연속주입은 프로그램에 의해 작은 펄스 형태로 한 번 주입량이 20[nL]에서 100[μL] 사이에서 정할 수 있다.

③ 간헐적 주입의 경우 연속 주입 시보다 많은 양을 주입할 수 있는데 간헐적인 주입을 위한 주입 타이밍은 프로그램에 의해 설정이 가능하다.

④ 약물주입 펌프 중 볼륨 펌프는 환자들에게 영양분 공급, 인슐린과 같은 호르몬 공급, 또는 통증제어를 위한 약들을 주입하게 되며, 이식형 또는 병원 등에서 사용되도록 제품화되어 있다. 이들 볼륨 펌프들은 연동 펌프의 변형으로 약물주입 통로인 실리콘형 고무관을 압축한 롤러가 이용되기도 하며, 손가락으로 누르는 형태의 롤러가 사용되기도 한다.

⑤ 수액 펌프에 사용되는 소형 펌프들은 컴퓨터에 의해 제어되고 있다. 혈관의 압력은 81[bf/in^2](55[kPa])보다 작고 피하 압력은 181[bf/in^2](125[kPa]) 정도이기에 약물투입 백의 높은 압력은 약물주입 시 혈관을 압박하므로 주의를 해야 한다.

⑥ 흐름제한 장치는 압력 백, 혈관 등의 압력 차이에 따른 약물주입 조절을 위해 주입 시스템의 기압을 일정하게 유지하기 위한 기능을 담당한다.

㉠ 공기정화 필터 : 환자의 정맥 속으로 유입되는 공기를 제거하기 위한 안전장치이다. 통상 인체 무게에서 1[kg]당 0.55[cm^3] 정도의 공기는 인체에 해가 되기에 충분한 양으로 추정된다. 이들 작은 공기입자들은 동맥에서 해를 끼칠 수 있으며, 통상 이들 공기입자들은 정맥에서 심장을 통해 폐에서 체외로 분리 배출되기도 한다.

㉡ 공기정화 필터 장치 : 얇은 막으로 구성되어 있어 공기입자를 발산한다. 혈액 내

에 큰 기포가 있으면 출혈이 발생하기도 하며, 소형의 주입 펌프들은 삼투압을 사용하여 제거하기도 한다.

⑦ 일반적으로 표준 I.V 세트(15~16[drops/mL])에서부터 미세 약품방울 I.V 세트(60[drops/mL])까지 구동 가능[24], 주입량 세팅 범위는 1~999.9[mL/h] 정도이며, 정확성은 ±5[%] 이내, 일반적인 사용온도 조건은 5~40[℃] 정도이며, 상대습도는 ≤90[%] 유지가 일반적이다.

⑧ 폐쇄 압력은 40~140[kPa]이며, 8가지 폐쇄 감성 경보, 전원장치로는 100~240[V], 50[Hz]/60[Hz]이며, 내부전지는 재충전된 Ni-H전지, DC12[V], 2000[mAh](이때 부하시간 ≥ 5[h])이다.

⑨ 약물주입 펌프는 차단(Isolation) 시스템을 갖추고 있어 전원이 차단되거나, 예상외의 고장으로 장비 본체에서 누전이 있을 경우에는 위험하니 사용을 중단한다.

다. 수액 약물 주입기의 구성

1) 기계적 펌프

약물투입 속도를 정확하게 조절하기 위해 스텝모터를 사용한 피스톤 펌프, 롤러 펌프와 같은 연동 펌프, 이전의 정맥투입장치를 그대로 사용할 수 있는 피아노 건반형의 펌프 등을 사용한다.

이와 같이 기계적으로 약물투입 속도를 제어하는 것을 기계적 펌프라고 하며 그 실제 사진은 그림 2-15와 같다.

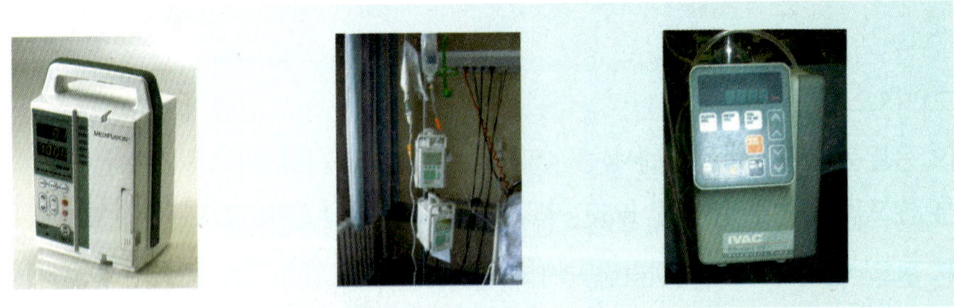

그림 2-15 약물주입 펌프(기계적 펌프, 이동형 펌프)

24 일반적으로 I.V Set은 15, 16, 20drops 3종류로 나누어지며 더 자세히 나누면 10, 15, 16, 20, 60drops로 나눌 수도 있다. 여기서 drops란 [mL]당 떨어지는 방울의 수를 의미한다. 보통 수액 세트의 포장지에 명시되어 있으며 일반적으로 성인은 20drops(1[mL]=20[drops]), 유아는 60drops(1[mL]=60[drops])를 사용한다.

2) 이동형 약물투입장치와 이식형 약물투입장치

체외에 부착하고 다닐 수 있을 정도로 작은 이동형 투입장치와 체내에 이식되어 고농도의 약물을 정해진 속도로 투입하게 하는 이식형 투입장치도 있다.

이식형은 정기적으로 약물을 충전시켜 주어야 하는 단점이 있다.

3) 부피제어기

중력에 의하여 투입되는 약물의 양을 정확하게 항상 제어하는 장치이다. 부피제어기는 정맥 투입기에 단위시간당 떨어지는 약물의 방울 수를 제어하는 점적실이 있어 투입되는 약물의 부피를 조절한다. 간단한 제어기로서 발광 다이오드(LED)와 광검출기를 통하여 방울 수를 검출하여 약물병과 점적실 사이의 밸브를 제어한다.

4. 인공호흡기

학습목표

- 인공호흡기의 사용환경을 설명할 수 있다.
- 인공호흡기의 종류를 설명할 수 있다.
- 인공호흡기의 부작용을 설명할 수 있다.

가. 인공호흡기의 개요

폐의 질환, 호흡근이나 호흡중추의 이상, 마취시켜 수술할 때, 인공적으로 호흡을 조절할 때 폐포에 산소를 불어넣는 장치를 인공호흡기(Ventilator respirator)라고 한다. 이는 산화와 환기를 개선하고 효과적인 호흡에 필요한 노력과 산소요구량을 감소시킨다.

① 폐기능이 적절해질 때까지 또는 급성 증상이 해소될 때까지 사용하는데 인공호흡기는 손상된 폐를 치료하는 것이 아니라 폐가 호흡과정을 회복할 수 있을 때까지 환기를 제공하는 것이다.

② 여러 가지 종류가 있으나 크게 나누면 구강과 기관을 통하여 폐흉곽을 내부에서 가압하는 것과 흉곽을 밖으로부터의 음압으로 당기거나 양압으로 가압하는 것의 두 종류가 있다. 외과에서 마취용에 이용하는 것과 내과에서 폐질환에 이용하는 것 중에는 외과에서 마취용이 많이 사용된다.

③ 현재 폐절제나 심장수술 등 큰 수술이 적극적으로 행해지는 것은 마취기와 인공호흡기가 진보한 결과라고 할 수 있다. 내과영역에서도 폐기종, 기관지천식, 만성기관지염 등 기도의 폐색을 일으키는 호흡기 질환의 치료에 인공호흡기가 자주 쓰인다.

④ 환자의 호흡계를 치료할 경우 가장 먼저 고려할 점은 허파에 원활한 산소공급이 이루어져야 하는 것이다. 현재 개발된 장치를 호흡기 혹은 호흡보조기라 하는데, 이용하는 작용에 따라 제어기와 보조기로 분류한다.

⑤ 환자의 호흡을 전담하기 위해서는 제어기형 호흡보조기를 환자에게 부착한다. 이 장치에 의하여 환자의 호흡주기가 결정된다. 하지만 호흡보조기는 환자가 스스로 간헐적으로 호흡하려 할 때 감지하여 기계적으로 호흡을 증진시킴으로써, 환자의 호흡을 제어하는 것이 아니라 보조적 역할만 하는 것이다. 환자 자신이 간헐적으로 호흡을 하였을 때에는 장치의 작동에는 영향을 주지 못하고 오히려 환자의 호흡이 제어

를 당할 수도 있으므로 호흡보조기는 환자의 호흡상태에 맞게 조정되어 환자의 호흡활동을 향상시키도록 해야 한다.

⑥ 호흡보조기를 더 세밀하게 나누면 음압장치[25]와 양압장치[26]로 나눌 수 있다.

㉠ 압력이 낮은 밀폐된 공간에 환자를 넣어두는 음압 호흡보조기는 인체의 생리작용에 가깝다. 밀폐공간 안의 환자 복부 내로 음압이 전달되면 기관을 따라 압력강도가 생성되어 공기가 환자의 허파로 들어가게 된 후 압력을 대기압으로 바꾸면, 허파는 원래의 크기로 되돌아오고 허파에 들어 있던 공기의 일부는 다시 밖으로 내보내게 된다.

㉡ 양압 호흡보조기를 이용하면 기관의 압력이 증가되어 공기를 허파 속으로 삽입시켜 준다. 그러면 허파는 내부압력에 의하여 커지게 되고, 연달아 압력이 다시 내려가면 허파가 자연적으로 작아지면서 공기를 내뿜게 된다.

⑦ 호흡보조기의 주기는 부피, 압력, 시간으로 제어할 수 있다. 이들을 각각 부피주기형, 압력주기형, 시간주기형이라 한다. 오늘날에는 이들의 모든 조건을 갖추고 있는 그림 2-16과 같은 인공호흡기를 사용하고 있다.

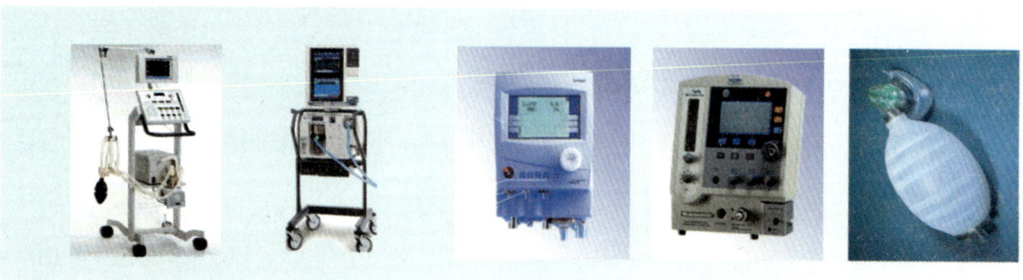

그림 2-16 인공호흡기

나. 인공호흡기의 특징

1) 인공호흡기 관련 용어

① 산소화 : PaO_2[27] 〈 50[mmHg], FiO_2 〈 0.60

② 환기 : $PaCO_2$[28] 〉 50[mmHg], pH 〈 7.25

25 음압장치 : 호흡보조기 내에 마이너스 압력을 형성할 수 있게 하는 장치이다.

26 양압장치 : 허파에서 빼내는 양보다 공급되는 양을 많게 해주는 장치이다.

27 PaO_2 : 동맥혈 산소분압(動脈血酸素分壓), Partial Pressure of Arterial Oxygen의 약기이다.

③ 폐활량 〈 1회 호흡량의 2배(10~15[mL/kg]보다 적을 경우)

④ 음압 흡인력 〈 −25[cm] H_2O

⑤ 호흡기전 : 무호흡, 지속적인 호흡수 〉 35회/분

⑥ FiO_2[29] : 흡인산소농도, PaO_2 동맥 산소압

⑦ $PaCO_2$: 동맥 이산화탄소압

⑧ pH : 수소이온농도

2) 계속적 인공호흡기

계속적 인공호흡기(Continuous Mandatory Ventilation : CMV)는 대상자 스스로 호흡을 전혀 할 수 없는 경우에 적용한다. 인공호흡기가 환기를 유발하는 방식으로서 대상자의 자발적인 흡기 노력과 상관없이 치료자가 설정해 준 1회 호흡용적 및 횟수로 기계 환기가 이루어진다.

① 계속적 인공호흡기의 장점 : 경추 손상과 같이 무호흡이 있는 혼수환자, 뇌손상, 약물과다, 마취 시에도 적용된다. 대상자 스스로 환기를 유지할 수 없는 사람들이 호흡하는 데 드는 힘을 감소시켜 주는 것이다.

② 계속적 인공호흡기의 단점 : 스스로 호흡할 수 있는 환자는 힘들어한다. 어떤 노력에도 반응을 못하여 특히 혼란이 있거나 불안정한 환자는 효과적인 환기를 위해 진정제나 근이완제를 투여 후 적용해야 한다.

③ 계속적 인공호흡기의 목적

㉠ 적합한 환기를 유지하며, 정확한 FiO_2를 유지한다.

㉡ 정확한 환기와 산화 유지를 위한 정확한 안정 시 호흡량을 투여한다.

가) 부피주기형 호흡보조기

환자에게 흡입된 공기의 부피로 호흡보조의 주기를 조정한다. 일정한 부피범위를 정해 주면, 그 적당량만큼 공기가 환자에게 흡입되어야 비로소 공기의 배출을 시작 또는 유도하는 주기작용을 시작한다.

또한 압력통제 밸브(Pressure-control valve)도 설치하여 환자에게 호흡보조기가 공기

---

28 $PaCo_2$: 동맥혈 탄산가스분압. Partial Pressure Co, Partial Pressure of Arterial Carbon Dioxide : Carbon Dioxide(이산화탄소)이다.

29 FiO_2 : 흡입산소 농도. Fraction of Inspired Oxygen의 약기이다.

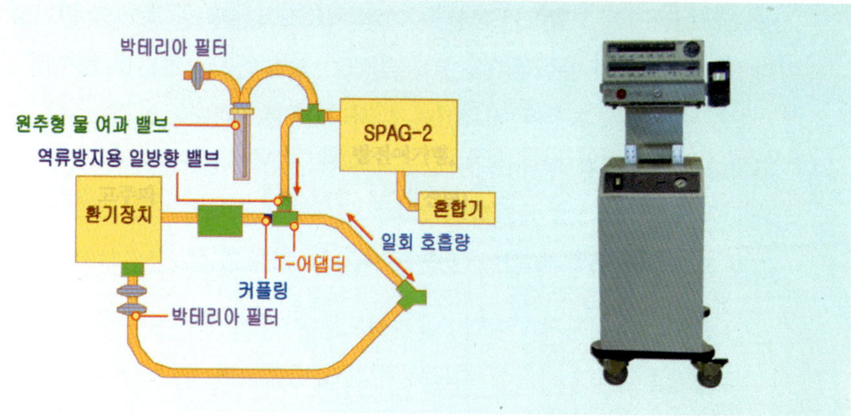

그림 2-17 부피주기형 호흡보조기의 원리 및 기기

를 삽입시키는 동안에 압력이 미리 설정된 최대 압력을 넘으면, 지금까지 흡입된 공기의 양에 상관없이 주기작용을 시작하는 것이다. 이렇게 하여 압력이 조절되지 못할 때 환자에게 발생할 수 있는 손상을 막을 수 있다. 따라서 안전성을 폭넓게 가늠할 수 있다.

그림 2-17은 부피주기형 호흡보조기(Volume-Cycled Ventilator : VCV)의 원리 및 기기이다.

나) 압력주기형 호흡보조기

압력주기형 호흡보조기(Pressure-Cycled Ventilator : PCV)에서는 공기를 환자에게 공급하여 허파의 압력이 미리 설정된 범위에 이를 때까지 호흡보조기가 공기의 유출을 돕는 장치이다. 대상자의 기도압력이 미리 설정한 수준에 다다를 때까지 가스가 들어간다. 충분한 일회 호흡량이 들어가고 있는지 확인하기 위해 주기적으로 호기양을 측정해야 한다.

가장 큰 단점은 가스의 흐름은 압력과 저항의 함수이기 때문에 가스의 저항에 매우 민감하다는 것이다. 기도의 저항이 크지 않은 환자의 경우 무방하지만 급성 기도 경련, 수술 직후 등 기도저항이 수시로 변하는 경우에는 매 호흡마다 전달되는 가스의 양이 달라지기 때문에 적절하지 않다.

3) 간헐적 강제환기

간헐적 강제환기(Intermittent Mandatory Venilation : IMV)는 계속적으로 대상자가 자연스런 호흡을 하면서 인공호흡기가 정해진 1회 호흡량을 정해진 횟수에 따라 전달하는 양식으로 대상자의 자발적인 호흡 사이에 치료자가 설정한 강제적 환기를 삽입하는 방식이다. 인공호흡기의 순화주기를 통해 환자가 자발적으로 호흡을 하도록 돕는 장치이다.

오랫동안 인공호흡이 필요했던 환자나 다른 이유로 인공호흡을 중단하기 어려웠던 환자를 인공호흡기로부터 중단시키기 위해 사용하며 또한 자발적인 호흡을 하는 환자에게도 사용되는데 1회 호흡량과 호흡수 요구에 적절하지 못할 때 사용된다. 만성폐쇄성 폐질환 환자들의 경우 원활한 호흡을 필요로 하므로 환기는 무엇보다 중요하다.

① 간헐적 강제환기의 방법 : 규칙적으로 미리 설정된 횟수와 용적에 따라 강제적으로 인공호흡기가 호흡을 하도록 주기가 반복되며, 최소한의 환기를 제공한다. 환자에 의해 시작된 호흡과 기계호흡이 동시에 발생할 때 호흡중복이 있을 수 있다.

② 간헐적 강제환기의 장점

㉠ 기계적 호흡수를 줄이면서 위닝(Weaning) 과정을 가속화한다.

㉡ 스스로의 호흡량을 점차 늘려가면서 호흡 전체를 감당한다.

㉢ 마비나 진정제를 투여할 필요가 없다.

㉣ 인공호흡기를 완전 끄기 전에 활용한다.

4) 동시성 간헐적 강제환기

IMV(간헐적 강제환기)의 단점을 보완하여 대상자의 환기노력과 동시에 인공호흡기에서 공기를 전달한다. 즉 1분당 정해진 횟수만큼 대상자의 흡기 노력과 일치하여 간헐적으로 시작하도록 되어 있다. 인공호흡기를 통해 자발적으로 호흡을 하도록 돕는 것으로 자발적으로 호흡을 할 수 있으나 1회 호흡량과 호흡횟수가 요구보다 적을 때 사용되며 방법은 다음과 같다.

① 규칙적으로 미리 설정된 시간에 따라 강제호흡을 하게 한다.

② 환자 자신의 흡기노력에 의해 강제호흡이 시작되고, 기계적 호흡은 환자의 흡기노력과 동시에 발생되거나 보조하게 된다.

③ 환자가 흡입하는 노력을 하지 않아도 여전히 호흡은 제공되거나 또는 조절된다.

5) 호기말 양압 호흡

호기말 양압(Positive End-expiratory Pressure : PEEP) 호흡은 심각한 상태에 빠져 자발적인 호흡을 하지 못하여 환자가 숨을 모두 내쉬었을 때 폐의 양압을 유지시켜 환자의 폐표면을 확장시킨 상태에서 인공호흡기가 호흡을 돕도록 한다. 기계적인 인공호흡을 하는 동안 압력은 호기말에 대기압력 수준 이상을 유지하게 하여 기능적 잔기량을 증가시킨다.

① 호기말 양압 호흡의 장점 : 가스교환을 하는 표면부위를 증가시키고, 호기가 끝날 때까지 기도에 일정한 압력을 가하여 기도와 폐포의 허탈을 방지함으로써 폐포의 허탈과 무기폐로 진전되는 것을 예방하며 기능성 잔기량을 증가시켜 폐포에서 폐모세혈관으로 더 많은 산소를 확산시킨다.

② 호기말 양압 호흡의 단점 : PEEP로 인해 흉곽 내 압력을 증가시키고 정맥혈이 심장으로 귀환하는 것을 감소시킨다.

6) 지속성 기도양압

자발적인 호흡을 하는 대상자의 기도에 호기말 양압이 가해지는 방식이다(자발적 호흡+PEEP=CPAP). PEEP와의 차이는 대상자가 인공호흡기 보조를 받지 않고 자발적으로 호흡하는 것이며, 적절한 1회 호흡용적을 유지할 수 있는 능력은 있으나 적절한 조직 산화의 유지를 방해하는 질환이 있는 환자에게 사용된다.

기계적 인공호흡이 부족하기 때문에 평균 기도압이 낮다. 이것은 압력으로 인한 손상의 위험과 정맥 귀환의 장애를 감소시킨다. 이는 인공호흡기의 횟수가 '0'일 때 인공호흡기를 통해 운반되거나 인공호흡기가 필요하지 않은 분리된 지속성 기도양압[30]을 통해 운반된다.

7) 시간주기형 호흡보조기

시간주기형(Time-cycled) 호흡보조기에는 음압 호흡보조기가 있다. 즉, 일정 주기 동안 환자에게 음압을 가하고 다시 일정 주기 동안 음압공급을 중단하는 과정을 되풀이한다. 현재 사용 중인 시간주기형 호흡보조기의 제어는 호흡의 주기, 공기를 흡입하는 시간과 내쉬는 시간의 비율도 설정할 수 있는 전자회로가 맡고 있다. 비안정 멀티바이브레이터 회로를 이용한다.

비안정 멀티바이브레이터 회로는 솔레노이드[31] 밸브를 작동시켜 공기의 흐름을 제어한다.

---

30 지속성 기도양압(CPAP) : 자발적 호흡을 하고 있는 대상자에게 전 호흡주기 동안 양압을 적용하는 것이다.

31 솔레노이드(Solenoid) : 원통형으로 길게 도선을 감은 코일이다.

8) 인공호흡기의 조절과 맞춤

① 1회 환기량(Tital Volume : TV) : 대상자가 호흡할 때마다 들이쉬는 공기량(평균 7~10[mL/kg])이다.

② 분당 호흡수 : 1분당 전달되는 인공호흡기의 호흡수(평균 10~14회/[min])이다.

③ 흡입산소분압(FiO_2) : 대상자에게 전달되는 산소농도로 필요에 따라 21~100[%] 산소공급이 가능하다.

④ 한숨 : 정해진 1회 호흡량의 1.5~2배에 해당하는 공기용량을 1시간에 6~10회 전달한다.

⑤ 최고 기도압력(PIP) : 1회 호흡량을 전달하는 데 필요한 기도의 최고 압력이다.

⑥ 지속성 기도양압(CPAP) : 자발적 호흡을 하고 있는 대상자를 위해 전 호흡주기 동안 양압을 적용하는 것이다.

⑦ 호기말 양압(PEEP) : 호기 동안 양압을 적용하는 것으로 무기폐를 예방하여 산화를 증진시킨다.

⑧ 유량(Flow) : 매 호흡 시 인공호흡기가 공기 흐름을 얼마나 빨리 전달하는가를 나타내는 것으로 보통 40[L/min]으로 설정한다.

다. 인공호흡기의 이용에 따른 부작용

1) 기관 튜브 합병증

① 장기간 기관 튜브 삽입 시 : 후두손상, 심각한 위장관 팽만현상 등이다.

② 오른쪽 기관지에 튜브 삽입 시 : 폐포 과환기, 무기폐, 기흉 등이 발생한다.

③ 기타 : 커프가 밀리면서 튜브의 입구 폐쇄, 혈관괴사 현상 등이 일어난다.

2) 인공호흡기의 기능 이상

기계의 고장, 흡기의 과열, 부적절한 가습, 경보장애 등이 있으며, 흡인을 위해 잠시 꺼두었다가 켜는 것을 잊는 것이 가장 흔하면서도 위험한 실수이다. 저압경보는 회로에 새는 곳이 있음을 알려준다.

3) 인공호흡기의 감염

인공호흡기 치료를 받는 대상자는 보통 저항력이 떨어져 있으므로 감염에 취약하다. 기관 튜브는 정상적인 상기도의 방어기전을 차단한다. 슈도모나스균(pseudomonas)은 따뜻하고 습한 환경에서 잘 자라므로 가습치료가 큰 위험요소가 된다. 따라서 24시간마다 대상자와 접촉하는 모든 기구는 교환한다. 호흡간호 제공 시 멸균법을 잘 지키고, 객담검사도 규칙적으로 시행해야 한다.

4) 인공호흡기의 압력으로 인한 폐손상

지속적인 양압이 가해지면 기흉이 올 수 있다. 이는 흡기 때 들어온 가스가 호기 때 배출되지 못하기 때문이다. 대상자의 기도압력이 갑자기 올라간 경우 기흉을 의심할 수 있다.

5) 인공호흡기의 저혈압

정상적인 호흡은 흡기 중 음압이 증가하고 호기 시 감소하지만, 인공호흡기는 양압으로 폐를 팽창시키므로 흉곽 내 압력이 생기고 상하 대정맥에서의 혈액 흐름이 감소하여 심장으로 정맥혈 귀환이 저하되어 심박출량도 감소한다. 따라서 주의 깊게 혈압을 측정하고 중심정맥압을 측정하거나 스완-간도관(Swan Ganz catheter)으로 폐동맥압(PAP), 폐모세혈관압(PCWP)을 측정해야 한다.

6) 인공호흡기의 근육합병증

부동성 때문에 전반적으로 근육이 소모되므로 조기 이상 발견과 적절한 운동이 필요하다.

7) 인공호흡기의 의존

인공호흡기를 오래 사용할수록 호흡근이 피로해지고, 스스로 호흡을 할 수 없기 때문에 중단하는 과정이 매우 어렵다. 의료팀은 인체 계통을 최적화하고, 환자에게서 인공호흡기를 뗄 수 없다고 단정하기 전까지 모든 방법을 다 시도한다.

5. 수액 약물 주입기 사용법

학습목표

- 수액 약물 주입기로 통과하는 약물의 양을 조절할 수 있다.
- 수액 약물 주입기의 동작상태를 점검할 수 있다.
- 수액 약물 주입기의 에러상태를 이해할 수 있다.

가. 핵심요소

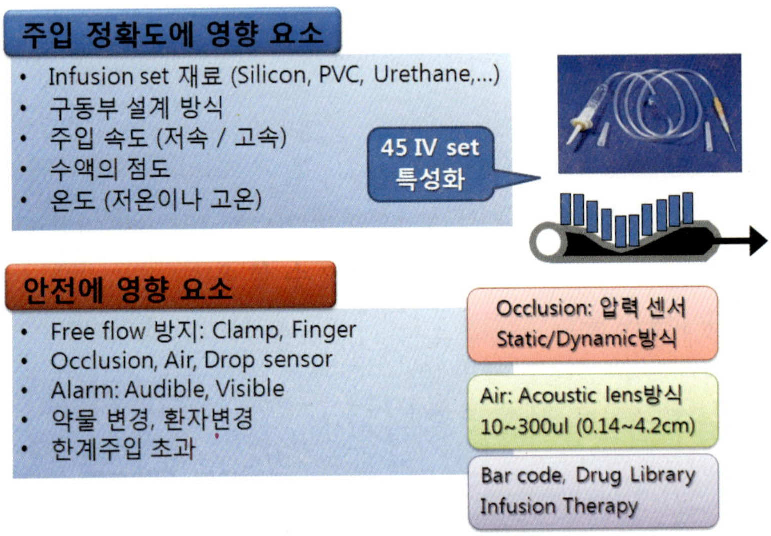

그림 2-18 수액 약물 주입기 핵심요소

1) 사용목적 및 용도

약물주입 펌프(Infusion pump)는 환자에게 정해진 수액량을 일정하게 주입시켜 주는 기기이다. 또한 각종 알람 기능에 공기가 있음(Air-In-Line), 막힘(Occlusion), 완료(Complete), 배터리 부족(Low battery), 문 열림(Door open) 경고 알람 등을 갖추고 있어서 쉽게 수액주입의 상태를 알 수 있다.

약물주입 펌프는 병원 및 가정의 일반적인 환경에서 사용할 수 있다. 또 내부 충전기가 장착되어 병원 내에서 환자의 이동 및 구급차에 의한 이동 중에도 사용할 수 있다.

2) 일반적인 동작원리 및 조건

약물주입 펌프는 마이크로컨트롤러에 의해 작동되므로 사용자가 원하는 수액량을 주입할 수 있으며 정맥주사를 주입하는 환자에게 사용한다.

약물주입 펌프는 차단(Isolation) 시스템을 갖추고 있어 전원이 차단되어 있으나, 예상 외의 고장으로 장비 본체에서 누전이 있을 경우에는 위험하니 사용을 중단한다.

| 주의 | 1. 약물주입 펌프는 장비 자체가 열을 발생하므로 직사광선과 기타 방열 장비를 피하여 설치한다.
2. 혈액 등과 같이 불투명하고 점성이 강한 약물은 장비의 성능에 영향을 줄 수 있으므로 사용을 금지한다.

나. 명칭 및 기능

1) Key

표 2-9 수액 약물 주입기의 KEY

<table>
<tr><td rowspan="3">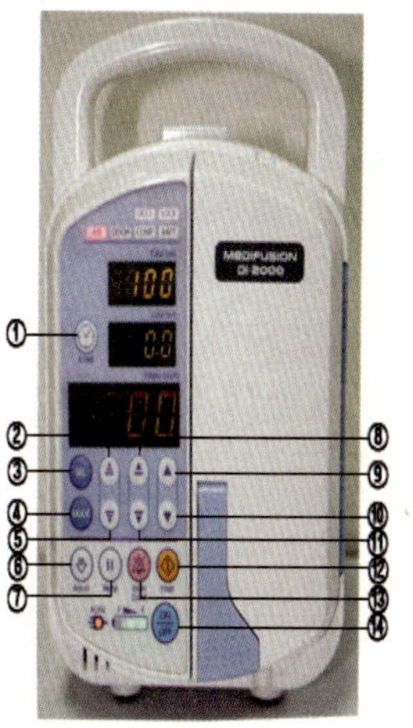</td><td>① R.TIME 키( ) : 주입이 시작되면 주입량을 표시하다가 R.TIME 키를 누르면 주입 완료까지 남은 시간을 표시한다(Remain time).</td></tr>
<tr><td>② 100단위 UP 키( ) : 총 주입예정량, 주입속도, Set Mode를 설정할 때 사용하며, 누를 때마다 표시부의 100 자릿수가 1씩 증가한다.</td></tr>
<tr><td>③ SEL 키( ) : 주입 모드 1에서 주입예정량, 주입속도 및 주입시간을 선택할 때 사용한다. 이때 설정하고자 하는 Display가 점멸한다.
SEL 키와 STOP 키를 길게 누르면 세팅 모드 1로 진입하며 세팅 모드 1 상태애서 다시 길게 누르면 세팅 모드 2로 진입하며 이때 설정하고자 하는 Display가 점멸한다.</td></tr>
<tr><td colspan="2">④ MODE 키( ) : MODE 키를 길게 눌러 주입 모드 2에 TIME-GTT-DOSAGE 간에 모드 전환을 한다.</td></tr>
<tr><td colspan="2">⑤ 100단위 DOWN 키( ) : 총 주입예정량, 주입속도, Set Mode를 설정할 때 사용하며, 누를 때마다 표시부의 100 자릿수가 1씩 감소한다.</td></tr>
</table>

⑥ BOLUS 키( ) : 주입정지나 주입 중에 BOLUS 키를 누르면 Set Mode(BOLUS양 및 속도)에서 설정한 속도와 양을 주입하며, 계속 누르고 있으면 누르고 있는 동안 Set Mode(BOLUS 속도)에서 설정한 속도로 계속 주입이 된다.
또한, 주입 모드 2, 세팅 모드 1, 세팅 모드 2에서 짧게 누르면 대기상태가 된다(주입정지 중 또는 주입 중 BOLUS 동작 시에는 Occlusion Sensor만 감지하며, Air Sensor는 감지하지 않는다).

⑦ PAUSE 키( ) : 주입을 하고 있는 동안에 PAUSE 키를 누르면 Set Mode에서 설정한 시간 동안 주입이 정지되었다가 설정한 시간이 지나면 다시 주입을 시작한다(설정시간이 완료되기 전에 다시 주입을 시작할 경우에는 STOP/CLEAR 키를 누르면 시간 설정이 자동으로 완료되어 정상상태로 이동한다).

⑧ 10단위 UP 키( ) : 총 주입예정량, 주입속도, Set Mode를 설정할 때 사용하며, 누를 때마다 표시부의 10 자릿수가 1씩 증가한다.

⑨ 1단위 UP 키( ) : 총 주입예정량, 주입속도, Set Mode를 설정할 때 사용하며, 누를 때마다 표시부의 1 자릿수가 1씩 증가한다.

⑩ 1단위 DOWN 키( ) : 총 주입예정량, 주입속도, Set Mode를 설정할 때 사용하며, 누를 때마다 표시부의 1 자릿수가 1씩 감소한다.

⑪ 10단위 DOWN 키( ) : 총 주입예정량, 주입속도, Set Mode를 설정할 때 사용하며, 누를 때마다 표시부의 10 자릿수가 1씩 감소한다.

⑫ START 키( ) : 주입 설정을 마치고 주입을 시작할 때 사용한다. 단, 총 주입량이 주입된 양보다 클 때만 주입된다.

⑬ STOP/CLEAR 키( ) : 약물주입의 정지, BOLUS, K.V.O(Keep-Vein-Open) 주입을 정지할 때 사용한다. 주입대기상태에서 길게 누르고 있으면 점멸하는 Display 정보(총 주입예정량, 주입속도 및 누적주입량)가 초기화된다.

⑭ ON/OFF 키( ) : ON 키 동작은 누르면 기기의 전원이 즉시 켜지며, OFF 키 동작은 길게 누르면 전원이 OFF된다.
(주입 중에는 동작을 하지 않으며 주입대기상태에서만 동작을 한다.)

2) 표시부

표 2-10 수액 약물 주입기의 표시부

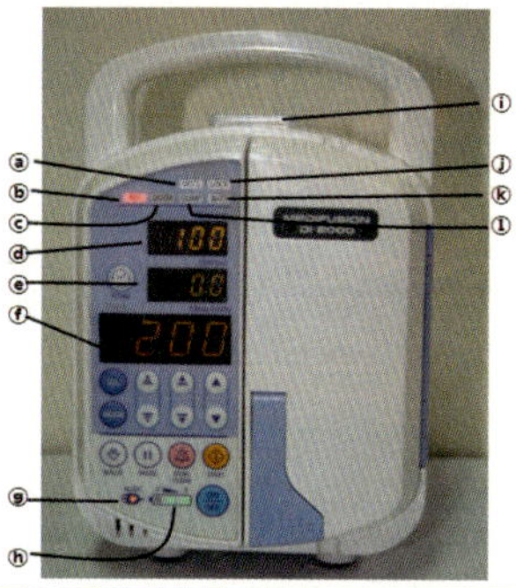

ⓐ OCCL LED : IV.SET이 막히게 되면 점등된다.

ⓑ AIR LED : 본체 내부에 공기가 유입되면 점등된다.

ⓒ DOOR LED : 도어가 열려 있을 경우 점등된다.

ⓓ T.Vol[ml] 표시부 : 주입예정량이 표시된다.

ⓔ I.Vol[ml] 표시부, R.TIME 표시부 : 환자에게 투입된 양 또는 주입량이 남아 있는 시간이 표시된다.

ⓕ F.Rate[ml/h] 표시부 : 주입속도 또는 알람 메시지 및 에러 코드(Error code) 값 등이 표시된다.

Green 및 Red LED OFF	주입대기상태
Green LED 점멸	주입 중 또는 통신 중
Green LED 점등	K.V.O(Keep vein open) 주입 중
Red LED 점멸	경고 알람 발생 시
Red LED 점등	에러 발생 시
Green 및 Red LED 교차점멸	Pause 상태

ⓖ AC/DC LED : Line 전원(AC/DC)이 공급될 때 점등된다.

ⓗ BATT STATUS LED : 배터리 용량 상태를 3단계(고, 중, 저)로 표시한다.

ⓘ 상황표시 LED

ⓙ LOCK LED : Key Lock 상태가 되어 있을 경우 점등된다.

ⓚ BATT LED : 배터리로 동작할 경우 배터리 잔량이 동작정지 전 30분 남았을 경우 점등되며 배터리 잔량이 동작정지 전 3분 남아 있을 때 점멸된다.

Battery Level Meter 표시에 따른 배터리 용량

No.	배터리 상태	배터리 용량 표시 바	BATT 상태
1	70~100[%]	Full	Off
2	15~70[%]	Middle	Off
3	Battery Low 상태	Low	Blink
4	Battery Empty 상태	Empty	Blink
5	Battery Removed	Empty	On
6	Charging	현재 상태 표시	해당 상태 표시
7	Charging Complete	Full	Off

ⓛ COMP LED : 주입완료상태에서 점등된다.

| 주의 | DC 전원을 연결하였을 때는 충전이 되지 않는다.

3) 후면 장착부

표 2-11 수액 약물 주입기의 후면 장착부

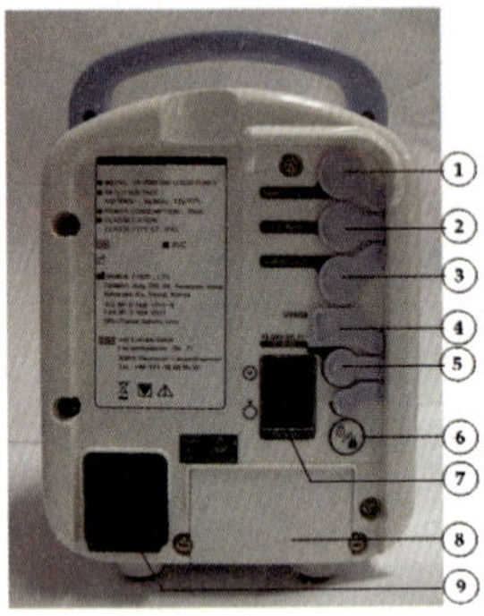	① RS485 Port : History Log Down Load, RS485 통신을 할 때 사용한다.
	② Drop Sensor Port : 드롭 센서(Drop sensor)와 연결하는 Port이다.
	③ Nurse Call Port : Nurse Call Cable을 통해 Nurse Call 장비와 연결되며 주입 중 경고를 Nurse Call 장비에 전달한다.
	③ USB Port : History Log Down Load, USB 통신(firmware upgrade)을 할 때 사용한다.
	⑤ DC 전원 Port : 12~15[V]DC 전원의 공급이 가능하다.
	⑥ Key Lock : START( ) 키, STOP/CLEAR 키( ), ON/OFF( ) 키를 제외한 모든 키가 동작하지 않는다.
	⑦ Power Switch : 전원을 연결(On) 또는 차단(Off)한다.
	⑧ Battery : 내장용 배터리가 있다.
	⑨ Power Inlet : 전원 코드를 연결한다.

4) Door 내부

표 2-12 수액 약물 주입기의 DOOR 내부

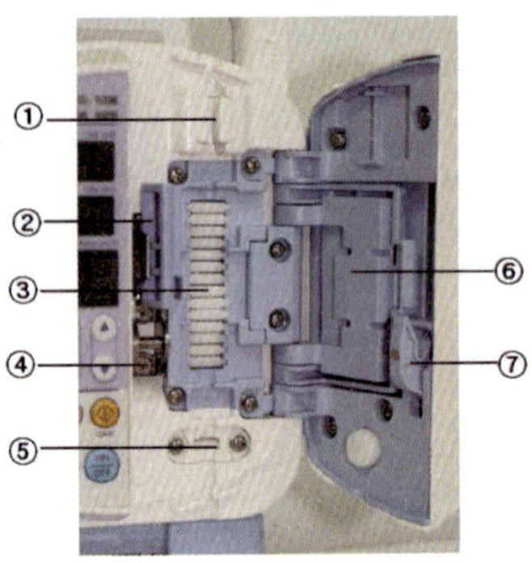	① Air 감지부 : I.V Set 내의 공기를 검출하여 환자에게 공기가 주입되는 것을 방지한다.
	② Sub Door Locker : 서브 도어를 열 때 사용한다.
	③ 연동부 : I.V Set의 튜브를 눌러 주어 약물을 주입한다.
	④ Door Locker : 도어의 열림을 방지한다.
	⑤ Occlusion 감지부 : 기기의 아랫부분에서 튜브가 막히는 것을 감지한다.
	⑥ Sub Door : I.V Set의 이탈을 방지하여 안전하게 약액을 주입한다.
	⑦ Door 잠금 레버 : 도어를 열고 닫을 때 사용한다.

5) 부속품

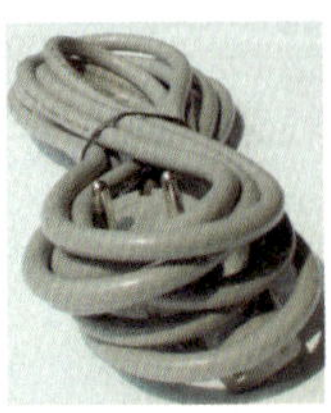

전원 케이블

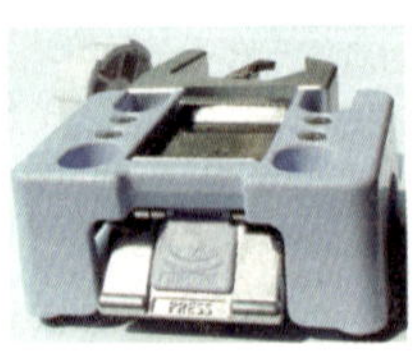

폴 클램프

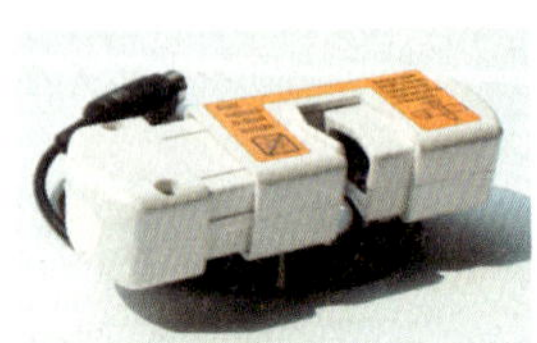

드롭 센서

그림 2-19 수액약물주입기의 부속품

다. 사용방법

1) 장비부착 및 전원연결

표 2-13 수액 약물 주입기의 장비부착 및 전원연결

<table>
<tr><td rowspan="3">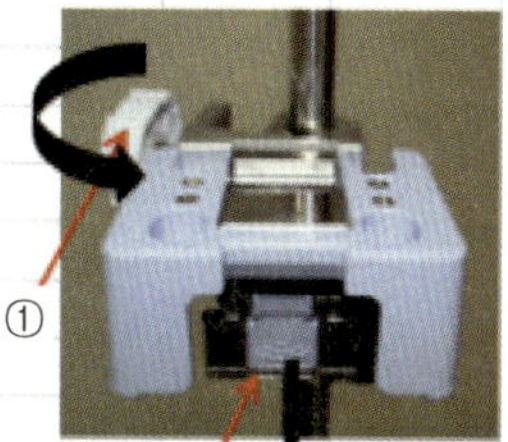</td><td>Infusion stand 연결</td></tr>
<tr><td>1. 폴 클램프(Pole clamp)의 폴 손잡이(②)를 돌려 Infusion stand에 고정한다.</td></tr>
<tr><td>2. 장비를 폴 클램프 홀에 맞게 고정하고 폴 클램프 레버(①)를 당기면 자동으로 고정이 된다. 장비를 분해할 때는 폴 클램프 레버를 내리면 장비가 분해된다.</td></tr>
<tr><td>조립 전</td><td>조립 후</td></tr>
<tr><td>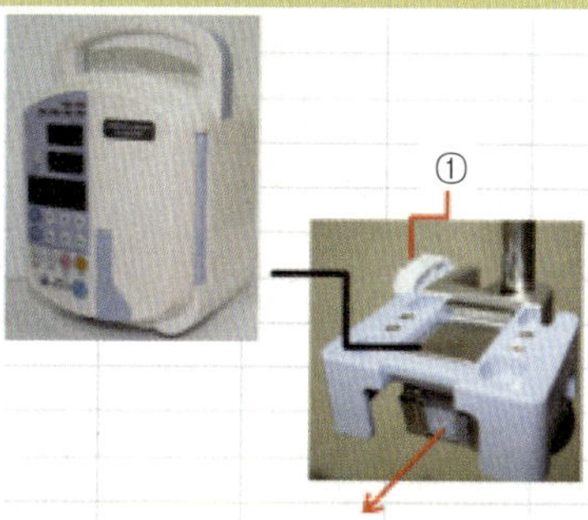</td><td>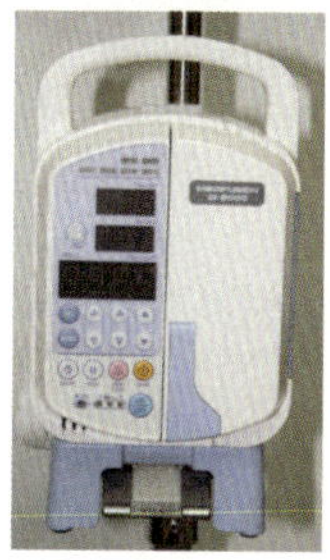</td></tr>
</table>

| 주의 | 약물주입 펌프 사용 시 수평상태에서 사용한다.

표 2-14 수액 약물 주입기의 외부전원 및 배터리 연결법

<table>
<tr><td>외부전원 연 결</td><td>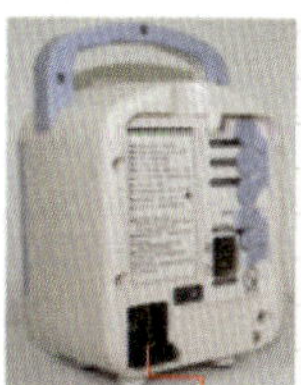</td><td>1. 전원 코드를 장비 뒷면의 AC 전원에 연결한다.
2. 후면에 위치한 파워 스위치(Power switch)를 켜면 AC/DC 주황색 LED가 동작된다.
3. 전면의 ON/OFF 키를 누른다.
4. 전면의 표시부에 전원이 들어오고, 자체적으로 기능을 점검하게 된다.</td></tr>
<tr><td>배터리 전원 사 용</td><td>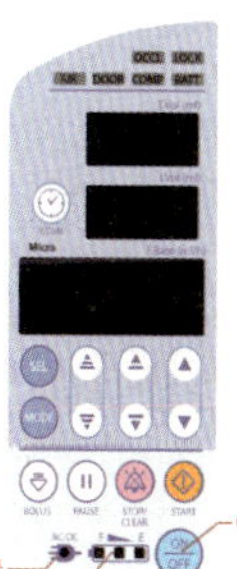</td><td>1. 후면에 위치한 파워 스위치를 켜면 AC/DC 주황색 LED에 불이 꺼진다.
2. 전면의 ON/OFF 키를 누른다.
3. 전면의 표시부에 전원이 들어오고, 자체적으로 기능을 점검하게 된다.
4. 점검이 끝나면 F.Rate 표시창이 점멸하며, Flow Rate 설정상태가 표시된다.</td></tr>
</table>

2) 올바른 I.V Set 장착법

표 2-15 수액 약물 주입기의 I.V SET 장착법

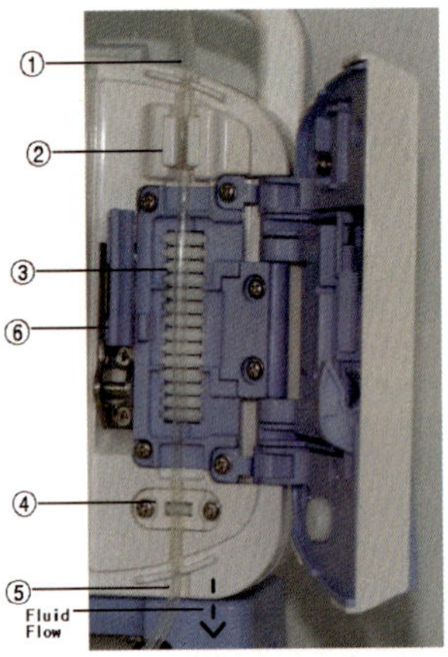

1. I.V Set의 롤러 클램프(Roller clamp)를 기기의 하단에 위치하도록 한 후 롤러 클램프를 잠근다.
2. 수액 컨테이너(Container)에 Set의 도입 침을 꽂고 수액을 Set 체임버(Chamber)의 1/3~1/2 정도를 채운다.
3. 롤러 클램프를 개방하여 튜브 내의 공기를 모두 제거 후 롤러 클램프를 잠근다.
4. 수액 컨테이너를 폴에 장착한다. 이때, 수액 컨테이너는 환자의 심장으로부터 1m 이상 높은 곳에 위치시키지 않는다.
5. 전면의 문에 달려 있는 손잡이를 올려 문을 연다.
6. ⑥ Sub Door Locker를 눌러 ③ 연동부를 개방한다.
7. ①을 손으로 잡고 ⑤를 약간 늘려 잡는다.
8. ② Air 감지부에 I.V Set를 꼭 눌러 튜브가 고정이 되도록 한다.
9. ③ 연동부가 늘어지지 않도록 ⑤를 손으로 잡고 ④ Occlusion 감지부를 꼭 눌러 튜브가 고정이 되도록 한다.
10. I.V Set이 제대로 장착이 되지 않으면, Air alarm이나 Occlusion alarm이 작동될 수 있다.
11. 문손잡이를 내려 문을 잠근다.
12. I.V Set의 롤러 클램프를 개방한다.
13. 튜브 내의 공기를 제거하고, 누수가 있는지 확인 후에 환자의 정맥에 바늘을 삽입한다.

| 주의 |

1. 사용 가능한 I.V Set인지 확인한다. 부적당한 I.V Set을 사용하면, Occlusion 또는 Air alarm이 울리거나, 의도한 주입속도에 미치지 못할 수 있다.
2. I.V Set이 구부러지거나 뒤틀리지 않게 장착한다. 곧바르지 않으면, 의도한 주입속도에 미치지 못할 수 있다.
3. 문을 열거나 I.V Set을 제거하기 전에는 반드시 I.V Set의 클램프 등을 이용하여 잠가 준다. 만약 완전히 닫지 않으면 누수가 발생할 수 있다.
4. 수액 컨테이너 또는 I.V Set의 교체 시 상기의 지침에 따라 교체한다.
5. 수액 설치는 환자 심장보다 50[cm] 이상 높게 설치를 권장한다.
6. 24시간 이상 같은 위치에서 I.V Set을 사용하지 않는다. 오랫동안 계속 사용할 시, 튜빙이 변형되고, 주입 에러를 야기할 수 있다. 매24시간마다 15[cm]씩 옮겨 사용하거나, 새로운 수액 세트로 교환한다.

3) Drop Sensor 설치(Option)

표 2-16 수액 약물 주입기의 DROP 센서 설치법

제품 장착	설 명
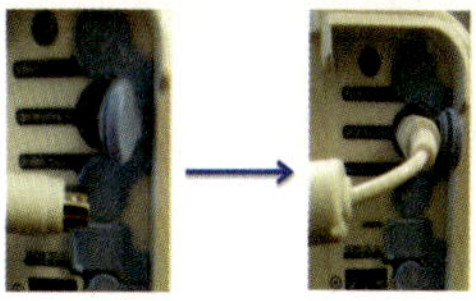	1. 기기의 후면에 위치한 Drop Sensor Port에 드롭 센서를 연결한다. －드롭 센서를 Nurse Call Port 또는 RS485 Port에 연결하지 않는다.
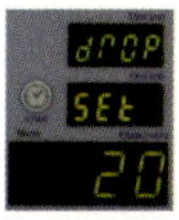	2. 사용자 설정 내용 중 I.V Set의 Drops/ml 설정 항목에서 설명한 내용에 따라 드롭 센서를 설정한다.
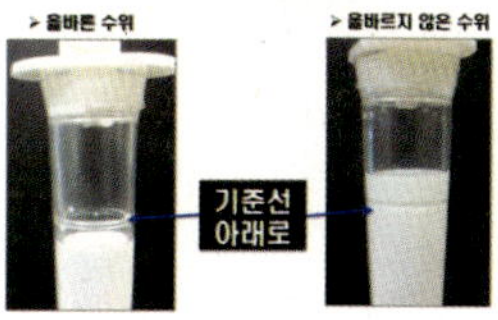	3. 드롭 센서를 I.V Set의 체임버의 노즐(Nozzle)과 체임버 내의 수액 면 사이에 위치시킨다.
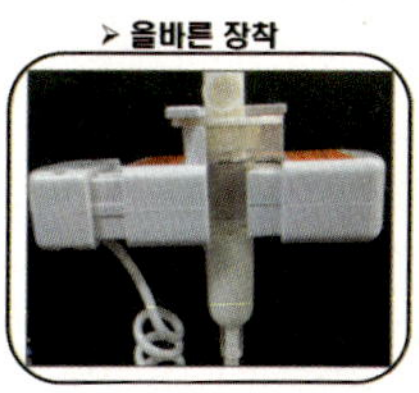	4. 드롭 센서는 체임버에 수직이 되게끔 부착하여 준다. 아래와 같은 경우 적절하게 동작이 되지 않을 수 있다. – 약액 표면에 가까이 부착된 경우, 약액이 튀는 것을 감지할 수 있다. – 노즐에 너무 가까이 부착된 경우, 아직 형성되지 않은 드롭을 감지할 수 있다. – 체임버가 기울어진 경우, 체임버의 안쪽 벽에 떨어지는 드롭으로 인해 감지를 방해할 수 있다. – 약액 표면 아래에 부착된 경우, 드롭을 카운트할 수 없다.
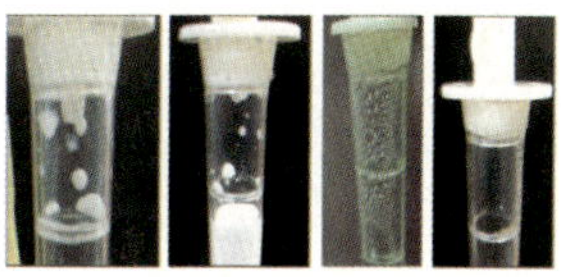	5. 드롭 센서를 사용 시에는 드롭 센서 사이에 위치한 I.V Set의 체임버 표면을 항상 깨끗이 유지시킨다. – 체임버에 오물이 묻지 않도록 한다. 오물로 인해 드롭을 카운트할 수 없다.

| 주의 |

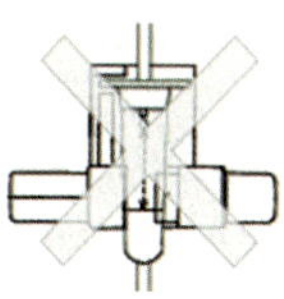

약액 표면에 너무 가깝게 설치 시 약액이 튀는 것이 센서에 감지되어 경보가 울릴 수 있다.

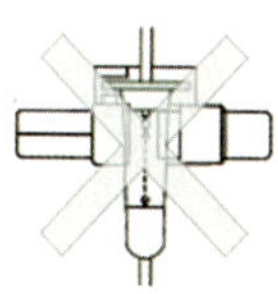

노줄이 너무 가깝게 설치 시 떨어지지 않는 수액방울이 센서에 감지되어 경보가 울릴 수 있다.

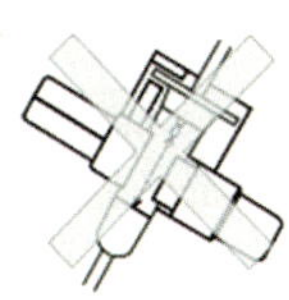

수액 체임버가 수평이 아닌 경우 체임버 벽으로 수액방울을 센서가 감지 못해 경보가 발생할 수 있다.

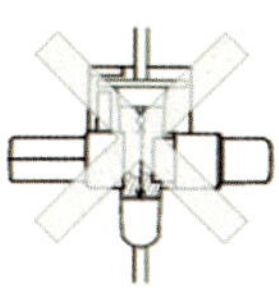

약액 표면이 기준선 위까지 채워서 사용 시 센서가 감지를 못해 경보가 울릴 수 있다.

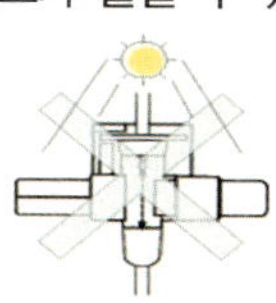

직사광선 때문에 영향을 받아 센서 감지를 못해 경보가 울릴 수 있다.

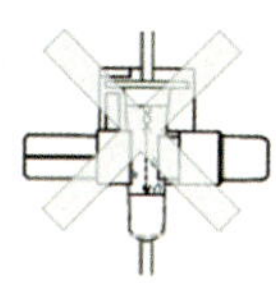

수액 체임버 벽면에 물방울, 기포, 안개 등이 발생한 경우 센서가 감지를 못해 경보가 울릴 수 있다.

실습 2-1

수액 약물 주입기에 I.V Set를 바르게 연결하시오.

1. 실습에 필요한 계측기 : 수액 약물 주입기, I.V Set, 비커
2. 실습방법 : 수액 약물 주입기에 I.V Set가 동작할 수 있도록 연결하고 전원을 ON한다.

4) 주입 모드 선택

① 주입 모드는 주입 모드 1(일반), 주입 모드 2(Time, Gtt, Dosage)로 설정할 수 있으며 해당 설정은 SEL(SEL) 키나 MODE(MODE) 키를 눌러 진입한다.

② 각 주입 설정 모드에 따라 해당 설정 값을 입력하여 설정해야 한다.

③ 주입 설정 값은 Micro 모드에 따라 변경될 수 있다.

④ 설정 값은 각각의 UP, DOWN(▲ ▲ ▲, ▼ ▼ ▼) 키를 이용하여 설정한다.

표 2-17 주입 모드 변경

구분 / 모드	버튼	동 작	설 명
주입 모드 1 (일반)	SEL	SEL(SEL) 키를 짧게 누르면 진입 및 변경된다.	주입 모드 1 진입 및 변경
주입 모드 2 (Time, Gtt, Dosage)	MODE	MODE(MODE) 키를 길게 누르면 진입한다. 진입 이후 짧게 누르면 Time, Gtt, Dosage 간 변경된다.	주입 모드 2 진입
	SEL	주입 모드 2일 경우 SEL(SEL) 키를 짧게 누르면 하위 메뉴로 변경된다.	주입 모드 2 변경

표 2-18 Micro 모드(소수점 단위 Flow Rate 사용 시)

구분 / 모드	표시부	설정 범위	
Micro ON	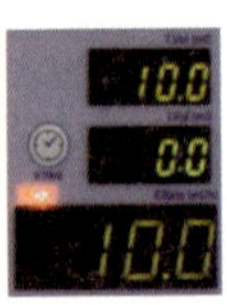	총 주입예정량	0.1~99.9[ml] (0.1[ml] 스텝) 100~9999[ml] (1[ml] 스텝)
		주입속도	0.1~99.9[ml/h] (0.1[ml] 스텝) 100~1200[ml/h] (1[ml] 스텝)
		누적주입량	0.1~99.9[ml] (0.1[ml] 스텝) 100~9999[ml] (1[ml] 스텝)
Micro OFF	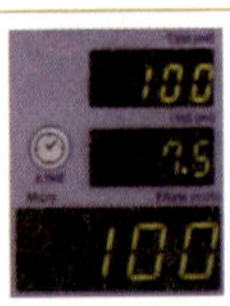	총 주입예정량	1~9999[ml] (in 1[ml] 스텝)
		주입속도	1~1200[ml/h] (1[ml] 스텝)
		누적주입량	0.1~99.9[ml] (0.1[ml] 스텝) 100~9999[ml] (1[ml] 스텝)

표 2-19 주입 모드 설정

모드 / 구분		표시부	설 명
주입 모드 1 (일반)		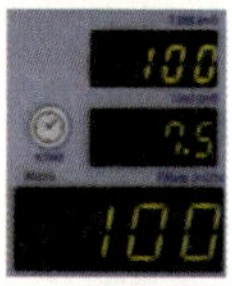	주입속도[ml/h] 총 주입예정량[ml]으로 정하는 모드
주입 모드 2	Time	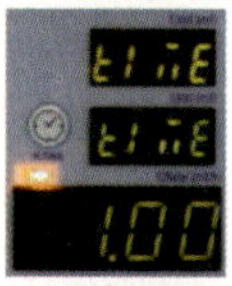	주입시간[ml/min] 총 주입예정량[ml]으로 설정하는 모드
	Gtt	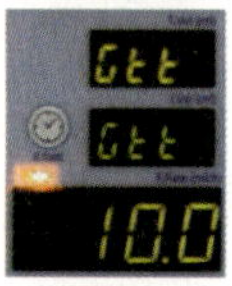	주입 Gtt량[gtt/min] I.V Set Drop 수[Drops/ml] 총 주입예정량[ml]으로 설정하는 모드
	Dosage	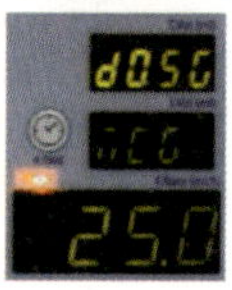	Dosage[mcg/kg/min] 몸무게[kg] Dosage량[mg] 총 주입예정량[ml]으로 설정하는 모드

표 2-20 주입 모드 설정 값 변경

모드 / 구분	버 튼	동 작
주입량 설정 모드	▲, ▼	100의 자리 수치 및 설정 값 변경
	▲, ▼	10의 자리 수치 및 설정 값 변경
	▲, ▼	1의 자리 수치 및 설정 값 변경

가) 주입 모드 1(일반)

① 주입 모드 1(일반)은 주입속도, 총 주입예정량, 누적주입량 순으로 설정 가능하다.

② SEL(SEL) 키를 누르면 F.Rate[ml/h] → T.Vol[ml] → I.Vol[ml] 순으로 해당 표시부가 깜빡인다.

③ 해당 설정 값 범위 내에서 입력이 가능하다.

(1) 주입속도 세팅[ml/h] – 주입 모드 1(일반)

① 주입 모드 1(일반)에서 SEL(SEL) 키를 눌러 F.Rate[ml/h] 표시부가 깜빡일 때까지 누른다.

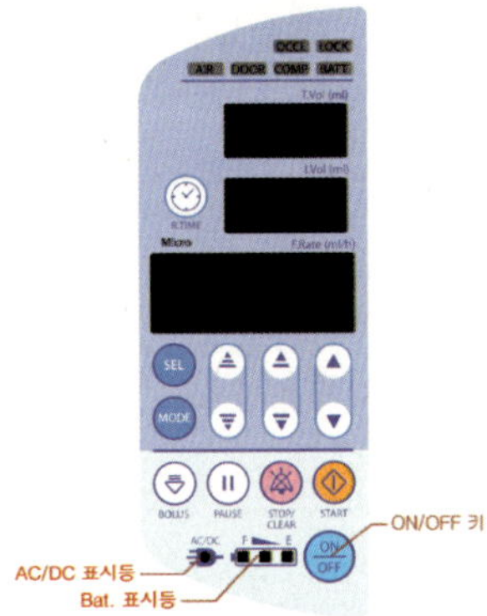

그림 2-20 주입속도 세팅 메뉴

② 원하는 주입속도[ml/h]를 각각의 UP, DOWN (▲ ▲ ▲, ▼ ▼ ▼) 키를 이용하여 설정한다.

③ Micro 램프가 켜져 있을 때는 소수점 첫째 자리까지 표기가 되며 Micro LED가 꺼져 있을 때에는 소수점 없이 표기된다(Micro 모드는 세팅 모드 1을 참조한다)

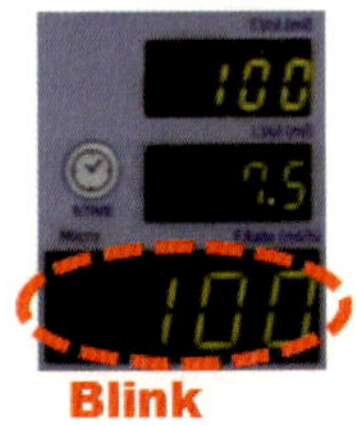

그림 2-21 주입속도 설정값

Micro 모드

Micro 램프 점등(ON)	0.1~99.9[ml/h] (0.1[ml/h] 스텝) 100~1200[ml/h] (1[ml/h] 스텝)
Micro 램프 소등(OFF)	1~1200[ml/h] (1[ml/h] 스텝)

④ 설정 값 초기화는 STOP/CLEAR(STOP/CLEAR) 키를 길게 누르고 있으면 F.Rate[ml/h] 표시부에 설정 값이 초기화된다.

⑤ 주입속도[ml/h]를 설정 후 R.TIME(R.TIME) 키를 누르면 주입이 완료될 때까지의 남은 시간(Remain time)이 표시된다.

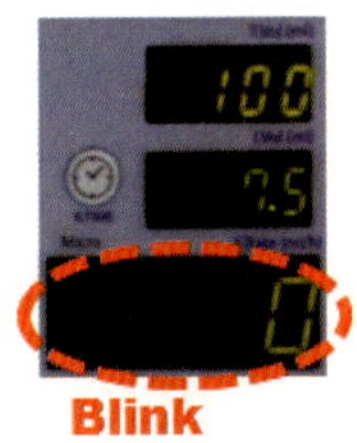

그림 2-22 주입속도 초기화

⑥ BOLUS(BOLUS) 키를 짧게 누르면 대기상태가 된다.

⑦ START(START) 키를 누르면 주입상태로 진입한다.

* Titration일 때 주입속도만 변경할 수 있다.

* Titration 기능 : 주입 중 장비를 정지시키지 않고 주입속도를 변경하는 기능

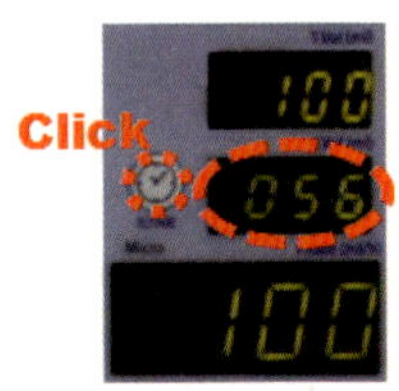

그림 2-23 남은시간 확인

(2) 총 주입예정량 세팅[ml] – 주입 모드 1(일반)

① 주입 모드 1(일반)에서 SEL(SEL) 키를 눌러 T.Vol[ml] 표시부가 깜빡일 때까지 누른다.

② 원하는 총 주입예정량 ml를 각각의 UP, DOWN (▲ ▲ ▲, ▼ ▼ ▼) 키를 이용하여 설정한다.

③ Micro 램프가 켜져 있을 때는 소수점 첫째 자리까지 표기가 되며 Micro LED가 꺼져 있을 때에는 소수점 없이 표기된다.

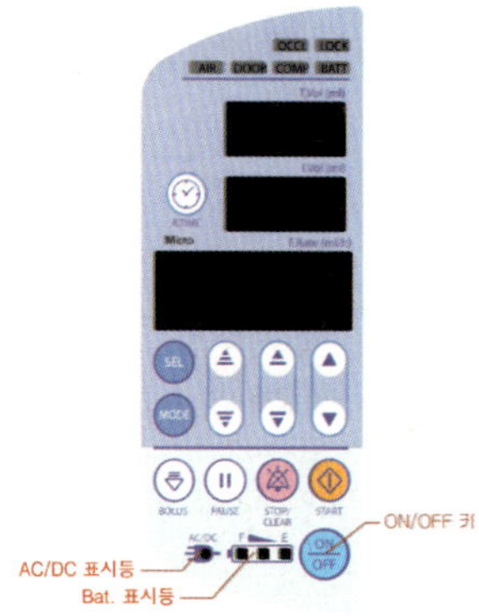

그림 2-24 총 주입예정량 세팅 메뉴

Micro 모드

Micro 램프 점등(ON)	0.1~99.9[ml/h] (0.1[ml/h] 스텝) 100~9999[ml/h] (1[ml/h] 스텝)
Micro 램프 소등(OFF)	1~9999[ml/h] (1[ml/h] 스텝)

④ 설정 값 초기화는 STOP/CLEAR(STOP/CLEAR) 키를 길게 누르고 있으면 T.Vol(ml) 표시부에 설정 값이 초기화된다.

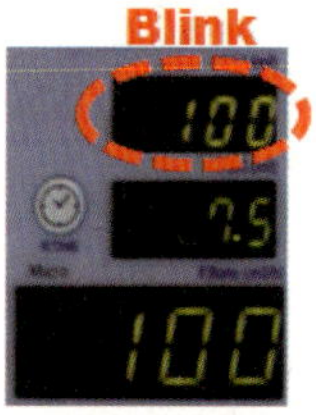

그림 2-25 총 주입예정량 설정값

⑤ 총 주입예정량을 설정 후 R.TIME(R.TIME) 키를 누르면 주입이 완료될 때까지의 남은 시간이 표시된다.

⑥ BOLUS(BOLUS) 키를 짧게 누르면 대기상태가 된다.

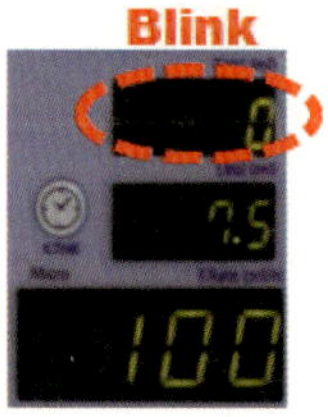

그림 2-26 총 주입예정량 초기화

⑦ START(START) 키를 누르면 주입상태로 진입한다.

* 무한주입 모드 설정 : STOP/CLEAR(STOP/CLEAR) 키를 길게 눌러 T.Vol[ml] 표시부에 설정 값이 초기화한 후 DOWN(▼ ▼ ▼) 키를 이용하여 설정한다. 표시부에 '----'가 표시된다.

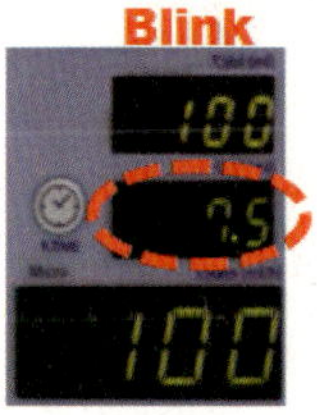

그림 2-27 총 주입까지 남은시간 확인

(3) 누적주입량[ml] 초기화 – 주입 모드 1(일반)

① 주입 모드 1(일반)에서 SEL( ) 키를 눌러 I.Vol[ml] 표시부가 깜빡일 때까지 누른다.

② 누적주입량 표시는 Micro 모드와 관계 없이 0.1 ~99.9[ml] (0.1[ml 스텝), 100~9999[ml] (1[ml 스텝)로 표시된다.

③ 설정 값 초기화는 STOP/CLEAR( ) 키를 길게 누르고 있으면 I.Vol[ml] 표시부에 설정 값이 초기화된다.

④ 주입속도[ml/h]를 설정 후 R.TIME( ) 키를 누르면 주입이 완료될 때까지의 남은 시간이 표시된다.

⑤ BOLUS( ) 키를 짧게 누르면 대기상태가 된다.

⑥ START( ) 키를 누르면 주입상태로 진입한다.

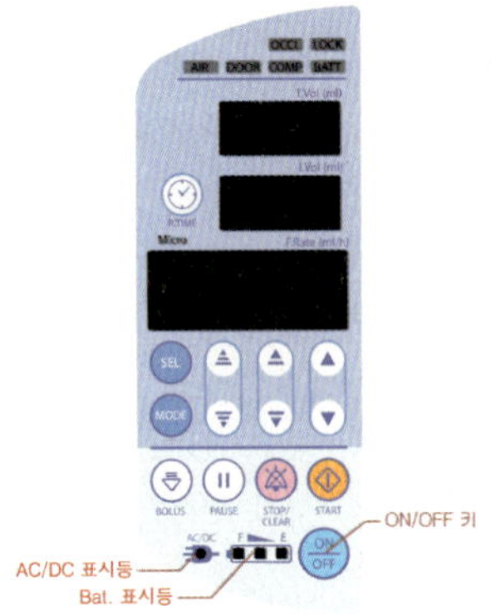

그림 2-28 누적주입량 세팅 메뉴

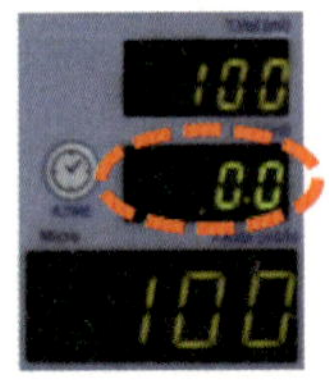
그림 2-29 완료시까지 남은시간

(4) Titration 기능 – 주입 모드 1(일반)

① 주입 중에 SEL( ) 키를 눌러 F.Rate[ml/h] 표시부가 깜빡이면 주입속도를 설정할 수 있다.

② START( ) 키를 누르면 변경된 주입속도를 적용하여 계속 주입이 된다.

③ STOP/CLEAR( ) 키를 누르면 기존 설정 값으로 주입상태가 된다.

실습 2-2

환자감시장치에 I.V Set를 바르게 연결하고 전원을 인가한 후 주입 모드를 주입 모드 1(일반)로 설정하시오.

1. 실습에 필요한 계측기 : 수액 약물 주입기, I.V Set, 비커
2. 실습방법 : 수액 약물 주입기에 I.V Set가 동작할 수 있도록 연결하고 전원을 ON하여 일반 모드로 동작을 확인한다.

나) 주입 모드 2(Time)

① 주입 모드 2(Time)은 MODE(MODE) 키를 길게 눌러 T.Vol[ml] 표시부에 Time이 표시되면 설정한다.

② SEL(SEL) 키를 누르면 I.Vol[ml] 표시부에 Time[ml/ min] → TVOL[ml] 순으로 변경되며 해당 F.Rate[ml/ h] 표시부가 깜빡인다.

③ 해당 설정 값 범위 내에서 입력이 가능하다.

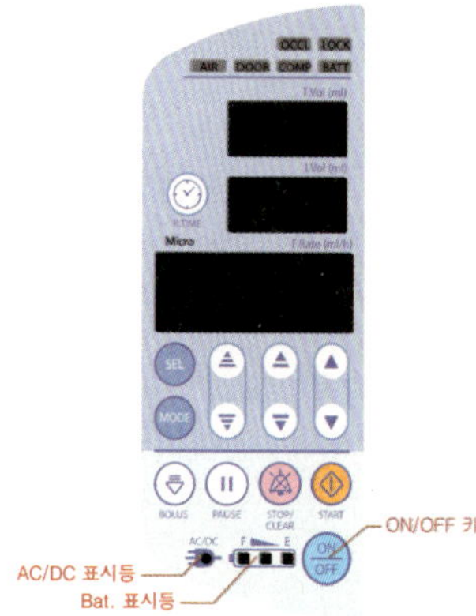

그림 2-30 주입 시간(Time) 메뉴

(1) 주입 시간 세팅 - 주입 모드 2(Time)

① MODE(MODE) 키를 길게 눌러 T.Vol[ml] 표시부에 Time 표시가 나올 때까지 누른다.

② Time 설정 모드에서 SEL(SEL) 키를 눌러 I.Vol[ml] 표시부에 Time이 표시되고 F.Rate[ml/h] 표시부가 깜빡이면 주입시간[ml/min]을 설정한다.

③ 원하는 총 주입예정량을 각각의 UP, DOWN(≜ ▲ ▲ , ⩡ ▼ ▼) 키를 이용하여 설정 값을 입력한다.

설정시간 0.00~24.00 {0.01(1[min] 스텝)}

④ BOLUS(BOLUS) 키를 짧게 누르면 대기상태가 된다.

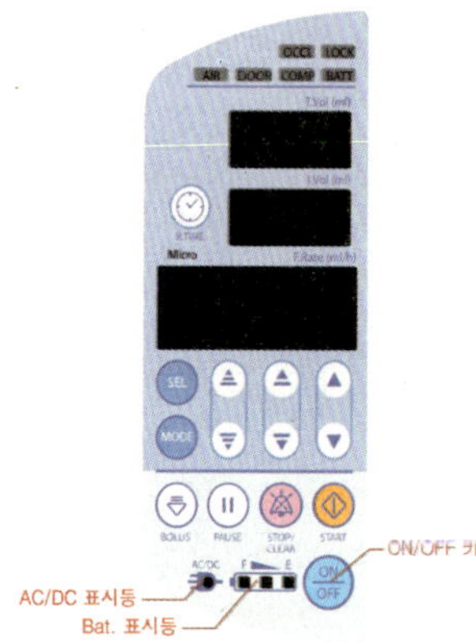

그림 2-31 주입시간세팅 메뉴

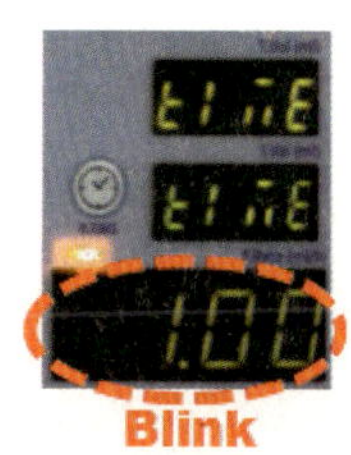

그림 2-32 주입시간

(2) 총 주입예정량 세팅 - 주입 모드 2(Time)

① MODE(MODE) 키를 길게 눌러 T.Vol[ml] 표시부에 Time 표시가 나올 때까지 누른다.

② Time 설정 모드에서 SEL(SEL) 키를 눌러 I.Vol[ml] 표시부에 TVOL이 표시되고 F.Rate[ml/h] 표시부가 깜빡이면 총 주입량[ml]을 설정한다.

③ 원하는 주입시간을 각각의 UP, DOWN(▲ ▲ ▲, ▼ ▼ ▼) 키를 이용하여 설정 값을 입력한다.

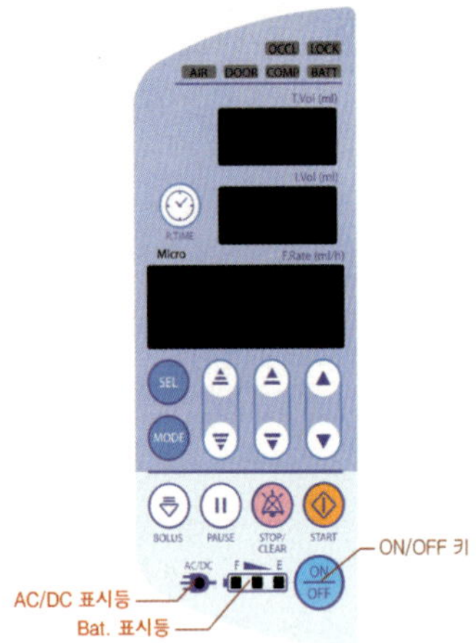

그림 2-33 총 주입 예정량(Time) 메뉴

④ Micro 램프가 켜져 있을 때는 소수점 첫째 자리까지 표기가 되며 Micro LED가 꺼져 있을 때에는 소수점 없이 표기된다(Micro 모드는 세팅 모드 1을 참조한다).

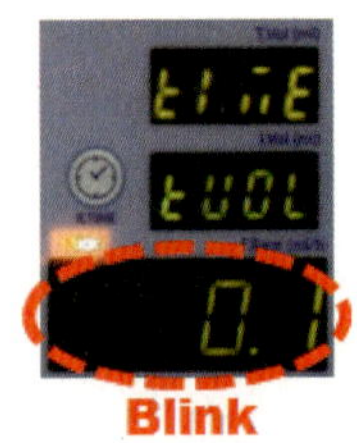

그림 2-34 총 주입 예정량

Micro 모드

Micro 램프 점등(ON)	0.1~99.9[ml] (0.1[ml] 스텝) 100~9999[ml] (1[ml] 스텝)
Micro 램프 소등(OFF)	1~9999[ml] (1[ml] 스텝)

⑤ BOLUS(BOLUS) 키를 짧게 누르면 대기상태가 된다.

실습 2-3

환자감시장치에 I.V Set를 바르게 연결하고 전원을 인가한 후 주입 모드를 주입 모드 2(Time)로 설정하시오.

1. 실습에 필요한 계측기 : 수액 약물 주입기, I.V Set, 비커
2. 실습방법 : 수액 약물 주입기에 I.V Set가 동작할 수 있도록 연결하고 전원을 ON하여 주입 모드 2(Time)로 설정한다.

다) 주입 모드 2(Gtt)

① Gtt 모드는 MODE(MODE) 키를 길게 눌러 T.Vol[ml] 표시부에 Gtt가 표시되면 설정한다.

② SEL(SEL) 키를 누르면 I.Vol[ml] 표시부에 Gtt[gtt/min] → Drop[Drops/ml] → TVOL[ml] 순으로 변경되며 해당 F.Rate[ml/h] 표시부가 깜빡인다.

③ 해당 설정 값 범위 내에서 입력이 가능하다.

(1) Gtt 세팅 – 주입 모드 2(Gtt)

① MODE(MODE) 키를 길게 눌러 T.Vol[ml] 표시부에 Gtt표시가 나올 때까지 누른다.

② Gtt 설정 모드에서 SEL(SEL) 키를 눌러 I.Vol[ml] 표시부에 Gtt가 표시되고 F.Rate[ml/h] 표시부가 깜빡이면 Gtt량[gtt/min]을 설정한다.

③ 원하는 주입시간을 각각의 UP, DOWN(▲ ▲ ▲, ▼ ▼ ▼) 키를 이용하여 설정 값을 입력한다. Gtt 설정량(0~500[1gtt/min])

④ BOLUS(BOLUS) 키를 짧게 누르면 대기상태가 된다.

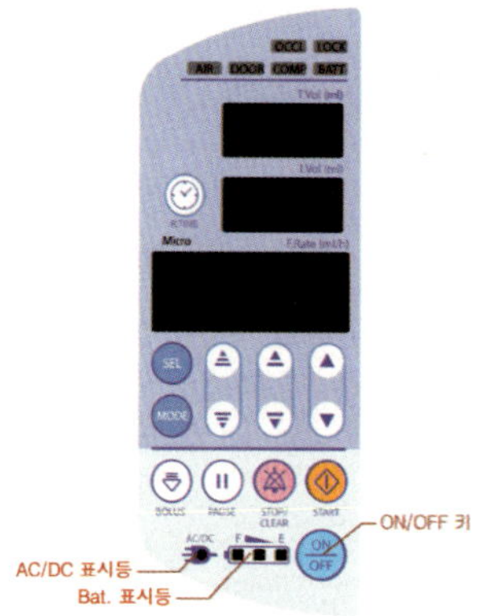

그림 2-35 Gtt 세팅 메뉴–주입모드

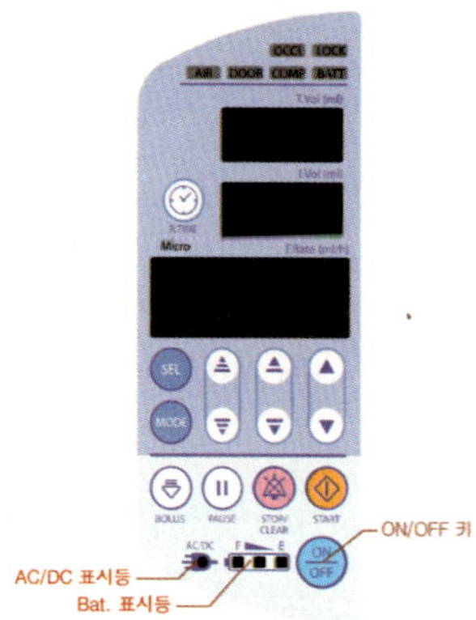

그림 2-36 Gtt 세팅 메뉴–주입모드

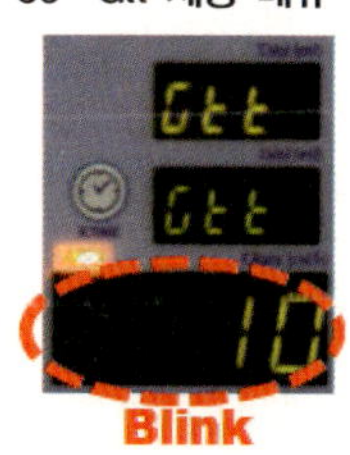

그림 2-37 Gtt 세팅 설정값

(2) I.V Set Drop 세팅 – 주입 모드 2(Gtt)

① MODE( ) 키를 길게 눌러 T.Vol[ml] 표시부에 Gtt 표시가 나올 때까지 누른다.

② Gtt 설정 모드에서 SEL( ) 키를 눌러 I.Vol[ml] 표시부에 Drop이 표시되고 F.Rate[ml/h] 표시부가 깜빡이면 I.V Set Drop 수[Drops/ml]를 설정한다.

③ 원하는 주입시간을 각각의 UP, DOWN(▲ ▲ ▲, ▼ ▼ ▼) 키를 이용하여 설정 값을 입력한다. Drop 수(1~100[1.0 step]) I.V Set Drop 수 15[Drops/ml], 20[Drops/ml], 60[Drops/ml] 등을 설정한다.

④ BOLUS( ) 키를 짧게 누르면 대기상태가 된다.

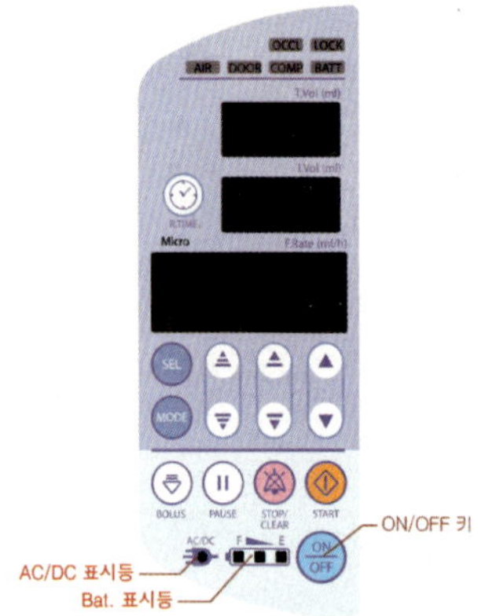

그림 2-38 I.V Set Drop–주입모드2

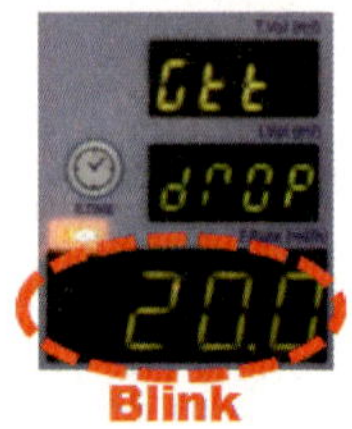

그림 2-39 I.V Set Drop 설정값

(3) 총 주입량 – 주입 모드 2(Gtt)

① MODE( ) 키를 길게 눌러 T.Vol[ml] 표시부에 Gtt 표시가 나올 때까지 누른다.

② Gtt 설정 모드에서 SEL( ) 키를 눌러 I.Vol[ml] 표시부에 TVOL가 표시되고 F.Rate[ml/h] 표시부가 깜빡이면 총 주입량[ml]을 설정한다.

③ 원하는 주입시간을 각각의 UP, DOWN(▲ ▲ ▲, ▼ ▼ ▼) 키를 이용하여 설정 값을 입력한다.

④ Micro 램프가 켜져 있을 때는 소수점 첫째 자리까지 표기가 되며 Micro LED가 꺼져 있을 때에는 소수점 없이 표기된다.

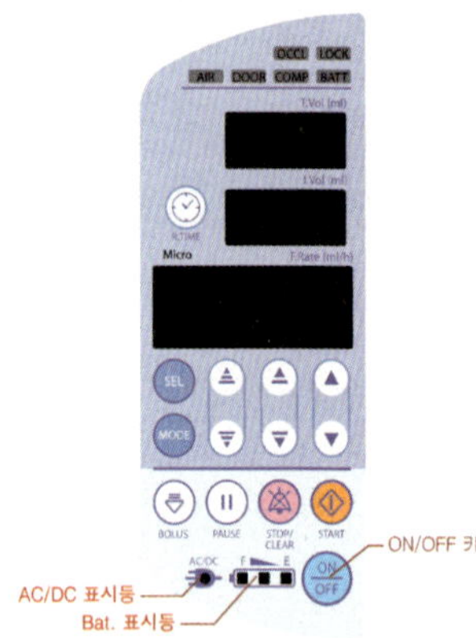

그림 2-40 총주입량–주입모드2

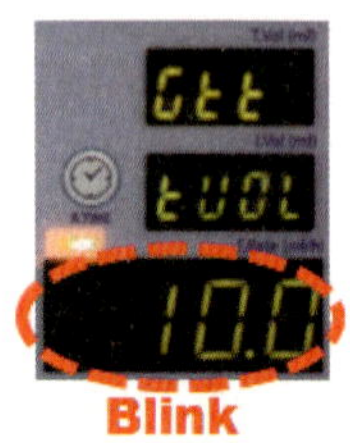

그림 2-41 총주입량 설정값

Micro 모드

Micro 램프 점등(ON)	0.1~99.9[ml] (0.1[ml] 스텝) 100~9999[ml] (1[ml] 스텝)
Micro 램프 소등(OFF)	1~9999[ml] (1[ml] 스텝)

⑤ BOLUS(BOLUS) 키를 짧게 누르면 대기상태가 된다.

실습 2-4

환자감시장치에 I.V Set를 바르게 연결하고 전원을 인가한 후 주입 모드를 주입 모드 2(Gtt)로 설정하시오.

1. 실습에 필요한 계측기 : 수액 약물 주입기, I.V Set, 비커
2. 실습방법 : 수액 약물 주입기에 I.V Set가 동작할 수 있도록 연결하고 전원을 ON하여 주입 모드 2(Gtt)로 설정한다.

라) 주입 모드 2(Dosage)

① Dosage 모드는 MODE(MODE) 키를 길게 눌러 T.Vol[ml] 표시부에 DOSG가 표시되면 설정한다.

② SEL(SEL) 키를 누르면 I.Vol[ml] 표시부에 MCG[mcg/kg/min] → KG[kg] → MG[mg] → TVOL[ml] 순으로 변경되며 해당 F.Rate[ml/h] 표시부가 깜빡인다.

③ 해당 설정 값 범위 내에서 입력이 가능하다.

(1) Dosage mcg 세팅 - 주입 모드 2(Dosage)

① MODE(MODE) 키를 길게 눌러 T.Vol[ml] 표시부에 DOSG 표시가 나올 때까지 누른다.

② Dosage 설정 모드에서 SEL(SEL) 키를 눌러 I.Vol[ml] 표시부에 MCG가 표시되고 F.Rate[ml/h] 표시부가 깜빡이면 mcg량[mcg/kg/min]을 설정한다.

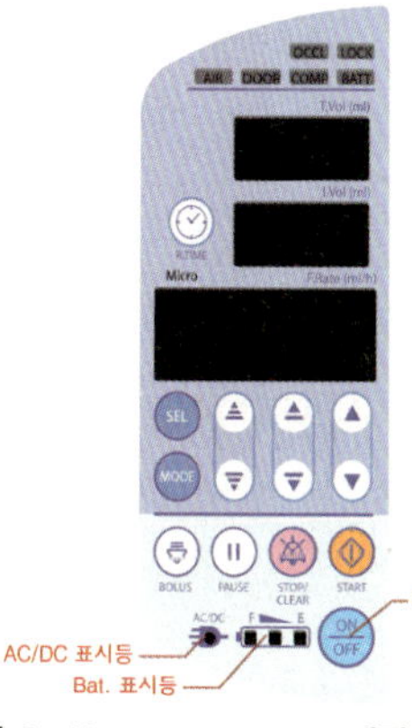

그림 2-42 Dosage mcg 세팅-주입모드2

③ 원하는 주입시간을 각각의 UP, DOWN(▲ ▲ ▲, ▼ ▼ ▼) 키를 이용하여 설정 값을 입력한다.

④ Micro 램프가 켜져 있을 때는 소수점 첫째 자리까지 표기가 되며 Micro LED가 꺼져 있을 때에는 소수점 없이 표기된다.

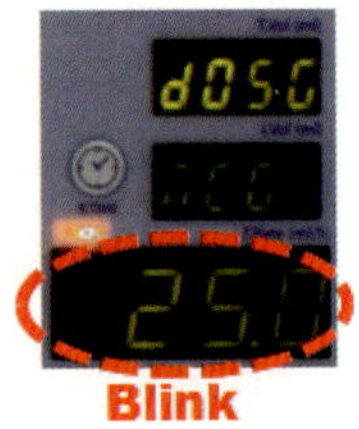

그림 2-43 Dosage mcg 설정값

Micro 모드

Micro 램프 점등(ON)	0.1~99.9(0.1[mcg/kg/min] 스텝) 100~200(1[mcg/kg/min] 스텝)
Micro 램프 소등(OFF)	1~200(1[mcg/kg/min] 스텝)

⑤ BOLUS( ) 키를 짧게 누르면 대기상태가 된다.

(2) 몸무게 세팅 – 주입 모드 2(Dosage)

① MODE( ) 키를 길게 눌러 T.Vol[ml] 표시부에 DOSG 표시가 나올 때까지 누른다.

② Dosage 설정 모드에서 SEL( ) 키를 눌러 I.Vol[ml] 표시부에 KG가 표시되고 F.Rate[ml/h] 표시부가 깜빡이면 몸무게 kg을 설정한다.

③ 원하는 주입시간을 각각의 UP, DOWN(▲ ▲ ▲, ▼ ▼ ▼) 키를 이용하여 설정 값을 입력한다.

④ Micro 램프가 켜져 있을 때는 소수점 첫째 자리까지 표기가 되며 Micro LED가 꺼져 있을 때에는 소수점 없이 표기된다.

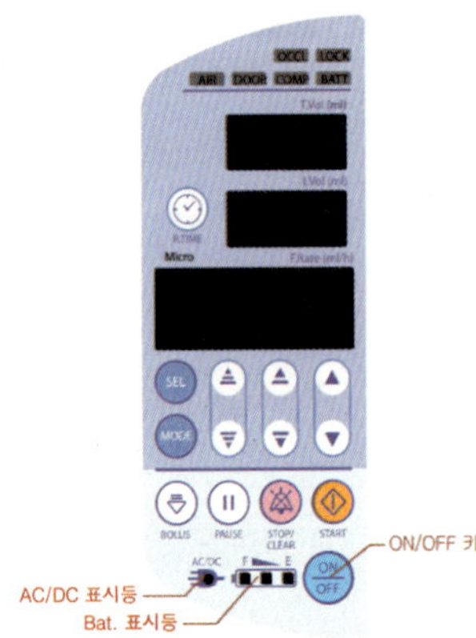

그림 2-44 몸무게 세팅-주입모드2

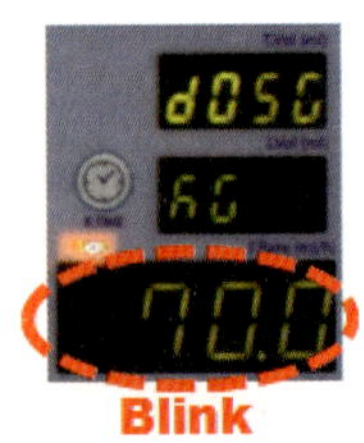

그림 2-45 몸무게 설정값

Micro 모드

Micro 램프 점등(ON)	0.1~99.9[kg](0.1[kg] 스텝) 100~200[kg](1[kg] 스텝)
Micro 램프 소등(OFF)	1~200[kg](1[kg] 스텝)

⑤ BOLUS( ) 키를 짧게 누르면 대기상태가 된다.

(3) Dosage 약물량[mg] – 주입 모드 2(Dosage)

① MODE( ) 키를 길게 눌러 T.Vol[ml] 표시부에 DOSG 표시가 나올 때까지 누른다.

② Dosage 설정 모드에서 SEL( ) 키를 눌러 I.Vol[ml] 표시부에 [mg]가 표시되고 F.Rate[ml/h] 표시부가 깜빡이면 약물량[mg]을 설정한다.

③ 원하는 주입시간을 각각의 UP, DOWN(▲ ▲ ▲ , ▼ ▼ ▼) 키를 이용하여 설정 값을 입력한다.

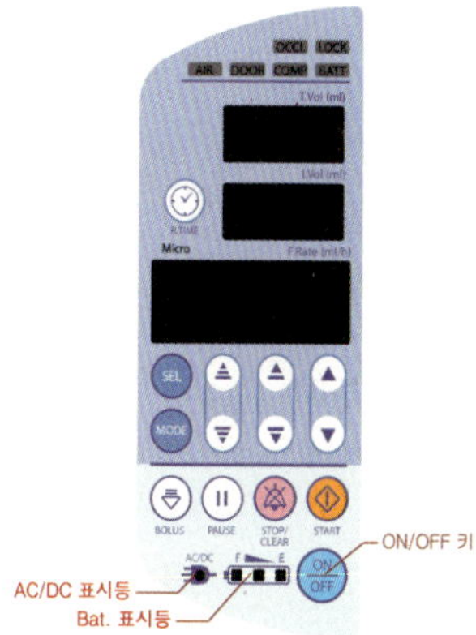

그림 2-46 Dosage 약물량-주입모드2

Micro 모드

Micro 램프 점등(ON)	약물 설정량 : 0.1~800[mg](0.1[mg] 스텝)
Micro 램프 소등(OFF)	약물 설정량 : 1~800[mg](1[mg] 스텝)

④ BOLUS( ) 키를 짧게 누르면 대기상태가 된다.

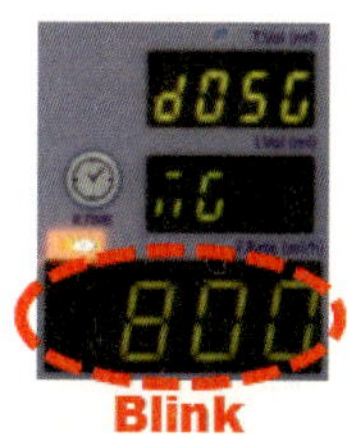

그림 2-47 Dosage 약물량 설정값

(4) 총 주입량 세팅-주입 모드 2(Dosage)

① MODE( ) 키를 길게 눌러 T.Vol[ml] 표시부에 DOSG 표시가 나올 때까지 누른다.

② Dosage 설정 모드에서 SEL( ) 키를 눌러 I.Vol[ml] 표시부에 TVOL가 표시되고 F.Rate[ml/h] 표시부가 깜빡이면 총 주입량[ml]을 설정한다.

③ 원하는 주입시간을 각각의 UP, DOWN(▲ ▲ ▲ , ▼ ▼ ▼) 키를 이용하여 설정 값을 입력한다.

④ Micro 램프가 켜져 있을 때는 소수점 첫째 자리까지 표기가 되며 Micro LED가 꺼져 있을 때에는 소수점 없이 표기된다.

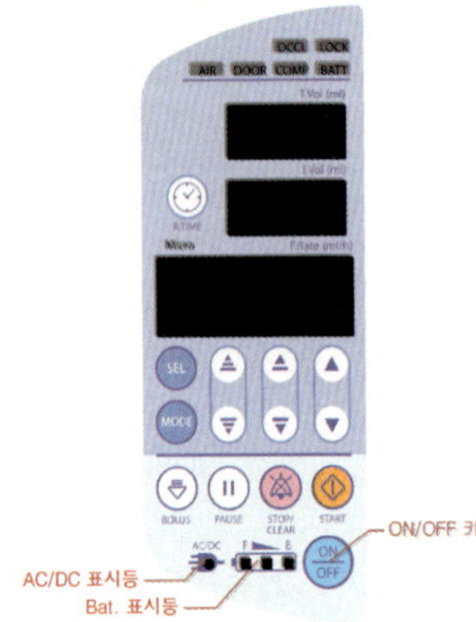

그림 2-48 총 주입량-주입모드2(Dosage)

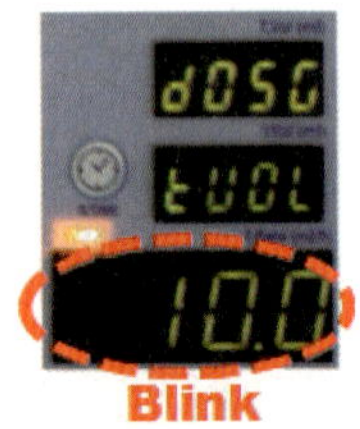

그림 2-49 총 주입량 설정값(Dosage)

Micro 모드

Micro 램프 점등(ON)	0.1~99.9[ml](0.1[ml] 스텝) 100~9999[ml](1[ml] 스텝)
Micro 램프 소등(OFF)	1~9999[ml](1[ml] 스텝)

⑤ BOLUS( ) 키를 짧게 누르면 대기상태가 된다.

| 주의 | 동작상태에서 BOLUS 키( )를 누르면 Bolus 상태로 Occlusion Sensor는 감지하며 Air Sensor는 감지하지 않는다. 순간 많은 양이 주입될 수 있으니 주의한다.

실습 2-5

환자감시장치에 I.V Set를 바르게 연결하고 전원을 인가한 후 주입 모드를 주입 모드 2(Dosage)로 설정하시오.

1. 실습에 필요한 계측기 : 수액 약물 주입기, I.V Set, 비커
2. 실습방법 : 수액 약물 주입기에 I.V Set가 동작할 수 있도록 연결하고 전원을 ON하여 주입 모드 2(Dosage)로 설정한다.

(5) 주입시작(작동개시)

① 전면에 있는 START 키(START)를 눌러 장비를 작동시킨다.

② 작동됨에 따라 I.Vol 표시부에 주입량이 증가한다.

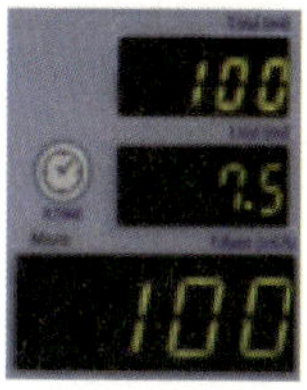

그림 2-50 주입상태

③ R.TIME 키(R.TIME)를 누르면 I.Vol 표시부에 주입이 완료되기 전까지 남은 시간을 확인할 수 있다(주입량 ↔ 주입 남은 시간).

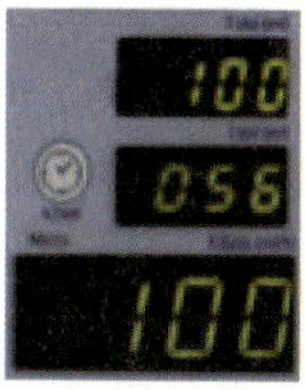

그림 2-51 Remain Time

④ BOLUS 키(BOLUS)를 짧게 누르면 세팅 모드 2에 BOLUS 주입속도와 설정된 BOLUS 주입량이 주입된다.

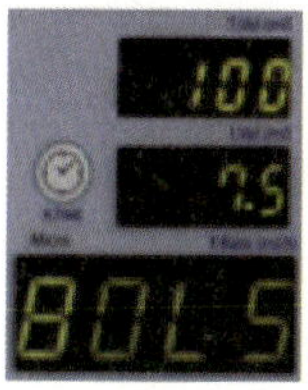

그림 2-52 BOLUS 주입상태

⑤ BOLUS 키(BOLUS)를 길게 누르는 동안, 세팅 모드 2에 BOLUS 설정된 주입속도로 주입된다.

⑥ 주입 중에 SEL(SEL) 키를 누르면 주입속도를 변경할 수 있다.

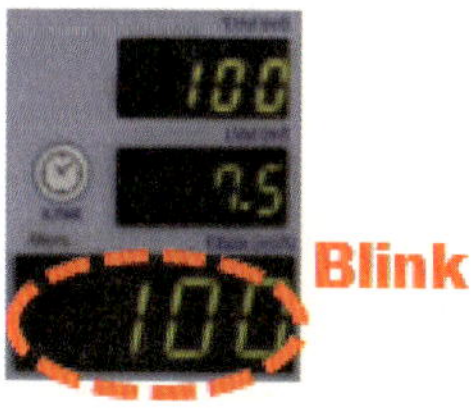

그림 2-53 주입 모드 1(일반) -Titration 기능

⑦ 작동 중에 PAUSE 키(PAUSE)를 누르면 '세팅 모드 2 Pause Time 설정'에 설정된 시간 동안 작동이 중지되며 녹색, 적색 상황표시 램프가 깜빡인다. 설정시간 이후 Start Reminder Alarm 발생 후 다시 정상 주입상태가 된다.

⑧ 현재까지 주입량이 총 주입량에 5분 이내일 때 Near Complete Alarm과 F.Rate[ml/h] 표시부에 주기적으로 표시된다.

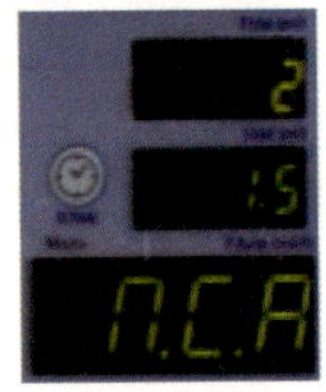

그림 2-54 Near Complete Alarm 상태

⑨ 총 주입량까지 주입이 완료되면 K.V.O 주입상태로 전환되면서 Complete Alarm과 녹색 상황표시 램프가 켜진다(참고 : K.V.O 설정).

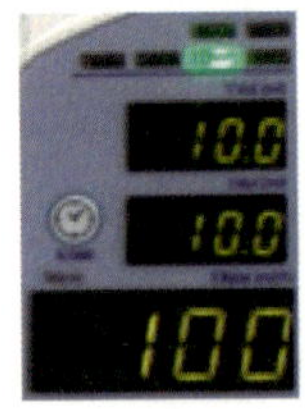

그림 2-55 주입완료 알람

⑩ K.V.O 주입상태는 STOP/CLEAR( ) 키를 누르기 전까지 계속 유지된다.

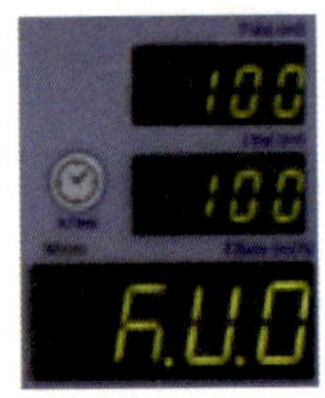

그림 2-56 K.V.O 주입상태

⑪ Save 기능이 설정된 상태에서는 주입예정량과 주입속도가 저장이 되어 전원이 꺼졌다가 전원이 다시 공급되면, 전에 동작했던 데이터를 표시한다.

※ Save 기능이 설정되어 있지 않은 상태에서는 주입예정량과 주입속도가 저장이 되지 않아 전원이 꺼졌다가 전원이 다시 공급되면, 주입예정량과 주입속도가 모두 '0'으로 표시된다.

| 주의 | 1. 주입을 하기 전에 I.V Set 장착 및 주입속도와 주입예정량이 적절하게 설정되어 있는지 확인한다.

2. START 키( )를 누르고 일정 시간 동안 주입이 잘 이루어지는지 확인한다.

(6) 작동중지 및 일시정지

① 정상가동하고 있을 때(주입상태 또는 BOLUS 주입상태 중) STOP/CLEAR 키( )를 누르면 주입이 정지되고 녹색 상황표시 램프가 소등된다.

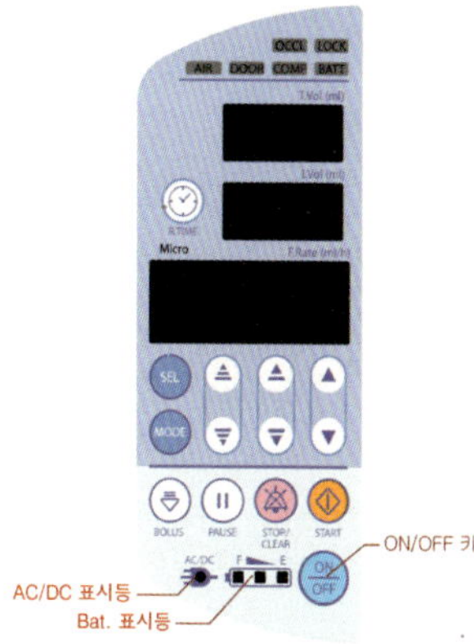

그림 2-57 작동중지 메뉴

② PAUSE 키( )를 누르면 미리 설정된 'Pause 설정시간' 동안 주입이 정지되며, F.Rate 화면창 표시부에 'PAUS'와 남은 시간이 교차표시 된다. 이때 상황표시 램프는 녹색 및 적색으로 교차 점멸한다.

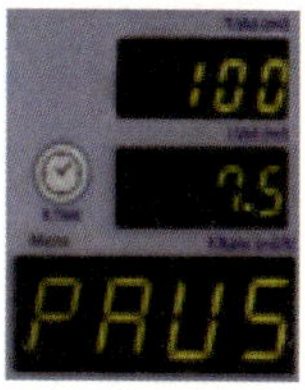

그림 2-58 작동중지 설정값

(7) 주입량 및 남은 주입시간 보기

① 주입 중 R.TIME 키( )를 누르면 누적주입량 → 남은 주입시간이 표시된다.

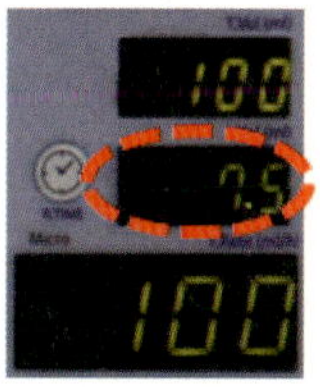

그림 2-59 누적주입량 표시상태

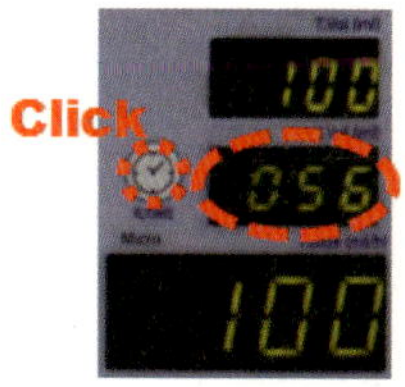

그림 2-60 Remain Time 표시상태

(8) Key Lock 기능

① 이 기능은 주입 중에 키의 오동작을 방지하기 위하여 사용한다.

② 후면에 위치한 Key Lock 스위치를 누르면 LOCK LED가 켜지며 START 키( ), STOP/CLEAR 키( ) 및 ON/OFF 키( )를 제외한 모든 키가 동작하지 않는다.

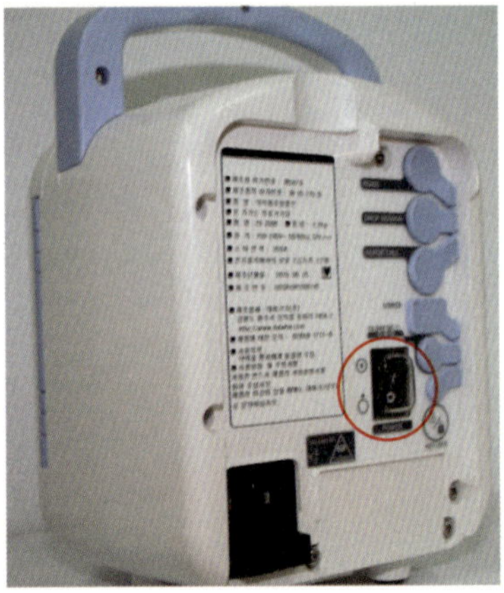

그림 2-61 전원스위치

(9) History Log 기능

① History Log 기능은 장비의 이벤트 정보를 메모리에 저장하는 기능이다.

② 이벤트 발생 정보는 최대 2,000회까지 저장되며 2,000회 이상 정보는 오래된 기록부터 덮어 쓰인다.

③ 이벤트 정보는 주입시작, 주입완료, 주입정지 및 경고 알람 발생 시 저장된다.

④ 이벤트 정보는 Date & Time(이벤트 발생 일시), 동작 모드, 총 주입량, 주입속도, 주입된 양, 경고 알람 종류가 있다.

Date & Time	년, 월, 일, 시, 분, 초
동작 모드	Ready Mode, Normal Mode, Bolus Mode, Purge Mode, K.V.O Mode, Pause Mode
Total Vol	0~9999.9
Flow Rate	0~1200.0
Infused Vol	0~9999.9
경고 알람 종류	

⑤ History Log 데이터 해당 PC 프로그램을 통해 다운로드할 수 있다.

⑥ 알람 로그 이벤트는 최근 발생한 50개 알람을 기록하며 History Log와 다른 메모리에 저장된다. 알람 로그는 펌프의 세팅 모드 1에서 표시를 볼 수 있다. 상세한 사용방법은 서비스 매뉴얼을 참조하기 바란다.

실습 2-6

환자감시장치에 I.V Set를 바르게 연결하고 전원을 인가한 후 주입 모드에 따라 총 주입예정량, 주입속도, 누적주입량을 설정하시오.

1. 실습에 필요한 계측기 : 수액 약물 주입기, I.V Set, 비커
2. 실습방법 : 수액 약물 주입기에 I.V Set가 동작할 수 있도록 연결하고 전원을 ON하여 주입 모드에 따라 설정한다.

라. 경 고

다음은 장비의 작동상태가 정상이 아닌 때에 나타나는 경고(Alarm)와 그 경고에 대한 조치방법에 대한 내용이다.

장비가 비정상적으로 작동하면 즉시 주입을 중지한다. 환자의 안전을 위하여 여러 종류의 경고장치가 있으며, 경고 알람 상태에 따라 경고음 발생, 상황표시 LED 표시, 전면 Indicator 표시 및 FND(Flexible Numeric Display) 화면창 표시 등으로 각각의 상태를 알린다.

조작자에게 장비상태를 알리는 기능은 상태표시등과 알람으로 장비상태를 1[m] 이내에서 확인할 수 있고 상황표시등과 알람은 3[m] 이내에서 확인이 가능하다.

상황표시 LED

Green 및 Red LED OFF	주입대기상태
Green LED 점멸	주입 중 또는 통신 중
Green LED 점등	K.V.O 주입 중
Red LED 점멸	경고 알람 또는 에러 발생 시
Green 및 Red LED 교차점멸	Pause 상태

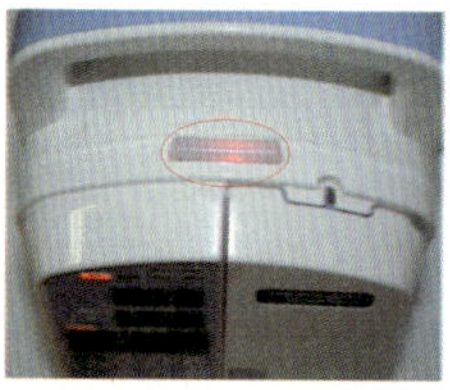

그림 2-62 경고표시등

1) Air Bubble 알람

① 주입 중에 Air Sensor에 의해 튜브 내부에 있는 공기를 감지하면 주입이 멈추고 'Air Bubble 알람' 상태가 된다.

② 'Air Bubble 알람' 상태가 되면 다음과 같은 경고음 및 경고등이 표시된다.

경고음 발생

상황표시 LED	Red 점멸
F.Rate 화면창 표시	'Air'
'Air' LED Indicator	ON

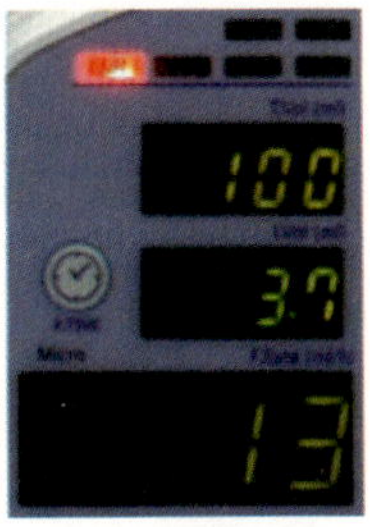

그림 2-63 경고음발생표시

③ STOP/CLEAR 키( )를 누르면, 'Air Bubble 알람' 상태가 해제된다(단, Air LED Indicator는 공기가 제거될 때까지 ON 상태를 유지한다).

④ Air 센서 세팅을 한다.

※ 'Air Bubble 경고 알람' 발생 시 I.V Set 내부의 공기를 제거한 후 사용한다.

2) Occlusion 알람

① 주입 중에 I.V Set의 꼬임이나 잘못된 장착, 또는 I.V Set의 바늘 등이 막혀 약물이 주입되지 않게 되면 주입이 멈추고 'Occlusion 알람' 상태가 된다.

② 'Occlusion 알람' 상태가 되면 다음과 같은 경고음 및 경고등이 표시된다.

경고음 발생

상황표시 LED	Red 점멸
F.Rate 화면창 표시	'Occl'
'OCCL' LED Indicator	ON

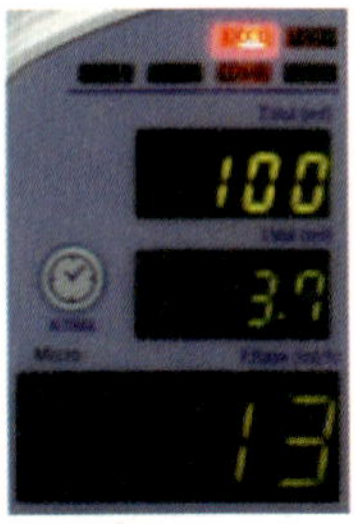

그림 2-64 Occlusion 알람표시

③ STOP/CLEAR 키( )를 누르면, 'Occlusion 알람 해제 대기' 상태가 된다(단, OCCL LED Indicator는 Occlusion 상태가 해제될 때까지 ON 상태를 유지한다).

④ 'Occlusion 알람 해제' 하려면 수동 롤러 클램프를 닫은 후 장비에서 I.V Set을 분리하여 상측으로 압력을 빼준 후 I.V Set을 올바르게 장착하고 수동 롤러 클램프를 개방한 후 주입을 다시 시작한다.

| 주의 | ※ 수동 롤러 클램프의 잠김으로 인한 Occlusion Alarm이 발생 시, 롤러 클램프를 바로 열지 않는다. 환자에게로의 볼루스를 야기할 수 있다.

※ 한꺼번에 유입되는 볼루스에 대한 조치방법

1. 수동 롤러 클램프가 닫혀 있는지 확인한다.
2. 본 문제를 해결하기 위해 튜빙을 펌프에서 분리하고 압력을 빼준다.
3. 튜빙에 압력이 빠짐을 확인한다.

3) Door Open 알람

① 주입 중에 Door Open 시 DOOR LED가 동작되면 주입이 멈추고 'Door Open 알람' 상태가 된다.

② 'Door Open 알람' 상태가 되면 다음과 같은 경고음 및 경고등이 표시된다.

경고음 발생

상황표시 LED	Red 점멸
F.Rate 화면창 표시	'Door'
'DOOR' LED Indicator	ON

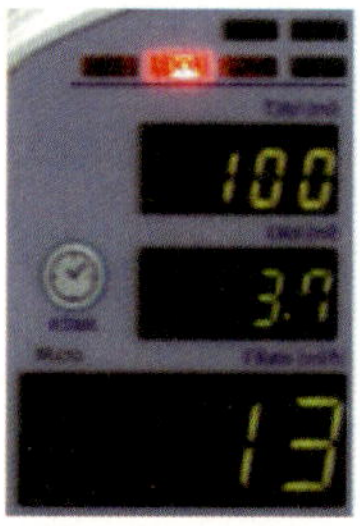

그림 2-65 Door Open 알람 표시

③ STOP/CLEAR 키( )를 누르면, 'Door Open 알람' 상태가 해제된다(단, DOOR LED Indicator는 Door가 닫힐 때까지 ON 상태를 유지한다).

4) Low Battery 알람

① 외부전원 없이 배터리 전원으로 동작 시 잔량이 동작정지 전 30분이 되면 'Low Battery 경고 알람' 상태가 된다.

② 'Low Battery 알람' 상태가 되면 다음과 같은 경고등이 표시된다.

경고등 표시

상황표시 LED	Red 점멸
'BATT' LED Indicator	ON/OFF 점멸

③ 외부전원이 인가되면 'Low Battery 알람' 상태가 해제된다(단, 외부전원이 인가되어 배터리 용량이 증가될 때까지 BATT Indicator는 ON 상태를 유지한다).

5) Empty Battery 알람

① 외부전원 없이 배터리로 동작 시 잔량이 동작정지 전 3분이 될 때 주입이 멈추고 'Empty Battery 알람' 상태가 된다.

② 'Empty Battery 알람' 상태가 되면 다음과 같은 경고음 및 경고등이 표시된다.

경고음 발생

상황표시 LED	Red 점멸
F.Rate 화면창 표시	'EMP.t'
'BATT' LED Indicator	ON/OFF 점멸

③ 외부전원이 인가되면 'Empty Battery 경고 알람' 상태가 해제된다.

④ 'Empty Battery 경고 알람' 상태가 되면 STOP/CLEAR 키( )로 해제할 수 없다.

⑤ 'Empty Battery 알람' 상태가 발생한 뒤 3분간 유지된 후 모든 작동을 멈추고 시스템 전체가 OFF된다(표시부 전원도 모두 OFF가 된다).

⑥ Empty Battery 상태일 때 전원을 켜면 다음과 같은 경고음 및 경고등이 표시되고 자동으로 시스템 전체가 OFF된다.

경고음 발생

I.VOL 화면창 표시	'Batt'
F.Rate 화면창 표시	'EMP.t'
'BATT' LED Indicator	ON/OFF 점멸

6) Drop 이상 알람

① 아래에 해당되는 경우에는 'Drop Sensor 알람' 상태가 된다.

㉠ 주입 중에 갑작스런 자유 흐름(free flow)이나 누수, 수액 용기의 고갈 등이 발생할 때

㉡ 주입 중에 설정된 드롭보다 현격하게 많거나 적게 드롭이 검출되었을 경우

② 'Drop 이상 알람' 상태가 되면 다음과 같은 경고음 및 경고등이 표시된다.

경고음 발생

상황표시 LED	Red 점멸
F.Rate LED Indicator	'Drop'

③ STOP/CLEAR 키( )를 누르면, 'Drop 이상 알람' 상태가 해제된다.

※ 주입 중에 드롭 센서를 분리 또는 연결하였을 경우 경고음 발생 및 F.Rate 표시부에 'Drop'이 표시된 후 사라진다.

7) 주입완료 알람

① 설정한 주입량이 주입완료되면 주입이 멈추지 않고, K.V.O(Keep-Vein-Open : 정맥 개방 유지) 기능으로 전환되어, Normal Setting Mode에서 설정된 K.V.O Rate 속도로 주입이 계속되면서, '주입완료 알람' 상태가 된다.

※ 이때도 Infused Volume값은 증가한다.

② '주입완료 알람' 상태가 되면 다음과 같은 경고음 및 경고등이 표시된다.

경고음 발생

상황표시 LED	Green 점등

③ STOP/CLEAR 키( )를 누르면, 주입이 멈추게 되고 '주입완료 알람' 상태가 해제된다.

8) AC Power 제거 알람

① AC Power가 제거되면, 'AC Power 제거 알람' 상태가 된다.

AC/DC LED Indicator	OFF

② 'AC Power 제거 알람' 상태가 되면 5초 주기로 3분간 경고음이 발생한다.

③ 'AC Power 제거 알람' 상태에서 AC Power가 다시 연결되면 'AC Power 제거 경고 알람' 상태가 해제되고, 알람 음이 울린다.

9) DC Power 제거 알람

① DC Power가 제거되면, 'DC Power 제거 알람' 상태가 된다.

AC/DC LED Indicator	OFF

② 'DC Power 제거 알람' 상태가 되면 5초 주기로 3분간 경고음이 발생한다.

③ 'DC Power 제거 알람' 상태에서 DC Power가 다시 연결되면 'DC Power 제거 알람' 상태가 해제되고, 2초간 알람 음이 울린다.

10) Standby 알람

① 주입대기 중 2분 동안 어떠한 키 버튼도 눌리지 않았을 경우 'Standby 알람' 상태가 된다.

② 'Standby 경고 알람' 상태가 되면 다음과 같은 경고음 및 경고등이 표시된다.

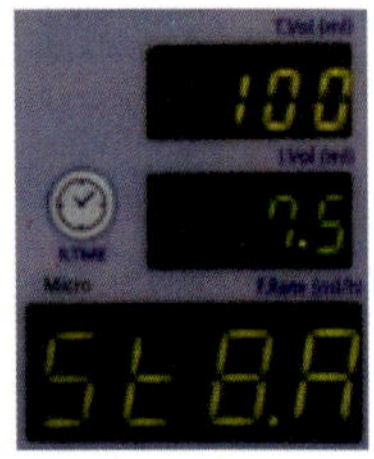

그림 2-66 Stanby 알람표시

경고음 발생	
상황표시 LED	Red 점멸

③ STOP/CLEAR 키(STOP/CLEAR)를 누르면, 'Standby 알람' 상태가 일시 해제된다.

④ 2분 동안 키 버튼 입력이 없는 경우 다시 'Standby 알람' 상태가 된다.

11) Start Reminder 알람(Pause 상태)

① Pause 키 버튼에 의해 주입이 멈춘 상태에서 미리 설정한 'Pause 설정시간'이 경과될 때까지 어떠한 키 버튼도 눌리지 않을 경우 주입이 다시 시작되며 'Start Reminder 알람'이 발생한 후 정상 동작한다.

② 'Start Reminder 경고 알람' 상태가 되면 다음과 같은 경고음 및 경고등이 표시된다.

Pause 상태	Start Reminder 알람
• 경고음 발생 • 상황표시 LED : RED/GREEN 점멸 • F.Rate 화면창 표시 : 'PAUS'	• 경고음 발생

12) Tubing Mis-loading 알람

I.V Set의 튜브를 잘못 설치하였거나, 장시간의 사용으로 튜브가 제 위치에서 벗어날 경우에 'Air 알람', 'Occl 알람' 상태가 된다.

13) Near Complete

① 주입동작 중에 설정된 총 주입량과 주입된 양에 따라 주입완료 시간이 5분 이내가 되면 'Near Complete 알람' 상태가 된다.

경고음 발생

상황표시 LED	GREEN 점멸
F.Rate 화면창 표시	'N.C.A'

② STOP/CLEAR 키( )를 누르면, 'Near Complete 알람' 상태가 해제되며 주입상태는 유지된다.

14) Error Code

① 장비 구동 중 에러가 발생할 경우 에러 코드를 F.Rate[ml/h] 창에 표시한다.
② 에러가 발생할 경우 장비 뒷면의 전원을 OFF한 후 다시 켜도록 하며 계속적으로 해당 코드가 나올 때는 다음과 같이 장비 사용을 중단한다.

Err Code Display{F.Rate[ml/h]}	발생원인
E001	Motor Check Error
E002	System Error

15) 알람에 따른 점검사항

① 알람(우선순위에 따라)이 발생할 경우 주입을 자동으로 중지한다.
② 표시부에 해당 알람 메시지 및 표시등 그리고 사운드에 따른 점검사항을 확인한다.
③ 알람이 발생하면 STOP/CLEAR 키( )로 중지시킬 수 있으며, 해당 알람 점검사항을 만들고 다시 START 키( )를 눌러 주입을 시작하면 알람을 확인할 수 있다.
※ 조작자는 장비 동작 시 장비상태를 확인할 수 있는 위치에 있어야 한다.

표 2-21 점검사항

경보상태		발생원인	조치방법	점 검
Alarm LED AIR	F.Rate[ml/h] AIr	주입 중에 Air가 유입된 경우 발생	사용하는 I.V Set 내에 있는 Air를 제거한다.	Air 센서 감지부에 공기가 유입된 I.V Set을 장착한다.
Alarm LED OCCL	F.Rate[ml/h] OCCL	I.V Set 내부가 막혔거나 설정한 감도에 이상의 압력이 발생한 경우 발생	I.V Set이 막혔는지 확인하여 압력을 제거한다.	I.V Set 유량조절기를 잠근다.
Alarm LED DOOR	F.Rate[ml/h] dOOr	주입 중에 도어가 강제로 열린 경우 발생	STOP/CLEAR 버튼을 누르면 알람이 해제된다.	주입 중에 도어가 열린 경우
Alarm LED BATT	F.Rate[ml/h] (LOW 메시지 없음)	배터리 잔량이 30분 이내일 때	AC전원을 연결하여 충전시킨다.	LOW 배터리 잔량이 될 때까지 동작시킨다.
Alarm LED BATT	F.Rate[ml/h] EMPb	배터리 잔량이 5분 이내일 때	AC전원을 연결하여 충전시킨다.	EMPTY 배터리 잔량이 될 때까지 동작시킨다.
F.Rate[ml/h] droP		주입 중에 드롭 센서를 탈부착할 경우 발생	STOP/CLEAR 버튼을 누르면 알람이 해제된다.	주입 중에 드롭 센서를 탈부착할 경우
		드롭 에러가 발생할 경우 발생	드롭 센서를 올바르게 장착하거나 I.V Set 체임버에 물방울을 제거한다.	No Drop, Free Drop인 경우
Alarm LED COMP	F.Rate[ml/h] K.V.O	총 주입예정량이 주입되었을 때 발생	STOP/CLEAR 버튼을 누르면 알람이 해제된다.	총 주입예정량이 주입되면 K.V.O 설정량으로 주입을 시작한다.
AC/DC LED 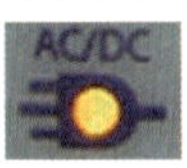	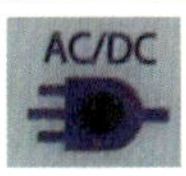	AC/DC 전원이 제거되었을 때	STOP/CLEAR 버튼을 누르면 알람이 해제된다. 해제하지 않을 경우 5초 간격으로 3분간 알람을 울려 준다.	전원 확인
F.Rate[ml/h] StBA		Standby Alarm 설정시간 동안 아무 키가 동작이 없을 때 발생	STOP/CLEAR 버튼을 누르면 알람이 일시해제 된다.	Standby Alarm 설정을 켜 놓을 경우
F.Rate[ml/h] PAUS		Pause Key를 누르면 일시 정지 한다	STOP/CLEAR 버튼을 누르면 해제된다. Pause 설정시간 이후 자동으로 주입을 시작한다.	주입 중에 Pause Key를 누른 경우

경보상태		발생원인	조치방법	점 검
F.Rate[ml/h] n.C.A		총 주입예정량까지 주입 시 Near Complete 설정시간 이내로 주입시간이 남은 때 발생	총 주입예정량까지 주입이 완료되면 해지된다.	Near Complete 설정시간 이내로 주입시간이 남은 경우
Alarm LED AIR F.Rate[ml/h] AIr	Alarm LED OCCL F.Rate[ml/h] OCCL (Tubing Mis-loading 알람)	Air 센서 감지부에 I.V Set이 미장착일 경우에 주입을 시작할 때 발생	Air 센서 감지부에 I.V Set을 올바르게 장착하도록 한다.	Air 센서부에 I.V Set가 빠지거나 잘못 장착한 경우
T.Vol[ml] Err I.Vol[ml] - - - -	F.Rate[ml/h] E001	Motor Check 에러 발생 시	장비 전원 스위치를 다시 켠다. 반복적으로 발생 시 사용을 중단한다.	Motor Check Line 제거하여 주입한다.
T.Vol[ml] Err I.Vol[ml] - - - -	F.Rate[ml/h] E002	System 에러 발생 시	장비 전원 스위치를 다시 켠다. 반복적으로 발생 시 사용을 중단한다.	System 에러 발생 시

| 주의 | 수액 세트를 제품에 올바르게 장착한 후 사용한다.

단원정리

1. 방사선 치료의 장점

(가) 인체의 병소 주위 정상조직의 기능 및 형태가 보존된다.

(나) 인체의 병변이 수술하기 까다로운 위치에 있어도 치료가 가능하다.

(다) 방사선 감수성이 큰 병변에 대해서는 수술요법보다 넓은 영역에 걸쳐서 치료할 수 있다.

(라) 전신마취, 입원 등이 불필요하므로 외래 치료가 가능하다.

(마) 일반적으로 방사선을 분할해서 조사하므로 인체의 전신적 영향이 적다.

(바) 수술보다 환자의 전신상태에 구애를 덜 받는다.

2. 방사선치료의 단점

(가) 치료시간(기간)이 길다.

(나) 대상이 되는 병소의 크기뿐만 아니라 병리조직 소견, 세포주기, 세포의 상태에 따라 치료효과가 달라진다.

(다) 국소치유율의 확실성은 수술에 비해 낮다.

3. 의료용 레이저의 특징

(가) 지향성 : 반사나 굴절시키지 않는 한 거의 일직선으로 빛이 진행하는 것이다.
레이저에서 나오는 길고 가느다란 빛은 멀리까지도 줄어들지 않고 진행한다.

(나) 단색성 : 가정에서 이용하는 백열전구와 레이저는 프리즘을 통하여 비교해 보면, 백열전구에서 나오는 빛은 '빨, 주, 노, 초, 파, 남, 보'의 우리가 볼 수 있는 여러 가지(무지개) 색깔의 빛이 섞여 있으나 레이저 빛에서는 한 가지 색깔만이 검출된다.

(다) 간섭성 : 간섭성(Coherence)적인 특성을 가진 빛이 레이저이다. 전자파의 진폭이나 위상이 흔들릴 정도이며 태양 빛이나 백열구 빛의 파동은 일관성을 가지고 있지 않아 여러 방향으로 나타나지만, 레이저는 빛의 진로방향이 평행하게 나타나는 빛이다. 이러한 것이 간섭성적인 특징이며, 레이저 빛은 이상적인 평행 빛으로서 38만[km]나 떨어진 달에 도착하여도 불과 3[km] 이내의 확산만 일어난다.

(라) 고휘도 : 휘도란 일정한 넓이를 가진 광원 또는 빛의 사체 표면의 밝기를 나타내는 빛의 출력밀도이다. 따라서 고휘도는 광원의 지향성 및 출력밀도에 의

해서 좌우된다. 레이저는 빔의 평행성이 무척 탁월하므로 렌즈에 모으면 상당히 높은 에너지를 한 점으로 맞출 수 있다. 외과수술용 메스나 무기로 레이저를 이용할 수 있는 것은 레이저의 고휘도(Brightness) 때문이다.

4. 수액 약물 주입기의 용도

환자의 상태에 따라 정맥으로의 약물 및 혼합물 주입을 위해 정확하고도 정량 주입을 위한 제어가 필요하다. 약물주입 펌프(Infusion pump)는 환자에게 정해진 수액량을 일정하게 주입시켜 주는 기기이다. 또한 각종 알람 기능에 공기가 있음(Air-In-Line), 막힘(Occlusion), 완료(Complete), 배터리 부족(Low battery), 문 열림(Door open)을 갖추고 있어서 쉽게 수액주입의 상태를 알 수 있다.

5. 계속적 인공호흡기의 특징

㈎ 장점 : 경추 손상과 같이 무호흡이 있는 혼수환자, 뇌손상, 약물과다, 마취 시에도 적용된다. 대상자 스스로 환기를 유지할 수 없는 사람들이 호흡하는 데 드는 힘을 감소시켜 주는 것이다.

㈏ 단점 : 스스로 호흡할 수 있는 환자는 힘들어한다. 어떤 노력에도 반응을 못하여 특히 혼란이 있거나 불안정한 환자는 효과적인 환기를 위해 진정제나 근이완제를 투여 후 적용해야 한다.

㈐ 목적 : 적합한 환기를 유지하며, 정확한 FiO_2를 유지한다. 정확한 환기와 산화 유지를 위한 정확한 안정 시 호흡량을 투여한다.

6. 수액 약물 주입기 알람에 대처하는 방법

㈎ 알람(우선순위에 따라)이 발생할 경우 주입을 자동으로 중지한다.

㈏ 표시부에 해당 알람 메시지 및 표시등 그리고 사운드에 따른 점검사항을 확인한다.

㈐ 알람이 발생하면 STOP/CLEAR 키(STOP/CLEAR)로 중지시킬 수 있으며, 해당 알람 점검 사항을 만들고 다시 START 키(START)를 눌러 주입을 시작하면 알람을 확인할 수 있다.

학습평가문제

01 진단용 초음파기기는 다음 중 어떤 물리적 성질을 이용한 것인가?

① 회전 ② 굴절 ③ 투과
④ 반사 ⑤ 산란

02 다음 중 피검체가 음원에서 멀어지면 반사주파수는 입사음보다 낮아지고, 가까워지면 반대로 높아지는 현상은 무엇인가?

① 도플러 효과 ② 자왜효과
③ 에코그램 ④ Linear
⑤ 공명

03 다음 중 음파의 전달속도가 느린 것부터 빠른 순서로 나열된 것은?

① 고체 – 기체 – 액체
② 기체 – 액체 – 고체
③ 기체 – 고체 – 액체
④ 고체 – 액체 – 기체
⑤ 액체 – 고체 – 기체

04 감약계수는 음파가 전파할 때 단위( )당 감쇠이다. 다음 중 ( ) 안에 들어갈 적당한 것은?

① 넓이, 길이, 시간
② 시간, 강도, 넓이
③ 길이, 강도, 두께
④ 무게, 시간, 두께
⑤ 시간, 길이, 무게

05 강자성체가 그 길이방향으로 자화할 때 그 길이가 자장 강도가 세어지면 축소되고 자화를 없애 버리면 원래의 길이로 되돌아가는 현상을 무엇이라고 하는가?

① 도플러 효과 ② 자왜효과
③ 에코그램 ④ 컴파운드
⑤ 압전효과

06 다음 중 레이저의 흡수깊이가 가장 큰 것은 어느 것인가?

① Nd-YAG 레이저
② He-Ne 레이저
③ 탄산가스 레이저
④ 아르곤 레이저
⑤ 실리콘 레이저

07 다음 중 환자감시장치에서 주로 측정하는 생체신호에 해당되지 않는 것은?

① 체온심전도 ② 호흡
③ 근전도 ④ 혈압
⑤ 체지방

08 다음 중 혈압의 직접측정에 사용되는 도구가 아닌 것은?

① 헤파 ② 커프
③ 증폭기 ④ 압력 센서
⑤ 수은혈압계

09 간헐적 양압 호흡 치료기기에서 기체의 양을 제어하는 부분은 다음 중 어디인가?

① Nebulizer ② Diaphragm
③ Diluter ④ Bennet valve
⑤ 압축기

10 다음 중 심장을 모니터하는 데 있어서 24시간 또는 그 이상 동안 심장의 상태를 계속해서 측정하는 기구는?

① 세동제거기 ② 페이스메이커
③ 심장변환기 ④ 홀터 모니터
⑤ 인공호흡기

11 다음 중 심음계에 사용되는 트랜스듀서는?

① 가변용량형 트랜스듀서
② 가변유도성 트랜스듀서
③ 다이내믹 마이크로폰
④ 선형 가변 차동형 변압기
⑤ 압축기

12 다음 중 도플러 효과를 이용하여 혈류량을 측정하는 기기는?

① Fick 방법 ② 초음파 유량계
③ 열희석법 ④ 전자기 유량계
⑤ 수동유량계

13 다음 중 초음파의 진단 방식으로 펄스파 방식과 연속파 방식 두 가지를 사용할 수 있는 모드는?

① A-mode ② B-mode ③ C-mode
④ D-mode ⑤ Doppler mode

14 다음 중 환자감시장치의 일반적인 측정 파라미터가 아닌 것은?

① EEG ② pulse rate ③ ECG
④ SpO_2 ⑤ EMG

15 다음 중 환자감시장치에서 혈중 산소포화농도(SpO_2) 측정에 사용되는 광원으로 옳은 것은?

① X-선 ② 자외선 ③ 적외선
④ 감마선 ⑤ 가시광선

16 다음 중 커프를 사용하여 혈액이 혈관벽에 부딪쳐서 발생되는 혈관음을 청진기로 통하여 들을 수 있는 소리는?

① 심음 ② 가청음 ③ 오실로음
④ 코로트코프음 ⑤ Beep음

17 다음 중 혈압을 직접측정하기 위해 혈관 내에 삽입하는 것은?

① 커프 ② 청진법 ③ 카테터
④ 촉진법 ⑤ 전극

18 혈압에 관한 사항이 아닌 것은?

① 평균 혈압 ② 수축기 혈압
③ 이완기 혈압 ④ 압맥파
⑤ 최고 혈압

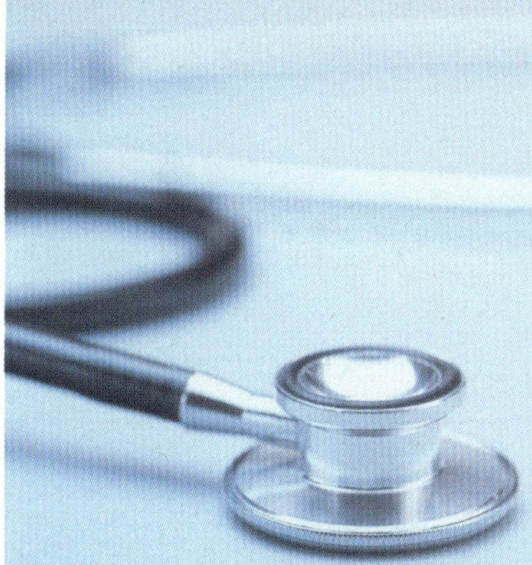

제3장

재활의료기기

- 1. 재활 물리치료기기
- 2. 개인용구
- 3. 재활기기의 사용법

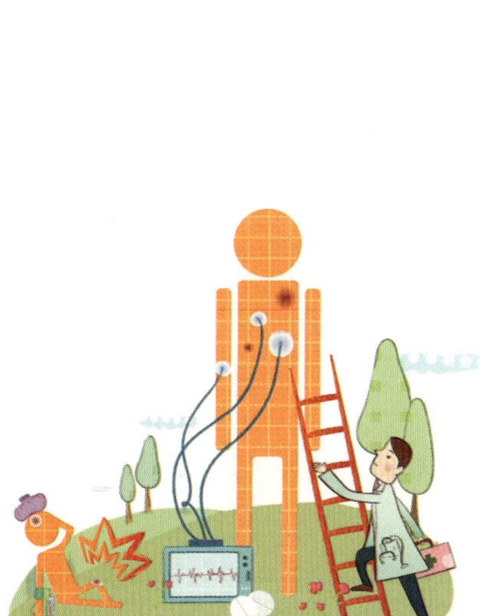

1. 재활 물리치료기기

학습목표

- 재활의료기기의 사용목적을 설명할 수 있다.
- 재활의료기기의 종류를 설명할 수 있다.
- 물리치료의 특징을 설명할 수 있다.

가. 전기신호를 이용한 기기

1) 초음파 자극기

초음파는 본질적으로는 가청주파수 범위의 음파와 성질이 같으나, 주파수가 높아 파장이 짧기 때문에 상당히 강한 진동이 생기므로 보통의 소리에서는 볼 수 없는 성질을 나타낸다.

㉥ 그 진로가 방향성을 가지면서 짧은 펄스가 나오게 되는 것인데, 박쥐가 어두운 밤에 가느다란 물체까지 식별하는 것은 몸에서 초음파를 나오게 하여 장애물에 비추어 그 반사파를 감지하는 능력을 가졌기 때문이다.

또한, 수심을 측정하는 소나(Sound Navigation and Ranging : SONAR), 어군탐지기의 원리도 이것과 같으며, 물질에 의한 흡수도나 물질 중에서 전파속도의 차이를 측정하여 구조물 내의 손상을 찾아내는 초음파 탐상기(超音波探傷器)나 초음파 진단기 등도 초음파의 특징을 이용한 것이다.

또 주파수가 특히 높은 극초음파(極超音波)는 매질분자의 진동 주파수와 같은 크기의 주파수를 가진 것이므로, 물체 속에서 초음파의 전파속도나 흡수되는 방향을 조사함으로써

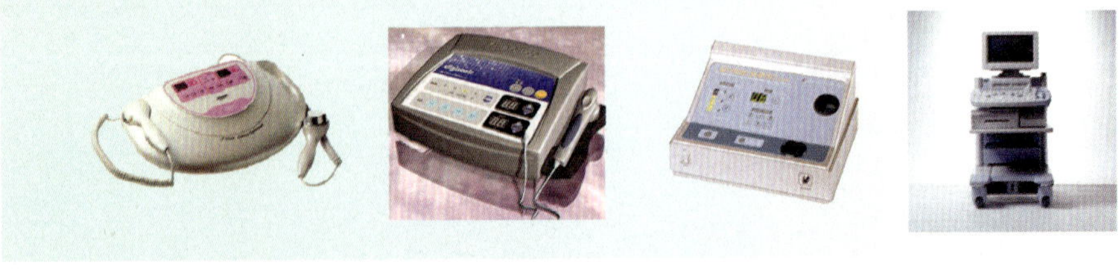

그림 3-1 초음파 자극기

분자의 회전이나 진동의 주파수 등, 물질구조를 해명하는 방법으로 사용된다. 초음파의 또 다른 특징은 물질을 흔드는 힘이 강하다는 것이다. 이러한 복합적인 원리를 이용한 것이 초음파 자극기(Ultrasound stimulator)이다.

2) 전기자극기

전기적인 신호를 인체의 특정 부위에 인가함으로써 그 부위 및 관련조직에 해당하는 신경·근육 계통의 진단 및 치료에 적용할 수 있다. 신경·근육 부위에 전기적인 자극을 가하게 되면, 각 신경의 운동단위(한 신경의 근육지배 범위)에 흥분이 전도되어 독립적으로 수축하게 되는데 이런 생리학적 특성을 이용하여 마비환자, 혹은 신경퇴행환자에게 지속적인 자극을 가하여 수축·이완 운동을 반복해 줌으로써 치료에 도움을 주는 장비이다.

전기자극기(Electric stimulator)는 물리치료장비뿐만 아니라 넓은 범위에서 응용되고 있는데 심장세동제거기, 인공심장의 페이스메이커 등의 치료용 장비와 말초신경의 경피자극, 운동 및 감각신경전도 속도와 같은 진단용으로도 사용되고 있다.

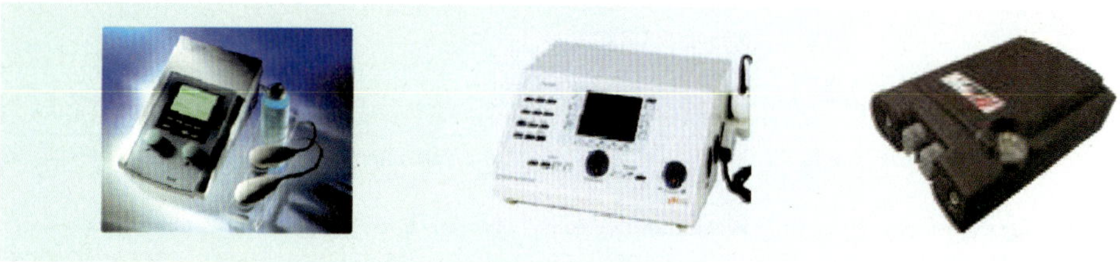

그림 3-2 전기자극기

3) 레이저 치료기

가) He-Ne 레이저

중성원자인 헬륨가스와 네온가스의 혼합기체가 매질로 구성된 방전 여기 방식[1]을 사용하는 중성원자 기체 레이저이다. He-Ne 레이저는 3,381[nm], 1,154[nm], 1,804[nm]의 적외선과 633[nm], 612[nm], 594[nm], 544[nm]의 가시광선을 낼 수 있으며 633[nm]에서 수십[mW]의 안정된 연속출력을 얻을 수 있다.

He-Ne 레이저는 단색성이 매우 높아 단색만을 사용하는데, 의료용으로는 붉은색인 633[nm]이 주로 사용되고 있다.

1 공기와 기름 등의 절연물에 고전압을 인가하면 전자사태 같은 전리현상(플라스마)이 일어난다. He-Ne 혼합기체에 이 현상을 이용하여 원자나 분자의 가장 바깥쪽에 있는 전자가 높은 에너지 상태로 이동하는 특성을 이용한 방식이다.

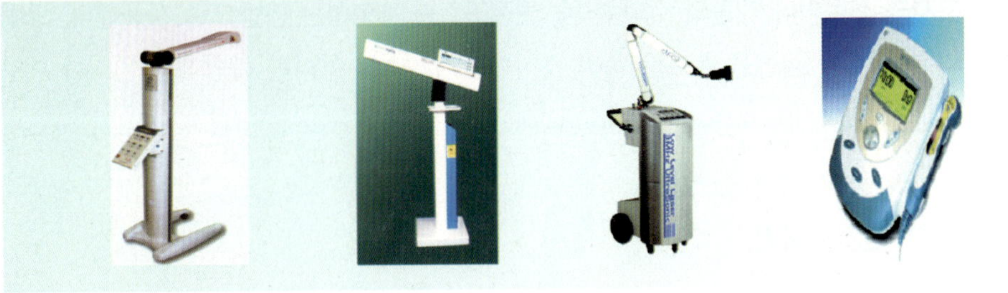

그림 3-3 레이저 치료기

나) 레이저 치료기

다양한 파장의 레이저 광선을 피부조직의 손상 없이 조직에 침투시킬 수 있으며 마이크로프로세서에 의해 조절이 가능하다. 다양한 형태의 조사기능이 있어 치료에 효과적이며, 스캐닝 크기 및 속도, 치료위치를 조작할 수 있는 특징이 있어 스캐닝 레이저, 포인터 프로브, 멀티다이오드 프로브의 레이저 치료 방식이 가능하여 1인에게 3가지 방식의 레이저 치료 및 3인 동시 치료로 사용되고 있다.

4) 저주파 치료기

근육은 신경세포를 통한 전기자극으로 움직이게 되어 있는데 저주파 치료기는 이러한 전기자극을 직접 근육표면에 주어서 근육을 움직이게 하는 장치이다. 다만, 일정한 양의 전기가 들어가면 근육은 수축한 상태로 있으므로 일정한 주파수로 자극을 주었다가 풀었다가 하기 때문에 저주파 치료기라 한다(무산소운동과 같은 효과를 얻을 수 있다).

저주파 치료기는 통증을 감소시키고 부수적으로는 골다공증 방지에도 효과가 있으며, 통증감소의 원리는 의견이 분분하지만 저주파가 통증을 전달하는 신경의 근육섬유를 자극해서 통증전달을 차단한다는 설과 엔돌핀의 생성을 촉진시켜서 통증을 완화시킨다는 설이 있다. 저주파가 칼슘이 빠져 나가는 것을 방해해서 골다공증 예방에도 효과가 있다.

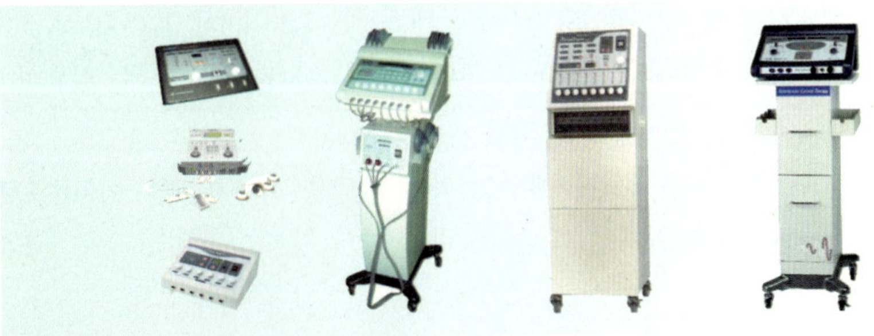

그림 3-4 저주파 치료기

5) 저주파 물리치료기

저주파 물리치료기(Low frequency physics therapy)는 저주파의 부드러운 자극을 이용해 지압을 통해 주무르거나, 두드리는 효과를 일으켜 통증부위의 치료를 극대화할 수 있어 혈액과 임파액의 순환유지 및 촉진, 비정상적인 근경련 감소, 근육을 구성하는 단백질 성분의 감소방지와 혈액순환 촉진, 신경 전류의 안정작용과 비만을 해소해 주는 역할을 한다.

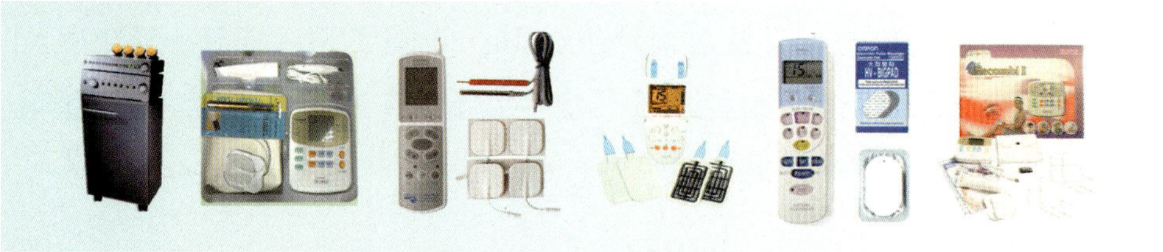

그림 3-5 저주파 물리치료기

6) 간섭파 치료기

중주파를 사용하여 전류의 특성에 따라 생리학적 효과가 다르게 나타나는 방법을 이용한다. 간섭파 치료기(Interferent Current Therapy : ICT)의 치료방법에는 직류(평류)를 이용한 평류 통전치료가 있으며 이온도입법 등의 치료방법은 화학적 효과와 약간의 열적 효과를 이용하는 치료이고, 또한 전류를 이용한 전기자극치료(EST), 경피신경자극(TENS), 고전압 평류자극(HVGS) 등의 치료방법이 있는데, 이는 역학적 효과를 이용한 치료법이며, 정전기를 이용한 Batraw(정신적 이상)식 자극도 이러한 역학적 효과를 이용한 치료법이다.

또한 중주파 전류를 이용한 간섭전류치료의 방법이 있는데 이는 역학적 효과 및 동통완화의 효과, 신경 밸런스 효과, 혈류증가 효과를 이용한 치료법이다. 또한 고주파 전류를 이용하여 심부조직에 열을 발생시키는 투열요법(Diathermy) 치료가 있는데 이는 고주파 전류를 전기 에너지로 전환시키는 전환열을 이용한 치료이다.

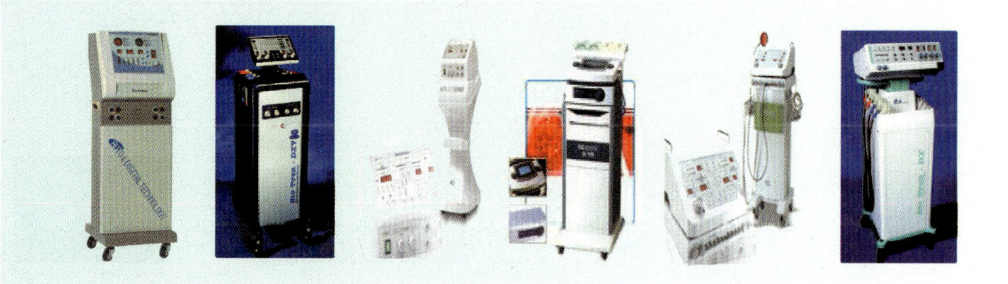

그림 3-6 간섭파 치료기

7) 신경근요법기

요추골의 주요 기능 중 하나는 신경근을 보호하는 것으로 여기에서 일컫는 신경근이란 척수에서 많은 신경가지들이 다발을 형성하며 나오는데 이들 신경가지를 말하며, 이러한 신경다발들은 생긴 것이 마치 말꼬리와 같다 하여 마미신경이라고 한다.

이들 신경근들은 척추골 사이에 있는 추간공으로 나와 주로 허리, 하지, 생식기 및 항문들의 운동기능과 감각을 지배하는 기능을 한다. 신경근이 압박되면 통증 및 다리가 땅기는 듯한 증상을 느끼게 되며, 압박된 신경의 지배하에 있는 부위에 감각이상이나 근력약화와 같은 증상이 일어나게 되는데 이러한 증상에 전기적 자극을 주어 치료를 하는 기계를 신경근요법기(Function electrical stimulation)라 한다.

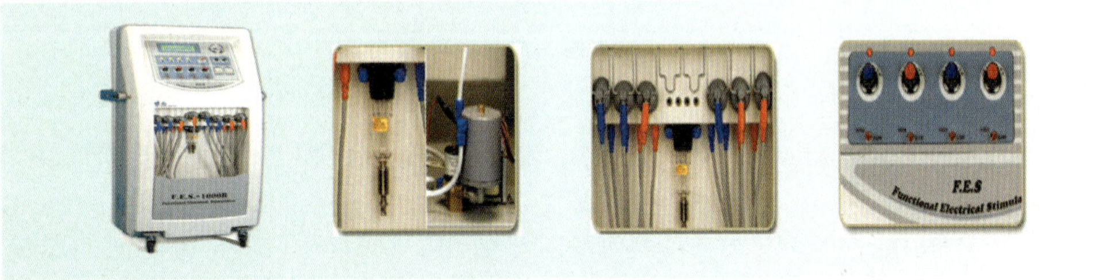

그림 3-7 신경근요법기

8) 신경근치료기

신경근치료기(Neuromuscular therapy)는 인체에 정상적으로 흐르는 미세전류(한의학에서는 '기(氣)'라고 한다)를 자극하여 질병을 유발하는 손상전류를 정상전류로 바꾸어 줌으로써 세포의 회복을 촉진시키고 스트레스와 관련된 호르몬의 이상을 바로잡아 주는 데 탁월한 효과를 발휘하는 치료기이다.

또한 중풍이나 사고 등으로 인한 상하지 마비 치료에 최고의 효과를 가지고 있으며 임상에서 요통 및 좌골신경통 등의 여러 통증에 탁월한 효과를 증명하고 있는 기기로 척추손상으로 인한 사지마비 또는 양하지 마비의 기립 및 보행훈련과 뇌졸중으로 인한 편마비,

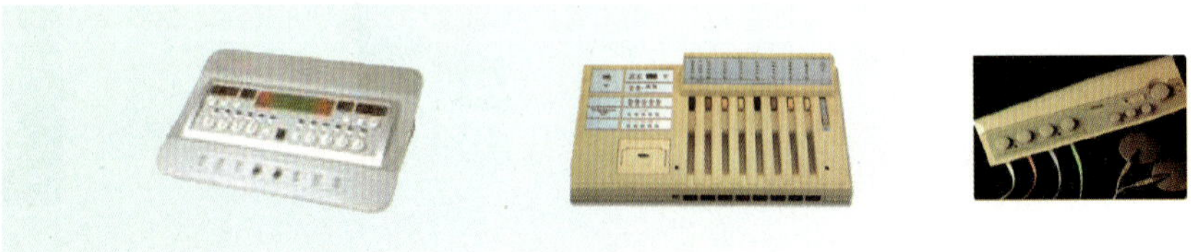

그림 3-8 신경근치료기

외상성 뇌손상, 뇌성마비 환자에게 족하수의 방지, 수근관절이나 완관절 등의 근력 개선에 사용되고 있다.

9) 고주파 자극기

RF(Radio Frequency)란 RF 전기를 생체조직에 가하면 생체를 구성하는 분자들의 이온들은 RF 교류전류에 의해 양전하(+)는 음극(−) 쪽으로 음전하(−)는 양극(+) 쪽으로 끌려가는 분극운동을 하게 된다. 이러한 치료법을 열치료라 한다. 열치료의 근간 이론을 바탕으로 보다 미세한 기법을 도입한 것이 RF 시스템이다. 이것을 심부(深部)열이라 한다.

안전한 방법으로 주름관리를 비롯하여 피부탄력 증대에 탁월한 효과를 발휘하는 장비이다. 무선 주파수 (+) 진공으로 표피층에 손상을 주지 않고 피부층을 가열시키므로 환자들의 고통도 없을 뿐만 아니라 균일하고 동일하게 가열을 시킬 수 있다.

인체에 가장 안전한 전기 에너지가 생체 에너지로 변화되어 분자들의 이온, 즉 양극(+), 음극(−) 분극현상이다. 교류를 통하여 혈관, 신경을 자극하고 내적 온도상승으로 인한 심부열이 미세혈관 확장 및 세포조직 활성화와 림프관의 순환증진, 호르몬 밸런스를 정상화시키는 RF 시스템이다.

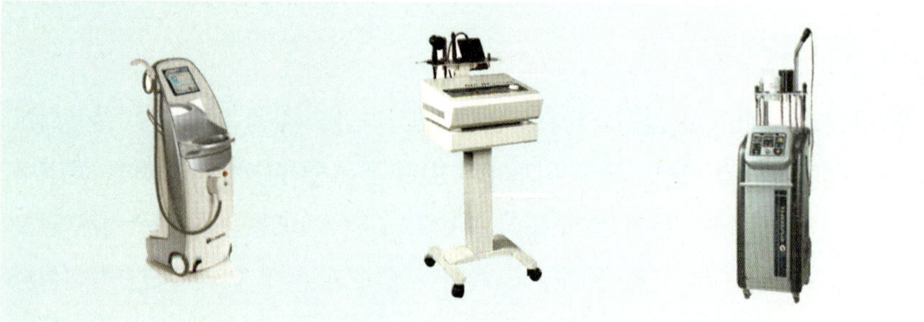

그림 3-9 고주파 자극기

나. 운동 에너지를 이용한 기기

1) 공기압 치료기

신체 내의 모든 기능은 혈액과 임파액의 원활한 순환작용에 의하여 영위되는 것이기 때문에 공기압 치료기(External compression therapy system)는 6단계의 순차적인 공기압으로 팽창과 수축을 반복하여 장애 부분의 팔, 다리 임파액의 순환을 촉진시키거나 근

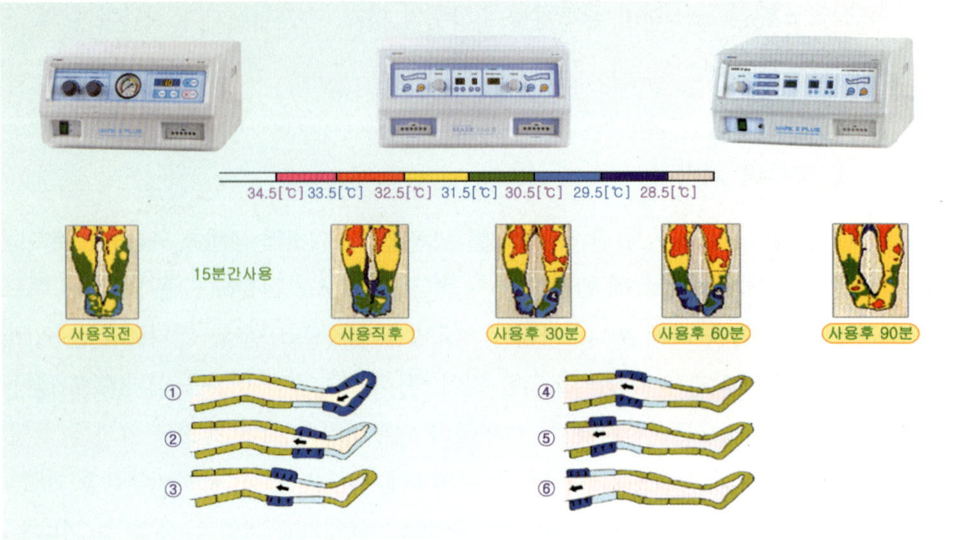

그림 3-10 공기압 치료기

조직의 압력을 증가시켜 환자의 팔, 다리의 부종, 통증 및 질병으로 인한 기능을 회복시키는 데 효과를 준다.

2) 추나 테이블

오랫동안 올바르지 않은 자세로 생활하게 되면 척추와 골반이 비뚤어지게 되는데 인체의 근육이나 뼈, 관절들이 정상 위치에서 벗어나 비뚤어지게 되면 뼈를 둘러싸고 있는 혈관이나 인대 근육, 신경 등이 붓게 되어 순환이 되지 않아 통증을 일으키게 되고 디스크가 한쪽으로 밀려나오면서 주위 신경을 압박하여 디스크 등의 여러 가지 척추질환이 유발된다.

추나요법은 이러한 비정상적인 뼈와 관절, 근육 등을 밀고, 당겨 교정하여 정상 위치로 환원케 하는 견인 치료법이다. 이 추나요법과 기중기의 원리를 이용하여 적은 힘으로 큰 힘을 발생시키는 카이로프랙틱(Chiropractic)의 원리를 결합시켜 뼈를 비롯한 관절과 근육의 이상은 물론이고 경락과 기혈의 소통을 원활하게 해주는 종합치료장비이다.

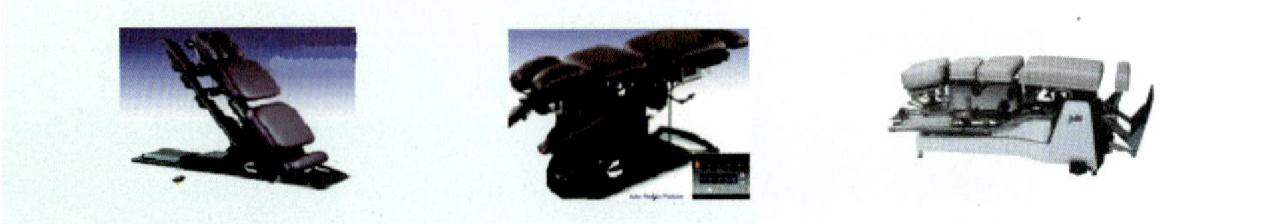

그림 3-11 추나 테이블(Chiro table)

3) 골반근육강화기

골반근육강화기(Pelvic muscle enstrengthening system)는 자기장을 발생시키는 Applicator – Chair 부분과 Controller – Main Body로 구성된다. 눈으로 언뜻 보기에는 단순한 의자처럼 생긴 부분이 곧 자기장을 발생시키는 코어(Core) 및 핵심부품으로 이루어진 Applicator이고, 그 옆에 네모난 상자처럼 보이는 것이 제어부인 Controller이다.

Applicator의 중앙부에는 타원형의 홈이 있는데 큰 지름이 약 20[cm], 작은 지름이 약 10[cm]인 타원형의 홈이며, 이곳으로부터 Magnetic pulse가 나온다. 특이할 사항은 이곳을 통하여 나오는 Magnetic pulse의 강도는 타원의 중간지점이 가장 세며 가장자리로 갈수록 세기가 약해지는데, 이는 발생한 Magnetic pulse를 한곳에 집중시킬 수 있는 코어 설계에 의해 가능한 기술이다.

치료 시 환자는(요실금) 회음부를 타원형의 중간(자석이 가장 센 곳)에 위치시키며, 이때 환자로 하여금 스스로 몸을 움직여, 그곳에 회음부를 위치시키도록 반드시 주문해야 한다.

Controller는 치료시간, 치료주파수, 치료횟수 등을 입력한 특별한 카드를 통해 작동되는데, 이는 장비의 오용 · 과용을 막기 위함이다. 이 카드에는 상기한 치료 Protocols가 모두 입력되어 있어서 적응 중에 맞는 카드를 선택하여 컨트롤러에 꽂기만 하면 작동준비는 완료된다. Controller 앞면에 부착되어 있는 LED 패널에 작동순서가 디스플레이되며, 그대로 따라하기만 하면 된다.

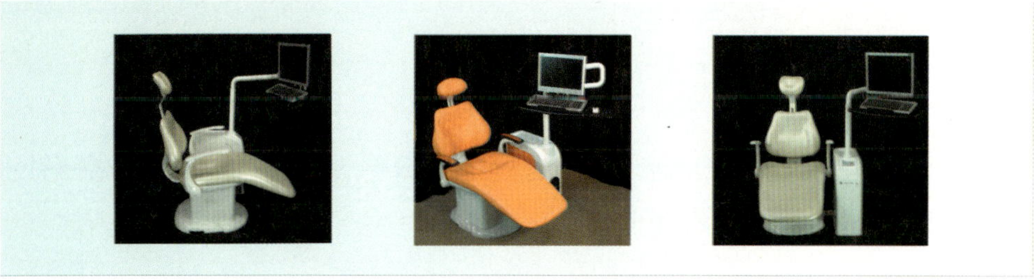

그림 3-12 골반근육강화기

4) 롤링베드

롤링베드(Rolling bed)는 수평 · 수직 운동을 추가하여 지압효과와 마사지 효과를 동시에 일으켜 치료효과를 극대화할 수 있도록 베드형으로 설계된 장비로 온열기능과 신체부위에 따라 부위를 조절할 수 있는 기능 등이 있다.

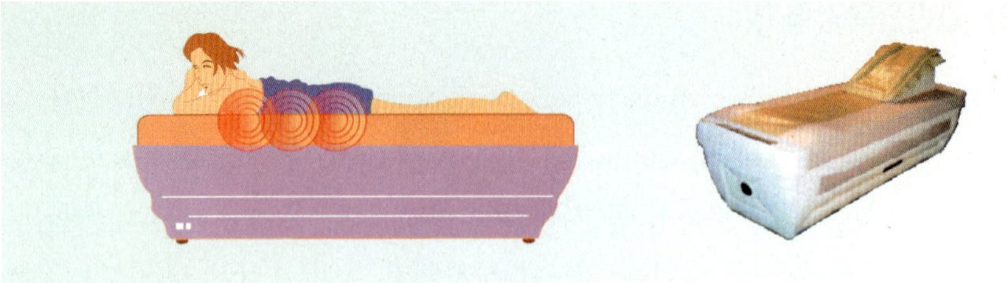

그림 3-13 롤링베드

5) 골반교정기

골반교정기(Pelvic proofreading system)는 압력 센서와 빛 감지 센서가 장착되어 있어 체형에 맞는 힙 사이즈를 감지하고 에어 주입량을 자동 조절하여 체형 및 힙 사이즈에 관계없이 일정한 공기압으로 골반운동이 진행되어 엉덩이 및 하체비만, 요실금, 허벅지 사이가 벌어진 'O'자형 다리, 요통, 생리통 및 생리불순, 하복부 비만에 개선을 준다.

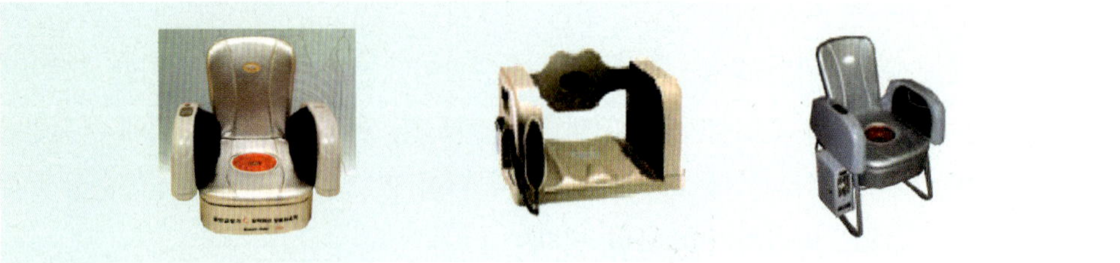

그림 3-14 골반교정기

6) 운동치료기

요추 디스크, 좌골신경통, 만성요통, 직립형 요추, 측만증, 요부염좌, 요추변위성을 재활이나 치료하기 위한 기기이다.

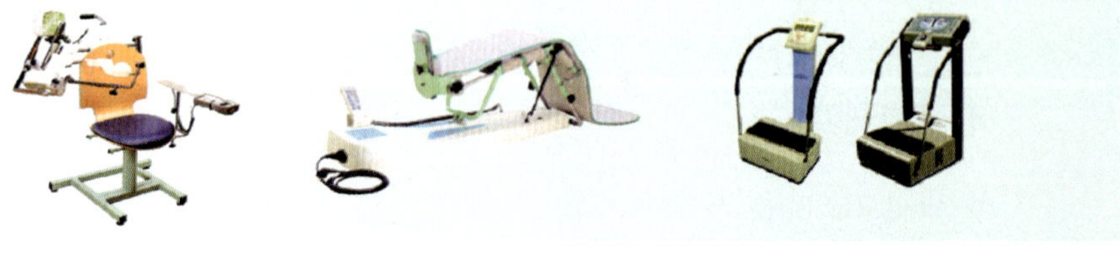

그림 3-15 운동치료기

7) 발마사지기

발마사지기(Foot massage machine)는 발바닥이나 발의 반사구(아픈 부위) 및 종아리 부위를 지압하고 마사지하기에 적합한 기능과 마사지 시 정회전, 역회전 및 마사지 강도 조절을 자동화하여 사용하기 편리하게 만든 것이다.

발의 반사구에 적당한 자극을 주거나 만지거나 하는 동작을 통해 신경반사 작용과 혈액 순환 원리를 이용하여 직접 그 장기와 관련된 부위에 자극을 주는 것으로 각 기관과 장기의 정상적인 기능을 회복시키거나 기분이 좋아지고 긴장이 풀리며 전신의 통증이나 피로가 제거되어 건강을 증진시킬 뿐 아니라 질병의 치료 및 회복에도 도움을 준다.

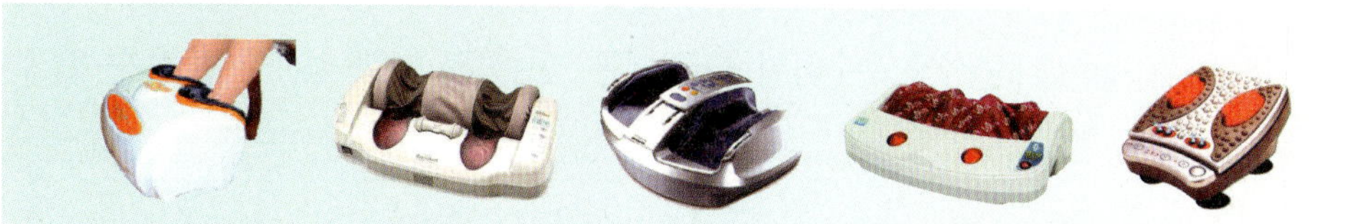

그림 3-16 발마사지기

8) 무릎관절 보조기

퇴행성 무릎관절염은 노인성 질환으로 무릎 위아래 뼈의 마찰을 줄이는 연골이 마모되어 생기는 병으로, 무릎의 통증을 물리적인 방법으로 해결하고 무릎 위아래 뼈 사이를 벌려 줌으로써 통증 발생요인을 근본적으로 제거한다.

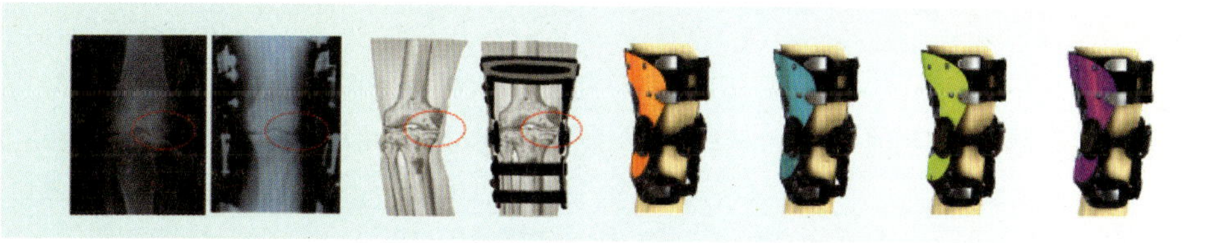

그림 3-17 무릎관절 보조기

9) 자동운동기

천천히 지속적으로 운동할 수 있는 유산소 복합 자동운동기로 발판과 손잡이의 모터를 사용하여 서 있기만 해도 전신을 흔들어 운동효과를 배가해 준다. 처음 운동을 하는 경우 서 있기만 해도 칼로리가 소모되고 있음을 몸으로 느낄 수 있다. 하지만 같은 운동을 매일 반복하면 내성이 생겨 칼로리가 소모되고 있는지 의구심이 생긴다. 운동 내성극복을 위한 Auto Program을 내장하여 효과적인 운동을 할 수 있다. 사용자의 편의를 위하여

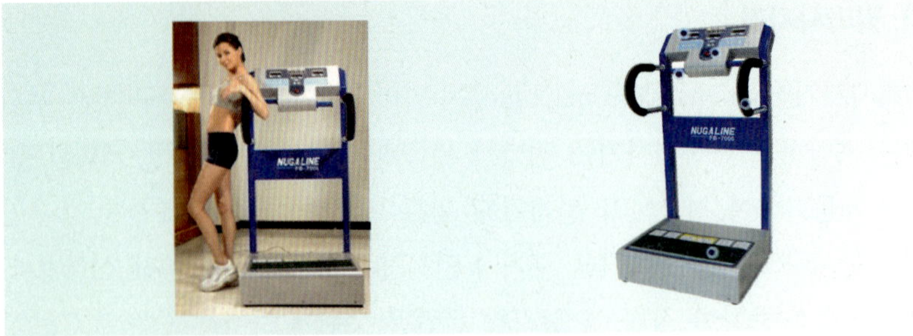

그림 3-18 자동운동기

상체 손잡이 2쌍과 발판을 제작하여 다양한 자세로 활용이 가능하며, 상체운동과 하체운동을 분리하여 내구성이 우수하며 응급 버튼 기능으로 쉽게 동작을 멈출 수 있게 하였다.

다. 수치료기

물에 의한 인체의 통증치료(Pain reduction)에는 물이 직접 몸에 닿지 않고도 수압을 통해 마사지 받을 수 있는 건식 타입(Dry type)과 물이 직접 몸에 닿고 수압 마사지를 받을 수 있는 습식 타입(Moist type)의 두 가지 방법이 있다. 최근 수치료의 새로운 효과 및 저자극성의 탁월함이 입증되면서 많은 관심이 증폭되고 있다.

1) 건식 타입의 수치료기

건식 타입의 수치료기(Dry hydro-therapeutic equipment)란 방수 매트 위에 누운 사용자의 신체 각 부위에 일정 수압의 물을 골고루 분사시켜 지압효과로 인한 혈액순환 및 신진대사를 촉진시킬 수 있도록 분사 유닛의 위치를 선택적으로 조정할 수 있게 한 수압을 이용한 치료기이다. 거동이 불편한 신체장애인 또는 환자 등이 방수 매트 위에 누운 상태에서 방수 매트 하부에 수압을 토출시키는 펌프 구동에 의해 소정의 수압을 제공하는 분사 유닛의 위치를 자동으로 조작하여 사용이 편리하다.

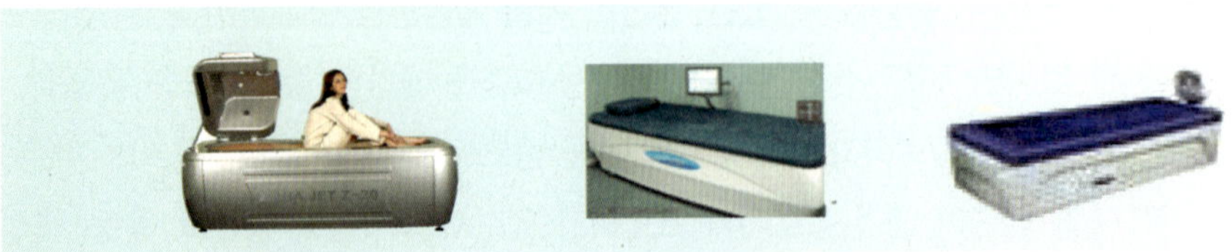

그림 3-19 건식 타입의 수치료기(수압 물리치료기 : Hydro-therapeutic equipment)

가) 건식 타입 수치료기의 기술

인체 혈관의 혈액 이송 시 신체의 각종 노폐물이 혈류 흐름을 저해하는 요소로 작용하게 되어 혈액순환을 방해하며, 이로 인해 혈액순환이 양호하지 못할 경우 각종 신진대사가 원활하지 못할 뿐만 아니라 각 신체부위의 통증을 유발시키는 문제점이 있었다. 환자의 혈액순환을 촉진시키도록 물리치료 받거나 지압 등의 의료행위를 받고자 하는 경우 환자의 이동 및 도움을 받아야 하는 불편함을 최소화시키고 언제 어디서나 쉽게 사용할 수 있는 치료기이다.

나) 건식 타입 수치료기의 용도

수압을 이용한 물리치료 및 피부미용, 비만관리 등에 폭 넓게 사용되는 건식 수압 마사지기이다.

다) 건식 타입 수치료기의 특징

혈액순환, 빠른 신진대사 촉진, 신체적 · 정신적 이완작용, 신속하고 효과적인 스트레스 해소능력, 간편한 피부 및 비만 관리 등에 적용된다.

라) 건식 타입 수치료기 각부의 명칭

건식 타입 수치료기 각부의 명칭은 그림 3-20과 같다.

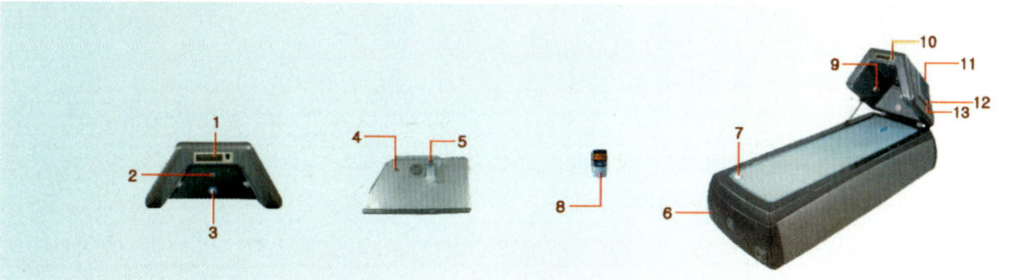

1. CD-ROM : 미디어 재생용
2. 산소배출구 : 산소가 배출되는 토출구
3. 컬러테라피 : 컬러 LED 장착
4. 전원 버튼 : 메인 전원 버튼
5. 아로마테라피 : 아로마 오일이 들어 있는 용기
6. 냉각팬 : 온도상승 시 가동하여 열기를 식히는 팬
7. 공기 밸브 : 물과 공기를 넣고 빼는 밸브
8. 리모콘 : 무선 리모콘
9. 스피커 : 미디어가 재생되는 스피커
10. 리모콘 수신부
11. 조작부 : 터치스크린 방식의 조작부
12. 헤드 제어 버튼 : 헤드를 자동으로 여닫을 때 사용하는 버튼
13. 모니터 전원 버튼

그림 3-20 건식 타입 수치료기 각부의 명칭

마) 건식 타입 수치료기의 물기둥

Rotational vibration injection 방식을 채용함으로써 스포츠 마사지에 가장 근접한 방식을 구현하여 짧은 시간 내에 마사지 효과를 극대화시켜 준다.

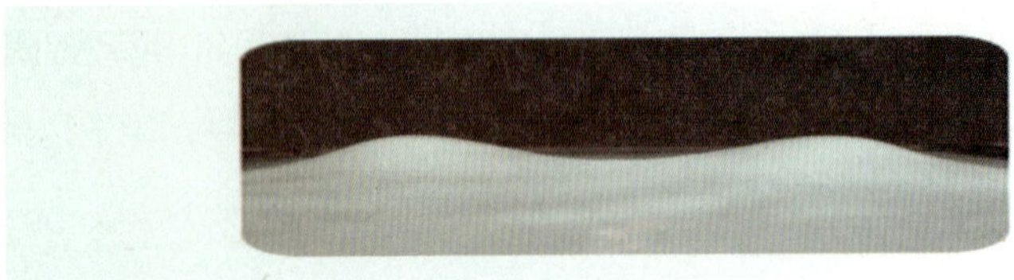

그림 3-21 건식 타입 수치료기의 물기둥

바) 건식 타입 수치료기의 기술 내용 및 범위

국외의 경우 선진국(독일, 미국, 일본)에서 이미 30년 전에 수치료기가 출시되어 시장의 활성화를 이끌고 있다.

표 3-1 국내외 건식 타입 수치료기 기술에 대한 비교

품 명	Aqua-jet(국산)	Hydro-jet(독일)	Aqua-pt(미국)
관련사진	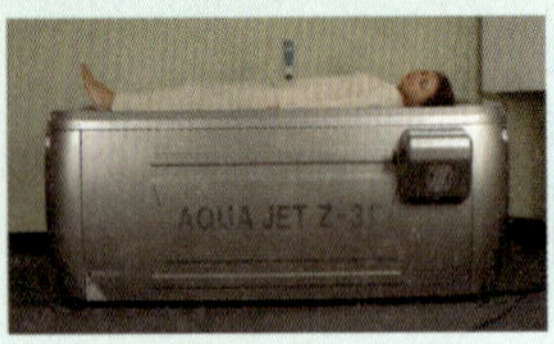	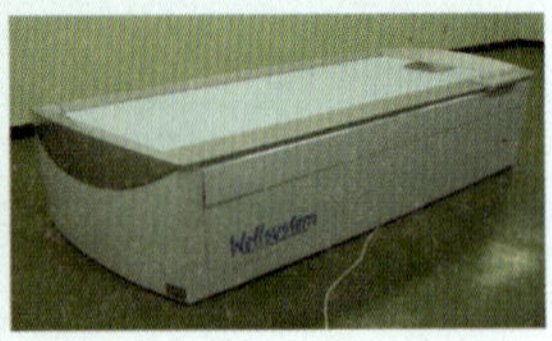	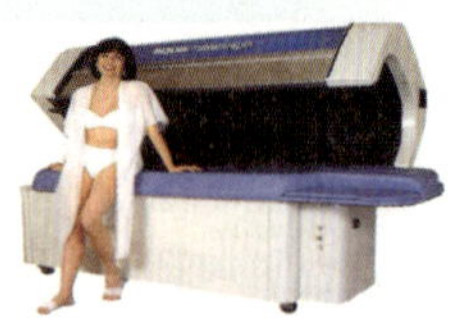
제어 방식	터치스크린 방식	수동 버튼 방식	수동 버튼 방식
멀티미디어 기능	음악치료 및 PC의 모든 기능을 가지고 있다.	없음	없음
산소발생기	순도 90[%] 이상의 산소를 배출하는 산소발생기 장착	없음	없음
분사 방식	2[Way] 및 3[Way] 진동 겸용 회전분사 방식으로 스포츠 마사지에 가장 근접한 방식을 구현한다.	갈 지(之)자로 지그재그로 움직이는 방식이다.	일자로 움직이는 단순한 방식이다.
	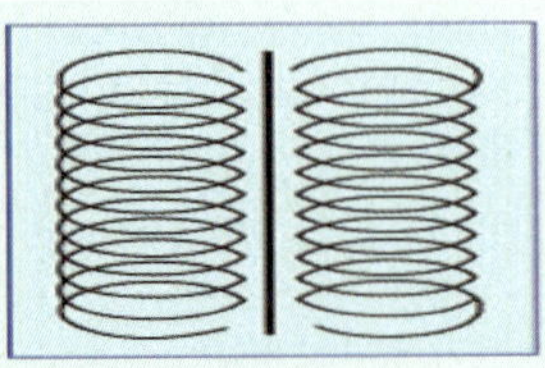	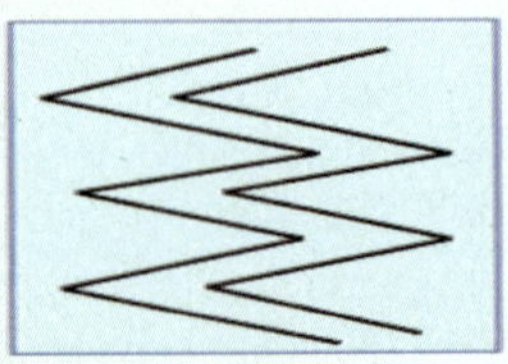	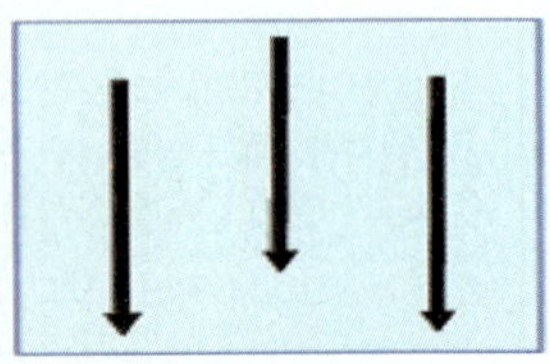

사) 건식 타입 수치료기의 종류 및 특징

표 3-2 건식 타입 수치료기의 종류 및 특징

1	사진자료	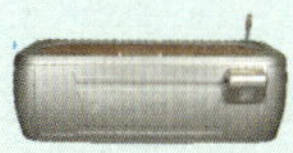	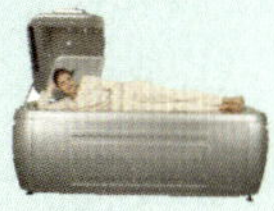	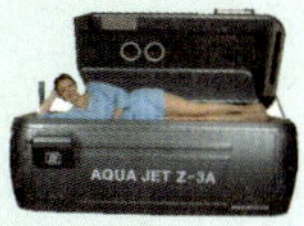	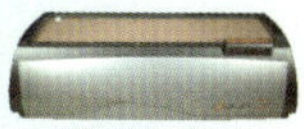	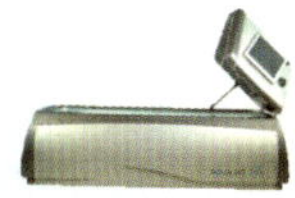
2	Size (L×W×H)	2196×966×657	2196×966×1107	2196×966×1107	2420×1000×1020	2420×1000×570
3	Water Volume(L)	420(L)	420(L)	420(L)	400(L)	400(L)
4	시트 규격	1909×620	1909×620	1909×620	2100×634	2100×634
5	사용수(水)	수돗물	수돗물	수돗물	수돗물	수돗물
6	분사압력	5.5[kgf/cm^2]	5.5[kgf/cm^2]	5.5[kgf/cm^2]	6.3[kgf/cm^2]	6.3[kgf/cm^2]
7	무게	108[kg]	130[kg]	130[kg]	145[kg]	120[kg]
8	온도설정	25~45[°C] (10단계)	25~45[°C] (10단계)	25~45[°C] (10단계)	25~45[°C] (10단계)	25~45[°C] (10단계)
9	제어 방식	터치패널 방식	터치스크린 방식	터치패널 방식	터치패널 방식	터치스크린 방식
10	멀티미디어 기능	없음	PC 기능 장착 자연의 소리 및 명상음악을 통한 음악치료 병행/산소발생기 및 아로마 요법이다.	없음	없음	PC 기능 장착 자연의 소리 및 명상음악을 통한 음악치료 병행/산소발생기 및 아로마테라피이다.
11	기타	없음	산소발생기	IR(원적외선) 능 장작, 반신욕 효과를 누림/편리한 리모콘 기능	자동 리모콘	산수발생기/헤드 자동개폐/자동 리모콘/컬러테라피
12	분사 방식	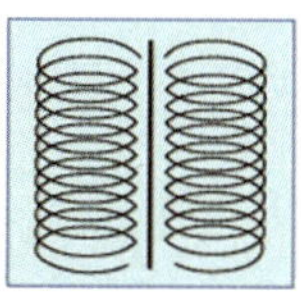	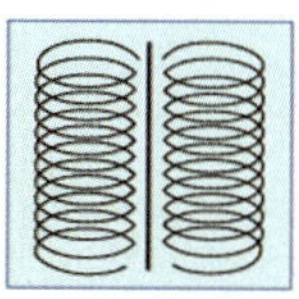	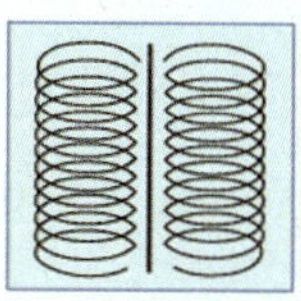	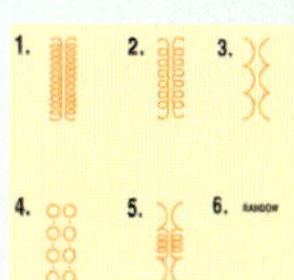	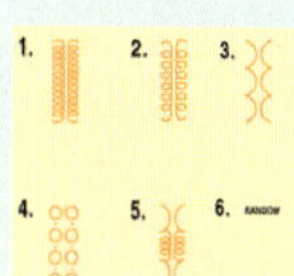

2) 습식 타입의 수치료기

가) 습식 타입의 특징

습식 타입의 수치료기(Moist hydro-therapeutic equipment)는 신체부위별 마사지 제트를 사용하여 신체 각부 구석구석까지 수압 마사지 치료를 받을 수 있는 스파(Spa) 시스템으로서 정수, 입욕, 살균, 세정, 온열 등의 기능을 특징으로 하며 다음과 같다.

① 다단계 여과정수 시스템이며, 고효율 히팅 시스템이다.
② 필터에 의한 물의 욕조 내 유입 전 정수장치이다.
③ 필터에 의한 욕조 내 물에 대한 지속적 정수장치이다.
④ 살균정수 시스템으로 오랜 기간 쾌적한 입욕이 가능하다.
⑤ 물속 이온들에 의한 살균 시스템이 있다.
⑥ 오존발생장치에 의한 오존의 오염물질을 지속적으로 중화작용을 한다.

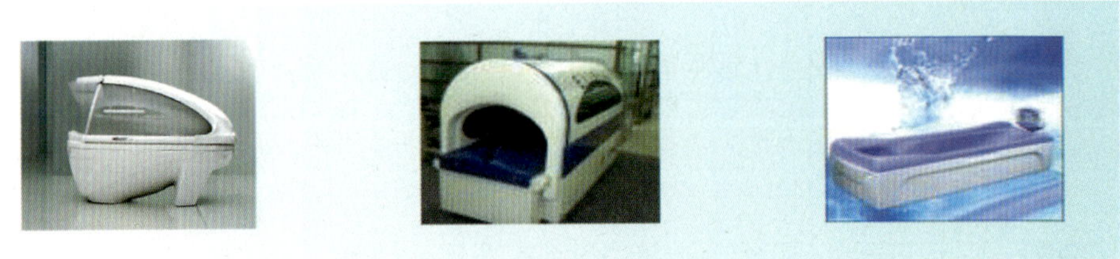

그림 3-22 국외 습식 타입 수치료기

나) 습식 타입의 수치료기 분사 방식

분사 방식(Jet system)이란 그림 3-23의 A(대차)가 욕조 내부의 레일을 따라 이동하며 물줄기 파형을 만들어 내는 것을 일컫는다. 이러한 분사 방식은 A의 이동속도 및 회전속도의 변화에 따라 여러 가지 방식을 구현해 낸다. 구동축과 회전축 분리 방식을 통하여 여러 가지 파형 및 분사 섹션(section)을 만들고 제자리회전(구동축 정지, 회전축 이동),

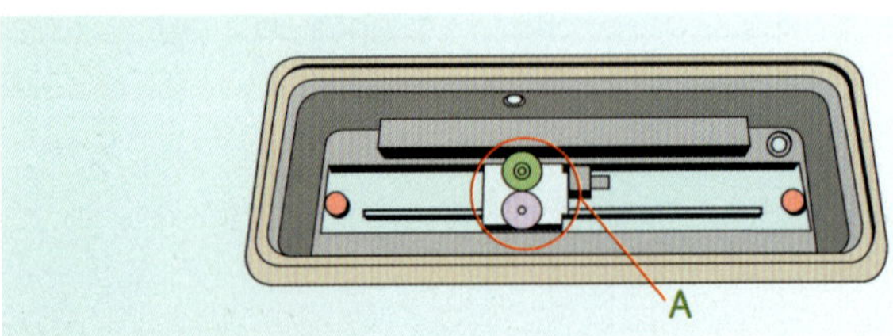

그림 3-23 욕조 내부의 분사구

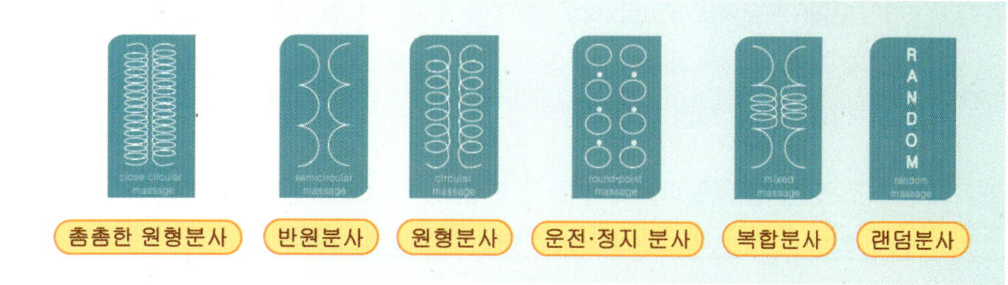

그림 3-24 습식 타입의 수치료기 분사 모드

제자리정지(구동축 정지, 회전축 정지) 등 구동축과 이동축에 동력 차이를 주어 이동 모드를 다양화할 수 있다.

3) 수치료기의 효능

가) 수치료기와 재활의학

수치료기는 수요법과 마사지의 여러 가지 기법을 두루 겸비한 기기로 재활과 물리치료에 사용된다. 수요법은 따뜻한 물에 환부나 전신을 침수하는 것, 가볍게 치료적 운동도 할 수 있으며 수압을 이용한 마사지도 포함된다. 물의 온도는 목적에 따라 냉수, 온수, 미지근한 물을 사용할 수 있다.

① Whirlpool bath(41~45[°C] or 104~115[°F])를 부분적으로 사용한다.
② 하버드 통(37~41[°C] or 98~104[°F])에 전신 침수한다.
③ 교대욕(Contrast bath) : 찬물(15[°C])과 더운물(43[°C])을 대조로 사용한다.

나) 마사지의 기법

① 경찰법(쓰다듬기) : 시작과 끝. 피부를 가볍게 누르면서 율동적으로 원위부→근위부로 향하여 구심성으로 크게 쓰다듬는다.
② 유날법(Kneading petrisage : 주무르기) : 경찰법보다 더 심부의 마사지. 양 손가락, 손바닥을 사용. 지름을 약간 크게 하여 시계 회전방향과 반대방향으로 강하게 문지른다.
③ 마찰법(문지르기) : 엄지니 손기락 끝으로 원 모앙으로 깊고 둥글게 문질리 표면조직을 자극하는 방법이다.
④ 경타법(Stroking) : 양손을 컵 모양으로 약간 구부려 둥글게 하여 빠르게 교대로 두

드림(Clapping, Cupping). 호흡기 문제가 있는 대상자에게 좋다.

⑤ 진동법 : 피부 위에 손을 얹고 강하고 빠르게 심부조직을 계속 흔들어 주는 동작. 손상부위에 직접 마사지한다.

스포츠 체육, 재활치료에서 물과 관련된 치료교육 등이 다양하게 이루어지고 있듯이 물에 의한 치료는 근육에 무리한 지장 없이 관절염이나 요통환자에게 따뜻한 물의 부력, 수온, 수압을 이용하여 경직된 근육을 풀어 주고 근력을 강화시켜 주며, 관절의 가동범위를 넓혀 준다. 이러한 수요법의 효능은 부상의 위험을 예방해 주는 역할을 하며 칼로리를 소멸시켜 체중의 감소도 가져오기 때문에 관절환자, 요통환자, 마비환자, 비만인, 노약자에게 적합한 운동으로 권유되고 있다.

다) 수치료기의 치료범위

① 재활이나 물리치료를 요하는 환자, 변비, 만성설사 및 장 무력 환자
② 혈압 강하를 요하는 환자, 갱년기장애 및 성인병 예방을 요하는 환자
③ 비만증 환자, 출산 후 통증제거 및 산후조리환자, 중풍환자(중풍 및 마비)
④ 혈액순환 및 신진대사 촉진이 필요한 환자
⑤ 만성적인 전신피로 및 스트레스성 환자
⑥ 무기력, 운동부족의 성인병 환자나 노이로제 및 불면증, 불안증 환자
⑦ 불규칙한 운동에 의한 근육 및 관절경직 환자
⑧ 허리부터 발끝까지 저리고 아픈 통증 환자
⑨ 각종 디스크, 요통, 신경통, 관절통 환자

라) 원적외선 수치료기의 효능

수치료기 상단에 달려 있는 원적외선 램프는 원적외선 효과를 체내세포 깊숙이 침투시켜 질병의 재활과 치료를 촉진시켜 주는 시스템이다. 60[℃]의 상온에서 캡슐 내부의 세라믹 에너지가 100[%]에 근접하는 원적외선을 방출하여 세포분자의 운동을 활성화시키므로 생체 리듬을 왕성하게 일으켜 각종 질병에 대한 면역기능을 강화시켜 주는 역할을 한다.

마) 원적외선의 특징

태양광선 중 5.6～1000[μm] 파장대의 복사 열선이다. 특히 8～11[μm] 사이의 원적외선이 물체 깊숙이 흡수되면 활성화 에너지로 변하여 특히 생물의 활동력을 증진시키는 역

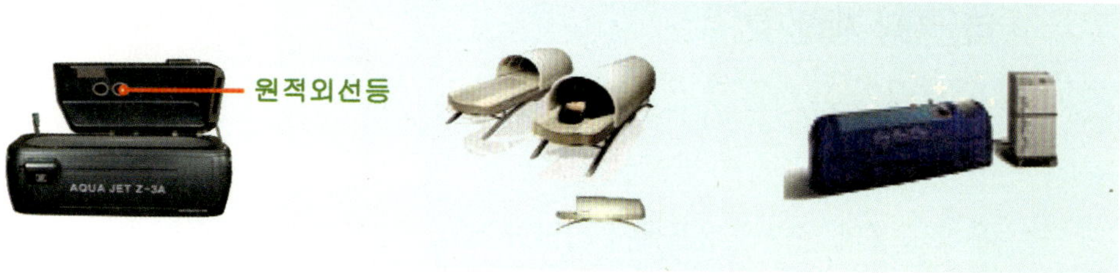

그림 3-25 원적외선 수치료기

할을 한다. 따라서 우리 몸에 원적외선이 공명 흡수되면 세포(분자)의 운동을 활성화시키므로 생체 리듬을 왕성하게 일으켜 항상 몸에 활력을 넘치게 해준다. '생육광선' 또는 '신비의 빛'으로 불리는 원적외선은 온열, 숙성, 자성, 건습, 중화, 공명작용 등 그 뛰어난 효능이 과학적으로 입증되고 있다.

4) 수치료기의 제작 및 기술활용

수치료기의 경우 물리치료장비 중에서 인체에 가장 부드럽고 편안한 느낌이며, 물리치료장비 중 롤링베드 및 안마의자의 경우 일반가정의 5[%]가 가정 내에서 사용하고 있고, 건식 타입 수치료기는 병원 의원뿐만 아니라 개인이나 가정용 의료기기로 사용된다.

표 3-3 건식 타입 수치료기 사용

구 분	주요사용
의료기기산업	한의원, 정형외과, 신경외과, 내과, 산부인과, 통증클리닉, 재활클리닉, 물리치료실, 보건소, 비만클리닉, 환자대기실
실버산업	실버센터, 요양원, 양로원, 사회복지관, 주민자치단체
스파산업	찜질방, 수영장, 사우나, 뷰티 숍
기타	재활복지대학, 대기업 복지관, 아파트 모델하우스, 호텔, 골프장, 산후조리원, 헬스장

라. 기타 재활기기

1) 온열기

우리 고유의 문화인 온돌에서 착안한 토르마늄을 이용해 온돌효과를 낸 토르마늄 디스크인 온돌방, 의료용 마그네틱의 내장으로 무릎이나 어깨에 온열을 가해 주는 개인용 온열기, 원적외선 토르마늄 세라믹 매트, 천연옥 소재의 투광기를 척추지압점을 따라 지압, 뜸, 온열을 할 수 있는 온열수동 치료기, 척추 롤링 마사지기로 지압, 뜸, 온열의 기능이 하나로 통합된 개인용 온열조합 자극기 등이 있다.

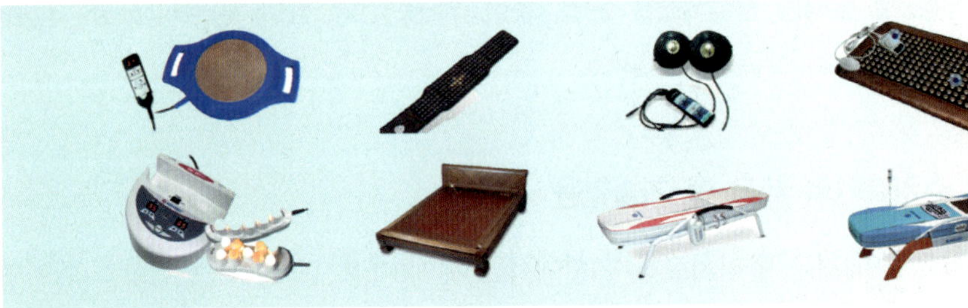

그림 3-26 온열기

2) 정형용 견인장치

디지털 회로로 설계되어 조작이 간단하고 스피드 조절이 있어 안전하고 편리한 기기이며, 최대 견인력뿐만 아니라 최소 유지력 조절도 가능하다. 견인속도를 빠르게 혹은 느리게 조절할 수 있고 디지털 방식으로 실제 견인력이 표시되므로 정확한 견인을 한다. 현재 기기의 작동상태를 확인할 수 있으며, 오조작이나 고장 시 경보음이 울린다. 사용했던 프로그램의 메모리 기능이 탑재되어 있다.

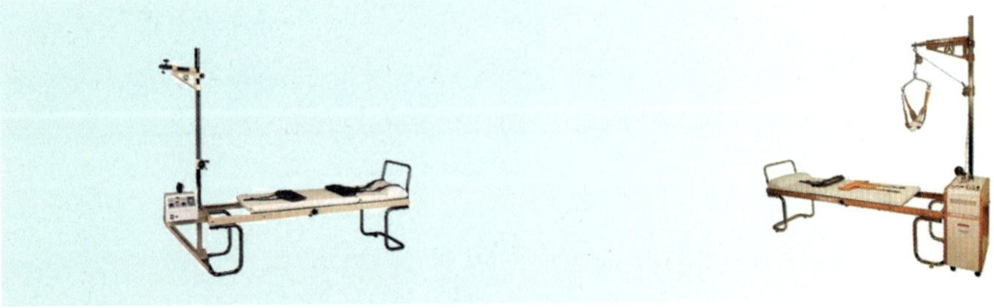

그림 3-27 정형용 견인장치

3) 카복시테라피

부위별 다양한 프로그램 채택으로 증상에 따라 강도 조절이 용이하다. Heating 시스템으로 시술 시 통증을 최소화하였다. 수동연속주입과 자동연속주입이 가능하며, Foot 스위치로 환자의 안전과 작동이 용이하다. 3Way infusion 방식을 채택하였고 여과 필터를 사용한다.

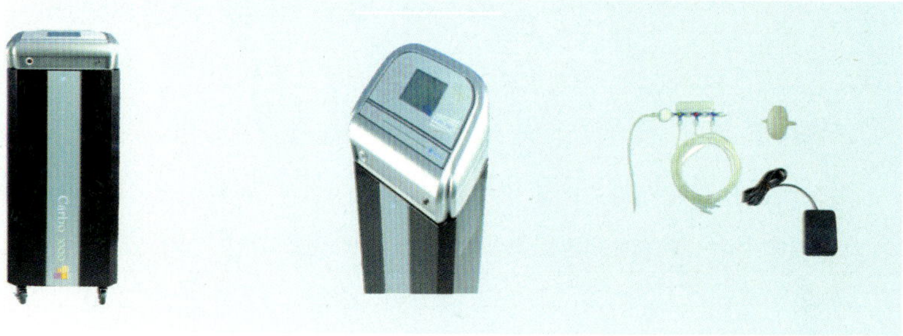

그림 3-28 카복시테라피

4) 세라믹 원적외선 공진요법

1,500여 종의 세라믹을 통한 원적외선을 인체의 생체파장과 일치하는 주파수에 맞춤으로써 인체의 신진대사를 정상화시켜 주며, 면역체계를 정상화시켜 각종 질병의 근본 요인을 제거해 줌으로써 치료가 되고, 건강한 상태로 회복시키는 요법이며 이를 '세라믹 원적외선 공진요법'이라 할 수 있다.

모든 사용되는 원적외선은 인체의 파장과 같은 9.5 마이크론 정도이며 인체의 세포조식에는 전혀 해를 주지 않고 신체의 신진대사를 높여 주고 맞추어 줄 수 있는 기능 및 인체의 감염된 각종 박테리아, 바이러스 및 무좀(FUNGUS) 등을 치료할 수 있고, 기타 인체에 필요한 균 등은 피해를 주지 않으면서 근본적으로 증식을 억제시켜 멸균상태로 회복

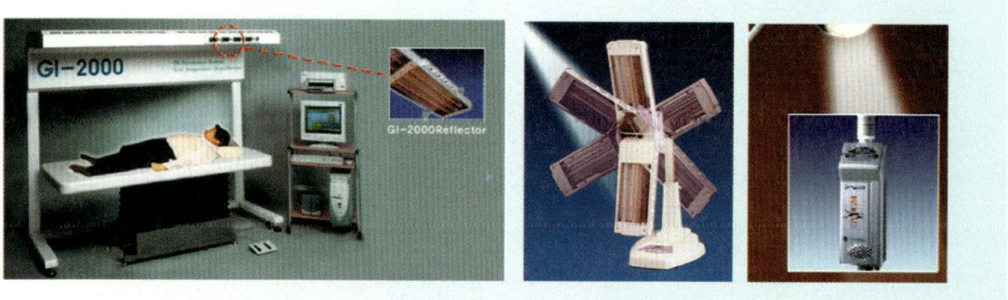

그림 3-29 세라믹 원적외선 공진요법(병원용)

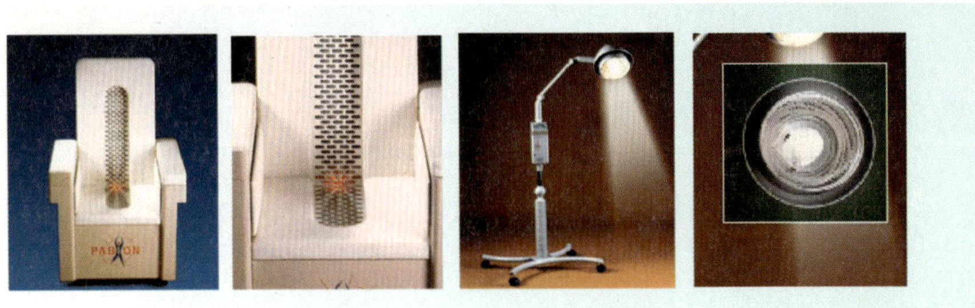

그림 3-30 세라믹 원적외선 공진요법(일반용)

시킬 수 있다. 병원용으로 전신조사 기능을 가진 방사체로 특수 세라믹의 방사를 돕는 반사경과 컴퓨터에 연결하여 자동제어 시스템으로 환자를 관리할 수 있다.

일반용은 병원용의 세라믹 원적외선 공진요법기의 효능 및 효과를 그대로 살리면서 일반인들이 사용하기 편리한 크기와 자유로운 관절의 움직임을 통해 어떤 장소와 위치에서도 사용하기 쉽도록 설계되었으며 방사부위를 폴더형으로 제작, 핵심부품을 보호한다. 방사체는 석영유리관과 열선을 이용한 방식이며 석영유리관과 열선 사이를 코팅 처리하여 열선의 늘어남이나 단락을 예방하였다.

치료효과는 전립선비대증, 산후풍, 산후조리, 치루, 변비, 냉증, 요실금, 질염, 오줌소태, 갱년기장애, 성기능 감퇴, 체내 면역력 증강으로 각종 질병예방, 성인병 예방 및 성인병으로 인한 통증완화, 스트레스 심한 운동으로 인한 통증완화, 극소부위의 집중 방사로 효능의 극대화를 이룰 수 있다.

마. 대체의학

1) 음악요법

가) 음악요법의 특징

인간의 생리와 심리에 미치는 음악의 기능적 효과를, 심신의 건강을 위해 심리요법에 응용하는 일이다. 고대 그리스 신화와 구약성서에서도 음악을 질병치료에 활용한 예가 있다. 주술의사가 인간의 심신에 깃든 병마를, 소리를 이용한 주술로 쫓아냈다는 음악요법의 전통은 세계 각처에서 찾아볼 수 있다.

오늘날 서양지역을 중심으로 한 음악요법은 제2차 세계대전을 고비로 하여 일어난 과학주의요법으로 전쟁에 의한 심신장애를 극복하기 위하여 개발된 것이다. 정신의학과

정신신체의학의 심리적 분야에서 이른바 인간형성에까지 널리 미치며, 활동범위도 정신병원에서 특수교육시설, 비행(非行)관계시설, 노인시설 및 스트레스가 많은 직장으로 확대되고 있다.

나) 음악요법의 방법

단조로운 작업장이나 대합실에서 스트레스를 완화하기 위한 배경음악의 사용, 자폐아에 대한 리듬 자극반응의 활성화, 좋아하는 악기로 즉흥연주 유발, 자기표현의 실현을 시도하게 하는 표현요법, 합주를 통하여 집단소속감 · 역할의식 등을 환기하는 합주식 커뮤니케이션법, 언어 · 신체 운동장애를 연구하는 갱생의학에의 응용 등이 있다. 건식 타입 수치료기에 음악요법을 적용하여 대체의학의 효과를 증가시킨다.

2) 향기요법

가) 향기요법(Aroma therapy)의 특징

향식물에서 호르몬 성분인 정유를 이용하여 흡입, 마사지, 목욕 등의 방법으로 정신적 · 신체적 각종 질병을 치료하고 건강의 유지와 증진까지 도모하는 우수한 자연요법 중의 하나이다. AROMA THERAPY란 AROMA(향기)와 THERAPY(치료)의 합성어로 식물에서 추출한 방향성 오일인 Essencial oil(정유)을 이용하여 질병을 예방하고 치료하며 건강의 유지증진을 도모하는 자연의학의 한 형태이다.

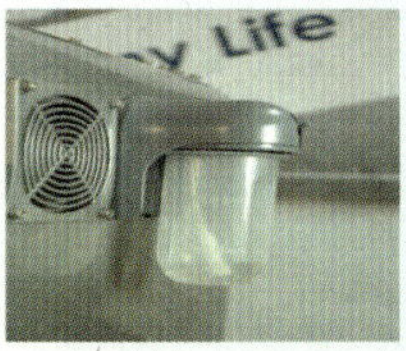

(a) 수치료기에 장착된 산소발생기 및 아로마 요법 장치

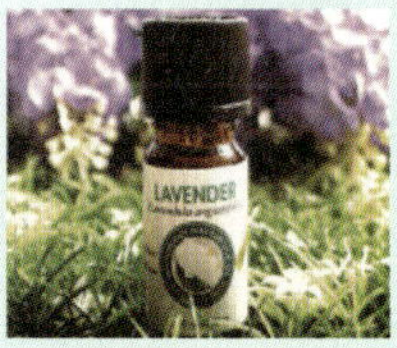

(b) 아로마 오일

그림 3-31 향기요법

나) 향기요법의 방법

향기요법은 크게 한방약재(꽃향기나 잎향기 이용)를 정제해서 코로 냄새를 맡거나 목욕물에 약초를 섞어 피부와 코점막을 통해 흡수케 하는 치료방법이다. 이밖에도 말린 약초

를 주머니나 복대에 차고 다니거나 약초를 끓여 병에 넣어 냄새를 맡는 방법 등도 있으며 수치료기에 장착된 산소발생기 및 아로마 요법장치를 통하여 쉽게 향기요법을 접할 수도 있다. 치료효과도 불면증, 우울증, 피부병, 월경통 등에 좋은 반응을 나타내고 있다. 특히 위장질환자가 감기에 걸렸을 경우 약을 복용하지 않고 흡입하는 치료법을 써 위장점막을 보호하고 치료효과도 탁월하다고 한다. 코의 점막을 통해 향을 흡입하므로 비염, 축농증, 기관지염도 크게 호전된다.

다) 향기요법의 원리

치료원리는 공기를 매개체로 해서 작은 향입자들이 코로 흡입되어 뇌로 전달되고 각각의 향입자들은 다른 모양을 하고 그 모양에 따라 각기 다른 자극을 뇌에 전달한다. 그리하여 두뇌의 변연계에 전달된 방향입자는 분석이 이루어진 후 진정, 긴장완화, 자극, 행복감 등의 효과를 지닌 신경화학물질을 생성하여 건강을 유지케 해준다는 것이다. 또 향입자는 매우 작아 모공, 땀샘을 통해 피부에 흡수, 모세혈관을 타고 전신을 순환하며 짧게는 몇 시간에서 길게는 며칠 동안 머물면서 치료에 도움을 준다.

3) 색치료

모든 종류의 색채 스펙트럼을 이용해 병을 치유하는 대체의학의 한 분야이다. 의학 분야에서는 색치료(Color therapy)를 이용해 질병을 치료했다는 많은 과학적 연구 결과들이 입증되어 오늘날 전 세계의 병원, 치료센터, 미용관리센터들이 색채요법을 사용하고 있다.

가) 녹색

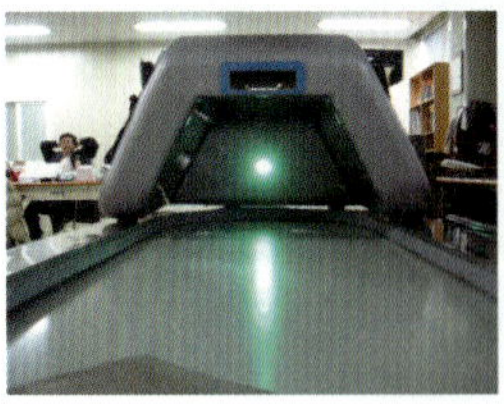

녹색은 스트레스 해소, 집중력 강화, 안정, 혈액순환 등에 도움이 된다. 심리적으로 자극을 주지 않기 때문에 신경과 근육의 긴장을 완화시켜 주고 마음을 평온하게 해주는 색상. 집중해서 일해야 할 때 녹색을 선택한다.

그림 3-32 녹색

나) 노란색과 오렌지색

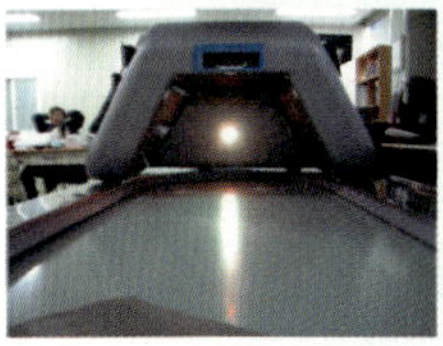

노란색은 우울하거나 초조한 기분을 없애 준다. 아이가 밥을 잘 먹지 않을 때 노란색과 오렌지색으로 주방을 꾸미면 식욕이 높아진다고 하며 욕실에 노란색 타일을 활용하거나 노란색 타월을 걸어 두면 마음이 밝아지고 변비 해소에도 도움이 된다. 이 밖에 노란색은 당뇨, 소화불량, 신장질환 등에 효과적이며 오렌지 색상은 호흡기 질환, 갑상선 기능장애, 의욕저하 등에 치료효과가 뛰어나다.

그림 3-33 노란색과 오렌지색

다) 핑크색과 보라색

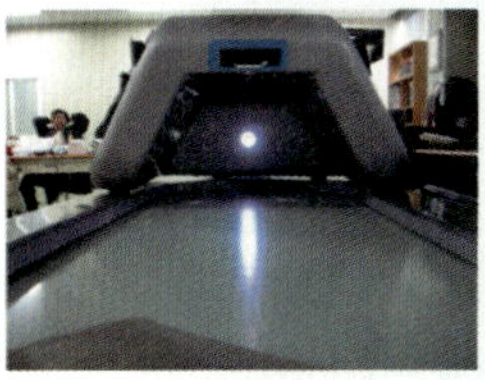

마음을 안정시켜 주는 핑크색. 1980년 교도소 내의 폭력으로 고심하던 미국에서는 당시 회색이었던 교도소 내부를 핑크색으로 바꾸자 폭력사고가 눈에 띄게 줄어들었다고 한다. 편안함과 안정감을 주는 핑크색은 따뜻하고 화사해 거실에 활용하면 좋다. 우아한 느낌의 보라색은 식욕을 저하시키는 역할을 하기 때문에 다이어트에 도움이 되며 심장활동을 편안하게 해준다. 불면증이 있다면 침구와 소품을 보라색으로 선택할 것! 편안한 휴식과 숙면을 취할 수 있도록 도와준다.

그림 3-34 핑크색과 보라색

라) 파란색

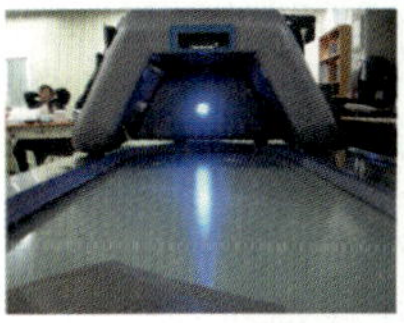

파란색은 긴장이나 불안감을 가라앉히고 알레르기 및 피부 개선, 피로회복 등에 효과적인 것으로 알려져 있다. 색채 병리학에서 파란색은 두통, 신경성 고혈압, 불면증, 신경통, 히스테리 등의 치료에 사용된다. 마음을 차분히 가라앉히고 집중력이 향상되기를 원한다면 파란색을 접하면 된다.

그림 3-35 파란색

2. 개인용구

학습목표

- 개인용구의 사용목적을 설명할 수 있다.
- 개인용구의 종류를 설명할 수 있다.
- 개인용구의 특징을 설명할 수 있다.

가. 개인용 조합자극기

비만은 우리 몸에 지방세포 수가 증가하거나 크기가 커져 피하층에 지방이 과잉 축적된 상태이다. 즉, 체지방량이 일정한 기분을 초과한 상태로 유전적, 영양학적, 환경적, 사회적 여러 요인들이 관여하는 복잡한 증후군을 비만증이라고 할 수 있다.

일반적으로 여성은 체지방률이 20~25[%]이면 정상, 25~30[%]이면 과체중, 30~40[%]이면 비만, 40[%] 이상이면 과비만이라고 판정하고, 남성의 경우 체지방률이 15~20[%]이면 정상, 20~25[%]이면 과체중, 25~35[%]이면 비만, 35[%] 이상이면 과비만이라고 판정한다.

이와 같이 비만이란 지방이 많이 축적된 상태이기 때문에 치료도 역시 체중을 줄이는 것보다 체내의 지방을 줄이는 것이 비만치료의 목표이며, 지방이 줄게 되면 체중도 따라서 줄어들게 되는 것이다. 이러한 체내의 지방을 줄이는 방법으로 한 가지 자극이 아닌 다기능 다중 자극에 의한 지방분해법(Lipolytic Multiple Therapy : LMT)이 있다.

1) Lipolytic multiple technology

멀티(Multi) 초음파의 입체적 진동 및 마이크로마사지 효과와 초음파 심부열 발생으로 인한 셀룰라이트[2](Cellulite) 감소와 지방분해를 촉진한다. 특수 밴드 3D 구면파[3](Spherical Wave)의 효과로 세포막에 직접 자극이 전달되므로 혈류개선과 림프 대사를 촉진함으로써 단순음압작용으로 인한 표피나 셀룰라이트에만 자극을 주는 것과는 달리 피하 깊숙이 뭉친 지방세포덩어리에 작용하여 지방을 체외로 배출시키는 작용을 한다. 비만에 의

2 셀룰라이트(Cellulite) : 수분 · 노폐물 · 지방으로 구성된 물질이 신체의 특정한 부위에 뭉쳐 있는 상태이다.

3 구면파(Spherical wave) : 공간의 한 점에서 모든 방향으로 한결같이 퍼져나가는 파동이다.

해 과잉 축적된 지방세포를 초음파로 용해하고, 세포 간 결집력을 저하시키는 작용으로 지방분해를 촉진시키며 전기자극을 통하여 전신의 운동성을 증가시켜 칼로리 소모의 효과와 함께 근육의 힘을 증가시켜 피부의 탄력을 갖게 한다.

가) Lipolytic multiple technology의 효과

① 입체파 자극(3D spherical wave stimulation) : Velcro circular conducting rubber band의 Special electrode 방식으로 3D electro-stimulation을 적용하여 심부투과층(Deep scattering layer)을 형성하며, 뇌의 운동 호르몬 분비와 효소활성화로 지방대사율 증진 및 촉진시키는 효과가 있다.

② 나선파 자극(Twisted wave stimulation) : 근육의 수축과 비틀림을 통한 혈류개선 및 에너지 소비로 셀룰라이트 분해와 배출 및 연소촉진을 강화시킨다.

③ 복합파 자극(Synthetic wave stimulation) : VLF[4](Very Low Frequency), LF[5](Low Frequency), MF[6](Medium Frequency), US[7](Ultrasonic)의 복합 및 다중 처리(Complex & multiple treatment)이다.

④ 저주파 자극(VLM, LF wave stimulation) : 근육 및 피부 활성화를 통한 근육운동 및 탄력을 강화한다.

⑤ 중주파 자극(MF wave stimulation) : 부드러운 Feeling으로 근육운동 및 에너지를 활

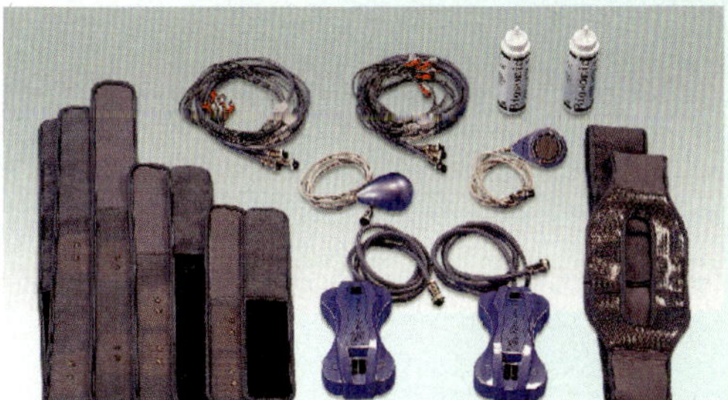

그림 3-36 밸크로 원형 고무밴드(Velcro circular conducting rubber band)

4 VLF(Very Low Frequency) : 초저파, 30[kHz] 이하의 주파수대이다.

5 LF(Low Frequency) : 저주파수, 무선 주파수 스펙트럼(Spectrum) 중에서 VLF보다 높은 주파수대의 명칭. 주파수대 번호는 5, 주파수 범위는 $0.3\times10^5 \sim 3\times10^5$[Hz], 즉 30~300[kHz], 파장은 1~10[km]이다.

6 MF(Medium Frequency) : 중파, 무선 주파수 스펙트럼 중에서 LF보다 높은 주파수대의 명칭. 주파수대 번호는 6, 주파수 범위는 $0.3\times10^6 \sim 3\times10^6$다.

7 US(Ultrasonic) : 초음파, 진동파가 16[kHz] 이상의 음으로서 귀에 들리지 않는 음파이다.

성화 촉진한다.

⑥ 다중 초음파 자극(Multi powerful ultrasound stimulation) : 멀티 트랜스듀서(변환기) 초음파 에너지를 넓고 깊은 부위(복부, 대퇴부)에 조사하여 피하 및 심부지방층을 집중 분해 촉진한다.

⑦ 진동파 자극(Vibration stimulation) : Mechanical stimulation으로 초음파 심부지방분해 시 배출을 극대화한다.

나) 저주파 지방분해 효과(Electro stimulation)

① 리폴리시스(Lipolysis) : 전류자극으로 세포막의 탈분극 현상이 일어나면서 지방입자를 에너지로 사용, 전기통과 시 피부세포에 자극으로 인해 혈액순환과 에너지 대사 원활, 특정 부위 지방/근육에 자극을 줌으로써 조직액이 감소 또는 제거된다.

② 저주파의 생리적 효과

(가) 온열효과 : 혈액순환이 촉진되면 혈관이 강화된다. 혈관확장에 의한 국소 및 원격 혈류량이 증진된다.

(나) 물리적 효과 : 세포가 활성화, 피부탄력이 증가한다. 대사과정이 촉진하고 세포막의 투과성이 변경된다. 정상적인 운동신경 자극으로 근수축이 유발된다.

(다) 화학적 효과 : 콜라겐이 합성, 산성도 밸런스가 조절된다.

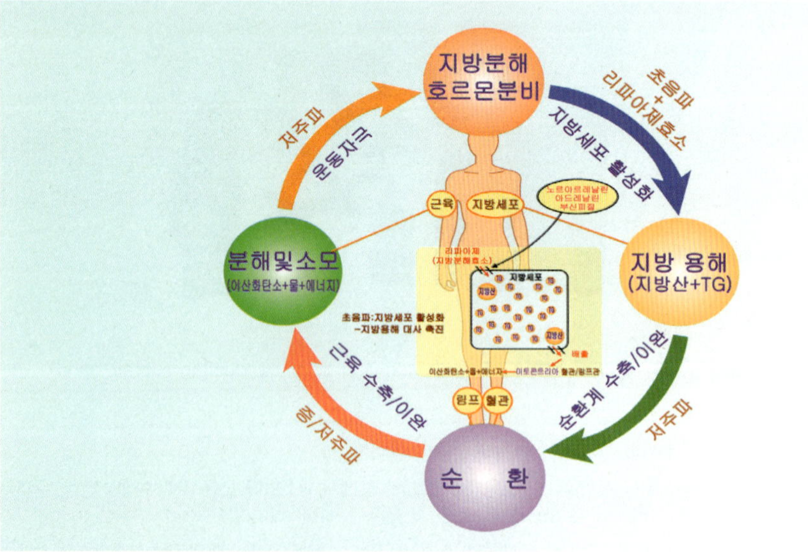

그림 3-37 지질분해 구조(Lipolysis mechanism)

다) 초음파 지방분해 효과

① 리폴리시스(Lipolysis) : 지방세포(Fat cell) 분해에 있어 강력한 효과 발휘, 셀룰라이트 치료에 효과적이다.

② 리폴리시스 드레인에이지(Lipolysis drainage) : 세포에서 분해된 지방이 혈관과 림프로 배출되도록 촉진, 조직 대사증진으로 지방분해와 함께 피부탄력성이 향상된다.

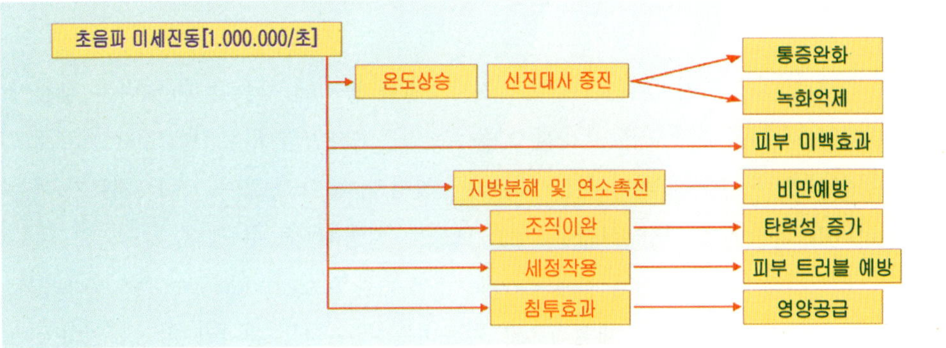

그림 3-38 초음파의 생리적 효과

2) Lipolytic multiple technology를 사용하는 제품

가) 특징

지방분해 복합치료기는 저 · 중주파를 이용한 전기자극(Electro stimulation)과 초음파(High frequency ultrasound) 기능을 갖춘 복합파 치료기로서 피하지방 조직과 근육조직에 최대 전기자극 효과를 주는 것과 동시에 피하지방 깊숙이 침투하여 지방을 분해, 분산시키는 데 탁월한 효과가 있다.

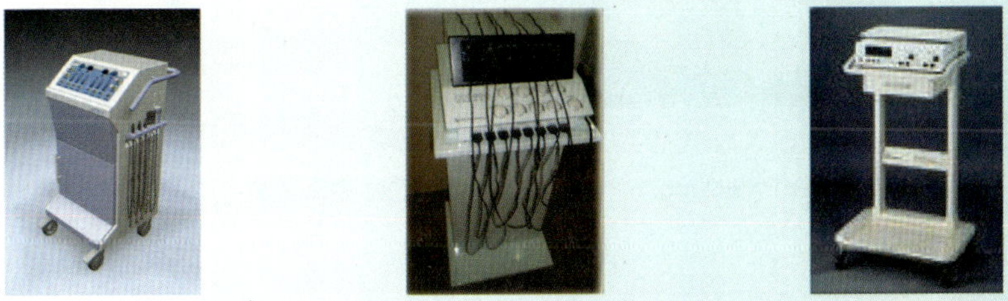

그림 3-39 지방분해 복합치료기

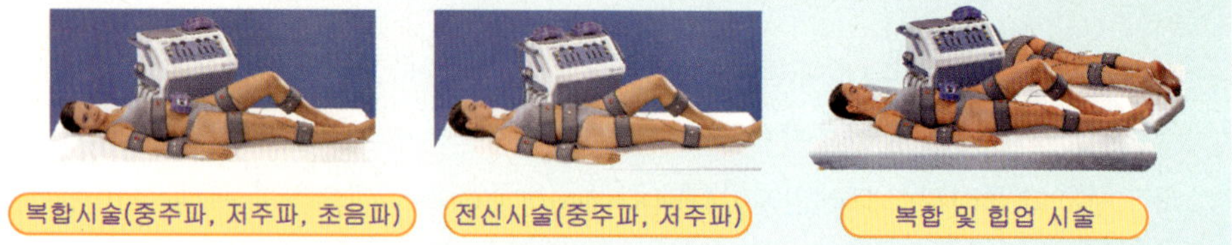

그림 3-40 지방분해 복합치료기 시술 모습

지방분해 복합치료기는 1대의 기기로 2명을 동시에 시술할 수 있다는 장점이 있으며, 6개의 채널과 각각 다른 효과를 얻을 수 있는 6타입의 치료(Treatment) 프로그램이 내장되어 있어 부위에 따라 전신, 부분(힙, 허벅지, 종아리, 팔뚝, 손목)치료가 가능할 뿐만 아니라 환자에게 가장 적합한 치료 모드를 설정해 줄 수 있다.

지방분해 복합치료기의 Multi-functions 기능과 Auto mode program은 비만으로 인한 체중감량과 체형관리를 체계적으로 치료하는 특수 시스템이라 할 수 있다.

나) 전신 밴드 시술(BioLipo)

밴드 전체에 출력되는 중저주파로 완벽한 체형관리 효과(부분, 전신)를 주며, 초음파와 저주파 바이브레이션이 단 시술로 가능하다. 5가지 모드의 다양한 치료 프로그램으로 수혜자에 따른 효과를 극대화할 수 있으며, 치료 시 통증이 없다. 1회 시술 시 사이즈 감소효과를 줄 수 있으며, CD 패널을 채택하여 사용자 인터페이스를 강화시킨다. 특수 밴드 방식으로 소모품이 전혀 소요되지 않으며 사용이 간편하고 편리하다. 또한, 터치스크린으로 시술준비가 간편하며 최단시간에 준비할 수 있다.

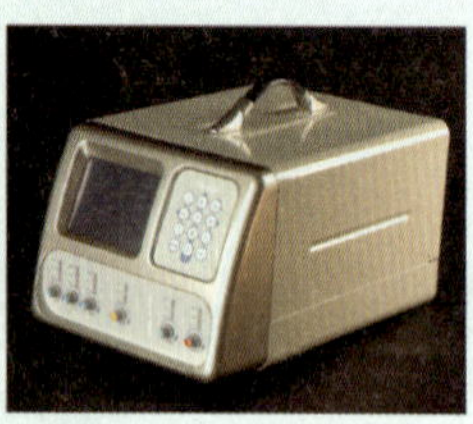

그림 3-41 BioLipo

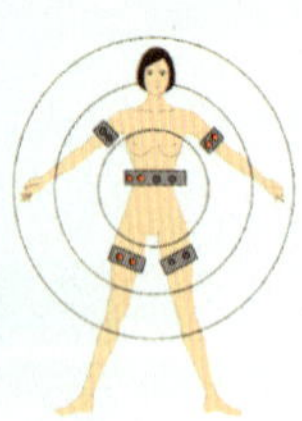

그림 3-42 전신 밴드 시술

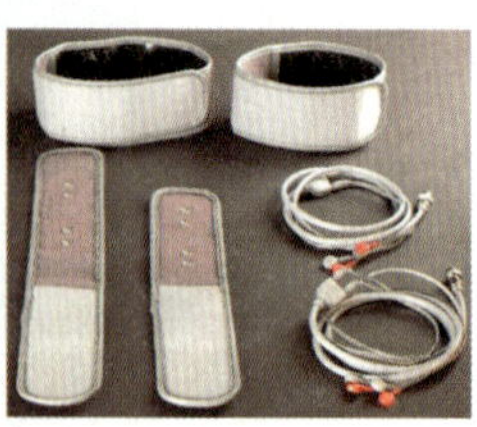

그림 3-43 BioLipo 저주파 전극 패드

다) 가방형 비만관리기

한 대의 기기로 복부 · 허벅지 관리, 피부미용의 3가지 기능을 할 수 있는 신개념 이동형 관리기이다. 온 가족이 사용 가능하며, 저주파 패드, 복부 좌우 벨트, 피부복합 자극 마사지기, 익스텐션 밴드로 구성되어 있다. 또한, 중 · 저주파 모드가 5가지(비만 및 체형 관리, 혈액순환, 근육, 신경, 관절)로 구성되어 초음파, 저주파의 효율적인 자극선택이 가능하며, 피부복합 자극 마사지기를 피부 · 복부 겸용으로 독립적으로 사용할 수 있다. 익스텐션 패드로 사이즈 조절이 가능하다.

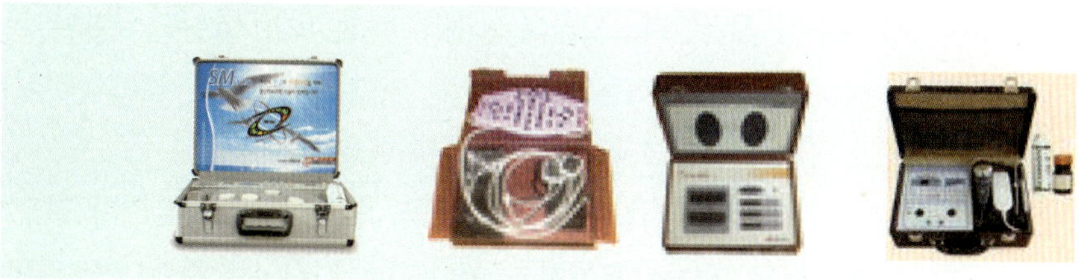

그림 3-44 가방형 비만관리기

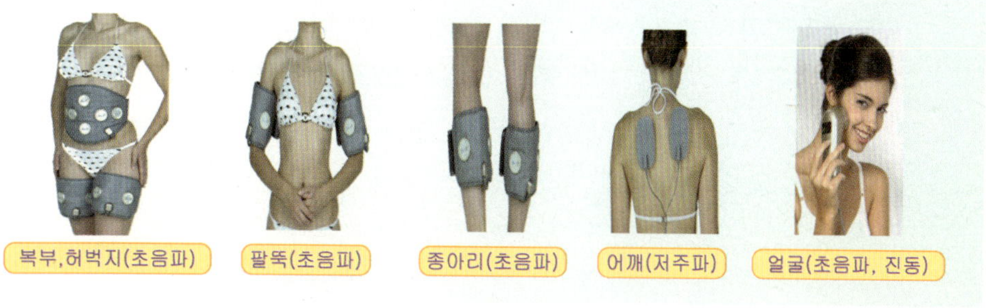

그림 3-45 가방형 비만관리기 사용 모습

라) 개인용 피부 · 바디 마사지기

바쁜 일상에 깨끗하고 탄력 있는 피부, 아름다운 몸매를 위한 초음파, 저주파 자극을 한 기기에 모두 내장한 개인용 피부 · 바디 마사지기이다.

초당 100만[Hz] 회의 미세한 진동으로 피부조직인 표피층에서 피하지방층까지 침투하여 지방조직분해, 피부조직 활성화를 시키며 저주파 자극으로 리프팅 효과를 주는 전문 복합 자극 피부관리기이다. LCD 창이 있어 사용이 간편하고 자극상태를 바로바로 확인할 수 있다. 또한 초음파 진동자 부분이 넓어 얼굴뿐만 아니라 온몸에도 사용하기 편리하며, 효과는 다음과 같다.

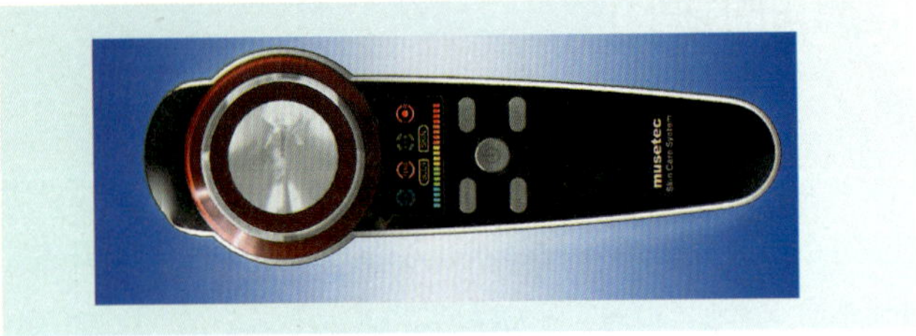

그림 3-46 개인용 피부 · 바디 마사지기

① 클린징(세정작용) : 1초에 100만 번 이상 진동하는 초음파의 미세진동을 표피, 진피, 피하조직까지 깊숙이 전달한다. 모공의 노폐물 배출, 표피기능의 정상화이다.

② 마사지(Thermotherapy : 온열작용) : 초음파로 인한 기계적 진동으로 긴장된 피부 또는 근육을 풀어 준다(마이크로 마사지 피부미백효과).

③ 영양(Absorption : 흡수작용) : 초음파가 화장품의 물질을 피부 깊숙이 전달하여 항상 촉촉하고 매끄러운 피부를 유지시켜 준다(피부 신진대사 증가 영양공급).

④ 리프팅(Lifting : 탄력증대) : 전기자극이 주름살과 손상된 피부에 탄력을 주고 얼굴선을 뚜렷하게 해주는 역할을 한다(피부탄력강화, 피부노화예방).

⑤ 비만관리(Keep obesity : 림프 순환, 셀룰라이트, 분해효과, 근육이완효과) : 혈관에 탄력을 주어 혈관 벽에 붙은 콜레스테롤을 떼어내므로 혈액순환을 촉진시킨다. 또한 근육 속에 박혀 있는 노폐물을 빨리 배설시켜 혈액순환을 도와준다(셀룰라이트 감소, 국소지방 감소).

나. 개인용 혈압계

개인용 자동혈압계(Sphygmomanometer)란 크기가 작고 다른 사람의 도움 없이 혈압을 쉽게 측정할 수 있어 개인이 휴대하고 다니기 편리하여, 자기 자신의 건강을 시간과 장소에 구애 없이 체크할 수 있는 장점이 있다.

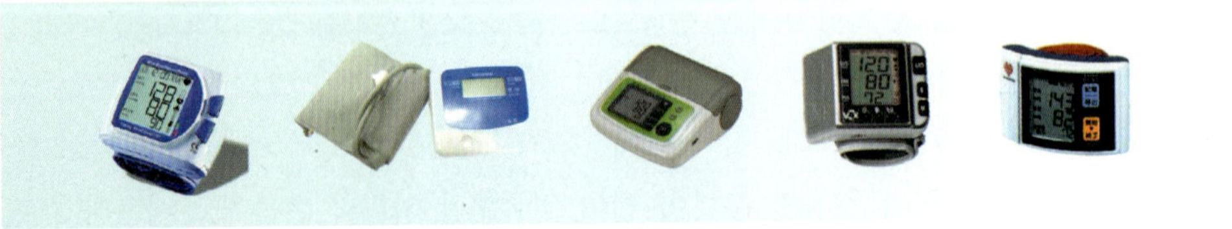

그림 3-47 개인용 혈압계

다. 귓속형 체온계

고막은 체온을 조절하는 뇌의 시상하부와 동일한 혈액을 공급하므로 정확한 내부의 온도를 가지고 있기 때문에 고막을 통한 체온측정은 가장 빠르고 정확한 측정값이 될 수 있다.

측정방법으로는 고막과 고막을 둘러싼 피부에서 적외선을 이용하여 체온을 측정하며 이때의 정확도를 높이기 위해 1초에 12번의 체온을 순간적으로 측정한 후 그중 가장 높은 온도를 화면에 나타낸다.

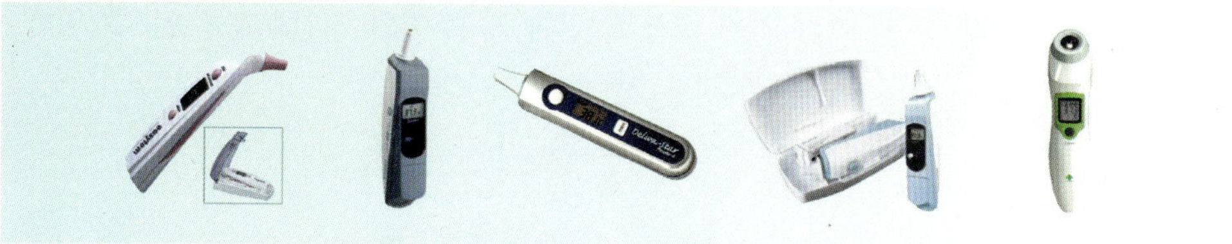

그림 3-48 귓속형 체온계(Inner ear thermometer)

라. 당뇨측정기

당뇨측정기란 소량의 혈액을 이용하여 혈액 속에 포함되어 있는 포도당의 농도를 신속 정확하게 측정하는 기기이며, 특징은 다음과 같다.

① 소량의 혈액사용 : 최소의 혈액량(1.5[μL])으로 혈당을 측정할 수 있다.
② 넓은 측정범위 : 10~600[mg/dL]의 측정범위로 고혈당 및 저혈당 환자 혈당관리에 편리하다.
③ 침의 깊이조절 : 11단계로 채혈의 깊이를 조절할 수 있으므로 통증을 최소화할 수 있다.

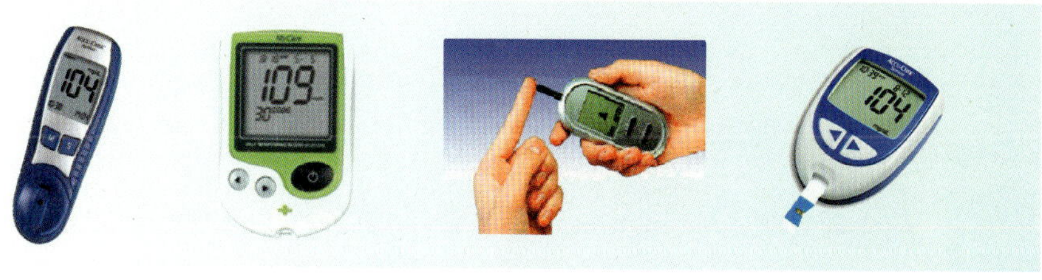

그림 3-49 당뇨측정기

④ 사용방법 : 200개의 시간, 날짜 메모리 저장기능과 코드 칩의 사용으로 코드를 입력하여 검사용 시험지 분리로 혈액점적이 가능하며, PC로 적외선 데이터를 전송하여 혈액점적 후 혈액량이 부족할 경우에 추가 점적 가능, 시험지 뒷면의 색깔 변화로 결과를 재확인할 수 있는 기능이 있다.

마. 가정용 안마기

한방 뜸이나 침술처럼 번거로움이나 통증 없이 간편하고 효과 있게 가정에서 마사지할 수 있으며 또한 여러 가지 봉으로 신체 각 부위의 지압효과를 볼 수 있다. 가정용 안마기(Massager)의 봉의 종류는 그림 3-50과 같다.

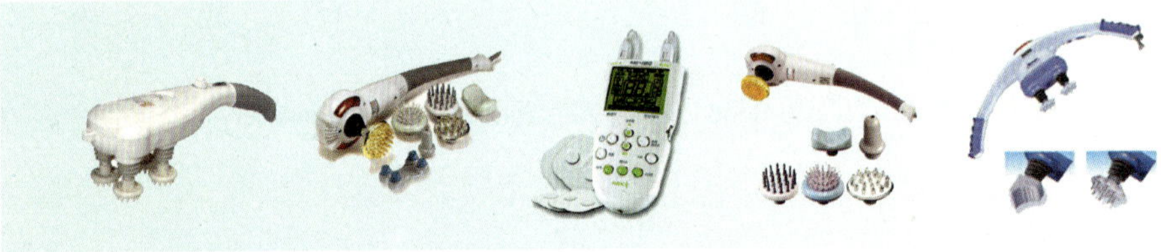

그림 3-50 가정용 안마기

① 경혈봉 : 몸 전체의 경락 · 경혈 부위에 사용할 경우
② 두드림봉 : 기본적인 성능과 통증완화를 느낄 수 있다.
③ 단전봉 : 단전, 외음부, 경락혈 등 특정 지압용으로 사용 가능하다.
④ 근육봉 : 팔, 다리, 목 등의 근육을 풀어 주며, 다리, 허벅지 등의 다이어트용으로 효과가 좋은 일반적인 안마기용 봉이다.
⑤ 안면봉 : 머리, 얼굴 등의 근육부위를 부드럽게 마사지해 주는 봉이다.
⑥ 지압봉 : 손바닥, 발바닥 등의 경혈점을 자극하여 건강증진의 효과를 볼 수 있는 봉이다.

바. 공기 매트리스

공기 매트리스(Air mattress)의 용도는 패드의 각 공기방에 교대로 가압과 배기를 반복(5분 간격)하므로 접촉부위를 교대로 바꾸어 주어 혈액순환을 도와줌으로써 욕창방지 효과를 얻을 수 있다.

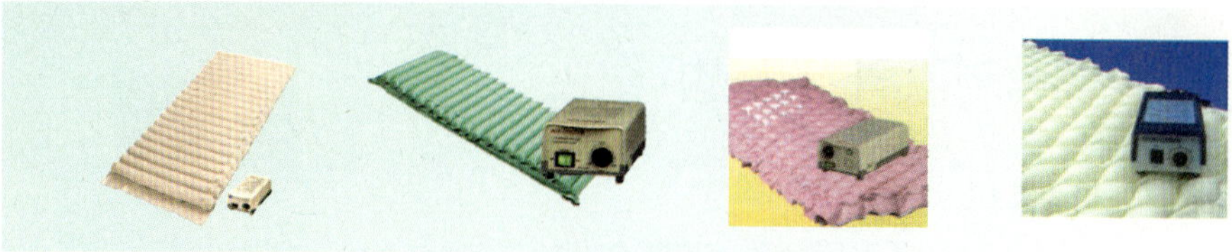

그림 3-51 공기 매트리스

욕창이란 장기간 누워 있는 환자, 특히 마음대로 움직이지 못하는 환자에게 있어서 신체의 한 부분이 오랫동안 압박을 받아 혈액순환과 영양공급의 장애가 생겨나게 되어 조직이 파괴됨으로써 생기는 각종 증상이며, 피부가 외부의 압력 때문에 썩어 들어가는 질병으로 증세가 더욱 심해지면 '드릴로 뼈를 깎는' 것과 같은 고통을 느껴야 함은 물론 혈액이 세균으로 득실대는 '패혈증'으로 숨지게 되는 원인이 될 수도 있다.

욕창은 꼼짝 않고 누워 있는 사람에게만 생기는 것으로 아는 사람이 많지만 2시간만 똑같은 자세로 있으면 생길 수도 있다. 이러한 욕창을 예방하기 위해 달걀처럼 올록볼록한 매트리스를 사용하는 경우도 있지만 욕창을 막을 만큼 피부에 대한 압력을 줄이지는 못하기 때문에 침대 옆에서 매트리스를 부풀리고 공기를 빼는 작업을 할 수 있는 공기 매트리스가 욕창을 방지할 수 있는 가장 좋은 방법이다.

3. 재활기기의 사용법

학습목표

- 재활의료기기의 사용목적을 설명할 수 있다.
- 재활의료기기의 종류를 설명할 수 있다.
- 물리치료의 특징을 설명할 수 있다.

가. 저주파 치료기

1) 저주파 치료기

우리의 몸은 스스로 느끼지 못하는 아주 미세한 전기를 발생하는데 이것은 외부로부터의 전기적인 자극에 민감하게 반응한다. 이러한 몸의 성질을 이용하여 미세한 전파를 인체의 특정 부위에 흐르게 하여 전기자극으로 근육을 운동시켜 근육을 이완하는 기기로, 최고 출력 80~140[mA], 다양한 파형의 전기자극을 인체에 인가하여 직류, 역동파, 간섭파, TENS, NMES 등의 전기치료를 함으로써 통증완화, 소염용도와 진단목적으로 사용하는 장비이다

2) 저주파 치료기의 용도

① 2개의 채널로 구성되어 있다.

② 전기요법(Electrotherapy), 전리요법(Iontophoresis), I.C.T, TENS 등의 치료방법이 있다.

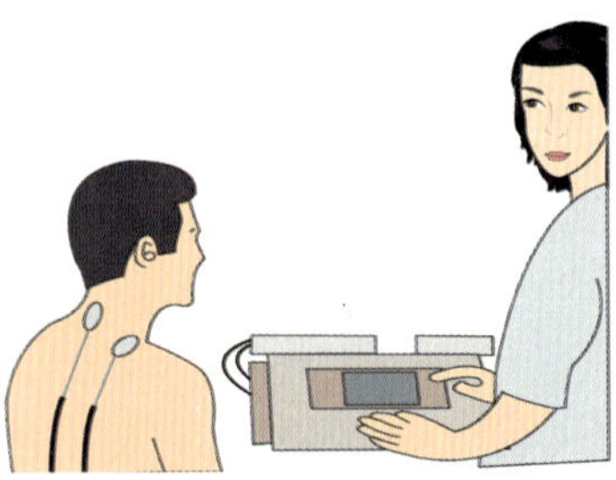

그림 3-52 저주파 치료(4극 간섭파 치료)

③ Unidirectional, Diadynamic, Interferential, TENS, NMES Current의 25가지 파형 프로그램이 제공되며 표 3-4와 같은 파형의 예를 참고한다.

④ 치료목적별 또는 증상별 범주를 제시하고 이를 선택하게 함으로써 최적의 치료성과가 도출된다.

⑤ 이미 내장된 프로그램에서 번호로 쉽게 원하는 전기자극을 찾을 수 있다.

표 3-4 저주파 치료기의 파형

파형	파형 명	파형	파형 명
	직류(Direct current)	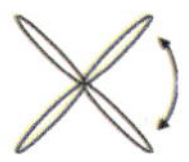	회전 벡터와 동시에 4-극 간섭파
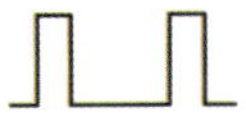	직각(Rectangular)	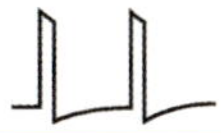	TENS 비대칭
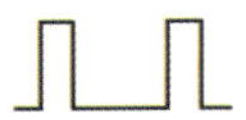	2~5포인트(point)	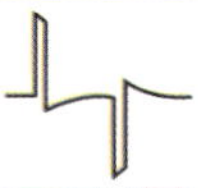	TENS 비대칭 교대
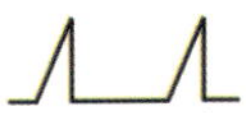	삼각파(Triangular)	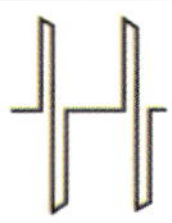	TENS 대칭
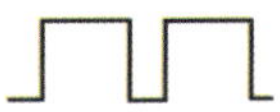	중간(Medium)	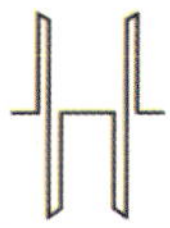	TENS 대칭 교대
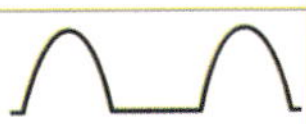 MF	MF	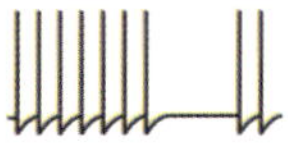	TENS 파열(burst)
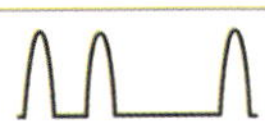 RS	RS	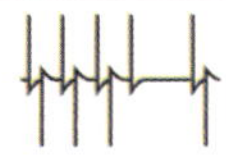	TENS 교차파열(burst alternating)
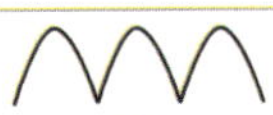 DF	DF	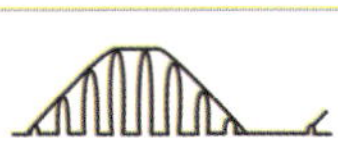	직각 서지(Rectangular surge)
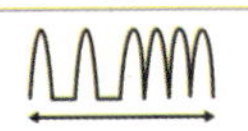 CP	CP	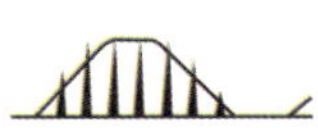	삼각 서지(Triangular surge)
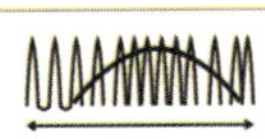 LP	LP	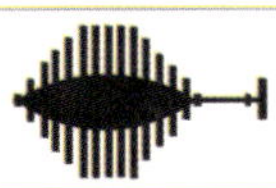	중간 주파수 서지 (medium frequency surge)
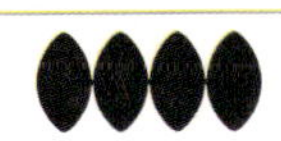	2-극 간섭파	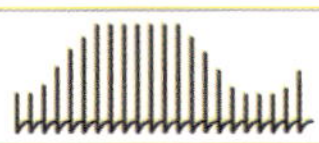	TENS 서지
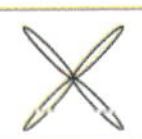	4-극 간섭파	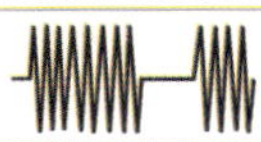	Russian stimulation
		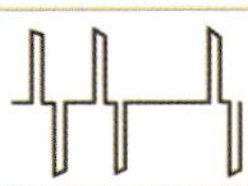	Intrapulse interval surge

3) 저주파 치료기의 특징

① 근육자극에 대한 어드바이스 기능이 내장되어 있어서 치료사의 적용력을 높여 주고 기기 사용을 용이하게 한다.

② 선택된 파라미터와 전류 모양을 설명하기 위한 도움말 기능이 있다.

③ 페인 포인트(Pain point)를 찾아 준다.

④ 추가 프로그램 저장 키를 이용한다.

⑤ 조합된 각 채널의 치료방법을 조정하기 위한 개별적인 노브 및 채널 변환 버튼 – 실행되는 치료 프로그램을 위한 광범위한 선택변수를 사용한다.

⑥ 치료방법의 신속한 전환을 위한 다양한 버튼을 이용한다.

⑦ 치료 중에는 펄스 시간과 진동수, 자극시간, 휴지시간, 극성, 치료시간 등을 표시해 주는 넓고 선명한 디스플레이 화면으로 되어 있다.

⑧ 근육과 신경의 진단 프로그램으로 구성되어 있다.

4) 적응증

표 3-5 저주파치료기와 적응증

적응증	원명	적응증	원명
단순포진	Herpes simplex	칼슘침착	Calcium deposits
진균성 감염	Fungal infetions	유착증	Adhesions : IO
포진성 요도염	Herpetic whitlow	다한증	Hyperhidrosis
봉와직염	Cellulitis	실조증	Incontinence
화골성 근염	Myositis ossification	족저근막염	Plantar fascitis
신경통	Neuralgia	퀘르벵병	Quervain
류마틱 질병	Rheumatic disease	바이러스성 감염	Viral infections
말단청색증	Acrocyanosis	동맥경화증	Arterios clerosis
관절통	Arthralgia	관절증	Arthrosis
위축증	Atrophy	상완통	Brachialgia
버거씨병	Burger	활액낭염	Bursitis
과긴장근	Hypertonic muscle	경완통	Cervicobrachi algia
두경부 증후군	Cervicoceph syndr	대상포진	Herpes zoster
변형성 고관절증	Coxarthrosis	상과염	Epicondylitis
월경불순	Dysmenorrhoea	부종	Edema
욕창	Decubitus	골절	Fractures
오십견	Frozenshoulder	슬관절증	Gonarthrosis
구축	Contractures	요통	Low back pain
요통의 일종	Lumbalgia	환상통	Phantom pain
근막, 트리거 포인트	Myofasc. Trigger pointer	수술 후 통증	Post surgical pain
외상 후 위축증	Posttraum dystrophy	슈텍 위축증	Sudeck's dystrophy
좌골신경통	Sciatica	경련	Spasticity
염좌	Sprain	레이노병	Raynaud
건염	Tendinitis	하퇴궤양	Ulcus cruris

실습 3-1

저주파 치료기를 그림 3-52와 같이 연결하여 실습하고 저주파 치료기의 적응증에 대하여 설명하시오.

1. 실습에 필요한 계측기 및 의료기기 : 저주파 치료기
2. 실습방법 : 저주파 치료기를 같은 조원에게 위 그림처럼 적용한다.

나. 초음파 치료기

1) 초음파 치료

음파를 발생하는 기구를 피부에 접촉하여 음파가 조직 내에서 열에너지로 전환되는 것을 이용하여 심부조직을 치료하는 것이다. 초음파 치료는 음파와 근육, 골조직, 인대, 연골 및 지방조직의 상호작용을 포함하며, 골조직과 연부조직 경계면에서 가장 높은 온도의 상승이 일어나고, 초음파를 통한 온열자극 및 통증완화, 염증감소 효과를 볼 수 있다.

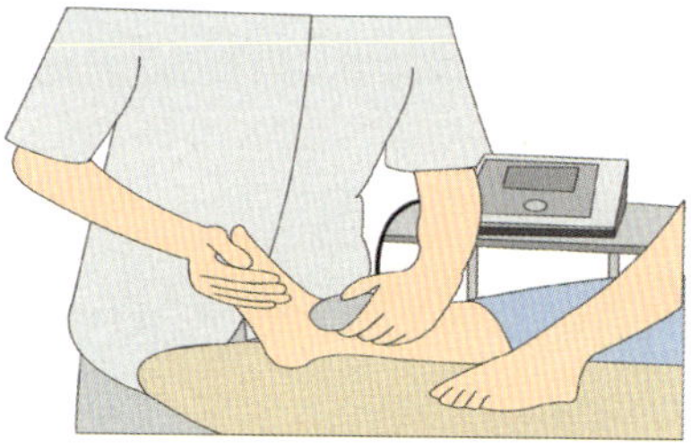

그림 3-53 초음파 치료 장면

2) 초음파 치료기의 용도 및 특징

① 1[MHz]/3[MHz] 멀티주파수를 가진 헤드
② 경량, 방수, 유해방사 안전 절연된 헤드
③ 치료목적과 적응증 리스트 포함
④ 더욱 넓어진 LCD 모니터
⑤ 인간공학적 조작 패널
⑥ 정확한 강도 조절을 위한 손잡이
⑦ 다양한 기능을 조작하기 위한 버튼

⑧ 자유로운 메모리 주소(Free memory addresses)
⑨ 지속적이고 펄스화된 초음파 치료법(Continuous and pulsed ultrasound therapy)

실습 3-2

초음파 치료기를 그림 3-53과 같이 연결하여 실습하고 초음파 치료기의 적응증에 대하여 설명하시오.

1. 실습에 필요한 계측기 및 의료기기 : 초음파 치료기
2. 실습방법 : 초음파 치료기를 같은 조원에게 위 그림처럼 적용한다.

다. 기능적 전기자극 치료기

1) 기능적 전기자극 치료

중추신경계 장애가 있는 환자에게 주로 사용하여 감각인식(Sensory awareness) 증가 및 수의적 조절의 효과를 얻으며, 상지기능과 보행훈련에 적용한다.

2) 기능적 전기자극 치료기의 용도

① 기능적 전기자극에 의한 근육강화 훈련, 보행훈련, 운동치료, 통증치료에 사용
② 4개의 독립된 채널 : 각 채널당 강도 조절이 가능함.
③ 30여 종의 효과가 입증된 치료 프로그램이 내장됨 : 19개의 프로그램은 워밍업(Warming up), 자극(Stimulation), 쿨링 다운(Cooling down)의 연속적인 단계로 이루어짐.

표 3-5 전기자극 치료기의 프로그램

치료 프로그램	하부 프로그램
통증감소(Pain relief)	급성(Acute), 아급성(Sub-acute), 만성(Chronic) 관문조절/엔도르핀(Gate control/endorphins) Channel 1+2 : Gate control Channel 3+4 : Endorphins
긴장성 근육 (Hypertonic muscle)	과긴장근(Hypertonic musculature)

치료 프로그램	하부 프로그램
근위축증(Atrophy)	심각한 위축(Serious atrophy), 경한 위축(Mild atrophy) 위축예방(Preventive atrophy)
근육훈련(Muscle training)	상지근 훈련(U/E Muscle training) 하지근 훈련(L/E Muscle training) * U/E(Upper Extremity) * L/E(Lower Extremity)
스포츠 단련(Sports)	지구력(Endurance), 근력(Power) 폭발적인 힘(Explosive power) 저항(Resistance), Capillarisation, Regeneration
배뇨장애(Incontinence)	스트레스성 요실금 레벨 1(Stress incontinence level 1) 스트레스성 요실금 레벨 2 압력 요실금 유발(Pressure induced incontinence) 혼합된 요실금(Mixed incontinence)
보행기능(Gait pattern)	걸음걸이 개선(Improvement in walking)
주동근/길항근 (Agonist/Antagonist)	주동근/길항근(Agonis/Antagonist)
역동 마사지 (Dynamic massage)	고주파(High frequency), 저주파(Low frequency)
사용자 프로그램 (User program)	유저(User) 1, 유저 2, 유저 3, 유저 4

3) 기능적 전기자극 치료의 특징

① 치료내용 기억 : 자주 사용하는 프로그램을 4개까지 생성, 저장, 단축할 수 있다.

② 동시치료 가능 : 게이트 컨트롤과 엔도르핀 릴리즈(Endorphin release)를 동시에 사용해서 치료가 가능하다. 원심성 신경(Efferent nerve), 구심성 신경 섬유질(Afferent nerve fibre)을 동시에 자극함으로써 근육을 자극함과 동시에 통증을 감소시킨다.

③ 편리한 사용방법 : 손에 쥐기가 편하고 작동방법이 용이하며 2개의 배터리가 제공되므로 1개를 사용하는 동안 다른 1개는 충전할 수 있다.

④ 적용범위 : 통증감소, 보행 패턴 향상 및 주동근 치료, 스포츠 의학, 근육 훈련, 긴장성근육 치료, 근위축증, 다이내믹 마사지

⑤ 선명한 LCD 화면 : 치료진행상황을 명확하게 보여준다.

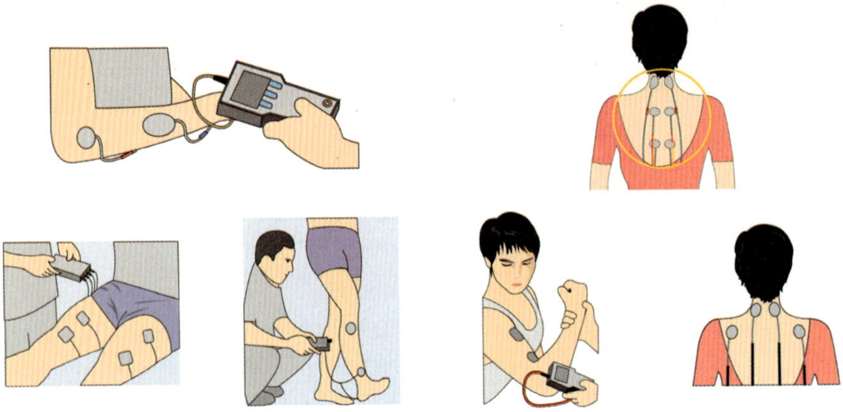

그림 3-54 전기자극 치료방법

실습 3-3

전기자극 치료기를 그림 3-54와 같이 연결하여 실습하고 전기자극 치료기의 적응증에 대하여 설명하시오.

1. 실습에 필요한 계측기 및 의료기기 : 전기자극 치료기
2. 실습방법 : 전기자극 치료기를 같은 조원에게 위 그림처럼 적용한다.

라. 전동상지 재활치료기

1) 전동상지 재활치료기

페달을 스스로 돌리기 힘든 뇌졸중(중풍), 척수장애인의 상지를 모터에 의한 전동 또는 자신의 힘에 의한 능동 타입으로 운동시켜 주는 재활 운동치료기기이다.

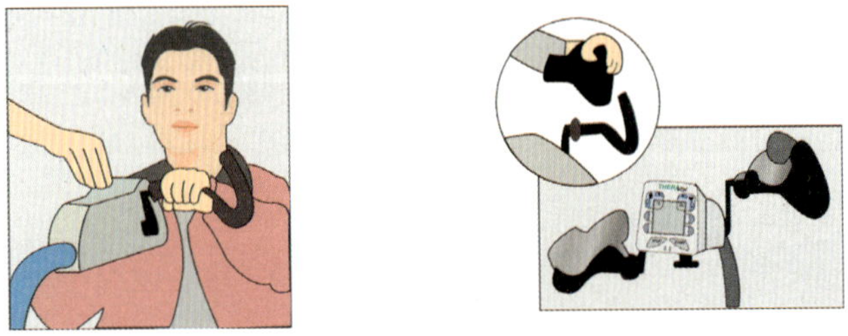

그림 3-55 전동상지 재활치료기

2) 전동상지 재활치료기의 용도

① 속도(speed), 저항(resistance), 시간(time), 방향(direction) 등을 설정할 수 있는 일반 모드, 강직을 대비한 경련제어 모드가 있다.

② 각 모드에서 모터에 의한 수동(passive)운동과 자신의 힘에 의한 능동(active)운동이 모두 가능하다.

③ 전문가용 프로그램 내장(치료선택 프로그램)

㉠ Neuro 프로그램

㉡ Ortho 프로그램

㉢ Cadio 프로그램

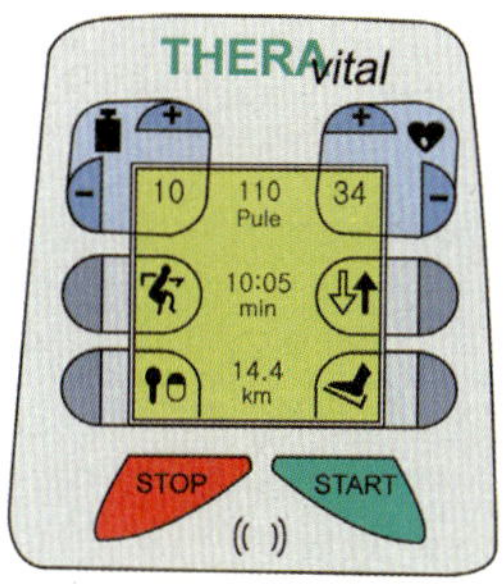

그림 3-56 바이오피드백

3가지 바이오피드백(Biofeedback) 기능의 예는 그림 3-57과 같다.

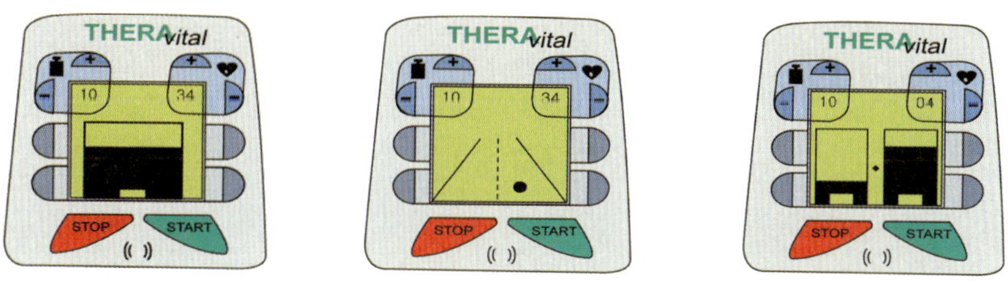

(a) Sym Lode (b) Sym bar (c) Assive-display

그림 3-57 전동상지 재활치료기 3가지 바이오피드백

3) 전동상지 재활치료기의 특징

① 심박동수, 속도, 저항치, 운동시간, 운동거리, 운동방향 등이 훈련(운동) 액정화면에 표시되어 환자들에게 운동에 대한 동기부여가 가능하다.

② 패시브 : 수동적인 운동 시 사용자의 저항 및 강직의 세기를 감지하고 모터 힘보다

강한 강직이 왔을 때는 이 결과에 따라 모터 힘이 자동으로 조정되는 기능이 있다.

③ 경련제어기능이 있으며 아이소키네틱 기능이 내장되어 있다.

④ 모터 힘과 회전수 자동제어 시스템이 되어 있다.

⑤ 액트비(작동) : 운동 시 좌·우 운동량이 [%]로 표시된다.

⑥ 편마비 환자를 위한 보조운동기능과 심박동수에 의한 자동조절기능이 있다.

⑦ 음성인식장치에 의한 정지 시스템이 있으며, 재활치료 후 결과치 Report 기능이 있다.

⑧ 손의 마비로 손잡이를 잡을 수 없을 경우, 팔을 올려놓고 치료할 수 있는 특수성형 우레탄 손잡이가 있다.

실습 3-4

전동상지 재활치료기를 그림 3-55와 같이 연결하여 실습하고 전동상지 재활치료기의 적응증에 대하여 설명하시오.

1. 실습에 필요한 계측기 및 의료기기 : 전동상지 재활치료기
2. 실습방법 : 전동상지 재활치료기를 같은 조원에게 위 그림처럼 적용한다.

마. 전동하지 재활치료기

1) 전동하지 재활치료기

페달을 스스로 돌리기 힘든 뇌졸중(중풍), 척수장애인의 하지를 모터에 의한 전동 또는 자신의 힘에 의한 능동 타입으로 운동시켜 주는 재활 운동치료기기이다.

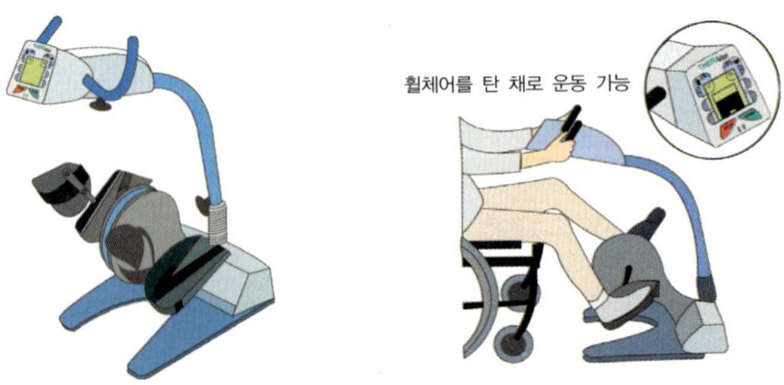

그림 3-58 전동하지 재활치료기

2) 전동하지 재활치료기의 용도

① 속도, 저항, 시간, 방향 등을 설정할 수 있는 일반 모드, 강직을 대비한 경련제어 모드가 있다.

② 각 모드에서 모터에 의한 수동운동과 자신의 힘에 의한 능동운동이 모두 가능하다.

③ 전문가용 프로그램 내장(치료선택 프로그램)

㉠ Neuro 프로그램

㉡ Ortho 프로그램

㉢ Cadio 프로그램

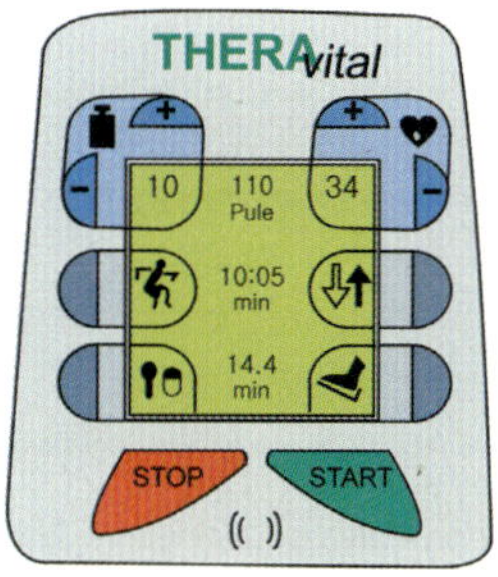

그림 3-59 바이오피드백

④ 3가지 바이오피드백(Biofeedback) 기능의 예는 그림 3-60과 같다.

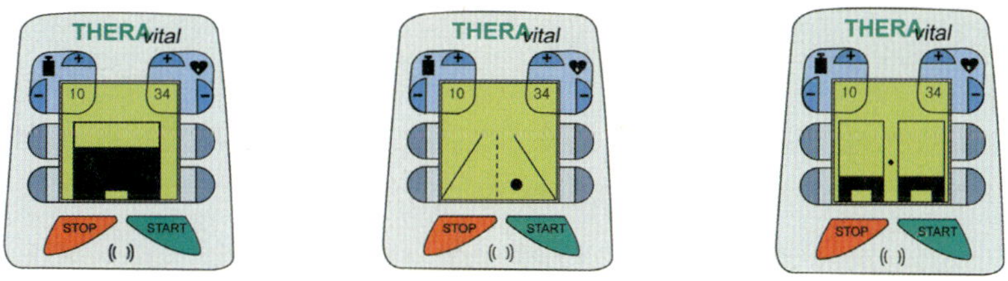

(a) Sym Lode (b) Sym bar (c) Passive-display

그림 3-60 전동하지 재활치료기 3가지 바이오피드백

3) 전동하지 재활치료기의 특징

① 심박동수, 속도, 저항치, 운동시간, 운동거리, 운동방향 등이 훈련(운동) 액정화면에 표시되어 환자들에게 운동에 대한 동기부여가 가능하다.

② 운동 시 사용자의 저항 및 강직의 세기를 감지하고 모터 힘보다 강한 강직이 왔을 때는 이 결과에 따라 모터 힘이 자동으로 조정되는 기능이 있다.

③ 경련(Spasm)제어 기능이 있으며, 등속성(Isokinetic) 기능이 내장되어 있다.
④ 모터 힘과 회전수 자동제어 시스템이 있다.
⑤ 액티브 : 운동 시 좌 · 우 운동량이 [%]로 표시된다.
⑥ 편마비 환자를 위한 보조운동기능이 있으며, 심박동수에 의한 자동조절기능이 있고, 음성인식장치에 의한 정지 시스템이 있다.
⑦ 환자의 발 고정을 위해 좌 · 우 발판이 자동으로 각각 최적 위치로 이동하는 기능이 있다.
⑧ 재활치료 후 결과치 Report 기능이 있다.

실습 3-5

전동하지 재활치료기를 그림 3-58과 같이 연결하여 실습하고 전동하지 재활치료기의 적응증에 대하여 설명하시오.

1. 실습에 필요한 계측기 및 의료기기 : 전동하지 재활치료기
2. 실습방법 : 전동하지 재활치료기를 같은 조원에게 위 그림처럼 적용한다.

바. 요추신전 진단 및 재활훈련기

1) 요추신전 진단 및 재활훈련

허리통증은 감기 다음으로 인류에게 흔한 병이라 한다. 인류의 약 80[%] 정도가 평생 동안 한 번 이상 요통을 경험하게 될 정도이다.

원인은 여러 가지가 있는데, 가장 흔한 것이 허리주위의 근육, 인대 이상으로 나타나는 단순 요통이고, 이러한 근 · 골격계의 이상으로 인해 요통이 생기는 경우 허리의 통증과 허리부터 허벅지까지 내려가는 연관통이 나타난다. 하지만 추간판 탈출증, 척추관 협착증과 같이 신경이 압박되는 경우는 눌린 신경이 분포하는 부위의 통증 및 감각이상과 근력약화가 나타난다.

기타 원인으로 척추골에 이상이 있는 경우, 신경에 이상이나 종양이 있는 경우, 내부 장기에 이상이 있는 경우, 혈관에 이상이 있는 경우, 그리고, 심인성으로 정신적 우울증 들에 의해서도 통증이 발생할 수 있다. 요추의 신근 근력 측정 및 강화 훈련 시스템이다.

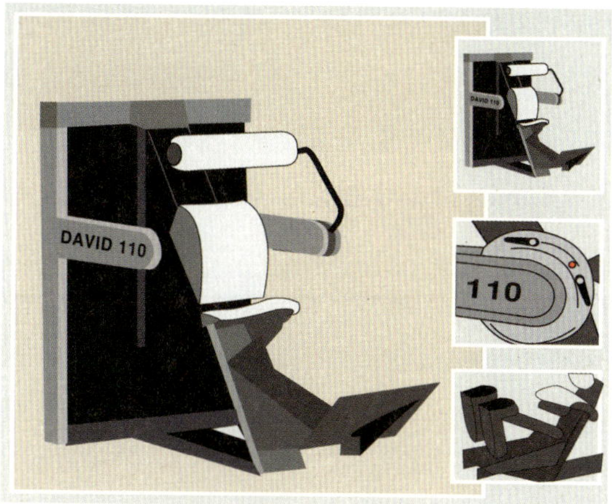

그림 3-61 요추신전 재활훈련기

2) 요추신전 재활훈련기의 용도

요추의 신근 근력측정 및 재활 강화 훈련을 위한 장비로서 캠(Cam) 구조설계 방식이다.

① 실생활에 맞는 동적 근육 기능(Dynamic muscle function) 적용 : 비선형 누적 피로, 가로탄성, 변동수축 속도 등이 있다.

② 힘(Strength), 지구력(Endurance), 속도(Speed), 탄력(Elasticity), 운동성(Mobility) 등의 최상의 결과를 얻을 수 있다. 운동이 150[%] 능률적으로 가능하며 최소 시간으로 최상의 능률을 보인다.

③ 컴퓨터와 직접 연결되어 실시간 측정 · 평가 및 진단이 가능하다.

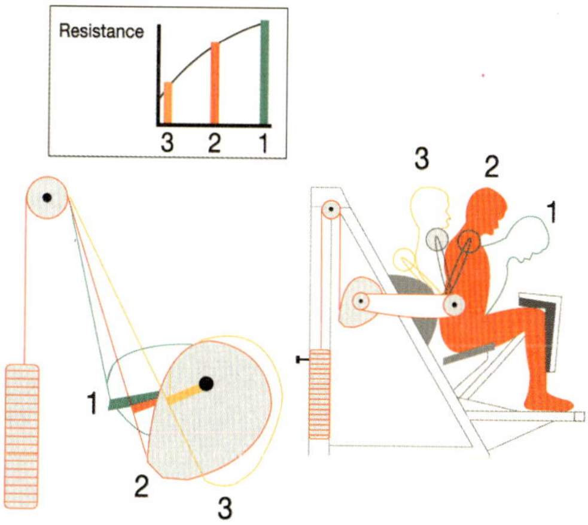

그림 3-62 요추의 신근 근력측정장비

④ MC-M인 디지털 테스트 모듈을 테스트 시스템 옵션으로 할 수 있다.
⑤ 모든 시스템에 대한 디지털 테스트 모듈로서 16채널 EMG가 장착 가능(Option)하다.
⑥ 힘과 지구력을 정밀하게 측정한다.
⑦ 격리된(Isolated) 관절의 운동성 테스트(Mobility tests)가 가능하며 사용이 간단하다.
⑧ 표준 데이터(Norm data)가 제공되며 재활이나 치료에 대해 최적이다.
⑨ DMS 카세트(Cassette)가 장착되어 컴퓨터와 EMG(16채널)가 동시에 연결되어 측정이 가능하고, 컴퓨터 연결 없이 현장에서 측정에 대한 데이터를 실시간 확인하여 운동 가이드가 가능하다. 단, EMG는 호환 여부를 미리 확인하여야 한다.
⑩ 개개인에 맞는 운동량이 프로그램화되어 제시된다.
⑪ Back 장비와 연계된 운동 전후의 프로그램이 그림으로 제시되어 통증을 호소하거나 무리한 자세를 교정 훈련시켜 준다.
⑫ 측정이나 운동 시 관절가동 범위를 단계별로 조절이 가능하다.
⑬ 바이오피드백, 사운드(Sound)를 이용한 훈련, 실시간의 훈련강도, 개인의 체중에 따른 적용될 저항이 오토매틱하게 프로그램화되었다.
⑭ 등과 척추를 잘 지지해 줄 수 있도록 만들어졌으며, 안정성이 높고 편안하게 사용할 수 있으며, 사용이 편리하도록 만들어진 손잡이로 제작되었다.
⑮ 효율적으로 복근운동이 가능하고, 발판(Foot plate)은 조절이 가능하며, 자리(Seat)도 손쉽게 조절이 가능하다.
⑯ 시트(Seat)에 벨트가 부착되어 있어 안정적으로 운동을 할 수 있도록 돕는다.

3) 다양한 강도의 운동이 등속성보다 많은 장점이 있다.

① 동심원(Concentric)과 편심궤도 작업(Eccentric work)을 한다.
② 낮은 충격을 위한 가속/감속(Accelerating/Decelerating) 움직임이 가능하다.
③ 근육활동 시 움직임의 되돌아오는 점(Turning point)이 가능하다.
④ 다양한 운동이론을 다이내믹(동적)하게 적용할 수 있다.
⑤ 모든 관절 각도의 올바른 하중을 제공한다.
⑥ 낮은 힘(Force)과 함께 최상의(상등) 근육 활동이 가능하다.
⑦ 낮은 속도(Low speeds)에서 낮은 힘(Low force)이 가능하다.
⑧ 다양한 속도로 운동이 가능하다.
⑨ 스트레치 쇼트닝 사이클(Stretch shortening cycle) 사용을 허용한다.

4) 증상 및 적용

대부분 사소한 외상에 의하여 발생하고, 증세가 급격히 발생하였다가 6주 이내에 80[%]에서 자연적으로 좋아진다. 여러 가지 원인이 있는데, 가장 흔한 원인은 근육이상이다. 신경이 눌려서 발생하는 통증과의 감별이 가장 중요한데, 감각이상, 운동신경이상 등의 신경학적 증상이 동반되지 않는다는 점과 통증이 종아리 이하로 내려가지 않는다는 점이 중요한 감별점이다.

5) 요통의 원인

가) 척추성 원인

가장 흔한 것이 근육, 인대의 이상이다. 이것은 근육의 긴장, 근육의 염좌, 근육의 구축 또는 위약 등으로 인하여 요통이 발생하고 악화되고 재발하게 된다. 기타의 원인으로 추간판 원인, 후관절 원인, 척추골 원인의 경우가 있다.

(1) 추간판 탈출증

추간판 탈출증(Herniated lumbar disc)은 흔히 디스크라고 하는 것이다. 주로 30대에서 50대 사이의 젊은 나이에 잘 걸리고 무거운 물건을 들거나 몸을 뒤튼 후에 잘 걸린다. 척추 사이에서 충격을 완화시켜 주는 추간판(디스크)이 손상을 입어 증상을 나타내게 된다. 몸을 앞으로 숙이거나 기침, 재채기할 때 증상이 심해지고 누워서 있으면 증상이 소실된다. 검사상 하지 직거상 검사에서 통증과 제한을 보이고 몸이 한쪽으로 기울기도 한다. 이완된 요추 신경근이 담당하는 부위의 감각이상 및 근육의 근력 약화가 나타날 수 있다.

(2) 척추 협착증

척추 협착증(Spinal stenosis)은 신경다발이 지나가는 척추공의 공간이 좁아져서 신경섬유를 압박하여 증상이 나타나게 된다. 증상은 주로 보행 시 나타나며 통증이 생기게 되면 쪼그리고 앉아서 허리를 굽히게 되면 증상이 완화되는 신경성 파행을 보이게 된다.

(3) 척추골 전방 전위증

척추골 전방 전위증(Spondylolisthesis)은 척추체가 앞쪽으로 미끄러지게 되어 아래 척추 신경근을 압박하게 되어 증상을 나타나게 된다. 이때는 방사선 검사를 통해서 진단을 하게 되며 척추를 움직일 때 통증을 유발하게 된다.

(4) 척추 후관절 증후군

척추 후관절은 척추의 운동을 가능하게 하는 관절이다. 여기에 변성이 생기게 되어 관절 연골의 손상이 생기면 요통을 유발하게 된다. 이때의 증상은 대부분 허리부위의 통증, 대퇴부나 무릎까지의 연관통이 생기게 된다. 요추의 전만이 감소하고 척추 관절 운동범위의 감소가 나타나며, 병변이 있는 척추 후관절 부위의 압통이 나타난다.

(5) 천장관절 증후군

천장관절(Sacroiliac joint)이 나이가 들면서 관절 연골면이 섬유화되어 관절기능 장애가 생기게 되면 주위 근육의 지속적인 수축이 생기게 되고 이로 인해 통증이 생기게 된다. 이때의 증상은 허리부위의 통증과 사타구니, 대퇴부의 뒤쪽, 발목까지 뻗치는 연관통이 생기게 된다.

(6) 근막통 증후군(Myofascial pain syndrome)

이환된 근육의 통증 및 압통을 보이며 각 근육마다 특정한 부위로의 연관통이 나타나게 된다.

① 대둔근 증후군 : 대둔근(Gluteus maximus)의 동통 및 압통을 보이며 연관통은 대퇴부 후방에 생기게 된다.

② 중둔근 증후군 : 중둔근(Gluteus medius)에 동통, 압통이 생기고 연관통은 대퇴부 뒤쪽으로부터 장딴지를 지나 족관절까지 느껴지게 된다.

③ 요부 방형근 증후군 : 요부 방형근(Quadratus lumborum)에 동통과 압통이 생기고 대퇴부 뒤로 오금까지 연관통이 생기게 된다.

④ 이상근 증후군 : 이상근(Piriformis) 증후군은 다리가 고정되어 있는 상태에서 비틀리게 될 때 잘 생기게 되며 통증은 직장이나 질의 깊숙한 부분에서 느껴지게 된다. 연관통은 대퇴의 뒤쪽을 지나 무릎, 발목까지 뻗치게 된다.

⑤ 대퇴 근막장근 증후군 : 대퇴 근막장근(Tensor fascia lata)을 따라 대퇴부 외측에서 통증이 발생되어 하퇴부의 외측까지 방사통이 생기게 된다.

⑥ 슬건근 증후군 : 슬건근(Hamstring)은 엉덩이 뒤에서 무릎 뒤로 가는 근육으로 이곳에 통증이 생기게 된다.

나) 신경성 원인

신경에 이상이 발생하거나 종양이 발생한 경우를 말하며, 특히 야간에 통증이 심한 특징이 있다.

다) 내장기성 원인

복강 내의 장기나 후복강 내에 종양이 있는 경우 발생하며, 척추에서 기인하는 통증과는 달리, 활동에 의하여 통증이 증가되고, 안정에 의해 통증이 경감되지 않는 것이 특징이다.

라) 혈관성 원인

대동맥이나 말초혈관에 혈액순환이 되지 않는 경우 좌골신경통과 유사한 증세가 발생할 수 있다. 이러한 경우는 신경통증과 달리 운동을 하지 않는 것만으로도 통증이 좋아지는 특징이 있다.

마) 심인성 원인

실제로 허리에 병이 없으나, 정신적 불안감, 우울증에 의하여 통증이 발생할 수 있다.

실습 3-6

요추신전 진단 및 재활훈련기를 그림 3-61과 같이 연결하여 실습하고 전동하지 요추신전 진단 및 재활훈련기의 적응증에 대하여 설명하시오.

1. 실습에 필요한 계측기 및 의료기기 : 요추신전 진단 및 재활훈련기
2. 실습방법 : 요추신전 진단 및 재활훈련기를 같은 조원에게 위 그림처럼 적용한다.

단원정리

1. 전기신호로 인체를 직접 자극하는 재활 치료기기는 초음파 자극기, 전기자극기, 레이저 치료기, 저주파 치료기, 간섭파 치료기, 신경근치료기 등이 있다.

2. 운동 에너지로 인체를 물리적으로 자극하는 재활기기는 공기압 치료기, 추나 테이블, 골반근육강화기, 롤링베드, 골반교정기, 운동치료기, 발마사지기 등이 있다.

3. 물에 의한 인체의 통증치료에는 물이 직접 몸에 닿고 수압 마사지를 받을 수 있는 습식 타입의 수치료기와 물이 직접 몸에 닿지 않고도 수압을 통해 마사지 받을 수 있는 건식 타입 두 가지 방법이 있다. 최근 수치료의 새로운 효과 및 저자극성의 탁월함이 입증되면서 많은 관심이 증폭되고 있다.

4. 비만이란 지방이 많이 축적된 상태이기 때문에 치료도 역시 체중을 줄이는 것보다 체내의 지방을 줄이는 것이 비만치료의 목표이며, 지방이 줄게 되면 체중도 따라서 줄어들게 되는 것이다. 이러한 체내의 지방을 줄이는 방법으로 한 가지 자극이 아닌 다기능 다중 자극에 의한 지방분해법이 있다.

5. 대체의학으로 음악요법, 색상치료, 미술치료 등의 기법에 대한 전통은 세계 각처에서 찾아볼 수 있다. 오늘날 서양지역을 중심으로 한 대체요법은 제2차 세계대전을 고비로 하여 일어난 과학주의요법으로 전쟁에 의한 심신장애를 극복하기 위하여 개발된 것이다. 정신의학과 정신신체의학의 심리적 분야에서 이른바 인간형성에까지 널리 미치며, 활동범위도 정신병원에서 특수교육시설 등으로 확대되고 있다.

6. 당뇨측정기(Diabetograph)란 소량의 혈액을 이용하여 혈액 속에 포함되어 있는 포도당의 농도를 신속 정확하게 측정하는 기기이며 당뇨측정기기의 특징은 소량의 혈액사용, 넓은 측정범위, 침의 깊이조절로 통증완화 등이다.

7. 초음파 치료는 음파를 발생하는 기구를 피부에 접촉하여 음파가 조직 내에서 열에너지로 전환되는 것을 이용하여 심부조직을 치료하는 것을 말한다. 초음파 치료는 음파와 근육, 골조직, 인대, 연골 및 지방조직의 상호작용을 포함하며, 골조직과 연부조직 경계면에서 가장 높은 온도의 상승이 일어나고, 초음파를 통한 온열자극 및 통증완화, 염증감소 효과를 볼 수 있다.

학습평가문제

01 다음 중 반복자극으로 일어나는 근육의 강화현상을 뜻하는 단어는?

① 경축(Contracture)
② 경직(Rigor)
③ 강축(Tetanus)
④ 근긴장(Muscle tone)
⑤ 확산(Emission)

02 혈액에 의한 산소가스운반의 설명 중 맞지 않는 것은?

① 혈색소와 산소와의 결합은 산화-환원반응에 의한다.
② 산소분압에 따른 산소와 혈색소의 결하빙도는 S자상 곡선을 나타낸다.
③ 산소분압 100[mmHg]에서 혈색소의 산소포화도는 거의 100[%]이다.
④ 혈액에 용해되어 운반되는 산소의 양은 전혈에 의해서 운반되는 산소의 20[%] 정도이다.
⑤ 산소는 폐에서 교환한다.

03 의료용 레이저 치료 장치의 설명 중 맞지 않은 것은?

① 산란이 잘된다.
② 렌즈로 집속한다.
③ 파장의 분포가 단일 주파수이다.
④ 간섭을 잘 일으킨다.
⑤ 안전에 주의를 해야 한다.

04 다음 중 심장의 전기적, 기질적인 혼돈상태로서 심근 군이 통일되지 않게 제각기 수축과 이완을 반복하는 현상을 일컫는 용어는?

① 비동기형 ② 세동
③ 전극 ④ FES
⑤ 축소

05 다음 중 주파수가 높은 극초음파로 인체를 자극하여 신경 및 근육을 치료하는 재활의료기기는?

① 전기자극기 ② 초음파 자극기
③ 레이저 치료기 ④ 저주파 치료기
⑤ 신경근치료기

06 다음 중 공기압으로 팽창과 수축을 반복하여 장애 부분의 팔, 다리, 임파액의 순환을 촉진시키거나 근조직의 압력을 증가시켜 환자의 팔, 다리의 부종, 통증 및 질병으로 인한 기능을 회복시키는 재활의료기기는?

① 추나 테이블 ② 공기압 치료기
③ 롤링베드 ④ 저주파 치료기
⑤ 골반교정기

07 다음 중 물에 대한 인체의 통증치료 방식으로 물이 직접 몸에 닿고 수압 마사지를 받을 수 있는 재활의료기기는?

① 건식 디입 수치료기 ② 습식 디입 수치료기
③ 색치료 ④ 미술치료
⑤ 음악치료

08 다음 중 한방약재(꽃향기나 잎향기 이용)를 정제해서 코로 냄새를 맡거나 목욕물에 약초를 섞어 피부와 코점막을 통해 흡수케 하는 치료방법은?

① 수치료 ② 향기치료 ③ 색치료
④ 미술치료 ⑤ 음악치료

09 다음 중 공기방에 교대로 가압과 배기를 반복(5분 간격)하므로 접촉부위를 교대로 바꾸어 주어 혈액순환을 도와줌으로써 욕창방지 효과를 얻을 수 있는 치료기기는?

① 초음파 치료기 ② 공기 매트리스
③ 골반교정기 ④ 저주파 치료기
⑤ 레이저 치료기

10 다음 중 습식 타입 수치료기의 특징이 아닌 것은?

① 다단계 여과정수 시스템
② 필터에 의한 물의 욕조 내 유입 전 정수장치
③ 저효율 히팅 시스템
④ 물속 이온들에 의한 살균 시스템
⑤ 오염물질 지속적 중화작용

11 다음 중 건식 타입 수치료기의 마사지 기법이 아닌 것은?

① 경찰법 ② 수타법 ③ 마찰법
④ 경타법 ⑤ 유날법

12 다음 중 수치료기의 치료범위가 아닌 것은?

① 재활이나 물리치료를 요하는 환자
② 변비, 만성설사 및 장 무력 환자
③ 무기력, 운동부족의 성인병 환자
④ 치매환자
⑤ 혈압강하를 요하는 환자

13 다음 중 수술 후 심한 통증의 문제점을 개선하고자 개발된 수술 장비는?

① 전기수술기 ② 고주파 수술기
③ 중주파 수술기 ④ ND 수술기
⑤ 레이저 수술기

14 다음 중 서로 다른 중주파를 교차시킬 때에 인체 안에서 만들어지는 파형을 활용한 신경근육계를 치료하고 통증을 완화하는 방법은?

① 간섭파 치료기 ② 초음파 치료기
③ 고주파 치료기 ④ 중주파 치료기
⑤ 저주파 치료기

15 다음 중 심실 전체로서 기능적인 수축을 볼 수 없으며 심장이 무질서하게 박동하며 떨리고 환자의 혈압이 0까지 떨어지는 상태는?

① 심방세동 ② 심실세동
③ 심방조기수축 ④ 심실조기수축
⑤ 심방수축

제4장

의료기기의 안전

- 1. 전기적 안전
- 2. 생물학적 안전
- 3. 방사선 안전
- 4. 세이프티 테스터 사용법

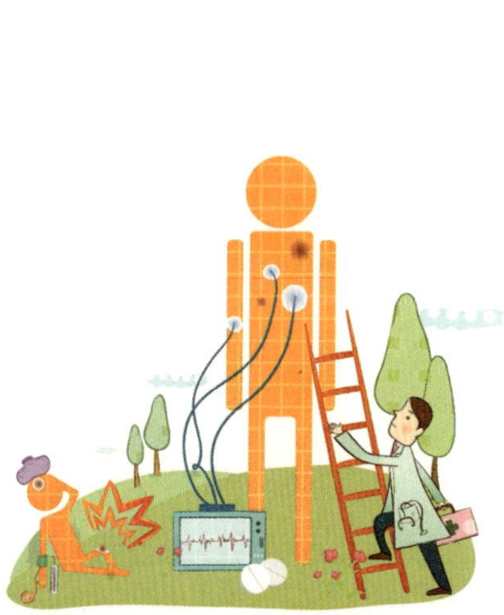

1. 전기적 안전

학습목표

- 의료기기의 안전의 특징을 설명할 수 있다.
- 매크로 쇼크와 마이크로 쇼크의 차이를 설명할 수 있다.
- 의료기기의 누설전류를 설명할 수 있다.

가. 의료기기관련 안전의 특징

1) 의료기기의 특징

병원이라는 공간은 태어나서 사망할 때까지 건강을 유지하여 주고 질병으로부터 치료와 처치를 하고 수술을 하며 건강한 삶을 유지하기 위해 의료행위를 수행하는 단순한 공간이 아니라 의료진, 간호사, 보호원 및 환자, 보호자들에 의해서 여러 종류의 의료기기들이 사용되고 있는 각별한 주의를 필요로 하는 과학적이고 인체공학적인 설계를 요하는 첨단기술센터의 총체라 할 수 있다. 따라서 진단, 치료를 받기 위해서 병원을 찾는 사람에게 의료기기의 결함이나 취급부주의로 인한 전기적인 쇼크의 위험이 있다면 아주 위험하다.

의료기기와 생체가 긴밀한 관계를 맺고 있다는 것은 생체정보를 계측하거나, 생체에 어떤 작용을 주기 위하여 생체와 밀접하게 결합되어 동작하는 것이다. 그러나 의료기기들이 더욱 복잡, 다양해지고 많은 치료과정에서 널리 사용됨에 따라 미국에서만도 매년 1만 건에 이르는 의료기기에 관련된 환자사고의 사례가 일어나고 있다.

이러한 사고는 거의 훈련이 불충분하고 경험미숙으로 인해 의료기기를 올바르게 사용하지 않고 있기 때문에 일어난다. 의료기기들을 안전하게 설계, 사용하는 것은 모든 의료과정과 생각할 수 있는 모든 형태의 에너지들과 연관되고, 널리 알려져 있는 의료사고위험의 소지가 있는 것은 결과적으로 잘못된다는 개념까지도 포함하는 매우 광범위한 의료기기의 주제이다.

1969년 카테터[1](Catheter)를 지나서 심장에 흐르는, 감지할 수 없을 만큼 아주 미세한

1 카테터(Catheter) : 체강(늑막강, 복막강) 또는 관상, 낭상기관(소화관, 방광 등)의 내용액의 배출을 측정하기 위해서 사용되는 고무 또는 금속제의 가는 관이다.

전류에 의해 감전되어 환자들이 피해를 입은 사고사례들이 보고된 뒤부터 인식되기 시작한 전기안전에 대한 두려움은 칼 워터(Carl Water, 1970)와 랄프 네이더(Ralph Nader, 1971)가 매년 이해하기 어려운 원인에 의한 감전 때문에 많은 수의 미국인들이 일상적이고 평범한 의료과정 중에 생명의 위협을 받는다고 주장했던 1971년경에 이르러 의료사고가 최고조에 달했다. 하지만 확실한 병리학적 증거가 거의 없었기 때문에, 감전사고에 의한 사망자 수를 정확하게 파악하기는 아주 어렵다.

결론적으로 의료진들을 위한 의료설비의 시험절차 및 안전교육, 전기적으로 환자들과 분리된 접속 등은 사고를 막아내는 요소가 되었다.

2) 의료기기의 안정성

의료기기의 안전성을 고려할 때 기기나 환자의 특성에 대하여 다음 사항을 각별히 주의하여야 한다. 다른 의료기기의 위험이나 고장을 유발시켜서는 안 된다. 의료기기의 성능 및 기기가 환자의 건강유지나 생명에 연관되는 경우가 많으므로 기기의 기능 및 성능이 손상되지 않도록 상호 간 서브 외란의 영향, 신뢰성 등을 고려해야 하며, 의료기기의 안전성을 엄격히 하여야 한다. 특히 환자의 안전성을 확실하게 확보하여야 한다.

3) 의료기기 사용대상의 특징

의료기기 대상인 환자에 대하여 다음 3가지를 주의하여야 한다.

① 위험을 의식하거나 위험하다고 판단할 수 없거나, 위험을 느껴도 피할 수 없을 수도 있다.

② 외부로부터의 작용에, 특히 미세한 전기적 신호 상태에 주의하여야 한다.

③ 여러 가지 외부적 요인이 존재한다는 것을 인식하고 환자의 주위에도 각별한 주의가 필요하다.

4) 의료기기에 의한 위험의 기본요소

의료기기는 여러 가지 다양한 원인에 의하여 고창이 일어난다. 장애는 주로 기기의 대상인 환자에게 일어나지만, 기기의 조작자, 기기 주위의 의료진, 또는 의료기기 주변의 시설이나 다른 기기(가장 흔한 경우로 핸드폰을 들 수 있다)에 일어나는 경우도 있다. 의료기기에 의한 장애형태는 여러 가지로 다양하지만, 그 기본적인 요인은 다음의 4가지로 볼 수 있다.

① 유해물질, 병원체의 오염으로 세균감염이 일어난다.
② 기기로부터 방출된 에너지로 X-레이 감염이 일어난다.
③ 성능의 열화, 동작의 불량으로 기기가 파손된다.
④ 기기성능의 결함, 정지로 인한 가동 시 환자진료 시 위험을 초래한다.

나. 전기의 생리학적 영향

생리학적 영향(Physiological effects)이 생체가 전기회로의 한 부분이 되는 경우에 발생의 요인이 된다(그림 4-1). 즉 전류가 신체의 한 부분으로 들어가면 반드시 다른 한 부분으로 표출되어야 한다. 여기서 전류의 크기는 가해진 전압을 직렬로 연결된 생체조직들과 두 인입점들의 임피던스 합으로 나눈 값과 같다. 거의 모든 경우에 접촉면에서의 피부저항이 가장 큰 부분을 차지한다.

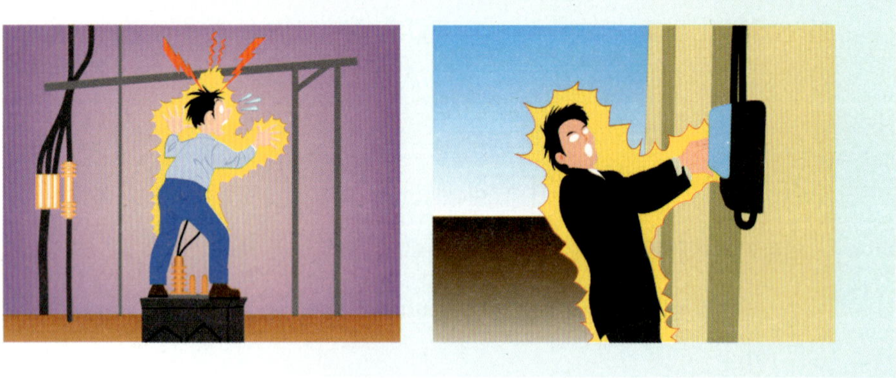

그림 4-1 전기감전

전류가 생체조직을 통해 흐를 때 크게 다음과 같은 세 가지 현상이 발생한다. 첫째, 전기화학적인 화상 및 직류전류와 고전압에 의한 조직의 손상 및 감전이다. 둘째, 신경이나 근육과 같은 반응성 조직에서의 전기적 자극(Electric stimulation)에 의한 감전(electric shock)이다. 셋째, 생체조직에서의 저항성 발열로 인한 수분부족현상이다.

그림 4-2는 차폐 케이블 동선을 양손에 쥐고 있는, 체중이 70[kg]인 사람에게 1~3초간 60[Hz] 전류를 차폐 케이블을 통해 흘렸을 때, 발생하는 각각의 영향들을 전류의 크기에 대해 나타낸 것이다.

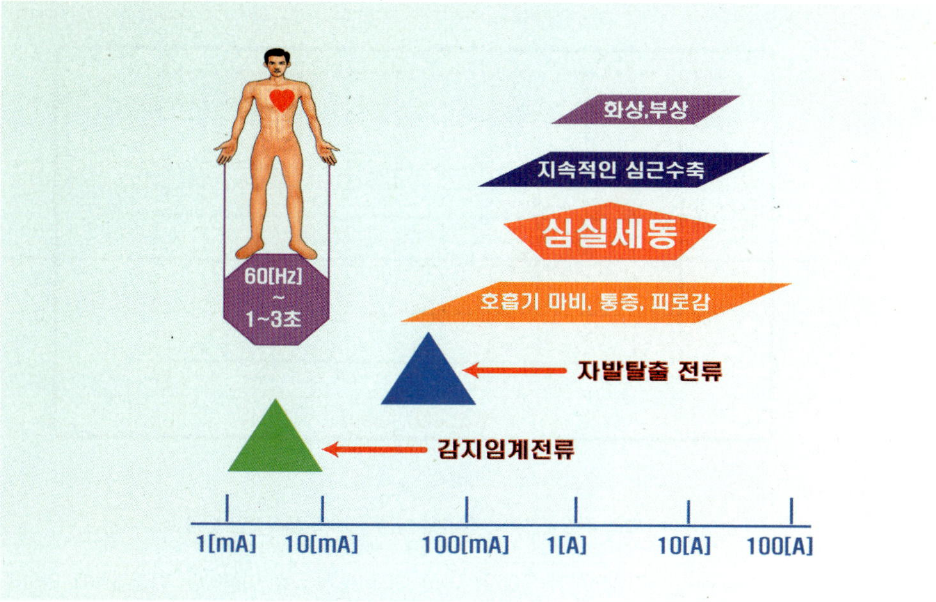

그림 4-2 전기의 생리학적 영향

1) 생체에의 전류작용

생체에 대한 전류의 작용을 다음의 네 가지로 크게 나눌 수 있다.

① 열작용 : 전류 I가 저항 R을 시간 t만큼 흐르면 열에너지(줄 열)가 발생하는 영향이다. 조직에서의 저항성 발열이 일어난다.

② 화학작용 : 이온의 이동에 따라 전류가 생기는 것이다.

③ 자극작용 : 강한 전류가 생체를 통하면 신경 및 근육 같은 반응성 조직에 내해 자극을 가하여 근육의 지속적 수축, 호흡근 마비, 미주신경 자극에 따른 심장박동의 억제나 심실세동이 생기는 현상이다.

④ 자기작용 : 생체에 전류가 흐르면 전자기 유도에 의해 미약한 자기마당[2]이 형성된다. 자기작용은 안전에 별 영향을 주지 않는다.

전기감전의 위험도를 결정하는 인자는 바로 '전류의 크기'이다. 가해지는 전류가 증가함에 따라 우리 몸의 생리적인 반응단계는 그림 4-3과 같다.

2 자기마당 : 전류가 일으키는 자기마당은 1820년경 에르스텟(Oersted)과 암페어(Ampere)에 의해 밝혀졌다. 직선 도선에 전류를 흘리고 주위의 자기마당을 홀-센서(Hall sensor)를 사용하여 측정한다. 이때 전류의 크기, 방향 및 전류가 흐르는 도선으로부터의 거리, 위치에 따른 자기마당의 변화를 조사하여 비오-사바르(Biot-Savart)의 법칙과 앙페르(Ampere)의 법칙을 확인하였다. 자기마당을 측정하는 데 이용하는 홀(Hall) 효과와 사각 줄토리(코일) 및 솔레노이드가 사용되었다.

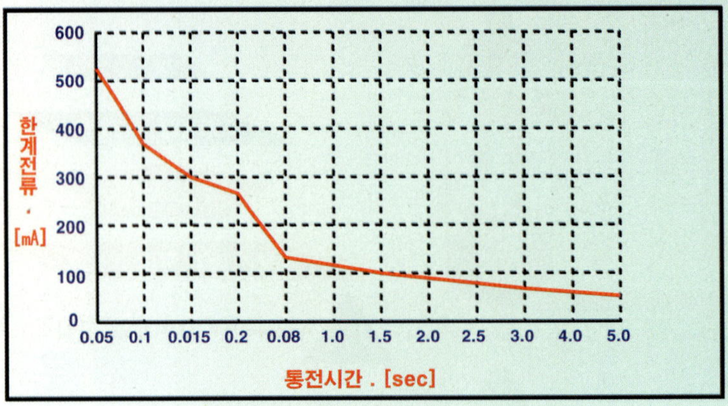

그림 4-3 전류의 증가에 따른 신체의 생리적인 반응

| 주의 | 그림 4-3은 518[mA]가 0.05초 이상, 52[mA]가 5초 이상이면 심실세동에 의하여 사망하게 되므로 안전상 심실세동 한계 전류치(시간) 이전에 회로를 차단해야 한다.

2) 감지임계전류

국부전류[3](Local current) 밀도가 피부에 있는 신경종단을 자극할 만큼 역치[4]에 도달할 때 생체는 찌릿함을 느낀다.

감지임계전류(Threshold of perception = 최초 감지전류)는 개인이 감지할 수 있는 최소 크기의 전류이다. 즉 전류감각의 역치이다. 이러한 감지임계전류의 크기는 개인 및 측정조건에 따라서 상당히 큰 차이가 있다. 한 실험으로 젖은 손으로 가는 동선을 쥐는 경우, 가장 낮은 감지임계전류는 60[Hz], 0.5[mA]이다. 직류전원인 경우, 감지임계전류는 2~10[mA] 범위 사이에 있으며 피부가 약간 따뜻해지는 것을 느낀다.

3) 자발탈출전류

자발탈출전류(Let go current = 이탈전류)는 좀 더 강한 전류가 흐르게 되면, 신경과 근육들이 강하게 자극하게 되고 피로와 통증이 온다. 감지임계전류보다 좀 더 큰 전류가 흐르면, 신체는 비자발적인 근육의 수축이나 반사적인 움츠림으로 인해, 인체는 작업 시 의자에서 떨어져 다치는 것과 유사한 2차 사고를 당할 수 있다. 전류가 좀 더 증가될 경우에

3 국부전류(Local current) : 전지의 극판이 불순물을 함유할 때 그 국부에 흐르는 전류(국소전류라고도 한다)

4 역치 : 반응을 유도하는 최소한의 자극치이다.

는 근육의 비자발적인 수축작용으로 인해 스스로 손을 뗄 수가 없게 된다. 즉 감전자가 타인의 도움 없이 떨어질 수 있는 최대의 탈출전류(AC 8[mA] 초과~16[mA])이다.

4) 호흡기 마비, 통증 및 피로감(마비한계전류)

통전전류가 이탈전류의 한계를 넘게 되면 전류가 흐르는 부위의 인체는 근육이 경련현상을 일으키거나 신경이 마비되어 운동을 자유로이 할 수 없게 되므로 자력으로는 위험지역을 벗어날 수 없다. 즉, 근육의 비자발적인 강한 수축과 신경자극이 장시간 계속되면, 고통이나 피로감, 신경마비를 느끼게 되며 자력으로는 위험지역을 벗어날 수 없게 된다. 직류에서는 약 60~90[mA], 교류에서는 약 10~15[mA] 정도이다.

5) 심실세동

심장은 전류에 매우 민감하다. 따라서 아주 미세한 전류에도 생명이 위독할 수 있다. 가슴을 통하여 흐르는 일부분의 전류는 심장을 통하여 흐르기 때문에 심장박동이 불규칙하고 미약하여 충전부에서 분리시켜도 자연적으로 회복이 불가능하므로 4~6분 이내로 인공호흡과 심장 마사지(심폐소생법)를 실시해야 소생이 가능하다(AC 50[mA] 초과).

6) 세동제거기

세동제거기(Defibrillator)는 부정맥치료에 사용되는 기계, 제심세동기라고도 한다. 주로 심방세동, 심실세동을 정상조율로 되돌릴 때 사용한다. 심장에 직류의 고전압류를 흐르게 하여 심장 전체를 동시에 수축시기는 상태로 하여 전체의 보조를 맞춘다.

7) 허용전류 이상의 전류

가) 지속적인 심근수축

전류가 강하면, 모든 심장근육들이 수축하여 전류가 인가되는 동안 심장박동이 중지되다가, 전류를 차단하면 정상 리듬으로 복귀하게 되는데, 이러한 현상은 전류가 아주 강하고 아주 짧은 시간 동안 가해지는 경우에만 발생할 수 있고, 대부분의 경우 심실세동을 일으킨다. 즉, 이는 세동제거(Defrillation) 실험 결과에 의하면 완벽한 심근수축을 위해 필요한 전류는 최소한 1~6[A] 정도이다. 하지만 이와 같은 전류가 짧게 가해지면 심장조직에는 아무런 심한 손상도 입지 않는다.

나) 화상과 신체적인 부상

화상의 원인이 되는 저항성 발열은 전류가 인입하는 피부표면에서 흔히 발생하는데, 이는 피부저항이 높기 때문이다. 그래서 10[A]를 넘는 전류가 신체에 미치는 영향에 대해서는 특히 짧은 지속기간을 갖는 저항성 발열의 전류는 알려진 것이 극히 드물다. 고전압(220[V] 이상의 전압이 가해지는 경우)에서는 피부에 구멍이 생길 수 있고, 뇌나 다른 신경조직에 강한 전류가 흐르면 모든 기능(반응능력)들이 상실될 수 있으며, 때로는 근육을 강하게 수축하여 뼈에서 근육을 분리시키기도 한다.

표 4-1은 전류량에 따라 인체반응을 요약한 것이다.

표 4-1 전류의 세기에 따른 인체의 생리적 반응

구 분	전류량	인체반응	비고
주파수 : 60[Hz] 통전시간 : 1초 전류값 : 실효값	1[mA]	전류감지 최소 한계값이다.	Freezing current (불수전류)
	5[mA]	전류감지 최댓값이다.	
	10～20[mA]	이탈할 수 없는 전류 : 근육의 지속적 수축으로 전원으로부터 이탈이 불가하다.	
	50[mA] 이상	고통(근육수축, 호흡마비, 심장억제, 통증, 허탈, 피로감)	
	100～300[mA]	심실세동	
	6[A] 이상	지속적 심장 수축, 호흡정지, 3도 화상	

8) 전류의 생리학적 효과

우리가 전등을 켜면 전류가 흘러서 빛을 내는 것은 전등이 저항을 가지고 있기 때문이다. 이와 같이 피부와 인체는 유한의 저항(건조 시 약 10[kΩ])을 가지고 있으므로 인체의 두 부위 사이에 전위차가 있으면 인체저항을 통해 전류가 흐르게 되며, 이 전류가 전기적 위험(Electrical hazard)을 일으키는 근본적인 원인이다. 전류에 의한 생리학적 효과는 다음과 같다.

① 줄(Joule) 열에 의한 조직 가열이 일어난다. 약어 [J]로 표시한다.
② 흥분성 섬유(신경, 근육)의 전기적 자극이 일어난다.
③ 전기화학적 화상이 일어난다.
④ 이온, 입자 등의 진동, 배향이 일어난다.

이들 영향은 단독으로 생기는 것은 아니고, 몇 가지가 중복하여 발생한다. 이러한 전류의 생리적 효과는 주파수, 지속시간, 진폭의 3요소에 의하여 영향을 받는다. 전류에 의한 인체의 상해작용은 체중, 체내의 전류경로, 조직의 자극 문턱 값 등의 요소에도 영향을 받는다.

전기적인 쇼크는 환자, 보호자, 의료인, 또는 그 밖의 의료기기가 전기회로의 일부가 되어서 신체가 전류의 통로가 되었을 때 발생되는 것으로서 과도한 전류가 신체의 일부를 통하여 흐를 때 세 가지의 문제점이 있다.

① 전류가 감각 또는 운동신경세포로 전달되어서 원하지 않는 활동전위를 유발한다.
② 직류전류와 고전압에 의한 조직의 손상이 발생된다.
③ 피부표면에서의 높은 피부저항에 의하여 저항성 발열로 인한 화상의 원인을 제공한다.

다. 중요한 반응인자들

1) 인입점

전류에 의해서 생명을 직접 위협하는 것은 심실세동의 발생이다. 심실세동 발생의 역치는 주파수 50~60[Hz]의 전류에 대하여 100[mA] 이상이다. 이것은 두 인입점[5](Point of entry)들이 어디에 위치하느냐에 따라 매우 다르다.

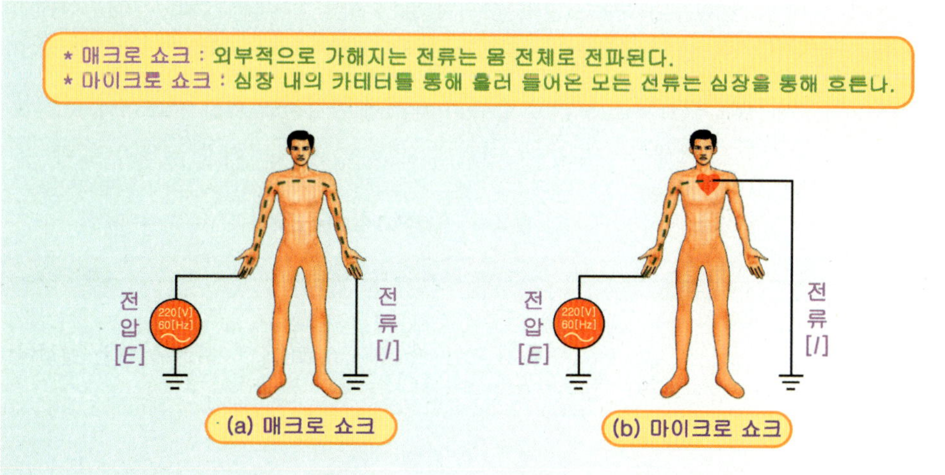

그림 4-4 매크로 쇼크와 마이크로 쇼크

5 인입점(Point of penetration) : 본 점에서 특정한 곳까지 따로 끌어들인 선로의 점

표 4-2 전류경로와 심실세동 관계

구 분	전류경로	양의 수	심실세동을 일으키는 최소 전류[mA]		심실세동을 일으키지 않는 최대 전류[mA]
			평균	범위	평균
60[Hz] 통전 시간 3초[s]	오른쪽 앞발 → 왼쪽 뒷발	20	250	160~390	240
	오른쪽 앞발 → 왼쪽 앞발	10	340	300~370	360
	머리 → 왼쪽 뒷발	10	300	120~430	260
	왼쪽 앞발 → 오른쪽 흉부	10	240	140~390	200
	오른쪽 명부 → 왼쪽 명부	11	260	170~410	240
	오른쪽 뒷발 → 왼쪽 뒷발	5	12.4[A]까지 심실세동을 일으키지 않는다.		

즉, 인입점들이 모두 손발에 위치하여 전류가 체표면을 흐를 때는 전류의 크기가 커지더라도 심실세동의 위험은 작다. 반면, 전류가 신체 내부를 통하여 직접 흐를 경우에는 60[Hz]의 전류 30[μA]에서도 심실세동을 일으킨다. 그림 4-4와 같이 미약한 전류에 의해 생기는 전격을 마이크로 쇼크(Micro shock)라 하고, 이와 반대로 체표로부터의 큰 전류에 의하여 생기는 전격을 매크로 쇼크(Macro shock)라 한다.

페리스(Ferris)와 킹(King) 등은 양(羊)의 전류경로에 의한 심실세동 전류의 변화에 대해 실험하여 표 4-2와 같은 결과를 얻었다.

또 프레이버거(Freiberger) 등은 인체에 흐르는 전류 중에 몇 [%]가 심장에 흐르는가를 측정해 표 4-3과 같은 결과를 얻었다.

심장에 대한 전류의 분류비율은 손이나 앞발 사이 그리고 뒷발 사이는 상대적으로 매우 작은 편이며, 머리 → 뒷발, 앞발 → 뒷발의 경로가 가장 크다. 하지만 발 사이의 통전은 심장에 대한 위험도는 낮지만 전류의 크기에 따라서는 괴사가 발생하여 발을 절단해야 하는 경우도 발생하기 때문에 이것에 대한 안전도 고려할 필요가 있다.

표 4-3 심장부에 흐르는 전류비

전류경로	심장부에 흐르는 전류비	실험대상
오른손 → 왼손 손 → 발 오른쪽 발 → 왼쪽 발	1.0~4.4[%], 평균 3.3[%] 4.8~8.5[%], 평균 6.7[%] 0.4[%] 이하	사체에 대한 실험이다.
머리 → 뒷발 오른쪽 앞발 → 뒷발 왼쪽 앞발 → 뒷발 오른쪽 뒷발 → 왼쪽 뒷발	8.3~10.8[%], 평균 9.0[%] 6.2~10.3[%], 평균 7.6[%] 5.3~8.0[%], 평균 7.1[%]	살아 있는 동물에 대한 실험이다.

※ 사후 30분간은 전류분포가 변화하지 않는다.

2) 체 중

심실세동을 일으킬 수 있는 임계전류는 연구 결과에 따르면 체중에 비례하여 증가하는 것으로 나타나며, 일반적으로 비만한 사람이 그렇지 않은 사람보다는 위험이 적다고 할 수 있다. 그러나 이것 역시 개인에 따라 많은 차이를 보인다.

㉠ 동물을 실험하였을 경우에도 그림 4-5와 같이 각 점들이 아주 넓은 범위로 분산되어 있으며, 체중에 대한 세동 임계전류의 변화를 볼 수 있다.

그림 4-5와 같은 값들로 신체에 대한 세동 임계전류를 외삽[6](Extrapolate)하는 데 이용할 수 있다.

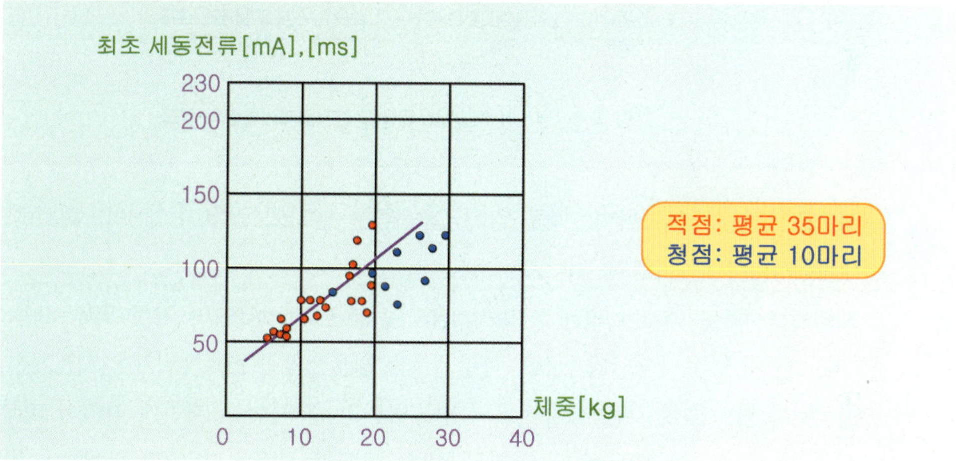

그림 4-5 체중과 최소 세동전류와의 관계

3) 감지임계전류 및 자발탈출전류의 가변성

남자, 여자의 감지임계전류와 자발탈출전류의 가변성은 그림 4-6에 나타나 있다. [mA] 대 [%] 등급단위로 나타낸 도표에서 자료들은 직선에 매우 가까이 분포되어 있으며, 가우스 분포[7]를 따르는 것이라 할 수 있다. 최소 감지임계전류는 500[μA] 범위에 들며, 평

---

6 외삽(Extrapolate) : 미래예측의 한 수법인 탐색적 예측 수법이 대표적인 것. 과거에서 현재까지 시계열 데이터의 경향선을 미래로 연장시켜서 미래를 예측한다.

7 가우스 분포(Gaussian distribution) : 종 모양의 분포. 정규분포. 평균값. rm, m이 주어졌을 때 점 rm, a에 중심을 둔 작은 간격. rm. data a 내에 값들이 분포할 확률 rm epsilon(Delta a)이 다음 관계를 만족하도록 분포하는 값들의 집합. 여기서는 표준편차. rm epsilon(Deita a)은 오차함수라고 한다.

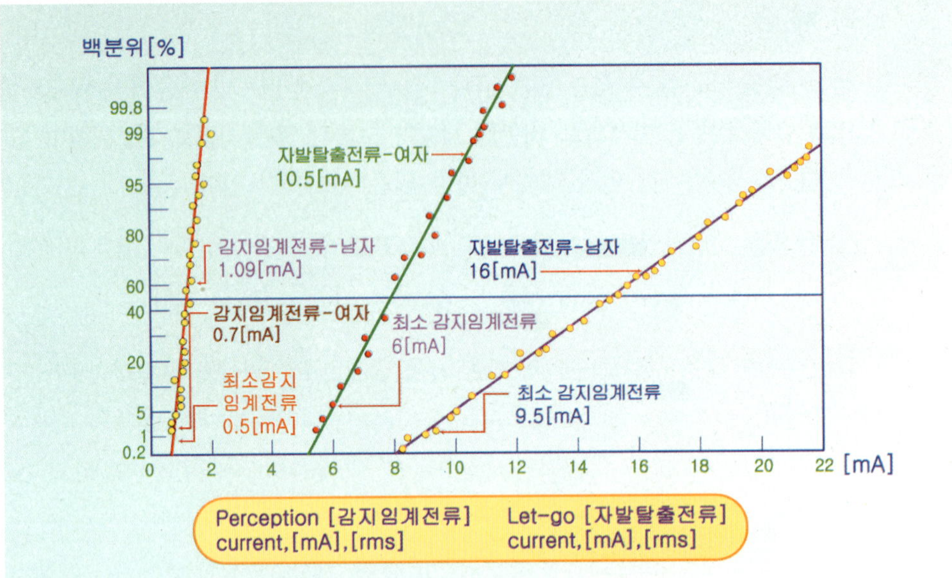

그림 4-6 남 · 여 자발탈출전류와 감지임계전류값의 분포

균적으로 83[μA] 정도이며, 평균 감지임계전류는 남자의 경우 1.1[mA], 여자의 경우는 0.7[mA]인 것으로 나타나 있다.

자발탈출전류는 여자는 평균 10[mA], 남자는 평균 16[mA]이며 이것 또한 가우스 분포를 따르는 것으로 나타난다. 중요 사항은 자발탈출전류의 변동범위가 감지임계전류의 변동범위보다 훨씬 크다. 자발탈출전류의 변동범위의 큰 차이는 개인에 따라서 피부저항의 크기가 많이 다르기 때문이다. 그리고 성별, 체중 등 많은 요인들이 존재하는 원인이다.

4) 지속시간

비록 한 개의 전기자극 펄스라도 심전도(E.K.G)의 T파에 해당되는 심장 재분극의 위험한 시기에 인가되면 심실세동을 초래할 가능성이 있다. 심장에 가해지는 100[μS] 이하의 폭을 갖는, 진폭이 크고 급격한 전기적인 변화에 대한 자극 임계점은 일정한 전하전송밀도(Charge transfer density), 3.4[μC.cm^{-2}]에 가까워진다.

자극임계전류 I_t (Strength-duration)은 식 (4-1)과 같이 펄스폭 t 에 반비례한다.

$$I_t = I_r\left(1 + \frac{I}{T}\right) \tag{4-1}$$

여기서 I_r은 일정한 리오베이스[8](Rheobase) 전류값이고, t는 크로낙시[9](Chronaxie) 시간상수이다. 정상적인 심장의 경우 단일 박동자극 임계전류에 대한 세동자극 임계전류의 비는 심장에 부착된 전극인 경우 20 : 1~30 : 1에 이르고, 가슴표면 전극인 경우 10 : 1~15 : 1에 이른다.

손발에 인가된 60[Hz] 전극인 경우, 1초 미만 동안 지속된 전기충격들에 대해 세동임계전류는 급격히 증가하는데, 이는 그림 4-7과 같다. 이와 같은 전기적인 충격은 각각의 심장 사이클의 T파(심실수축)에 해당하는 취약한 기간과 겹칠 수 있도록 충분하게 펄스폭이 길어야 한다.

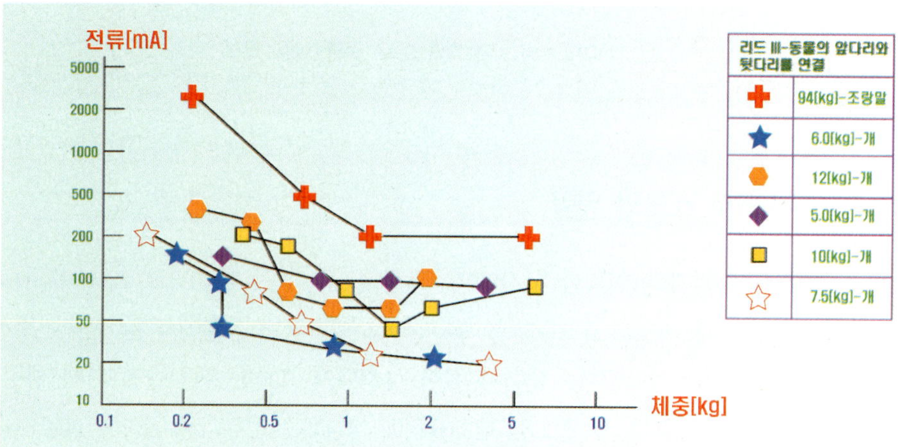

그림 4-7 동물에게 전류가 인가되는 시간과 체중의 변화에 따른 심실세동의 임계전류값 변화

5) 주파수

자발탈출전류는 상용 전력선의 주파수대인 50~60[Hz] 범위에서 최소이다. 즉, 상용전력선의 주파수 범위가 가장 위험하다. 10[Hz] 이하의 주파수나 수백[Hz] 이상의 주파수로 가면 자발탈출전류는 증가한다. 이유는 각 사이클의 일부분에서 근육들이 부분적으로 이완될 수 있기 때문이다.

자발탈출전류와 주파수와의 관계 그래프는 그림 4-8과 같다.

8 리오베이스(Rheobase : 기전류) : 근육이나 신경 등을 자극하여 반응을 일으킬 수 있는 가장 약한 강도의 전류. 이론적으로 말하면, 통전시간이 너무 짧으면 반응을 일으키는 데 강한 전류를 필요로 한다.

9 크로낙시(Chronaxie) : 기전류의 2배의 전류를 흘렸을 때 흥분에 이르는 최단 통전시간이다.

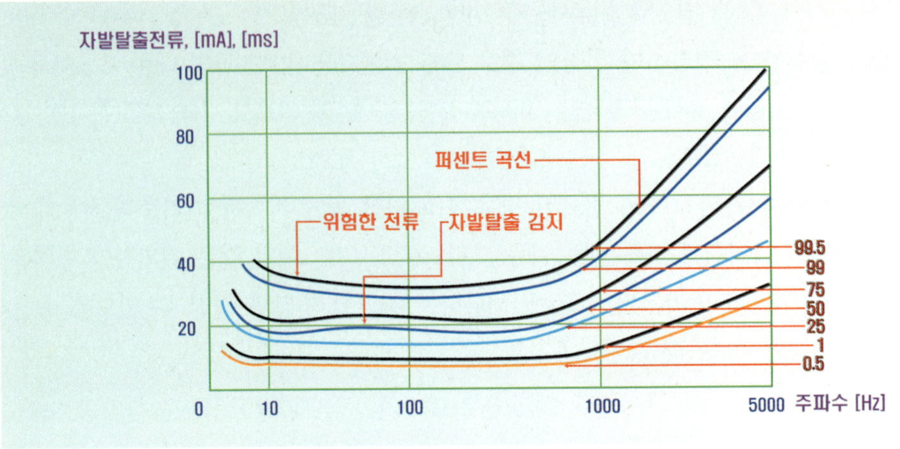

그림 4-8 자발탈출전류와 주파수와의 관계

라. 마이크로 쇼크의 위험

심장에 직접 전기를 연결한 환자에게, 그림 4-9와 같은 마이크로 쇼크(Micro shock) 사고는 일반적으로 매크로 쇼크(Macro shock)와 관련 없는 상황에서 일어난다. 보통 마이크로 쇼크는 접속도선을 갖는 장비의 접지 시스템에 흐르는 대전류에 의해 생성되거나 누설전류로 인해, 접지된 두 전도성 물체표면에 생성되는 전위차로 인하여 발생한다. 심장에 전기적 연결을 통하여 접속된 마이크로 쇼크 전류는 나오거나 들어간다.

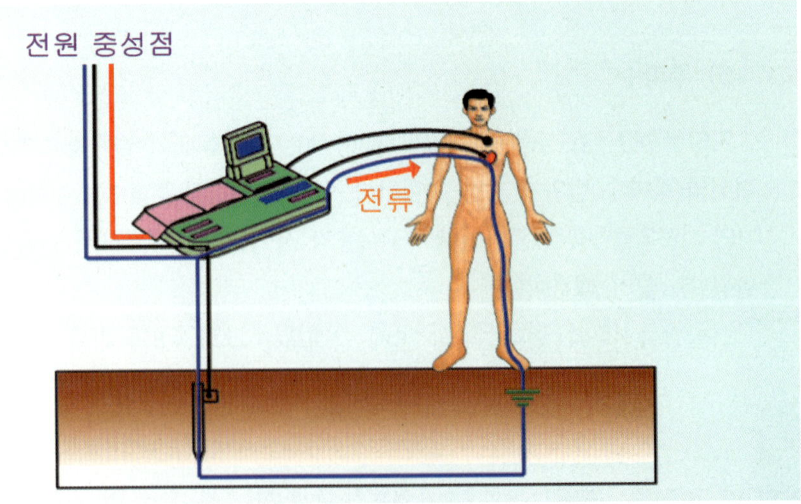

그림 4-9 마이크로 쇼크

마이크로 쇼크 위험(Micro shock hazards)은 체내기관, 특히 심장에 가해지는 매우 낮은 전류에 의한 충격이며 이는 심실세동을 일으키게 되므로 치명적이다.

그림 4-10은 카테터 전극의 크기가 작아질수록, 총 전류량(세동에 필요한)도 점차적으로 작아진다는 것을 나타내고 있다. 이것은 마이크로 쇼크의 발생에 영향을 미치는 중요한 변수가 심장 내 전극 표면에서의 전류밀도를 나타낸다. 작은 카테터 전극일수록 더 큰 내부저항을 가지고 있다.

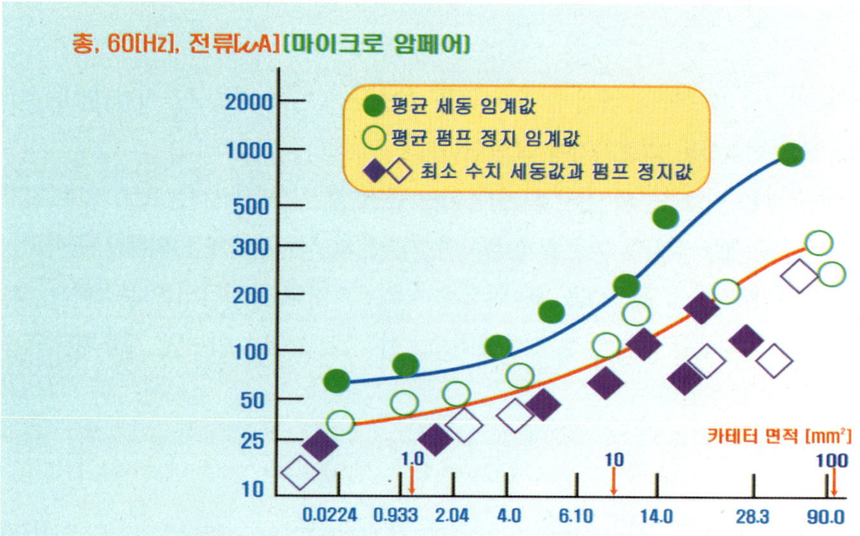

그림 4-10 심실세동과 펌프 정지의 임계값과 카테터 면적과의 관계

2. 생물학적 안전

학습목표

- 비접촉의료기기와 표면접촉의료기기의 차이를 설명할 수 있다.
- 의료기기의 등급 분류 현황을 설명할 수 있다.
- 멸균의 의미와 방법을 설명할 수 있다

의료기기의 생물학적 안전에 대해 공통 기준규격(이하 기준규격이라 한다)은 사람 신체에 대해 접촉하는 의료기기에 포함한다.

기준규격은 의료용구의 심사 시 활용되는 규격 및 기술문서 작성으로, 의료기기의 생물학적 안전에 대한 정확한 기준을 설정하여 기술문서 작성자에게 편의를 제공하고, 기술문서 심사의 투명성 및 공정성을 제공함으로써 의료기기의 품질관리를 분석하는 데에 기하고 있다. 이 기준규격은 권장 기준규격으로서 강제요건이 아니며 제품의 특징에 따라 기준규격을 맞추었다.

가. 생물학적 안전의 정의

1) 의료기기의 정의

'의료기기'라 함은 사람 또는 동물에게 단독 또는 조합하여 사용되는 기구, 기계, 장치, 재료 또는 이와 유사한 제품으로 다음을 포함한다.

① 질병의 진단 · 치료 · 경감 · 처치 또는 예방의 목적으로 사용되는 제품이다.
② 상해 또는 장애의 진단 · 치료 · 경감 또는 보정의 목적으로 사용되는 제품이다.
③ 구조 또는 기능의 검사 · 대체 또는 변형의 목적으로 사용되는 제품이다.
④ 임신조절의 목적으로 사용되는 제품이다.
※ 단, 약사법에 의한 의약품과 의약외품 및 장애인복지법 제65조에 따른 장애인 보조기구 중 의지, 보조기를 제외한다.

의료기기는 사용목적과 사용 시 인체에 미치는 잠재적 위해성 등의 차이에 따라 체계적 · 합리적 안전관리를 할 수 있도록 식품의약품안전청장에 의해 등급이 분류되어 지정되어야 한다. 의료기기의 등급 분류 및 지정에 관한 기준 및 절차 등에 관하여 필요한 사항은 보건복지가족부령으로 정한다.

2) 재 료

의료기기 또는 의료기기의 부분품으로 사용되는 합성 혹은 세라믹, 합금, 금속, 천연 중합체 비생물 조직 등을 포함하는 비생물체이다.

3) 완제품

완제품 자체가 의료기기로 사용되는 것이다.

4) 의료기기의 생물학적 평가에 적용되는 일반 원리

의료기기의 제품에 사용되는 재료를 선택함에 있어서 재료의 성질(기계적 · 형태적 · 전기적 · 물리적 · 독성학적 · 화학적 성질)과 기능이 사용목적에 적당한가를 먼저 생각해야 한다.

가) 의료기기의 생물학적 평가와 연관하여 고려되어야 하는 사항

생물학적 평가 이전에 완제품의 추출 가능한 정성분석과 화학물질에 대한 정량작업이 이루어져야 한다.

① 공정과정에서의 잔류물, 혼합물, 첨가물이다.
② 완제품에서의 기타 구성성분 및 구성성분의 상호작용이다.
③ 완제품의 성능과 성질이다.
④ 용출물이다.
⑤ 제조재료(들)이다.
⑥ 제품의 분해산물(분해하였을 때 생겨지는 산물)이다.

나) 생물학적 가치와 판단에 사용되는 시험과 시험 결과의 분석

의료기기 및 부분품이 사람의 신체와 접촉하는 접촉상태, 시간, 횟수, 재료의 화학적 특징 등이 고려되어야 한다. 의료용 재료 및 완제품에 대하여 행하는 시험에 사용되므로 잠재적인 생물학적 피해의 범위는 광범위하며 다음의 피해 영향이 포함된다.

① 단기적 영향 : 피부, 점막 및 안구에 대한 자극성시험, 급성 독성시험, 용혈성 및 응혈성 시험, 감작성 시험 등이 포함된다.

② 장기적 혹은 특정한 독성 영향 : 생식독성시험, 발암성시험, 유전독성시험, 감작성시험, 만성 독성시험 및 아급성이다.

③ 모든 잠정적인 생물학적 피해는 각각의 원자재 및 완제품에 대하여 고려되어야 하지만, 모든 잠정적 피해에 대해서 시험이 필요하거나 시행되어야 함을 뜻하는 것은 아니다.

④ 체외 혹은 체내 시험은 마지막 사용용도를 바탕으로 설정되어야 하며, 충분한 지식을 갖춘 자가 우수 시험실 관리기준(Good laboratory practice)에 맞게 시행하여야 한다. 체내시험을 시행하기 이전에 체외시험이 먼저 이루어져야만 하고, 시험분석이 끝난 시험자료는 보관되어야 한다.

다) 생물학적 재평가

다음 사항 중 하나 이상의 선택사항에 해당된다면 생물학적 재평가가 고려되어야 한다.

① 저장 중인 완제품의 상태변화이다.

② 사람에게 사용되었을 때 부작용이 나타날 수 있다는 증거가 있는 경우이다.

③ 멸균방법에 대한 변화 및 조성, 공정 주요 포장의 변화이다.

④ 제품 재료의 출처나 사양의 변화이다.

⑤ 제품의 사용목적의 변화이다.

※ 위 기준규격에 의한 생물학적 평가는 의료기기의 제조에 사용되는 재료의 성분의 특징과 임상시험, 비임상시험, 유동성, 시판 후 생겨나는 결과 등을 생각하여야 한다.

5) 의료기기의 분류

다음 중 분류에 비적용되는 의료기기의 시험은 일반 사항에 따라야 한다. 두 가지 이상으로 구분할 수 있는 의료기기는 각각의 구분에 적당한 시험을 선택하여야 한다.

가) 접촉의 특성에 따른 분류

(1) 비접촉 의료기기

환자의 신체에 직접 혹은 간접적으로 접촉하지 않는 의료기기와 비접촉 의료기기의 기준규격에 준하지 않는 의료기기이다.

(2) 표면접촉 의료기기

다음과 같이 사람신체 내에 접촉하는 의료기기이다.

① 피부 : 피부(손상되지 않은 피부)에만 접촉하는 의료기기(진찰용기구, 전극, 외부 보철물 등)이다.

② 점막 : 점막과 접촉하는 의료기기(자궁 내 피임장치 및 치과교정기구, 치과보철물, 기관지경, 기관 튜브, 위내시경, 결장경, 상결장경, 위 튜브, 내부장기 및 질 내벽 및 관련 의료용구, 요도 카테터, 콘택트렌즈)이다.

③ 파열되거나 손상된 표면 : 파열되거나 손상된 표면과 접하는 의료기기(육아조직의 드레싱 혹은 치료기구 및 폐쇄형 첨포, 궤양, 화상 등)이다.

(3) 체내삽입 의료기기

다음과 같이 사람신체 내에 접촉하는 의료기기이다.

① 혈액과 간접적으로 접촉 : 혈관의 한 지점에서 접하여 혈관계 입구의 도관 역할을 하는 의료기기(수혈 세트, 확장 세트, 수액 세트 등)이다.

② 조직, 뼈 및 상아질계와 접촉 : 조직, 뼈 및 상아질계와 접촉하는 의료기기(피부 스테플 및 치과용 보철물, 치과용 시멘트, 유출관 시스템, 관절경, 복강경 등)이다.

③ 순환 혈액과 접촉 : 순환하는 혈액과 접하는 의료기기(부속품 또는 투석기 튜브, 부속품 또는 체외 산소공급 튜브, 산소공급기, 임시 인공심장 박동기 전극, 혈관 내 카테터)이다.

④ 체내이식형 의료기기 : 다음과 같이 사람신체 내에 접촉하는 의료기기이다.

㉠ 뼈 : 주로 뼈와 접하는 의료기기(골 내에 사용하는 의료기기 또는 시멘트 뼈 보철기, 대체 조인트, 플레이트, 정형외과용 핀 등)이다.

㉡ 조직 : 주로 피부와 접하는 의료기기(결찰 클립, 골막하의 이식물, 인공후두, 인공유방, 대체힘줄, 자극기 또는 근육신경 센서, 약물공급 의료기기, 인공심장

박동기 등)이다.

㉢ 혈액 : 주로 혈액과 접하는 의료기기(심실보조기구 또는 약물전달 카테터, 혈관 이식, 심장 밸브, 인공동정맥관, 인공심장 박동기 전극 등)이다.

나) 접촉기간에 따른 분류

사람신체에 접촉하는 기간에 의해 다음과 같이 분류된다.

① 제한된 접촉 : 24시간 이내에 일회 또는 수회 접하는 의료기기이다.

② 지속접촉 : 24시간 이상 30일 이내에 일회, 수회(누적되는) 및 장기간 접하는 의료기기이다.

③ 영구접촉 : 일회, 수회(누적되는) 및 장기간 이용되거나 접촉기간이 30일을 초과하는 의료기기이다.

※ 의료기기 또는 재료가 2개 이상의 접촉기간 분류에 준하면 보다 엄격한 시험기준이 선택되어야 한다. 접촉이 수회 이루어지는 의료기기에 대한 분류를 시행할 때는 잠재적인 누적효과와 이러한 접촉이 일어나는 횟수를 항상 생각해야 한다.

다) 의료기기의 등급 분류 및 지정에 관한 기준과 절차

(1) 의료기기의 등급 분류 기준

① 식품의약품안전청장은 인체에 미치는 잠재적 위해성의 정도에 따라 의료기기위원회의 심의를 거쳐 의료기기를 다음 4개의 등급으로 분류한다.

㉠ 1등급 : 인체에 직접 접촉되지 아니하거나 접촉되더라도 잠재적 위험성이 거의 없고, 고장이나 이상으로 인하여 인체에 미치는 영향이 경미한 의료기기이다.

㉡ 2등급 : 사용 중 고장이나 이상으로 인한 인체에 대한 위험성은 있으나 생명의 위험 또는 중대한 기능장애에 직면할 가능성이 적어 잠재적 위험성이 낮은 의료기기이다.

㉢ 3등급 : 인체 내에 일정 기간 삽입되어 사용되거나, 잠재적 위험성이 높은 의료기기이다.

㉣ 4등급 : 인체 내에 영구적으로 이식되는 의료기기, 심장·중추신경계·중앙혈관계 등에 직접 접촉되어 사용되는 의료기기, 동물의 조직 또는 추출물을 이용하거나 안전성 등의 검증을 위한 정보가 불충분한 원자재를 사용한 의료기기이다.

② 잠재적 위해성에 대한 판단 기준

㉠ 의료기기의 인체 삽입 여부이다.

㉡ 인체 내 삽입 · 이식 기간이다.

㉢ 의약품이나 에너지를 환자에게 전달하는지 여부이다.

㉣ 환자에게 국소적 또는 전신적인 생물학적 영향을 미치는지 여부이다.

㉤ 체내(구강 내를 제외한다)에서의 화학적 변화 유무이다.

(2) 등급의 지정 절차

식품의약품안전청장은 의료기기를 기구 · 기계, 장치 및 재료별로 대분류하고, 각 대분류군을 원자재, 제조공정 및 품질관리체계가 비슷한 품목군으로 중분류하여, 각 중분류군을 기능이 독립적으로 발휘되는 품목별로 소분류하고 소분류된 품목별로 등급을 정하여 고시한다.

(3) 등급의 재분류 신청 및 지정 절차

① 식품의약품안전청장은 이해관계인 등의 신청이 있거나 재분류의 필요가 있다고 인정되는 경우에는 의료기기위원회의 심의를 거쳐 품목별 등급을 재분류할 수 있다.

② 재분류를 하는 때에는 잠재적 위해성의 정도와 다음의 기준에 의해 타당성을 검토하여야 한다.

㉠ 품목별 설명내용과 해당의료기기의 사용목적, 용도, 원리, 특성 및 기능 등이 유사한 동일 품목에 해당되는지 여부이다.

㉡ 이미 분류되어 지정 · 관리되는 품목과 비교하여 안전성 및 성능이 충분히 확보되어 있는지 여부이다.

③ 등급의 재분류를 신청하고자 하는 자는 신청서에 다음의 자료를 첨부하여 식품의약품안전청장에게 제출하여야 한다.

㉠ 기술문서 등에 관한 자료이다.

㉡ 재분류 대상 의료기기와 유사한 다른 의료기기와의 구조 · 원리, 성능, 사용목적, 사용방법 등 기술적 특성의 비교 · 분석에 관한 자료이다.

④ ③항의 규정에 따라 등급의 재분류 신청을 받은 식품의약품안전청장은 이를 90일 이내에 심사 · 결정한 후 그 결과를 신청인에게 통보하고, 이를 고지하여야 한다.

라) 의료기기 품목 및 등급 분류 현황

(1) 현재 우리나라 의료기기 품목 및 등급 분류 현황

표 4-4 의료기기 품목 및 등급 분류 현황

품목 수		등급별 품목 수	
기구기계	716	1등급	337
의료용품	90	2등급	409
치과재료	66	3등급	176
–	–	4등급	91
계	872	계	1,013

(2) 의료기기법 제3조 및 같은 법 시행규칙 제2조의 규정에 따라 정한 의료기기의 품목

품목(중분류)은 기능에 따라 소분류로 되고 소분류된 품목별로 등급이 정해진다. 다음은 혈압검사 또는 맥파검사용 기기(A23000)의 소분류 품목 및 등급(괄호 내에 명시함)이다.

㉮ A23000 혈압검사 또는 맥파검사용 기기

① A23010 혈압계(Sphygmomanometer : 4-아네로이드식, 수은주식, 2-그 밖의 혈압계) : 체외에서 혈압을 측정하는 기구

② A23020 혈관내혈압계 : 혈관 내에 카테터를 삽입하여 혈관 내압을 직접 전기신호로 변환하여 혈압을 측정하는 기구

③ A23030 안저혈압계 : 망막 동맥압을 측정하는 기구

④ A23035 혈압감시기 : 혈압 변환 증폭기에서 받아들인 신호로 수축, 이완, 평균 혈압 등을 표시해 주는 기구

⑤ A23040 맥파계 : 맥동을 측정하는 기구로서 광전식, 압력식, 임피던스식 등이 있다.

⑥ A23050 맥파분석기 : r 맥동을 측정하여 분석하는 기구

⑦ A23060 혈압검사용 커프 : 환자의 혈압을 검사하는 기기에 연결하여 측정하는 커프로서, 커프 내의 공기주머니를 가압하거나 감압하는 기구

6) 의료기기의 안전표시

의료기기의 용기나 외장에는 다음 사항을 기재하여야 한다. 단, 보건복지가족부령이 정하는 용기나 외장의 경우는 예외이다.

① 제조업자 또는 수입업자의 상호와 주소
② 수입품의 경우는 제조원(제조국 및 제조사명)
③ 제품명, 형명(모델명), 품목허가(신고)번호
④ 제조번호와 제조연월일
⑤ 중량 또는 포장단위
※ 위 사항이 외부의 용기나 포장에 의하여 보이지 아니할 경우에는 외부의 용기나 포장에도 같은 사항을 기재하여야 한다.

나. 안전을 위한 멸균

1) 멸균의 의미

감염관리는 의료기기의 제조에서 시작된다. 의료기기의 사용환경 및 환자가 기대하는 멸균 품질을 이해할 때 적절한 수준의 멸균 프로세스가 운용될 수 있다. 여기서 멸균이란 미생물에 물리적·화학적 자극을 가하여 완전히 사멸 제거하는 것이다.

멸균 프로세스를 빠르고, 효과적이며 저비용으로 수행하기 위해서는 무엇보다 생균수[10]를 낮추어야 한다.

2) 멸균의 공정 및 검증

멸균 공정은 KGMP(한국 우수의약품 제조기준)의 정의로 하나의 특수공정이다. 즉, 멸균 후 뒤이은 검사나 시험에서 멸균을 완전히 확인할 수 없기 때문에 특수하게 관리되어야 한다. 이와 같은 특수한 관리는 검증에서 시작된다.

제품에 있는 생균수가 많을수록 멸균 공정이 더욱 복잡해지며, 특히 발열성과 유관한 제품의 경우 생균 및 생균수의 관리가 더욱 중요해진다. 공정 검증은 IQ(설치적격성 검증)와 OQ(운용적격성 검증), PQ(성과적격성 검증)로 구분하며 세척(적용 시), 청정실, 포장 및 멸균 공정이 검증 범주에 포함된다.

10 생균수 : 제품 그리고 포장(패키지) 내에 있는 생명력이 있는 미생물의 개체 수이다.

3) 멸균방법

멸균방법을 결정할 때, 고려할 사항은 제품의 양립성이다.

예 감마 멸균은 쉽고 빠르지만 테프론 재질에 맞지 않다. 전자빔 멸균은 배터리나 전자부품을 가진 제품에 해롭다. 산화에틸렌은 잔류물이 걱정되고, 스팀 멸균은 그 사용에 제한을 받는다.

다양한 멸균방법 중 의료기기의 4가지 주요 멸균 공정과 멸균 의료기기 표시에 대한 요구사항과 관련된 일련의 규격이다.

① 산화에틸렌(EO) 멸균 확인 및 일상 관리(EN 550)
② 조사 멸균 확인 및 일상 관리(EN 552)
③ 습열에 의한 멸균 확인 및 일상 관리(EN 554)
④ 멸균 의료기기 표시에 대한 요구사항(EN 556)

4) 산화에틸렌(EO) 멸균 확인 및 일상 관리(EN 550)

본 규격(EN 550)의 목적은 의료기기의 멸균을 위한 산화에틸렌(EO, Ethylene Oxide) 멸균 공정 및 절차에 대한 검증 및 일상 관리의 표준화에 있다. 멸균 절차의 검증은 멸균기가 해당 사양을 준수하는 것을 전제로 한다.

산화에틸렌은 독성, 가연성이고 폭발성이다. 산화에틸렌은 다루는 데에 대한 그리고 사용되는 공장에 대한 안전 요건을 규정하는 국가 규정에 주의를 기울여야 한다. 또한 의료기기에 존재하는 산화에틸렌 잔류량의 수준을 명시하는 국가 표준에 주의를 기울여야 한다.

멸균 원리는 산화에틸렌(EO)은 알킬화(Alkylation)[11] 제제의 일종으로 미생물 원형질의 주성분인 단백질의 활성수소원자와 화학결합을 하여 단백질의 기능을 불활성화하여 사멸시키는 것이다.

멸균의 조건은 온도 37~60[℃], 습도 약 50[%], 가스농도 450~100[mg/L]이고, 작용시간은 가스농도에 따라 다르며, 산화에틸렌(EO)의 농도가 높으면 치사율이 더 높고, 이에 반비례하여 노출시간이 감소되게 된다.

11 알킬화(Alkylation) : Amino(아미노), Carboxyl(카복실), Hydroxyl(하이드록실) 내의 활성수소원자를 알칼리로 치환하는 작용이다.

5) 조사멸균

가) 조사멸균의 개요

설치 검증 조사기[12]의 설치와 관련된 제반 작동 변수를 주기적으로 통제 및 점검 확인하는 동시에 이 점검기록을 보존 관리한다. 사전 지정 기간 동안 방사선 조사 영역의 특정 지점에 위치하는 방사선 조사 대상 제품의 특수 구간에 조사되는 흡수선량[13]은 방사선원의 방사능 및 구조, 간격, 밀도, 형식 등에 따라 결정된다.

나) 감마선 멸균

병원에서 진단 및 치료에 사용되는 방사선 중 코발트60에서 발생되는 감마선을 각종 의료용품 및 진단기구 등에 밀봉된 상품에 그대로 노출시켜 멸균하는 방법이다. 어떠한 독성 물질도 잔류되지 않아 보건 환경적으로 안전성을 세계보건기구 및 미국 FDA 등에서 인정받았으며, 2차 오염을 방지할 수 있으므로 가장 안전한 방법이며 주로 선진국에서 많이 사용된다.

다) 전자빔 멸균

각종 수술용 도구 또는 멸균이 요구되는 의료도구를 과산화수소수, 전자빔을 이용하여 2차 가공 없이 멸균하는 방법이다.

6) 습열[14]에 의한 멸균 확인 및 일상 관리(EN 554)

가) 본 규격(EN 554)의 목적

의료기기의 멸균을 위한 습열 멸균 공정 및 절차에 대한 검증 및 정기적인 감시의 표준화에 있다. 멸균 절차의 검증은 멸균기가 해당 사양을 준수하는 것을 전제로 한다.

12 조사기 : 방사선원, 컨베이어 및 원천 메커니즘, 안전장치, 차폐 보호막을 모두 포함한 상태에서 안전하고 신뢰할 수 있는 멸균처리과정을 허용한다.

13 흡수선량 : 단위중량당에 흡수된 방사선 에너지양이다.

14 습열 : 물에서 액체 또는 압력수증기 형태로 추출된 열이다.

나) 공 정

유지시간[15] 중 습열 멸균 공정 주기는 멸균 환경으로 하여금 재생 가능하게, 의료기기상의 멸균상태가 요구되는 모든 표면상에 멸균 환경이 존재하도록 해야 한다. 또한 멸균주기 중에 발생하는 물리적 조건으로 인해 의료기기 또는 그 포장의 질적인 성과가 훼손되어서는 안 된다.

다) 멸균 원리

스팀(Steam)에 압력을 가한 포화 스팀(Saturated steam) 상태의 습열(Moist heat)을 이용하여 모든 종류의 미생물을 파괴한다. 고압 습열 멸균은 온도, 습도, 시간의 각 요소의 상승작용으로, 보통 132[℃]에서 약 2.0[kg/cm^2]의 압력으로 시행한다.

라) 장 점

① 단시간의 노출로 저항이 강한 세균까지 사멸시킨다.
② 가장 경제적인 멸균방법이며, 온도상승이 빠르며 멸균대상물에 침투성이 높다.
③ 포화 스팀을 이용하므로 멸균과정에서 독성물질이 남지 않는다.
④ 여러 가지 종류의 세균에 대해 손쉽게 멸균할 수 있다.

마) 단 점

① 온도에 약한 플라스틱이나 고무재질의 멸균에는 적합하지 않다.
② 수분을 포함하지 않는 기름이나 윤활유, 파우더 등의 멸균에는 적합하지 않다.

표 4-5 고압 스팀 멸균의 온도와 시간

멸균온도	노출시간
115~118[℃]	30분
121~124[℃]	15분
126~129[℃]	10분

15 유지시간 : 멸균기 적재품 내 모든 지점의 온도가 멸균온도 대역 내에서 유지되는 기간이다.

바) 검 증

검증을 위한 설치 검증, 성과 적격성 검증(PQ)은 이 전문 분야에 경험이 있는 지정된 자에게 부여된다. 습열 멸균 공정 및 절차에 대한 검증은 다음 조건들을 만족해야 한다.

① 설치 검증 : 멸균기와 멸균기 설치장소가 명세에 부합되고, 제어, 표시 및 기록에 사용되는 기기의 교정이 소정의 한도 내에 있음을 설치 검증을 통해 입증한다. 설치 검증 중 수행될 시험 및 점검은 상세히 기록 및 문서화되어야 한다.

② 성과 적격성 검증(PQ) : 성과 적격성 검증은 설치 검증의 종료 후에 수행된다. 검증된 참조 적재품이나 이전에 검증된 제품, 포장 또는 적재 패턴 결합과의 가치가 동등함이 입증된 경우를 제외하고, 성과 적격성 검증은 새로운 또는 수정된 제품, 포장, 적재 패턴, 기기 또는 공정 매개변수의 도입에 대해 수행된다. 성과 적격성 검증은 지정된 멸균기 적재품 전체에 걸쳐 다음의 멸균 조건의 충족을 입증한다.

㉠ 유지시간 전체에 걸쳐 온도 및 압력이 일정하게 유지되거나 사전에 결정된 프로필을 따라야 한다.

㉡ 유지시간 전체에 걸쳐 측정된 온도

- 멸균온도 +3[K]를 상한선으로 하여 소정의 멸균온도 대역 내에 해당되어야 한다.
- 1[K]를 초과하여 변동되지 않아야 한다.
- 상호 간에 2[K]를 초과하여 차이가 없어야 한다.

㉢ 평형시간은 800[L] 미만의 멸균기 체임버의 경우에 15초를, 이보다 큰 멸균기 체임버의 경우에 30초를 각기 초과해서는 안 된다.

㉣ 수증기가 멸균온도 대역 내의 온도 및 수증기 압력에 상응하는 온도에 해당되어야 한다.

7) 멸균 의료기기 표시에 대한 요구사항(EN 556)

본 규격(EN 556)은 제조 공정의 최종 단계에서 멸균되는 의료기기가 '멸균됨'이라고 분류되기 위한 요건을 명시한다. 최종 소독된 의료기기가 '멸균됨'으로 분류되기 위해서는 기구에 살아남을 수 있는 미생물이 존재할 이론적 확률이 1백만분의 1 이하가 되어야 한다. 생산자나 공급자는 의료기기가 검증된 멸균 공정을 거쳐 요구사항을 충족시켰음을 증명하는 문서 및 기록의 제공을 통해 준수 여부를 입증하여야 한다.

다. 의료폐기물

지정폐기물 중 의료기관, 동물병원, 시험 · 검사 · 연구 기관 등 환경부령으로 정하는 배출기관에서 인체나 동물에 대한 진찰 · 치료 · 시험 · 검사 · 수술 등 의료행위 또는 시험 · 검사 · 연구 등에서 발생되는 물질로서 인체에 위해를 줄 우려가 있어 환경 · 보건상 특별한 관리가 필요하다고 인정되어 대통령령으로 정하는 폐기물을 말한다.

표 4-6 의료폐기물 발생 현황(2005)

구 분	2000년(t)	2001년(t)	2002년(t)	2003년(t)	2004년(t)	2005년(t)
합 계	22,350	27,777	33,981	37,327	43,127	59,056
조직물류	1,624	993	919	952	1,039	7,936
폐합성수지류	20,726	26,782	33,062	36,375	42,088	51,120

병 · 의원 등에서는 의료폐기물을 성상 및 위해도에 따라 전용용기에 별도 보관하여야 하며, RFID(무선주파수인식기술) 의료폐기물 관리 시스템이 도입됨에 따라 의료폐기물 배출 시부터 전용용기에 전자 태그를 부착하여 관리하여야 한다.

1) 의료폐기물의 종류

병 · 의원은 사업장에서 발생하는 의료폐기물을 성상 및 위해성 정도에 따라 격리의료폐기물, 위해의료폐기물(조직물류 폐기물, 병리계 폐기물, 손상성 폐기물, 생물 · 화학 폐기물, 혈액폐기물), 일반의료폐기물로 세분한다.

① 격리의료폐기물 : 전염병 등으로부터 타인을 보호하기 위하여 격리된 환자에 대한 의료행위에서 발생한 일체의 폐기물이다.

② 위해의료폐기물 : 인체 위해의 우려가 있어 특별한 관리가 필요한 조직물류 폐기물, 병리계 폐기물, 손상성 폐기물, 생물 · 화학 폐기물, 혈액오염폐기물 등의 폐기물이다.

㉠ 조직물류 폐기물 : 인체 또는 동물의 조직 · 장기 · 기관 · 신체의 일부, 동물의 사체, 혈액 · 고름 및 혈액생성물(혈청, 혈장, 혈액제제) 등과 재활용하는 태반, 치아가 있다.

㉡ 병리계 폐기물 : 시험 · 검사 등에 사용된 배양액, 배양용기, 보관균주, 폐시험관, 슬라이드, 커버글라스, 폐배지, 폐장갑 등이 있다.

ⓒ 손상성 폐기물 : 주사바늘, 봉합바늘, 수술용 칼날, 한방 침, 치과용 침, 파손된 유리재질의 시험기구 등이 있다.

ⓔ 생물 · 화학 폐기물 : 폐백신, 폐항암제, 폐화학치료제 등이 있다.

ⓕ 혈액오염폐기물 : 폐혈액백, 혈액투석 시 사용된 폐기물, 그 밖에 혈액이 유출될 정도로 포함되어 있어 특별한 관리가 필요한 폐기물 등이 있다.

③ 일반의료폐기물 : 위해의 정도는 낮으나 별도의 관리가 필요한, 혈액 · 체액 · 분비물 · 배설물이 함유되어 있는 탈지면, 붕대, 거즈, 일회용 기저귀, 생리대, 일회용 주사기, 수액 세트 등이 있다.

2) 의료폐기물의 보관용기 · 보관기간 · 보관상태

가) 보관용기

전용용기에 넣어 보관하여야 하며, 상자형 용기의 구조는 이중구조로 하되, 겉면에는 뚜껑을 설치하고, 내부에는 오렌지색의 투명한 합성수지 주머니를 넣어서 사용하여야 하며, 합성수지류 전용용기에는 뚜껑이 열리지 않도록 하는 잠금장치가 있어야 한다.

나) 보관기간

기존 배출기관 규모 기준에서 종류별로 위해성 및 발생량 등을 고려하여 차등화됨에 따라 격리의료폐기물은 7일, 위해의료폐기물은 종류별로 15일 또는 30일간 이내에서 보관한다.

다) 보관상태

부패 · 변질의 우려가 있는 폐기물은 전용용기에 넣어 전용 보관시설(4[℃] 이하) 또는 전용 보관창고에서 보관하여야 하나, 피 · 고름이 묻어 있는 탈지면과 부패 · 변질의 우려가 없는 치아는 상온보관(현재는 냉장)한다.

보관창고는 냉동시설이 바깥에서 배부가 보이지 않는 구조로 시설을 설치하되 의료폐기물을 보관한다는 보관표지판을 설치하여야 하고, 시설의 내부에 온도계를 부착하여 가동 여부를 확인하여야 하며, 주변지역과 시설에는 주 1회 이상 약물소독의 방법으로 소독을 실시한다.

3) 의료폐기물의 처리

의료폐기물은 소각시설이나 멸균 · 분쇄 시설에서 처리(도서지역 발생 의료폐기물은 생활폐기물 소각시설에서 처리 가능)하며, 위탁처리는 소각만 허용하며, 자가처리는 소각 또는 멸균분쇄가 가능하다. 소각처리는 현재 최고의 처리방법으로 90[%] 이상의 부피감소와 병원균 소멸효과가 크나, 소각방법 및 유해가스처리에 대한 신중한 검토가 필요하다.

병원 폐기물 소각처리 시 소각온도를 1200[°C]로 유지하여야 하며, 의료폐기물은 사용한 배지, 동물사체, 적출물 등의 소각처리에는 2차 연소식 소각로를 이용하여 완전 분해를 할 수 있는 회전로식, 상연소식 및 유동층 상식의 소각로를 사용한다.

라. 의료기기 국내 및 국제 인증 마크

1) Q 마크

의료기기는 수술용 칼에서부터 CT, MRI에 이르기까지 종류가 매우 다양하고 또한 인체에 미치는 잠재적 위험성도 제품에 따라 다르기 마련이다. 따라서 의료기기는 인체에 미치는 잠재적 위험성에 따라 등급을 나눠 정해진 등급별로 차등화된 관리를 하는 것이 체계적 · 합리적인 제도로 인식하게 됐으며 이는 미국에서 최초로 도입, 적용하고 있다.

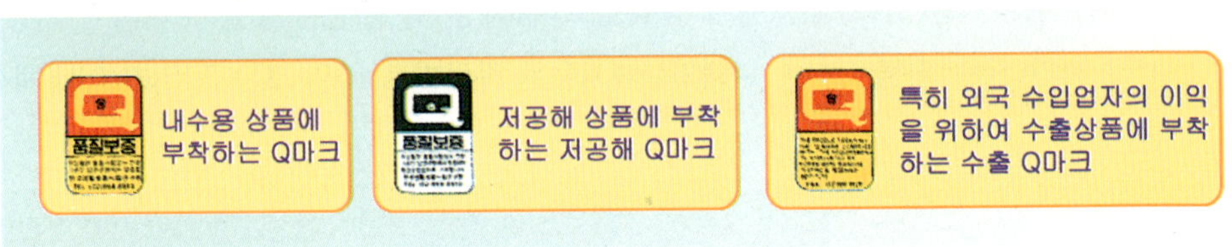

그림 4-11 Q 마크

2) HD 및 HH 마크

HD 및 HH는 전기안전인증 마크로서 업소에서 산업기술시험원, 한국전기전자시험연구원 및 전자파연구원 등에 신청하여 전기적 안전성 기준에 합격된 제품에 대하여 발급된다. 전기안전인증 마크는 기관별로 부여된 고유 영문자(S : 산업기술시험원, H : 한국전기전자시험연구원, J : 전자파연구원)에 지역을 나타내는 영문자(A : 서울, B : 부산, C : 대구, D : 인천, … H : 경기도, … 0)와 일련번호 등의 조합으로 구성된다. 즉 HD인 경우에는 한국전기전자시험연구원(H)에서 인천 소재(D) 업소에 발급한 전기안전인증 마크이다.

3) GH 마크

GH(Goods of Health) 마크는 보건산업진흥원이 식품 · 약품 · 화장품 · 의료기기 등의 품질과 기능을 엄격히 평가해 기준을 통과한 제품에 부여하는 인증제도이다. 보건관련 제품의 KS 마크[16]이다.

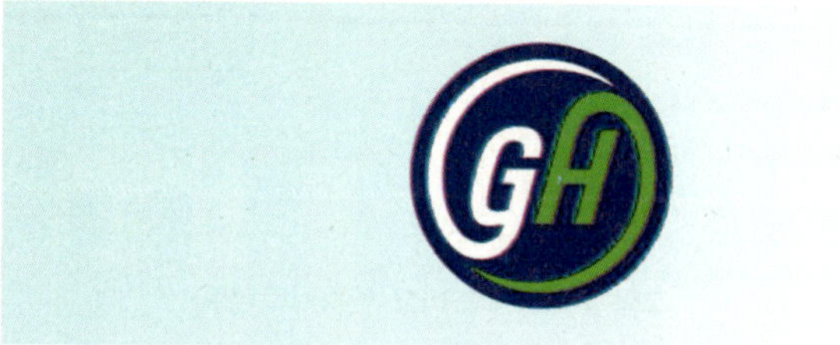

그림 4-12 GH 마크

4) 국제규격 ISO 13485 / 유럽규격 EN 46001

유럽인증 마크(의료기기 : MDD/CE MARK) 규격을 만들기 위해 여러 회의를 거친 끝에 국제기구에서는 각 국가규격이 아닌 국제규격(EN)을 만들었는데 그것이 바로 ISO 13485이다. 1996년 국제표준화기구(Internation Organization for Standardization : ISO)는 1994년에 발행된 ISO 9000 시리즈(품질경영 시스템)를 기본으로 의료기기 관련 산업분야를 특화한 ISO 13485/8 규격을 발행하였다.

5) CE 마크

CE는 불어로 Communaut Europeen Mark의 머리글자이며, 유럽공동체(유럽연합)를 의미한다. CE 마크는 제품이 안전, 건강, 환경 및 소비자보호와 관련된 유럽규격, 즉 EU이사회 지침(Directive)의 요구사항을 모두 만족한다는 의미이며, 유럽연합 내에서 유통되는

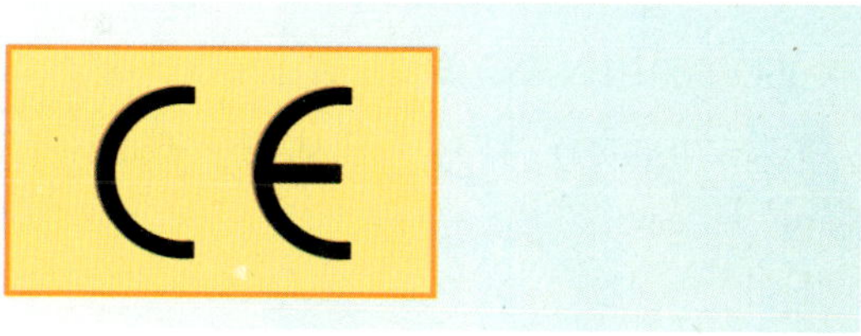

그림 4-13 CE 마크

16 KS 마크(품질인증마크) : 정부나 공신력 있는 기관이 제품 품질을 일정한 기준으로 검사하여 그 우수성을 인정해 주는 제도이다.

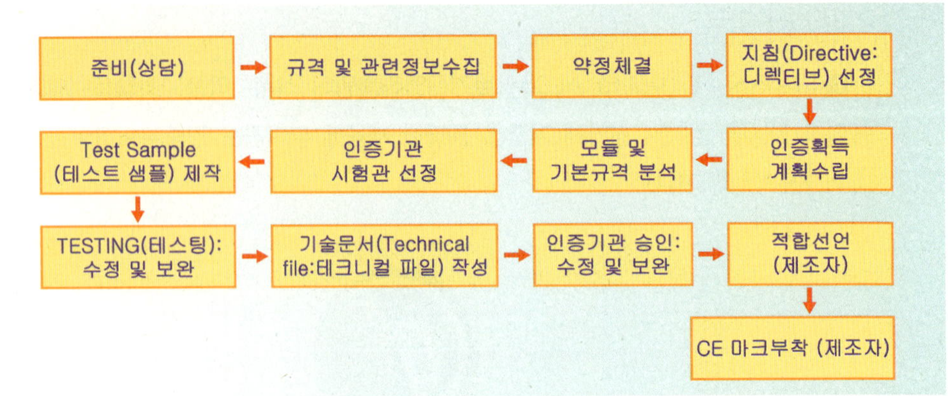

그림 4-14 CE 마크 인증획득 절차

소비자 안전과 관련된 제품에는 반드시 승인을 받고 CE 마크를 부착하여야 한다.

CE 마크는 1990년 12월 제품의 규격 및 기술규정에 따라 적합성 평가를 하는 시험 및 인증제도가 총괄적 접근 방식(Global approach)으로 통일되면서 각 제품별로 달리 적용하던 인증절차나 인증 마크를 통일하고 범유럽차원의 시험인증기관(EOTC : European Organization for Testiong and Certification)을 설립(1990.4.25)하면서 EU 집행위에서 총괄하던 업무를 EOTC에서 관장토록 하고 17개 인증대상 품목군을 정하고, 8개의 인증 방식(Module)을 정하면서 본격 시행되었다.

CE Marking을 처음 CE 마크라고 한 이유는 영국에서는 EC 마크, 독일에서는 EG 마크라고 불렀지만 1993년 7월에 CE 마크로 통일되어 형상이 명확하게 되었다. 그래서 FDA, EU, JAPAN, GMP 등의 규격이 합쳐져서 ISO 9001/2 + ISO 13485(EN 46001)의 통합된 규격으로 발전하여 궁극적으로는 모든 의료기기에 대한 규정이 하나의 규격으로 통합되는 방향으로 진행되고 있다.

특히 CE 마크와 관련한 EC 이사회 지침 중에서 93/42/EEC(의료기기)와 73/23/EEC (저전압전기기기) 등이 의료기기(MDD)에 해당하는 것으로 ISO 9001(EN 29001)이 1987년에 제정되었고 MDD EN 46001은 1993년에 개정되었다가 1년 만에 다시 바뀌었으며 ISO 9001(EN ISO 9001)로 1994년 개정되었으며 현재 최신판이라고 할 수 있다. 즉 의료기기(MDD) 요구사항에서 EN 46001은 유럽규격이며, ISO 13485는 국제규격인 것이다.

6) NSF 마크

NSF(National Sanitation Foundation)로 미국 위생규격이다. NSF는 보건안전과 환경 보호를 위하여 일하는 기관으로 규격개발, 교육제공, 안전성 검토에 입각된 고품질 규격을 제공하여 해당 제품의 적합성을 평가하는 기관이다. NSF는 약 50여 년간 보건과 의료에 관련된 제품들을 인증해 왔으며 현재 NSF의 인증을 받은 업체는 약 58개국 2,900개 업체에 달하고 있다.

NSF 마크는 제품의 보건위생에 대한 강제규격으로서 NSF 규격을 취득한 제품은 위생에 관련된 안전과 품질에 대하여 국제적으로 보증할 수 있으므로 핵심적인 홍보도구가 될 수 있으며 새로운 시장의 개척과 확보에 기여할 수 있다.

7) EMC 시험과 의료기기안전시험

CE 마크의 모듈은 A-H의 8개로 이루어져 있는데 해당 제품이 EC 지침 및 EN 규격 등에 적합한지 여부를 평가한다. 여기서 의료기기 지침(MDD : Medical Device Directive : 93/42/EEC) 등에 해당하는 경우에만 나열하기 위하여 의료기기는 제품의 안전 정도에 따라 Class Ⅰ, Ⅱa, Ⅱb, Ⅲ의 4가지 방식으로 분류된다. 이 중에서 가장 중요시되고 어려운 의료기기(MDD) 즉 모듈(H)에 대해 간략하게 살펴본다.

가) 제품에 대하여 제조자가 관련 지침서 요건과의 적합함을 입증

제조자 또는 EU 대리인(NB : Notified Body)은 제품에 CE 마크를 부착하고 적합성 선언서를 문서로 작성한다.

나) 품질 시스템

제조자가 품질 시스템 심사 공식신청서를 공인기관(NB)에 제출하여야 한다. 신청서에는 제품 범주에 관련된 제반정보와 품질 시스템 관련 문서에 대한 사항이 포함되어야 한다.

품질 시스템이란 대상제품이 관련지침상의 요건에 적합한지를 보장할 수 있는 것이어야 한다. 제조자가 채택한 제반요소, 요건 및 절차서, 지시서 등 체계적인 방식으로 문서화되어야 한다.

이 품질 시스템 관련문서는 품질 프로그램, 품질계획, 품질 매뉴얼 및 품질기록 등 품질 정책 및 그 절차에 관한 일반적인 이해가 가능한 것이어야 한다.

8) DMF

CE 마크 인증을 획득하기 위해서는 기술서류 DMF(Device Master File)를 관리하여야 하는데, DMF에는 다음과 같이 2가지 사항이 포함되어 있어야 한다.

가) DHR

DHR(Design History Record)는 개발 전 DMF(설계규정 ISO9001)에 따른 연구개발과 관련된 서류 및 각종 시험자료이다.

나) GMP

개발 후 설계 변경된 도면, 복지부 형식승인을 받기 위한 각종 자료, 특별주문과 관련된 모든 자료(작업지도서, 지시서, 계약검토의뢰서, 공정도 등)의 보관위치, 기록서로 대치 가능하여야 한다.

9) 510k의 정확한 의미

미국에 의료기기를 수출하기 위해서는 우선 FDA로부터 제품 승인을 받아야 한다. 제품 승인은 의료기기의 등급에 따라 다르지만 크게 두 가지 종류로 나누어 볼 수 있다. 1·2등급 의료기기의 경우 FDA에 시판 전 신고(510k)를 해야 하며, 대부분의 3등급 의료기기는 FDA로부터 시판 전 승인(PMA)을 받아야 한다. 시판 전 승인을 받아야 하는 3등급 의료기기는 신개발 의료기기인 경우에 한해 적용되며, 현재 우리나라에서 제조하는 대부분의 의료기기는 510k 대상으로 보아야 할 것이다.

그런데 여기서 유의할 점은 FDA는 510k 자료를 검토할 때 일부 생명유지용 의료기기를 제외하고는 임상시험에 관한 자료를 요구하지 않으며, 대부분 미국 내에서 시판 중인 의료기기와 사용목적, 제품의 기술적 특성이 본질적으로 동일한지 여부에 초점을 두고 있다.

이 같은 본질적 동등성을 입증하기 위해선 유사한 제품과 사용목적 및 기술적인 특성이 동일하다는 비교표를 제시할 수 있다. 경우에 따라선 FDA에서 인정하는 기준규격에 해당 제품이 적합하다는 적합선언을 통해 입증할 수도 있다.

그리고 FDA는 모든 의료기기 제조업체로 하여금 일부 품목을 제외하고는 GMP 규정을 준수할 것을 요구하고 있다. 미국은 최근 들어 유럽연합(EU)과 의료기기 분야에 대해 2001년 12월부터 발효되는 상호인정협정(MRA)을 체결, MRA 추진과정에서 ISO 9001과

ISO 13485 규정도 인정하는 한편 GMP 규정에 설계관리에 관한 부분을 보완해 QSR (Quality System Regulation) 규정을 마련, 시행 중이어서 비관세 수출장벽이 높아지고 있다.

10) FDA 승인 절차

FDA 승인 절차는 그림 4-15와 같다.

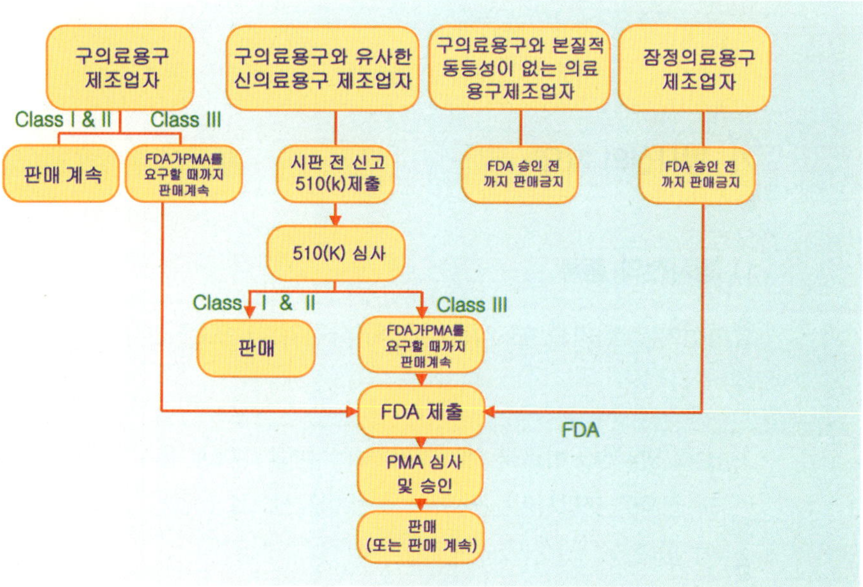

그림 4-15 FDA 승인 절차

3. 방사선 안전

학습목표

- 전리 방사선과 비전리 방사선의 차이를 설명할 수 있다.
- 방사선 피폭 시 신체의 영향에 대하여 설명할 수 있다.
- 방사선에 의하여 유발되는 암의 종류를 설명할 수 있다

가. 방사선의 개요

1) 방사선의 종류

방사선이란 전기를 띤 작은 소립자(하전입자) 또는 전자기파에 의한 에너지의 흐름이다.

① 전리 방사선 : 비교적 에너지가 높아 물질 내에서 물질을 구성하는 원자를(+) 이온과 전자로 분리시키는 능력이 있는 방사선으로 α입자, β입자, 중성자, γ선, X-선 등이 있다.

② 비전리 방사선 : 물질 내에서 이온을 만들지는 못하나 에너지를 전달하는 방사선으로 일상생활에서 많이 사용한다. 적외선, 자외선, 가시광선, 마이크로웨이브, 중파, 단파 등이 있다.

2) 방사선의 성질

① α입자 : 양성자와 중성자가 각각 2개씩 뭉친 것으로 +2의 전기를 띠며, 물질 내에서 투과력이 약하다.

② β입자 : 전자로서 +1의 전기를 띤 것을 β+로 나타내며, 공기 중에서 수[m]를 투과한다.

③ 광자 : 빛과 같은 전자기파의 하나로 전기적으로는 중성이나 물질과의 반응도가 낮아 투과력이 강하다.

④ 중성자 : 전기적으로 중성이며 광자에 비해서 상당히 무겁다. 중성자용 차폐제로서는

폴리에틸렌이나 파라핀이 사용된다.

3) 방사원성

가) 방사성 동위원소(방사성 물질)

방사성 핵종을 함유하고 있는 물질을 말하며, 방사성 핵종이란 핵종들 중에서 불안정하여 붕괴하는 핵종을 말한다.

㉮ Tc99m, 1125

나) 방사선 발생장치

하전입자를 가속하는 등의 방법으로 인위적으로 방사선을 발생하도록 만든 장치로 X-선 발생장치, 원자로, 입자가속기 등이 있다.

다) 방사능

방사성 물질의 양을 나타내는 방법으로 단위시간당 그 물질 내에서 발생하는 방사성 핵종의 변화하는 변화수이다.

1[Bq]=1초에 1개의 변화가 있는 양, $1Ci=3.7\times10^{10}$[Bq]

라) 반감기

초기의 방사능이 1/2 감소하는 데 걸리는 시간이다(식 4-2).

$$T = \log 2/\lambda = 0.693\lambda \qquad (4\text{-}2)$$

4) 방사선 피폭선량

① 방사선 피폭 : 방사선의 에너지가 물체에 흡수되는 현상이다.

② 조사선량(X) : 공간상으로 방출되는 방사선량의 강도이다.

$$1[R] = 2.58 \times 10^{-4}[C]$$

③ 흡수선량(D) : 단위질량당 물체에 흡수된 에너지양이다.

$$1[Gy] = 1[J/kg] = 100[rad]$$

④ 등가선량(Ht) : 구개념의 선량당 양이며, 방사선의 종류와 에너지에 따른 생물학적 효과의 차이를 방사선가중치(WR)로 보정한 양이다.

$$1[Sv] = 100[rem]$$

⑤ 유효선량(E) : 상이한 조직에 서로 다른 등가선량을 받은 경우에 단일 양으로 종합하기 위해 정의된 하중된 등가선량이다.

5) 방사선 피폭

방사선 피폭(Radiation exposure)은 방사선에 노출되는 것이며, 방사선에 의한 체외의 피폭을 외부피폭이라 하고, 투과력이 높은 베타선, X-선, Y-선, 중성자선 등이 문제가 된다. 한편 음식물이나 대기를 통해서 또는 상처부위의 오염 등으로 인해 체내에 침투해 침착(沈着)된 방사성 물질에 의한 피폭을 내부피폭이라 한다.

㉮ 뼈에 침착되기 쉬운 스트론튬—90(90Sr)은 골수에서 만들어지는 백혈구를 통해 체내의 각 부분에 영향을 끼친다. 그 밖에 전신피폭과 부분피폭, 시간적으로는 급성 피폭과 만성 피폭 등으로 구분된다.

피부가 일정 선량(30[Gy]) 이상의 고선량 방사선에 피폭되면, 모든 사람에게서 피부궤양이 발생한다. 그러나 일본의 원폭 피해자들 중에는 같은 양의 방사선에 피폭되는 경우도 암이 발생하는 사람과 발생하지 않는 사람들이 있었다. 따라서 방사선이 인체에 주는 영향은 여러 가지 요소가 혼합된 결과로 나타난다.

산업 및 의학에서 방사선을 이용하기 위해서는 방사선에 의한 장해를 방지하기 위한

표 4-7 결정론적 영향과 확률적 영향의 특징

결정론적 영향	확률적 영향
발단선량이 존재한다.	발단선량이 존재하지 않는다.
원인과 결과의 인과관계가 분명하다.	인과관계가 불분명하다.
급성(백내장의 경우에만 만성)	만성(잠복기 : 백혈병은 2년 이상, 기타 10년 이상)
증상이 고유의 특성을 가진다(다른 원인에 의한 영향과 구별됨).	증상이 방사선에 의한 영향인지 다른 원인에 기인하는지 구분이 잘 안 된다.
발단선량이 작은 선량에서는 발생하지 않는다(근본적인 예방이 가능).	작은 선량에서도 해당되는 위험도는 상존한다(피폭 최소화 요구).
증상의 심각도가 피해선량에 비례한다.	증상의 심각도는 영향 자체에 의해 결정된다.

적절한 조치가 필요하며, 이러한 시각에서 방사선이 인체에 주는 영향을 결정론적 영향(Deterministic effect)과 확률적 영향(Stochastic effect)으로 표 4-7과 같이 구분한다.

가) 결정론적 영향

결정론적 영향의 특징은 문턱선량(방사선을 맞은 사람의 1~5[%]에서 영향이 발생하는 방사선량)이 있어 그보다 낮은 선량에서는 장해가 나타나지 않는다. 발단선량을 넘어서 피폭되면 선량이 증가할수록 중증도의 영향이 중해진다. 방사선 피폭 후 짧은 시간 내에 증상이 발현되고 일정 선량 이상에서는 100[%] 사람에게 발생되므로 인과관계가 확실하다.

나) 확률적 영향

문턱선량이 존재하지 않으며 매우 낮은 저선량에서도 인체에 장해가 발생 가능하며 단지 확률이 낮아지는 인체와의 영향이 직선적인 특징을 가진다. 선량이 증가하면 발생빈도는 증가하나 그 증상의 중증도는 달라지지 않으며, 다른 원인에 의해서 발생한 장해와 구별되지 않는다. 방사선 피폭 후 증상이나 질병의 발생에 오랜 시간이 걸리고 확률적으로 발생하므로 인과관계가 불분명하다.

나. 방사선의 생물학적 영향

방사선의 인체에 대한 영향은 각 세포에 대한 손상의 결과로서 생기는 것으로 그 영향을 신체적 영향과 유전적 영향 두 가지로 나누어 생각하는 것이 편리하다(그림 4-16).

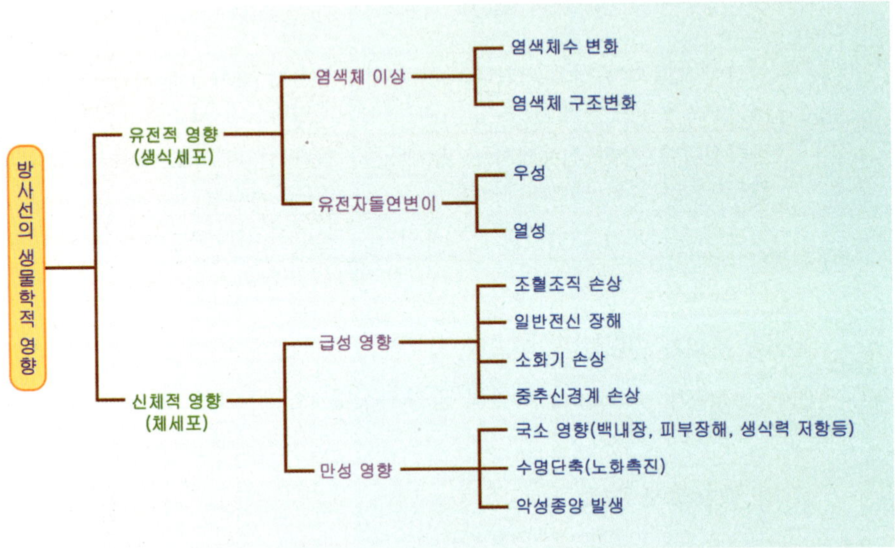

그림 4-16 방사선의 생물학적 영향

1) 신체적 영향(피폭자의 신체에 대한 손상)

신체의 체세포 손상에 의해서 생기는 것으로, 장기간 동안 저선량의 피폭에 의해 만성적으로 나타나는 신체 영향 및 유발질병은 잠복기를 지니며, 방사선을 받아서 조기에 나타나는 것과 암과 같이 오랜 잠복기 후에 나타나는 것이 있다.

방사선 유발 백혈병의 경우 잠복기가 대략 8년, 유방암과 폐암과 같은 일반 고형암은 10년 정도의 잠복기를 가지고 있으며, 방사선 유발암은 방사선 피폭 후 변형되었거나 손상된 체세포가 정상세포로 회복하지 못하고, 이상 복제 능력을 가진 악성 종양으로 발전하여 나타나는 경우가 있으며, 화학 독성을 가진 다른 원인에 의해 발생하는 암과 구별이 되지는 않는다. 물론, 방사선은 여러 가지 발암인자 중 하나이며 방사선 작업이 반드시 암을 일으킨다고 할 수는 없지만, 피폭한 방사선량이 많을수록 암이 발생할 가능성이 높아질 수 있다

표 4-8 선량준위별 증상

노출선량	증 상
0.1[Gy]	태아의 지능이 저하한다.
0.5[Gy]	백혈구가 감소하고, 수정체가 혼탁하다.
0.15[Gy]	남성은 일시적으로 불임이 온다.
3.5~6.0[Gy]	남성은 영구적으로 불임이 된다.
2.5~6.0[Gy]	여성의 불임이 온다.
5[Gy]	피부에 홍반이 생긴다.
~1[Gy]	심각한 영향의 문턱선량이다.

가) 방사선의 급성 효과

인간이나 생물체가 방사선에 피폭되면 조직(Tissue) 및 기관(Organ)에 손상이 일어나 질병이 발생하거나 또는 선량에 따라서는 사망(Death)에 이르게 되는데 생물체에 대한 방사선의 효과가 피폭 후 1~2개월 이내에 발생할 경우 이를 방사선의 급성 효과(Acute Or Early Effects Of Radiation)라 한다.

방사선을 비교적 단시간에 전신에 받게 되는 경우 피폭 후 30일간에 사망률이 50[%] 정도 되는 LD50(30)은 4~5[Gy]로 알려져 있으며 이 정도의 방사선을 받게 되면 한기나 구토와 같은 증상이 수 시간 안에 일어나고 약 3주 후에 탈모, 식욕부진, 출혈성 발진, 발열, 쇠약 등과 같은 증상이 나타난다. 이러한 증상을 표 4-9 ~ 4-11에 나타내었다.

표 4-9 X-선을 일시에 선신에 받았을 때의 증상

선량	피폭 시 인체에 나타나는 증상	비 고
0.25[Gy]	거의 임상증상이 나타나지 않는다.	사망률 피폭자 5[%](LD50)
0.5[Gy]	림프구의 일시적 감소(소량)	
1[Gy]	구토, 구역질, 전신피로(권태), 림프구의 대량 감소	
1.5[Gy]	방사선 숙취 50[%](피폭도 50)	
2[Gy]	장기 백혈구 감소(면역기능 저하)	
4[Gy]	피폭자 중 50[%] 30일 이내 급성 사망(ACUTE)	
6[Gy]	피폭자 중 90[%] 14일 이내 급성 사망(ACUTE)	
7[Gy]	피폭자 전원 사망	100[%] 지사 (DEATH ALL)

표 4-10 선량과 림프구 수의 감소폭(1회 조사)

선량	림프구 수(피폭 후 24시간 내)의 변화
0.25[Gy] 이하	변화 없음
0.25~1[Gy]	약간의 감소
1[Gy]	90[%] 감소

표 4-11 방사선량에 따른 피부장해(1회 조사)

선량[Gy]	정도	피부장해
3[Gy]	제1도	탈모, 지문소실
5.5[Gy]	제2도	홍반, 색소침착
8.5[Gy]	제3도	수포 형성
10[Gy]	제4도	궤양 형성

(1) 치사효과

치사효과(Lethal effect)는 방사선 조사선량이 높으면 생물을 치사시킨다. 생물의 치사율을 표시함에 있어 반치사선량(Lethal dose50(30))을 사용한다. $LD_{50(30)}$은 생물의 종, 생리조건, 연령 등에 따라 차이가 있으나 일반적으로 건강한 인체를 기준으로 하는 것이 보통이다. 척추동물에서는 고등동물일수록 낮아지는 경향이 있으며, 무척추동물은 척추동물에 비하여 방사선 저항성이 아주 강하다(표 4-12).

표 4-12 동물의 X-선, γ-선에 대한 $LD_{50(30)}$

동물명	$LD_{50(30)}$[GY]	동물명	$LD_{50(30)}$[GY]
사람	2.5~4.5[GY]	개구리	7.0[GY]
개	3.5[GY]	쥐	7.5[GY]
기니피그	4.0[GY]	토끼	8.0[GY]
생쥐	5.5[GY]	종달새	8.0[GY]
원숭이	6.0[GY]	거북이	15.0[GY]
닭	6.0[GY]	금붕어	23.0[GY]

(2) 급성 방사선 증후군

사람을 포함한 포유동물이 일정량 또는 그 이상의 방사선량에 피폭되면 30일 이내에 조직이나 장기가 심한 장해를 일으킨다. 일반적으로 피폭선량에 따른 급성 증상에는 다음과 같은 것이 있다.

① 분자사 : 동물체가 1,000[Gy]나 그 이상의 방사선에 피폭되면 피폭 도중 또는 직후에 사망하게 되며, 생물의 생명을 유지하는 데 필수적인 효소 등과 같은 물질들이 방사선에 의하여 파괴되거나 활성도를 상실한다. 즉, 분자수준에서 그 기능을 상실하기 때문에 이를 분자사라 한다.

② 중추신경 증후군 : 포유동물이 100[Gy] 정도의 방사선에 전신 피폭되면 1~2일 후에는 죽게 되며 증상은 신경조직의 손상으로 인하여 과도흥분, 구토, 설사 등이 생기며 피폭 후 5~6시간이 지나면 혈관염, 유종, 뇌막염 등의 증상이 나타나 결국은 죽게 된다.

③ 위장 증후군 : 포유동물이 9~10[Gy]의 방사선에 피폭되면 대부분 2~5일 만에 죽는다. 사망 원인은 소화관의 장해이며 소장 융모나출, 설사, 백혈구 감소, 세균의 감염 등으로 인해 죽음에 이른다.

④ 조혈 증후군 : 사람이 5[Gy] 정도의 방사선에 전신 피폭되면 피폭 직후에는 속이 메스껍거나 구토가 나며 1~2일 후에는 그러한 증상이 없어진다. 그러나 2~3주 후에는 조혈기관인 골수의 장해로 인하여 골수원세포의 수가 줄게 되어 혈구가 급격히 감소되며 빈혈, 출혈 등의 증상이 수반되어 결국은 세균감염으로 죽는다.

표 4-13 급성 전신피폭 시 증상

선량[Gy]	증 상
0.05~0.25	염색체 이상이 확인되는 최소 선량이다.
0.25~0.5	백혈구, 임파구 변화이다.
0.5~0.75	혈액 변화의 개별적 확인이 가능하다.
0.5~1.0	1일 동안 혈구가 감소한다.
0.75~1.25	피폭자의 10[%] 정도 심한 구토를 한다.
1~2	20~70[%] 구토, 30~60[%] 무력증 20~35[%] 혈구생산이 감소(합병증, 사망)한다.
3~5	50[%] 사망(조혈기능장해) : 수개월이다.
7~10	100[%] 사망(소화기증후군) : 수주~수개월이다.
15 이상	조기사망(중추신경계) : 수일~주이다.

나) 방사선의 만성 효과

(1) 방사선에 의한 노화

정상적인 노화라 함은 세포의 기능이 저하되고 적응력이 퇴보함을 의미한다. 세포나 조직은 성장기가 지나면 노화가 시작되어 연령이 많아지면 결국 그 생명체는 죽게 된다. 방사선은 비록 비특이적인 영향을 미치기는 하지만 조직기능의 퇴화를 촉진하는 것이 확실하게 알려져 있다. 정상조직에서의 노화를 조직학적 측면에서 보면 유조직 세포와 미세혈관의 숫자나 양이 감소하고 결체조직의 양이 증가한다.

방사선에 피폭된 동물의 경우는 동일한 연령의 정상군에 비하여 증상들이 빨리 나타나지만 대사장애로 인한 노화촉진과 관련된 방사선에 의한 노화는 아직 나타나지 않는다.

(2) 수명의 단축

준치사량 이하의 방사선량에 피폭된 동물은 정상군에 비해 수명이 짧아진다. 피폭선량과 수명의 단축은 어느 정도의 비례 관계가 있으며 동일 선량이면 장기조사의 경우가 일시조사에 비하여 수명이 단축되는 율이 낮다. 동물의 수명단축은 방사선의 피폭에 기인한 장해나 손상이 회복되지 않고 누적되어 노화를 촉진케 하고 암이나 질병을 유발하여 수명이 단축되고 방사선량 1[Gy]에 대해 1년 이하의 수명단축이 일어날 수 있다. 사람 또는 동물이 방사선에 피폭된 후 치사효과, 중추신경 증후군 같은 생물학적 효과가 피폭 후 1~2개월 이내에 발생하지 않고 오랜 세월이 지난 후에 그 증상이 나타나는 것을 방사선의 만성 효과라고 하며, 만성 효과나 급성 효과를 일으킬 수 있는 선량의 명확한 구분은 없다. 즉 급성 효과가 발생하였으나 모든 상해가 회복되어 육안으로 보아서는 정상이나 시간이 지남에 따라 여러 가지 만성 효과가 나타나는 경우도 있으며 저선량의 방사선에 오랫동안 피폭되면 급성 효과는 발생하지 않으나 노화촉진, 수명단축 또는 암 발생빈도 증가 등의 증상이 나타나게 되는데 이러한 모든 현상을 방사선의 만성 효과라 한다(표 4-14).

표 4-14 방사선의 만성 효과

효과	평균 잠복기	증가
백내장	5~10년	원자폭탄 피폭자
백혈병	8~10년	원자폭탄 피폭자, X-선 치료받은 환자
폐암	10~20년	우라늄 광산 노동자
골암	15년	라듐 도료 작업자
갑상선암	15~30년	원자폭탄 피폭자, 치료를 받은 환자
수명단축		생쥐실험

(3) 수명의 연장

높은 자연방사선 준위의 방사선이 존재하는 환경조건하에서는 수명이 연장될 가능성이 있으며, 수명연장 효과는 저선량 방사선의 유익효과라는 측면에서 고려될 수 있으며 4가지 가능성들을 통해 알 수 있다.

① 기존 질병에 대한 낮은 선량 방사선의 치유효과이다.
② 전염성 질병의 출현을 억제하는 예방효과이다.
③ 낮은 선량에 의한 백혈구의 활성화이다.
④ 스트레스 유도인자에 의한 질병저항성 증가이다.

(4) 방사선 발암

(가) 발암과정

방사선은 발암요인 중의 하나이다. 방사선에 피폭된 사람의 암 발생빈도를 측정하기는 매우 힘드나, 일본에서 원폭에 피폭된 인간집단, 방사선 치료를 받은 환자, 핵시설 또는 방사성 물질 취급 종사자 등에 대해서는 암의 발생빈도가 취급하지 않는 인간집단에 비하여 높다고 한다.

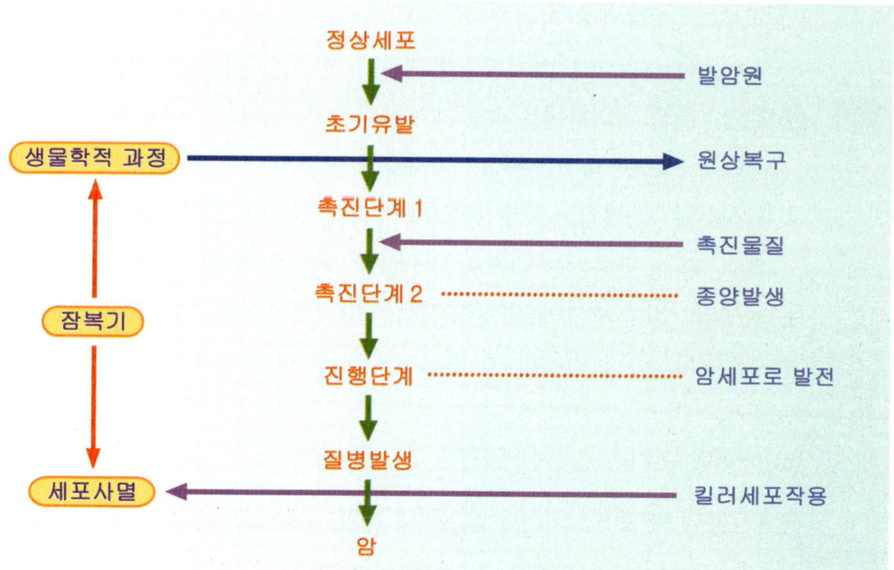

그림 4-17 정상세포가 암세포로 전환되는 과정

방사선 피폭선량과 암 발생빈도와의 상관관계 및 피폭 후의 암 발생시기에 대하여 명확하게 설명하기 어려운 문제이다. 성인의 경우 0.25[Gy], 태아의 경우는 이보다 낮은 선량에 피폭되어도 암이 발생할 수 있으며, 피폭 후의 발암시기도 일정하지는 않으나 평균 20년 전후로 알려져 있다.

방사선에 의한 발암과정은 다른 발암과정물질에 의해서 유발되는 암과 동일한 과정에 의해 발생된다. 일반적으로 그림 4-17에서 보는 바와 같이 다단계 과정을 거쳐 일어난다고 한다.

(나) 방사선에 의하여 유발되는 암의 종류

① 백혈병 : 백혈병의 잠복기는 보통 약 10년이며, 다른 암에 비하여 짧은 편이다. 백혈병(Leukemia)을 유발할 수 있는 선량의 예로서 일본 히로시마 원폭 피폭자 중 0.5[Gy] 이상 피폭 생존자에서는 정상인 집단보다 발생빈도가 높았으나 나가사키의 경우는 정상집단과 별다른 차이가 없었다. 이는 두 지방의 피폭된 방사선의 종류가 다르기 때문이며 히로시마인 경우는 90[%] 이상이 이온화 방사선이었고 나가사키의 피폭의 경우는 약 80[%]가 중성자였다. 태아의 경우는 0.01～0.05[Gy] 정도의 낮은 선량에서도 백혈병이 유발될 수 있으며 발암률과 선량과의 관계에 있어서 발단선량은 없다.

② 피부암 : 영향이 알려지기 전 초기의 X-선 발생장치 취급자들에게는 손에 피부암이 많이 발생하였으나 피폭선량에 대한 규제가 시행된 이후에는 피부암이 거의 없다.

③ 폐암 : 원폭 피해자에는 폐암 발생률이 높지 않았으나 우라늄이나 라돈이 함유된 광산에서 일하는 광부들에서는 발암률이 정상인에 비해 높다.

④ 갑상선암 : 잠복기는 20년 정도이며 1[Gy] 이상의 선량에 피폭될 경우 갑상선암 발생률이 높다. 주로 유두상암과 여포상암이며 남자보다 여자에게 발생률이 높다.

⑤ 유방암 : 피폭 후 10년의 잠복기를 지나서 발생되는 경우도 있으며 평균 25년 후에 발생된다. 연령 면에서 볼 때 10대보다는 20대에서 발병률이 높다.

(5) 배아에 미치는 방사선 영향

포유동물의 배(胚)에 미치는 방사선의 영향을 설명하기 위해 배의 발생단계를 기준으로 하여 전착상기, 기관형성기 및 태아기(Fetus period)의 3기로 구분한다.

방사선의 영향은 다음과 같다.

① 전착상기 시기에 방사선에 피폭되면 매우 큰 영향을 받는다. 염색체 소실, 기형출산,

사산 등이 0.1[Gy] 정도의 저선량에서도 나타난다.

② 기관형성기는 방사선 피폭 시 전착상기에 비해 사망률은 낮으나 기형 발생빈도가 높다. 소안이나 이상사지, 무두개골-뇌노출, 중추신경 손상 등의 기형이 발생한다.

③ 태아기는 모체가 방사선에 피폭되어 특별한 증상이나 태아의 사망은 발생하지 않더라도 출산 후 만성 효과가 나타나는 경우가 있으며 위장이나 조혈기관의 장해 등의 기능 이상 증세가 나타난다.

일본 히로시마에 원자폭탄 폭발 중심반경 1.2[km] 내의 피폭으로 인하여 임산부 출산의 경우 소두증, 정신박약아, 선천성 심장병 등의 신생아 증상이 나타났고, 나가사키의 원폭 임산부 30명 중 유산 또는 사산 14명, 분만 16명 중 정박아 4명(임산부들이 피폭된 선량은 0.2[Gy] 정도로 추산)이 피폭 원인으로 보고되었다.

2) 유전적 영향(피폭자의 후손)

세포의 방사선 피폭으로 유전자 변이가 발생했을 경우 피폭 당사자에게서는 장애가 나타나지 않고, 후손에게는 이상 유전 형질이 전달되어 유전적인 장애를 유발하는 것이며, 방사선에 대한 인체의 감수성은 조직의 재생 능력이 클수록, 세포의 분열 기간이 길수록 형태적, 기능적으로 미분화 단계일수록 높다. 이러한 원리에 따라 인체의 방사선 감수성의 순위는 표 4-15와 같다.

생식은 정자와 난자가 만나 수정될 때 일어나므로 자손은 양친으로부터 유전물질을 물려받고 유전자는 우성 유전자와 열성 유전자로 구분되게 된다. 열성 유전자의 존재를 알 수 있는 경우는 열성 유전자 두 개가 함께 있을 때이다. 우성과 열성이 함께 존재하면 우성이 나타날 경우가 열성이 나타날 경우보다 많다. 상당수의 질병이 열성 유전자에 의해서 발병하며 양친이 모두 똑같은 열성 유전자를 갖고 있을 때만 나타난다. 자연 돌연변이가 일어날 수 있으므로 유전적인 효과를 유발하는 500개 이상의 결함이나 병증 어느 한 가지를 갖고 있는 사람은 전 세계적으로 상당수 있다.

열이나 화학약품으로도 돌연변이가 일어날 수 있기 때문에, 방사선에 의해서 유전자의 돌연변이가 일어나도 자연적으로 일어나는 돌연변이와 구별하기는 어렵다.

돌연변이를 일으키는 유전자는 일반적으로 열성이므로 모든 돌연변이가 유해하다고 하나 엄밀하게 맞는다고 할 수 없으며 일련의 돌연변이를 통해서 현재의 진보된 상태에 도달했다. 생리학상에서도 우성은 열성보다 우수하며 많이 나타난다. 이온화 방사선은 돌연변이율을 증대시키며 그것을 이용하는 것은 유전적 이상이 있는 사람의 수를 증가시키는 원인이 될 수도 있기 때문에 사람들의 방사선 피폭에 대한 엄중한 주의가 필요하다.

표 4-15 조직에 따른 방사선 감수성의 순위

방사선 감수성 순위	1	2	3
조직의 분류	재생계	휴지계	정상계
조직의 특성	간세포(Stem cell)가 끊임없이 분열하여 기능세포가 되고 일정 수명 이후에는 사멸하는 과정을 반복하며, 기능세포가 사멸된 만큼 계속 간세포에서 보급을 해주는 조직이다.	정상상태에서는 분열하지 않으나, 손상 등의 자극을 받으면 분열하는 조직이다.	분열을 하지 않으므로 수의 증감이 없는 조직이다.
조직	골수, 생식기, 위장상피, 수정체상피, 피부상피	간, 근육	신경

다. 방사선 안전관리

1) 방사선 방어의 기본

방사선은 가능한 한 피복을 안 받는 게 좋으며, 거리, 시간, 차폐의 외부방사선 방어원칙과 격납, 차단, 희석의 내부방사선 방어원칙을 준수하고, 방사선오염은 확산되므로 오염검사를 철저히 한다.

2) 의료 분야의 방사선 안전관리

관련 법규 : 방사선안전관리등의 기술수준에 관한 규칙

가) 방사선 진료장비의 관리

진료의 목적으로 방사성 동위원소 및 방사선 발생장치를 인체에 사용하는 의료기관은 환자의 피폭방사선량을 의사의 처방대로 유지하여야 한다. 의료기관은 과학기술부장관이 고시하는 바에 따라 방사선 진료장비를 유지·관리하여야 한다.

나) 입원실

진료의 목적으로 방사성 동위원소를 인체에 사용하는 의료기관은 체내에 잔류하는 방사성 동위원소가 교육과학기술부장관이 정하여 고시하는 수량을 초과하는 환자를 일반 환자와 격리하여 수용하여야 하며, 배설물을 배출하는 경우에는 교육과학기술부장관이 정하여 고시하는 방법에 따라야 한다.

다) 진료환자의 퇴원

교육과학기술부장관이 정하여 고시하는 수량을 초과하는 진료환자를 퇴원시켜서는 아니 된다.

라) 간병인

간병인에 대한 피폭방사선량이 방사선작업종사자의 선량한도를 초과하지 아니하도록 하여야 한다.

마) 사용시설

방사성 동위원소 등을 고정차폐된 사용시설 이외에서 사용하는 경우이다.

피폭방사선량이 선량한도 이하가 되도록 하는 차폐벽 또는 차폐물을 설치한다. 방사선관리구역의 경계에 설치한 울타리 등 사람의 출입을 제한하는 시설의 사방에 소리 · 경광 등 겸용의 경고등을 설치한다.

표 4-16 방사선 안전관련 법령

법 률	시 행 령	시 행 규 칙
• 원자력법	• 원자력법시행령	• 원자력법시행규칙 • 방사선안전관리 등의 기술기준에 관한 규칙 • 원자로 시설 등의 기술기준에 관한 규칙
• 방사선 및 방사성 동위원소이용진흥법	• 방사선 및 방사성동위원소이용진흥법시행령	
• 원자력 시설 등의 방사능 방호 및 방재대책법	• 원자력시설 등의 방호 및 방사능 방재대책법시행령	• 원자력시설 등의 방호 및 방사능 방재대책법 시행규칙
• 비파괴검사기술의 진흥 및 관리에 관한 법률	• 비파괴검사기술의 진흥 및 관리에 관한 법시행령	• 비파괴검사기술의 진흥 및 관리에 관한 법 시행규칙

바) 방사선작업종사자 개인피폭관리

방사선작업종사자 및 수시출입자의 개인피폭선량이 법정 선량한도를 초과하지 아니하도록 피폭기록을 체계적으로 관리하여야 한다.

사) 방사선 안전관리관련 조치사항

① 종사자 건강진단 : 종사개시 전, 연 1회, 선량한도를 초과할 때 행한다.
② 종사자 개인피폭선량 측정 : 월 1회(필름배지/TLD 판독업체) 행한다.
③ 종사자교육 : 신규종사자 20시간(작업개시 전), 기존 종사자 6시간 연 1회 행한다.
④ 방사선계측장비 검교정 : 매 6개월마다 행한다.
⑤ 분기보고 : 매분기 경과 후 30일 이내 행한다.
⑥ 정기검사 수검 : 원자력안전기술원에서 해당연도에 일괄통보 · 시행한다.
⑦ 면허소지자 보수교육 : 3년에 1회 행한다.
⑧ 경미한 사항 변경 시 : 30일 이내 경미한 사항 변경신고를 한다.
⑨ 변경허가신청 : 시설 추가 또는 수량 증가 시 신청한다.
⑩ 도난 · 분실 시 : 발생 즉시 한국원자력안전기술원에 보고한다.

아) 방사선사고 비상조치 유형

(1) 응급조치의 원칙

방사선시설에서 폭발, 지진, 화재 등에 의한 이상사태나 오염, 피폭 등의 방사선사고가 발생하거나 발생할 우려가 있을 때에는 다음 원칙에 따라 임시응급처치를 하여야 한다.

① 안전유지의 원칙 : 인명 및 신체의 안전을 제1로 하고, 물질의 손상에 대한 배려를 제2로 한다.
② 통보의 원칙 : 인근에 있는 사람, 사고현장책임자(시설관리자) 및 방사선장해방지에 종사하는 관계자(방사선관리담당자, 방사선안전관리자)에게 신속히 알린다.
③ 확대방지의 원칙 : 응급조치를 한 자가 과도한 방사선피폭이나 방사선물질의 흡입을 초래하지 않는 범위 내에서 오염의 확산을 최소한으로 저지한다. 화재의 경우에는 초기 소화와 확대방지에 노력한다.
④ 과대평가의 원칙 : 사고의 위험성은 과대평가하는 것은 있어도 과소평가하는 일은 없도록 한다.

(2) 사고 시의 통보

① 사업소 내 통보 : 이상사태의 발견자는 언제, 어디서, 어떤 사고(시체사고, 화재, 방사선사고)가 어떻게 발생했는가(발생상황, 사상자 유무, 피폭 가능성, 오염의 유무, 사고의 확대성 유무)를 통보원칙에 따라 관계자에게 알린다.

② 사업소 외 통보 : 원자력관계사업자는 지진·화재 기타 재해에 의하여 원자력 관계시설이나 방사성 물질 등에 위험이 발생하거나 발생할 우려가 있을 때, 원자력관계 시설의 고장 등이 발생한 때, 방사선장해가 발생할 때에는 대통령이 정하는 바에 따라 안선장치를 하고 그 사실을 지체 없이 교육과학기술부장관에게 보고하여야 한다.

(3) 이상피폭 시의 조치

이상피폭이 발생할 우려가 생기면 즉시 다음 조치를 취한다.

① 실내라면 같은 방에 있는 사람에게 이상의 가능성을 알리고 즉시 실외로 피난시킨다. 실외라면 공동작업자에게 이상을 알린다.

② 본인이 이상발생의 통보를 하든가 근처에 있는 사람에게 통보를 의뢰하고, 통보처나 통보방법을 방사성 동위원소를 사용하는 장소에 상시 게시해 두면 이상 시에 도움이 된다.

③ 방의 문을 닫고 다른 사람의 피폭을 피하기 위해 출입금지 등의 처치를 취한다. 실외라면 로프 등으로 출입금지구역을 설정하고 주의사항을 표시한 후, 방사선안전 관리자나 담당자의 지시에 따라 피폭을 발생시키는 원인을 제거하기 위한 작업을 한다.

(4) 화재·지진 발생 시의 조치

① 화재발생 시의 조치 : 방사선시설에서 화재가 발생하는 경우에는 초기소화로 손해를 최소로 하는 것과 함께 방사선장해의 발생을 막고 방사능오염이 확대되지 않도록 해야 한다.

② 지진발생 시의 조치 : 지진은 돌연 예고도 없이 발생하여 낙하물, 전도물에 의한 피해와 2차적으로 발생하는 화재, 피폭, 오염의 위험을 초래한다. 작업자 각자의 응급조치는 다음과 같다.

㉠ 지진을 느끼면 곧 열원의 전기, 가스를 끊는다.

㉡ 진동이 끝나면 신병의 안전을 확인하고 근처에 있는 사람의 안부를 확인한다.

㉢ 주위의 상황을 재빨리 점검하고 발화의 경우에는 초기소화, 방사성 용액의 누출

등의 경우에는 오염 확대 방지조치를 취한다.

㉣ 인체에 상처 등이 있으면 구원을 청해 구급처치를 받는다.

㉤ 제2의 지진에 대비하여 보다 안전한 장소로 대피한다.

(5) 오염사고 시 대책

방사선기기의 잘못된 조작, 기기고장, 파손 등 방사성동위원소의 밀폐의 실패로 발생하여, 표면오염, 공기오염, 피부오염, 내부피폭이 발생한다. 관리 구역 외부로 누설 등을 일으키기 때문에 신속·적절한 조치가 필요하며, 현장에 출입하는 경우에는 필요에 따라 보호 마스크, 방호복, 공기호흡기 등을 사용한다.

4. 세이프티 테스터 사용법

학습목표

- 세이프티 테스터로 안전관련 전압, 전류, 저항 등을 측정할 수 있다.
- 세이프티 테스터의 안전지침사항을 설명할 수 있다.
- 세이프티 테스터와 일반 전지 측정기와의 차이점을 설명할 수 있다.

가. 안전지침

전기적 안전 테스터(Electrical safety tester)는 여러 가지 전기안전기준에 일치하도록 테스트를 수행한다. 테스트 과정에서, AC 300[V]까지의 전압이 테스트 리드, 콘센트와 테스트 하에 있는 기기의 인클로저에 제공된 것이다. 세이프티 테스터에 적용할 수 있는 모든 전기안전 측정을 사용한다.

나. 어휘목록

표 4-17 안전관련 어휘목록

Chassis	Enclosure[17]	기기의 외함 등
DUT	Device Under Test	테스트하려는 기기
Earth	Ground	접지
Enclosure	Chassis	기기의 본체나 외함 등
Ground	Earth	접지
NC	Normal Condition	보통상태
OE	Open Earth	접지 단락
ON	Open Neutral	중립 단락
RM	Reverse Mains	중심 뒤집기

17 이 기호는 메인 전압이나 테스트 상에 제공되는 것 이상을 가리킨다. 그리고, 인클로저(Enclosure)는 메인 전압 레벨로 오르거나 그 이상이 될 수 있다.

다. 연결 및 실습하기

실습 4-1

1단원에서 사용한 환자감시장치를 세이프티 테스터기에 [1]에서 [8]의 순서에 따라 연결하고 표 4-17의 항목을 순서대로 안전성을 테스트하여 기록하시오.

1. 실습에 필요한 계측기 : 세이프티 테스터 및 환자감시장치
2. 실습방법 : 참고 [1]~[8]은 전원 및 신호 연결방법이고 [9]부터는 항목별 테스트 방법임.

   [1] 그림 4-18은 세이프티 테스터 앞면이며 그림 4-19는 옆면의 왼쪽, 오른쪽 면이다. 왼쪽 면에는 Patient leads(환자 리드선) 1, 2번과 RS-232 포트, 오른쪽 면에는 Patient leads 8, 9, 10번과 Enclosure(외장)가 위치해 있다.

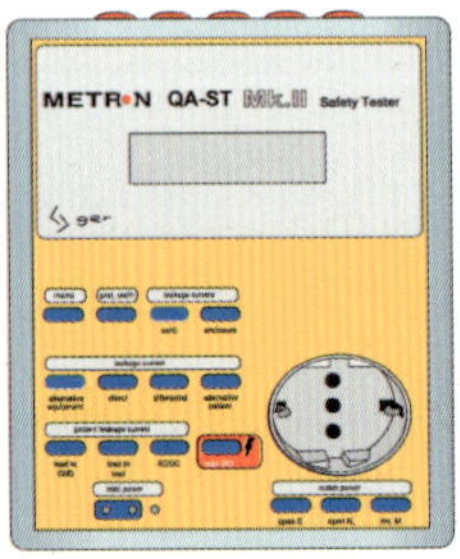

그림 4-18 테스터 앞면

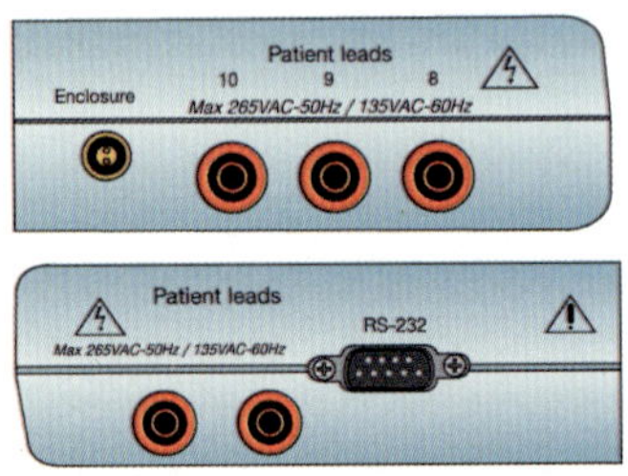

그림 4-19 환자감시장치 단자

   [2] 그림 4-20은 기기의 위쪽 면이며 Patient leads 3~7번까지 있으며, 그림 4-21은 기기의 아랫면의 콘센트 연결부이다. 전원은 100~240[V]를 별도의 변압기를 필요로 하지 않는 자유전압(Free voltage)이다.

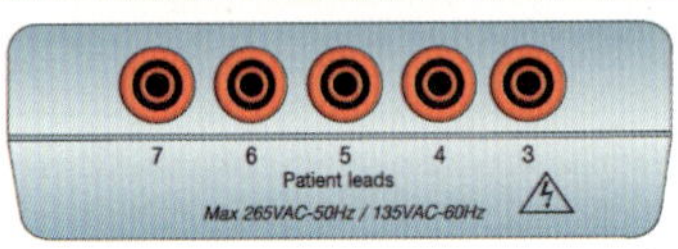

그림 4-20 환자감시장치 윗면

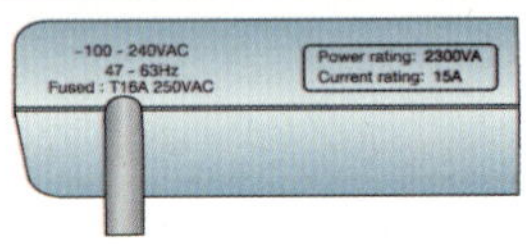

그림 4-21 환자감시장치 아랫면

   [3] 그림 4-22는 외장 테스트 케이블(Enclosure test cable)이며, 집게 부분과 케이블로 나누어져 있는데 사진의 빨간색 표시 부분을 집게의 뒷부분에 그림 4-23처럼 삽입한다.

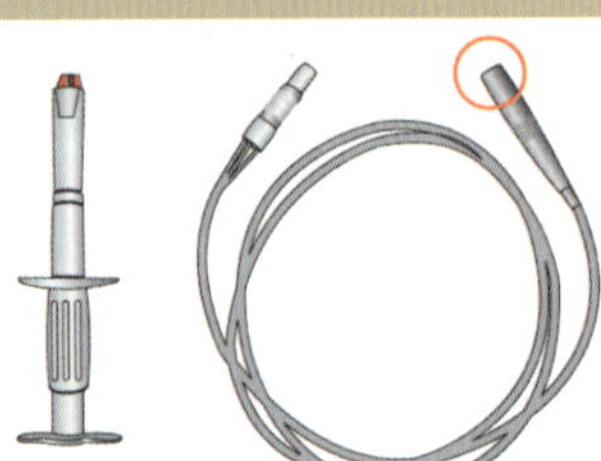

그림 4-22 장케이블

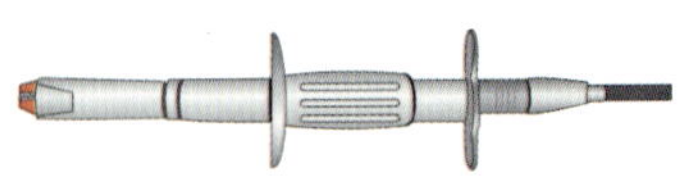

그림 4-23 집게

[4] 기기 우측, 그림 4-24의 Enclosure 삽입구에 외장 테스트 케이블의 다른 끝부분을 연결한다. 이때 주의할 사항은 그림 4-25의 빨간색 표시 부분과 같이 케이블의 빨간색 점이 위로 오도록 맞추어 삽입해야 한다. 그림 4-26과 같이 케이블의 집게 부분을 실습기기 뒷면의 접지부분에 물린다.

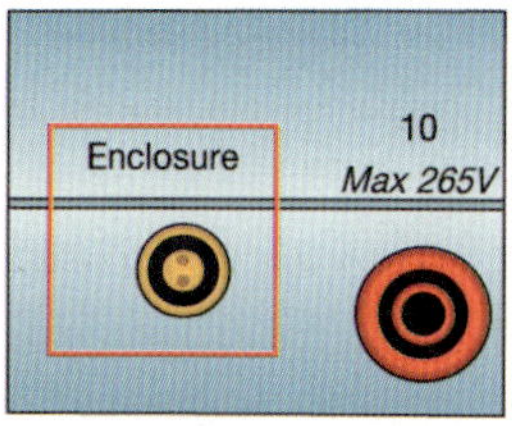

그림 4-24 환자감시장치 우측면

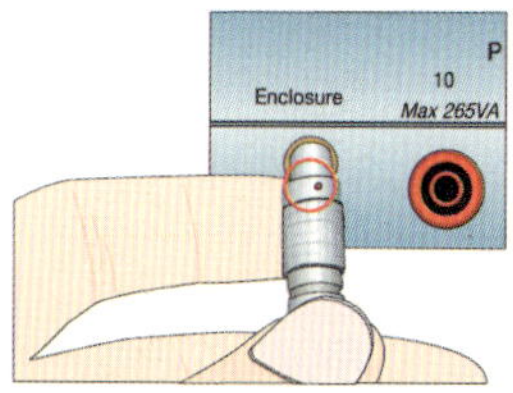

그림 4-25 환자감시장치 연결단자

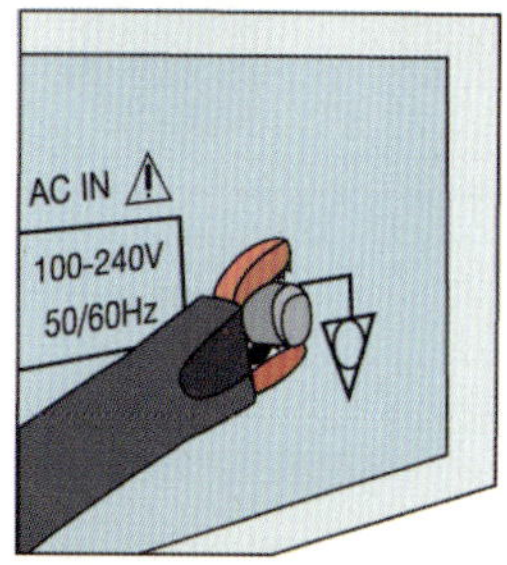

그림 4-26 환자감시장치 연결방법

[5] 그림 4-27은 ECG 연결 금속이며 그림 4-28과 같이 기기의 Patient leads 삽입구에 1번부터 차례로 삽입한다.

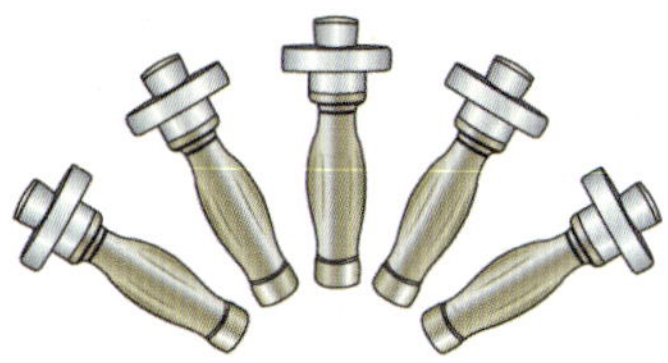

그림 4-27 연결금속

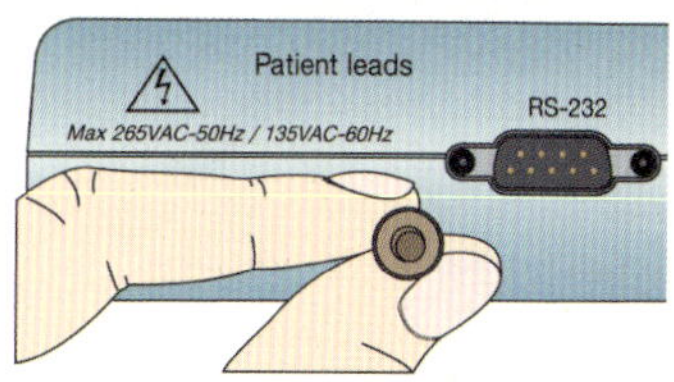

그림 4-28 연결단자 삽입구

[6] 그림 4-29의 ECG 케이블을 그림 4-30과 같이 기기의 Patient leads 삽입구에 연결한다. 이때 ECG의 색깔은 구분하지 않고 무작위로 삽입해도 테스트에 무방하다. 그림 4-31은 5리드선을 기기에 연결했을 때의 모습이다.

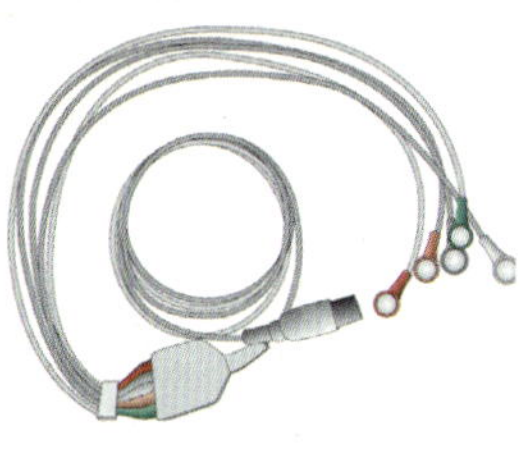

그림 4-29 ECG케이블

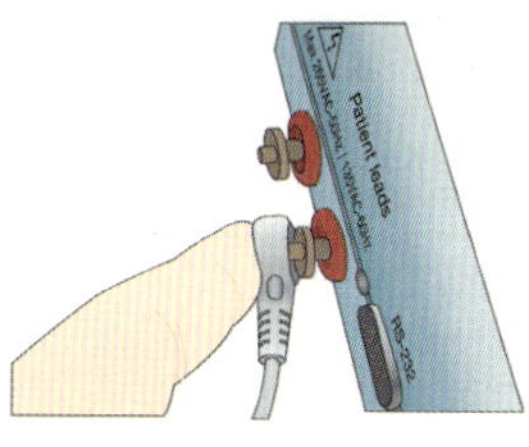

그림 4-30 케이블 연결방법

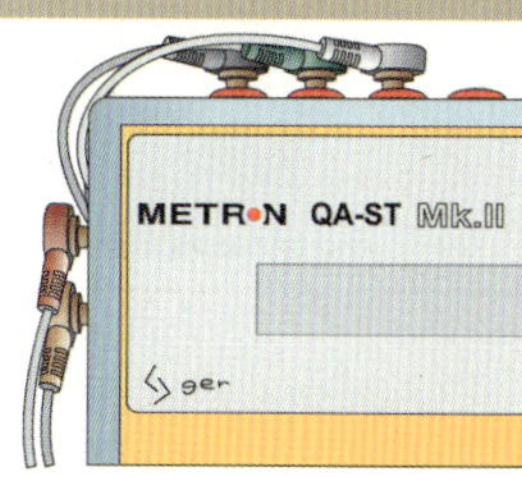

그림 4-31 완성모습

[7] 실습기기의 ECG 삽입구(그림 4-32)에 ECG 케이블을 그림 4-33과 같이 연결한다.

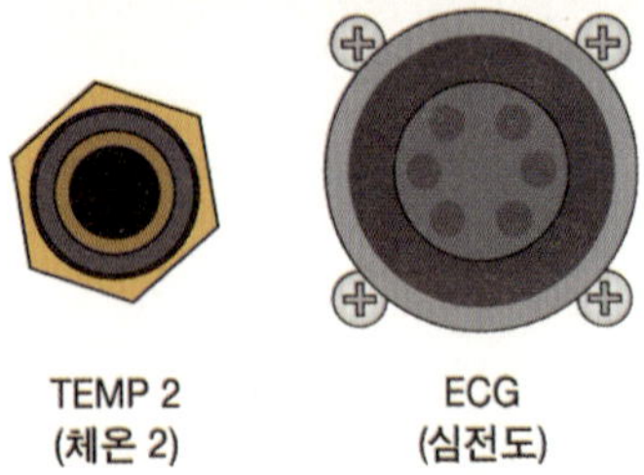

그림 4-32 ECG 삽입구

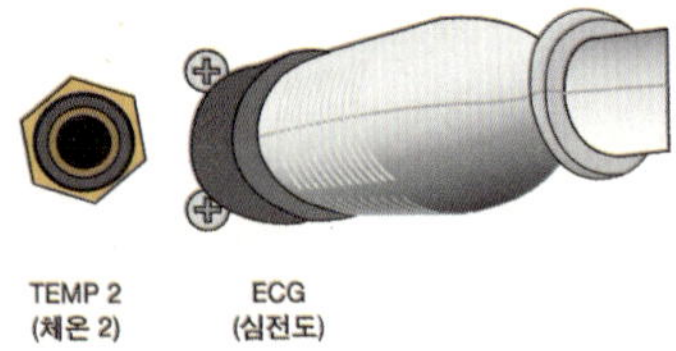

그림 4-33 ECG 연결방법

[8] 실습기기의 전원을 켜고 테스터기의 콘센트를 그림 4-34와 같이 전원 콘센트에 연결하는데, 반드시 접지가 있는 콘센트에 연결한다. 그림 4-35와 같이 파란 박스 안의 LED에 불이 켜져 있지 않고 그림 4-36과 같이 박스 바깥의 LED에 불이 켜져 있으면, 콘센트를 뒤집어 끼우거나(극성) 벽의 콘센트나 접지에 문제가 있는지 검사한다.

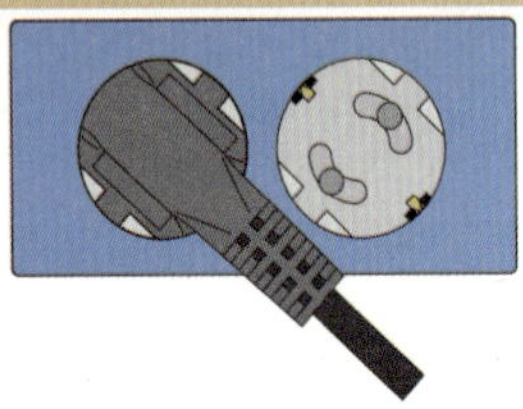
그림 4-34 전원연결

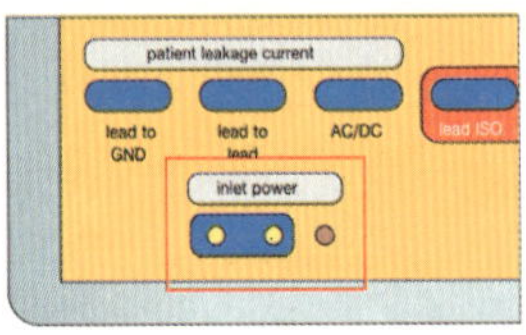

그림 4-35 접지상태(정상)

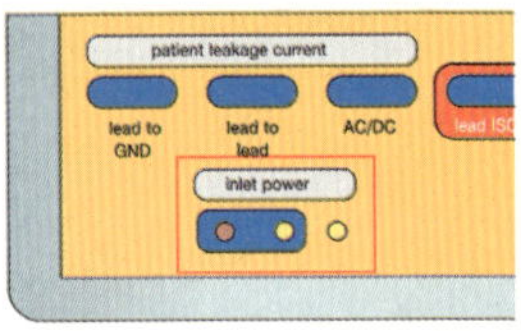

그림 4-36 접지상태(경고)

[9] 전원이 들어오면, 그림 4-37과 같은 Mains Voltage(주 전압)라는 화면이 나타난다. 만일 다른 전압을 측정하다가 Mains Voltage를 측정하려면, 그림 4-38과 같이 mains 버튼을 누른다. 측정 순서는 표 4-17 순서대로 측정하여 측정값을 표 4-17의 RESULT에 기록한다.

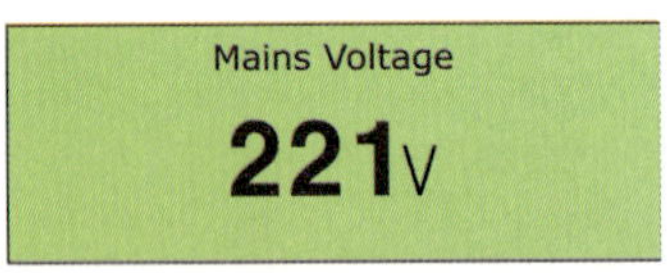

그림 4-37 전압표시

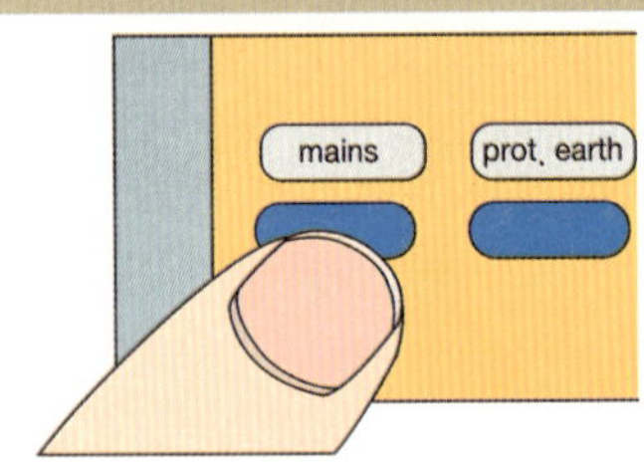

그림 4-38 main 선택

표 4-17 세이프티 테스트 분류 및 한계치(IEC 60604-1의 규격표)

TEST(RAPID)	TYPE	LIMIT[18]	RESULT
Mains Voltage(주 전압)	Live(충전상태), Neutral(중성단자)		
Protective Earth(보호 접지)		200[mΩ]	

TEST(RAPID)	TYPE	LIMIT[18]	RESULT
Earth Leakage Current (접지누설전류)	ON(Open Neutral : 중성단자 단락)	1000[μA]	
Earth Leakage Current	NC(Normal Condition : 정상상태)	500[μA]	
Earth Leakage Current	ONRM(Open Neutral Reverse Main : 중성단자 단락 반전)	1000[μA]	
Earth Leakage Current	NCRM(Normal Condition Reverse Main : 정상상태 반전)	500[μA]	
Enclosure Leakage Current (외장누설전류)	ON	500[μA]	
Enclosure Leakage Current	NC	100[μA]	
Enclosure Leakage Current	OE(Open Earth : 접지단락)	500[μA]	
Enclosure Leakage Current	ONRM	500[μA]	
Enclosure Leakage Current	NCRM	100[μA]	
Enclosure Leakage Current	OERM(Open Earth Reverse Main : 접지단락 반전)	500[μA]	
Patient Leakage Current (환자누설전류)	ECG(심전도)-AC(ON)	50[μA]	
Patient Leakage Current	ECG-AC(NC)	10[μA]	
Patient Leakage Current	ECG-AC(OE)	50[μA]	
Patient Leakage Current	ECG-AC(ONRM)	50[μA]	
Patient Leakage Current	ECG-AC(NCRM)	10[μA]	
Patient Leakage Current	ECG-AC(OERM)	50[μA]	
Patient Leakage Current	TEMP(온도)-AC(ON)	50[μA]	
Patient Leakage Current	TEMP-AC(NC)	10[μA]	
Patient Leakage Current	TEMP-AC(OE)	50[μA]	
Patient Leakage Current	TEMP-AC(ONRM)	50[μA]	
Patient Leakage Current	TEMP-AC(NCRM)	10[μA]	
Patient Leakage Current	TEMP-AC(OERM)	50[μA]	
Patient Leakage Current	SpO_2(혈중 산소포화도)-AC(ON)	50[μA]	
Patient Leakage Current	SpO_2-AC(NC)	10[μA]	
Patient Leakage Current	SpO_2-AC(OE)	50[μA]	
Patient Leakage Current	SpO_2-AC(ONRM)	50[μA]	
Patient Leakage Current	SpO_2-AC(NCRM)	10[μA]	

TEST(RAPID)	TYPE	LIMIT18	RESULT
Patient Leakage Current	SpO_2-AC(OERM)	50[μA]	
Patient Auxiliary Current (환자측정전류)	ECG-AC(ON)	50[μA]	
Patient Auxiliary Current	ECG-AC(NC)	10[μA]	
Patient Auxiliary Current	ECG-AC(OE)	50[μA]	
Patient Auxiliary Current	ECG-AC(ONRM)	50[μA]	
Patient Auxiliary Current	ECG-AC(NCRM)	10[μA]	
Patient Auxiliary Current	ECG-AC(OERM)	50[μA]	
Patient Auxiliary Current	TEMP-AC(ON)	50[μA]	
Patient Auxiliary Current	TEMP-AC(NC)	10[μA]	
Patient Auxiliary Current	TEMP-AC(OE)	50[μA]	
Patient Auxiliary Current	TEMP-AC(ONRM)	50[μA]	
Patient Auxiliary Current	TEMP-AC(NCRM)	10[μA]	
Patient Auxiliary Current	TEMP-AC(OERM)	50[μA]	
Mains on Applied Part	ECG-SFC(Single Fault Condition : 단일고장상태)	50[μA]	
Mains on Applied Part (메인전압이 20[%] 상승하였을 때 환자장착부에 흐르는 누설전류)	ECG-SFCRM(Single Fault Condition Reverse main : 단일고장상태 반전)	50[μA]	
Mains on Applied Part	TEMP-(SFC)	50[μA]	
Mains on Applied Part	TEMP-(SFCRM)	50[μA]	
Mains on Applied Part	SpO_2-(SFC)	50[μA]	
Mains on Applied Part	SpO_2-(SFCRM)	50[μA]	
Patient Auxiliary Current (환자보조전류)	ECG-DC(ON)	50[μA]	
Patient Auxiliary Current	ECG-DC(NC)	10[μA]	
Patient Auxiliary Current	ECG-DC(OE)	50[μA]	
Patient Auxiliary Current	ECG-DC(ONRM)	50[μA]	
Patient Auxiliary Current	ECG-DC(NCRM)	10[μA]	
Patient Auxiliary Current	ECG-DC(OERM)	50[μA]	
Patient Auxiliary Current	TEMP-DC(ON)	50[μA]	
Patient Auxiliary Current	TEMP-DC(NC)	10[μA]	
Patient Auxiliary Current	TEMP-DC(OE)	50[μA]	

TEST(RAPID)	TYPE	LIMIT[18]	RESULT
Patient Auxiliary Current	TEMP-DC(ONRM)	50[μA]	
Patient Auxiliary Current	TEMP-DC(NCRM)	10[μA]	
Patient Auxiliary Current	TEMP-DC(OERM)	50[μA]	
Patient Leakage Current	ECG-DC(ON)	50[μA]	
Patient Leakage Current	ECG-DC(NC)	10[μA]	
Patient Leakage Current	ECG-DC(OE)	50[μA]	
Patient Leakage Current	ECG-DC(ONRM)	50[μA]	
Patient Leakage Current	ECG-DC(NCRM)	10[μA]	
Patient Leakage Current	ECG-DC(OERM)	50[μA]	
Patient Leakage Current	TEMP-DC(ON)	50[μA]	
Patient Leakage Current	TEMP-DC(NC)	10[μA]	
Patient Leakage Current	TEMP-DC(OE)	50[μA]	
Patient Leakage Current	TEMP-DC(ONRM)	50[μA]	
Patient Leakage Current	TEMP-DC(NCRM)	10[μA]	
Patient Leakage Current	TEMP-DC(OERM)	50[μA]	
Patient Leakage Current	SpO_2-DC(ON)	50[μA]	
Patient Leakage Current	SpO_2-DC(NC)	10[μA]	
Patient Leakage Current	SpO_2-DC(OE)	50[μA]	
Patient Leakage Current	SpO_2-DC(ONRM)	50[μA]	
Patient Leakage Current	SpO_2-DC(NCRM)	10[μA]	
Patient Leakage Current	SpO_2-DC(OERM)	50[μA]	

19 LIMIT : 각 장비의 측정각이 넘을 시 TESTING

[10] Protective Earth(보호 접지) 측정은 prot. earth 버튼을 누르면 그림 4-40과 같이 측정값이 나타난다.

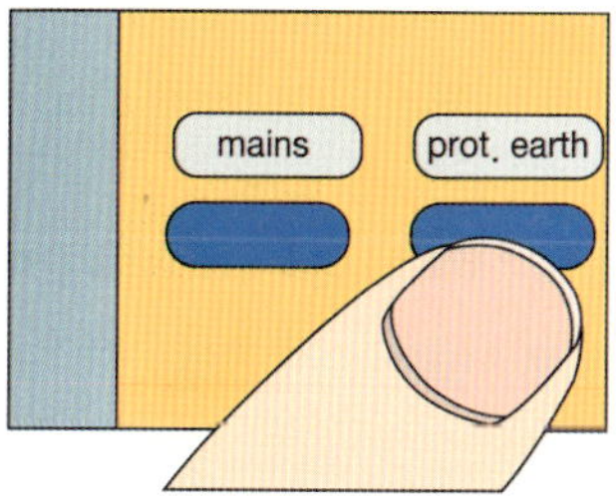

그림 4-39 보호접지 선택

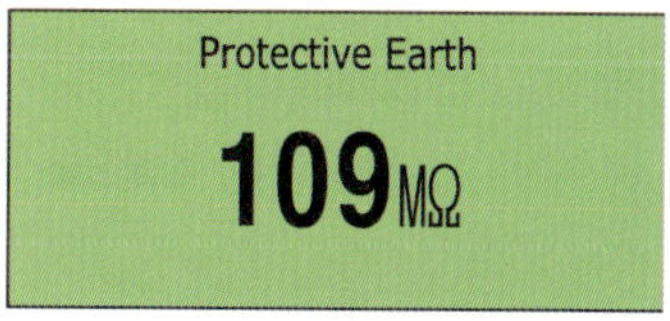

그림 4-40 보호접지 측정값

[11] Earth Leakage Current(접지누설전류) 측정은 그림 4-41과 같이 earth(접지) 버튼을 누르면 그림 4-42와 같이 측정값(NC : Normal Condition : 정상상태)이 출력된다.

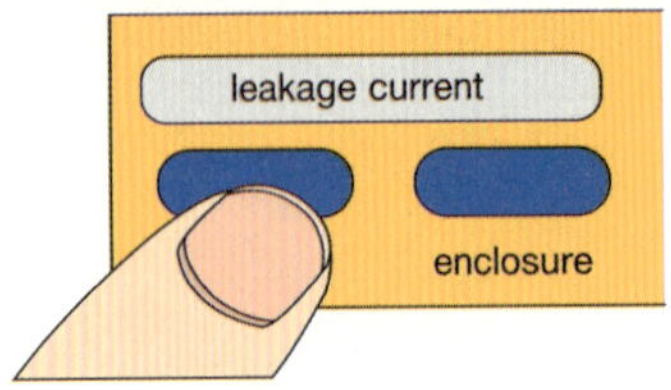

그림 4-41 누설전류 선택

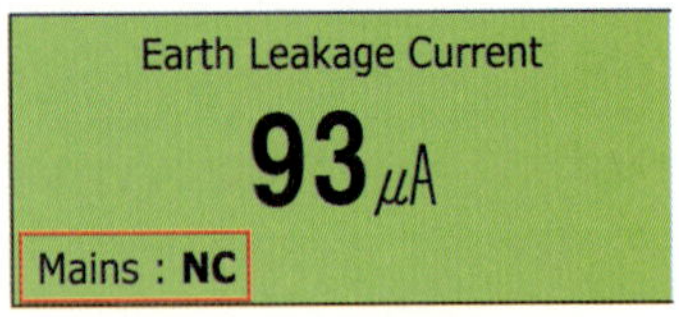
Earth Leakage Current
93μA
Mains : NC

그림 4-42 누설전류 측정값

[12] ON(Open Neutral : 중성단자 단락) 측정은 그림 4-43과 같이 open N 버튼을 누르면, 그림 4-44와 같이 측정값이 나타난다.

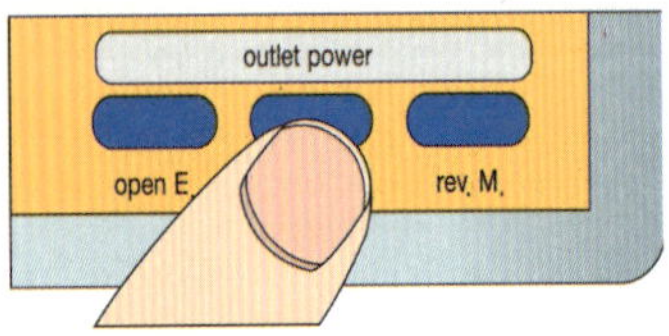

그림 4-43 중성단자 단락

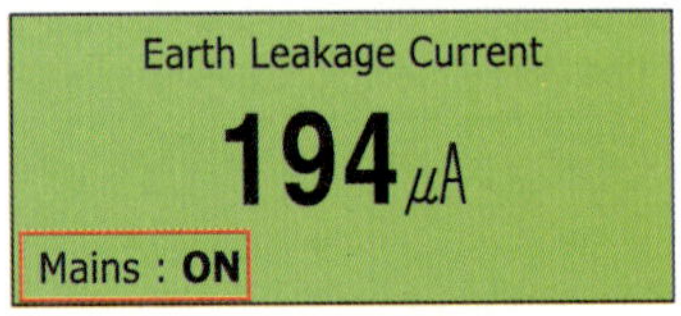
Earth Leakage Current
194μA
Mains : ON

그림 4-44 중성단자 측정값

[13] ONRM(Open Neutral Reverse Main : 중성단자 단락 반전) 측정은 그림 4-45와 같이 rev.M 버튼을 누르면, 그림 4-46과 같이 측정값이 나타난다.

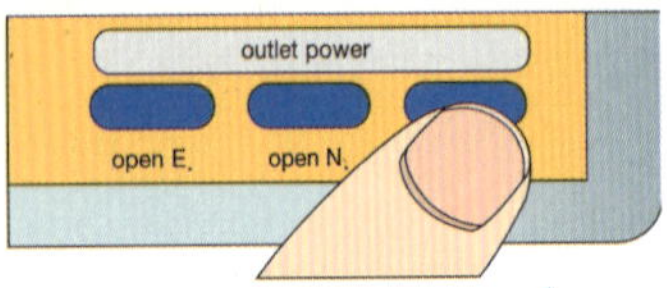

그림 4-45 중성단자 단락 반전

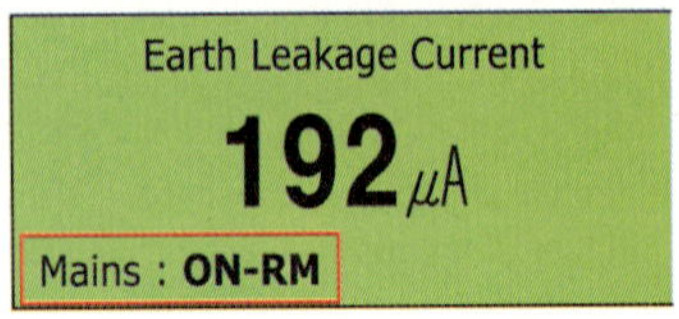
Earth Leakage Current
192μA
Mains : ON-RM

그림 4-46 중성단자 단락 반전 측정값

[14] NCRM(Normal Condition Reverse Main : 정상상태 반전) 측정은 그림 4-47 open N 버튼을 누르면 그림 4-48과 같이 측정값이 나타난다.

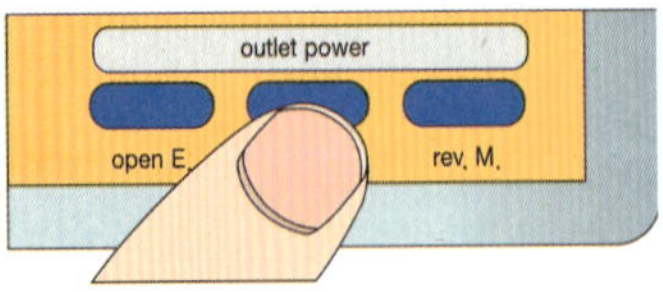

그림 4-47 정상상태 반전

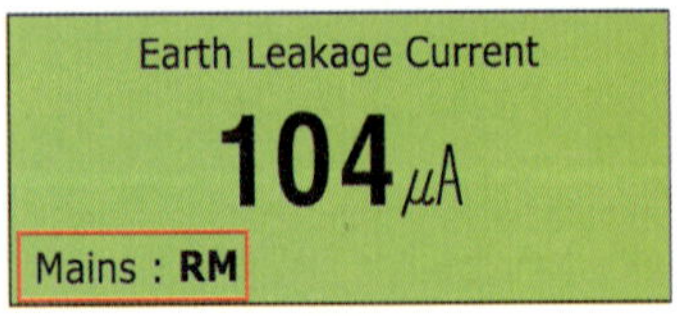
Earth Leakage Current
104μA
Mains : RM

그림 4-48 정상상태 반전 측정값

[15] Enclosure Leakage Current(외장누설전류) 측정은 그림 4-49와 같이 Enclosure 버튼을 누르면 그림 4-50과 같이 측정값(NC)이 출력된다.

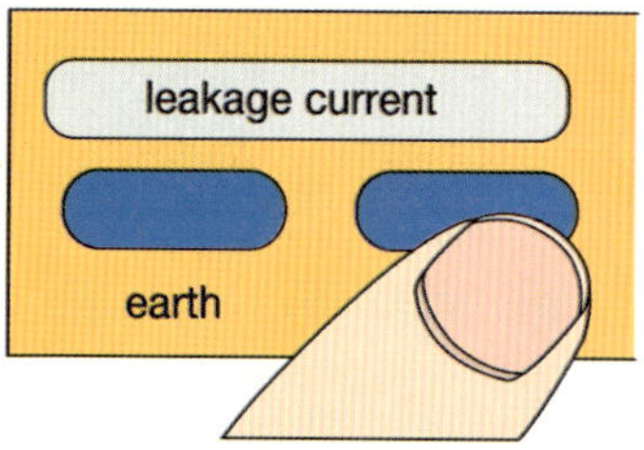

그림 4-49 외장누설전류 선택

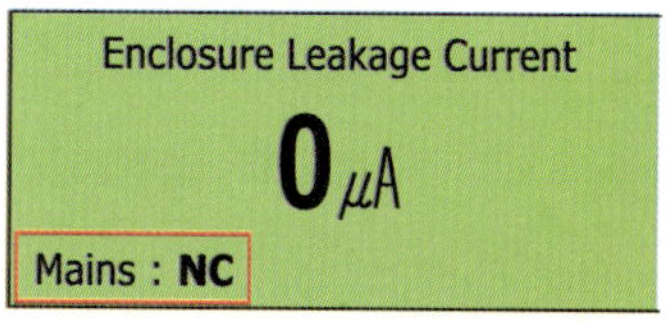

그림 4-50 외장누설전류 측정값

[16] Enclosure Leakage Current에서 NCRM 측정은 그림 4-51과 같이 rev. M 버튼을 누르면, 그림 4-52와 같이 측정값이 나타난다.

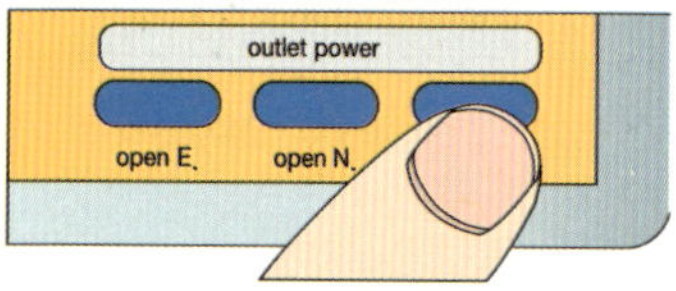

그림 4-51 NCRM 선택

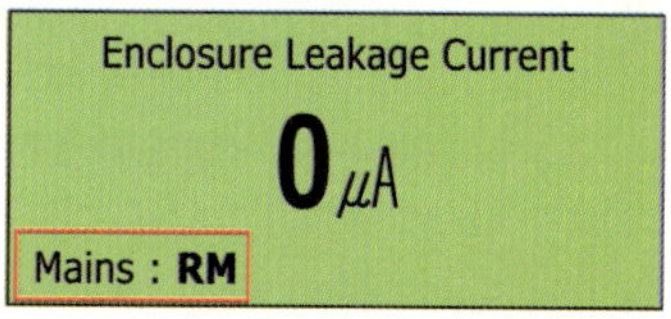

그림 4-52 NCRM 측정값

[17] Enclosure Leakage Current에서 ON-RM 측정은 그림 4-53 open N 버튼을 누르면 그림 4-54와 같이 측정값이 나타난다.

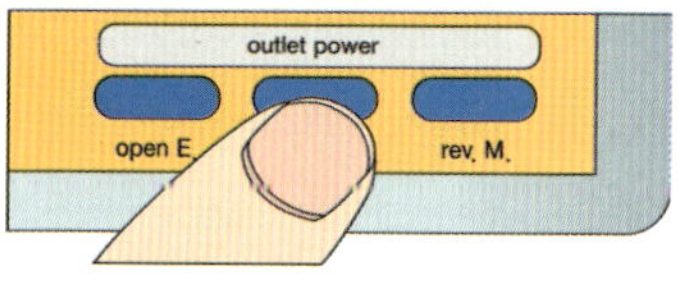

그림 4-53 ON-RM 선택

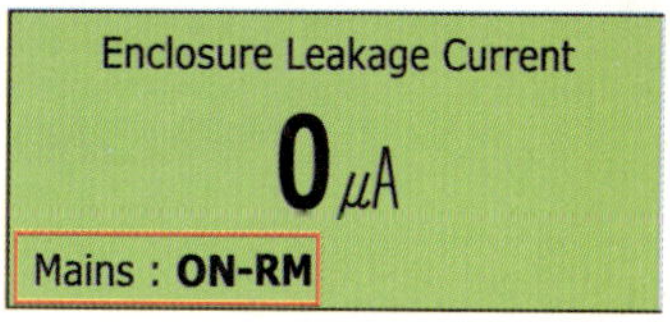

그림 4-54 ON-RM 측정값

[18] Enclosure Leakage Current에서 ON 측정은 그림 4-55와 같이 rev.M 버튼을 누르면 그림 4-56과 같이 측정값이 나타난다.

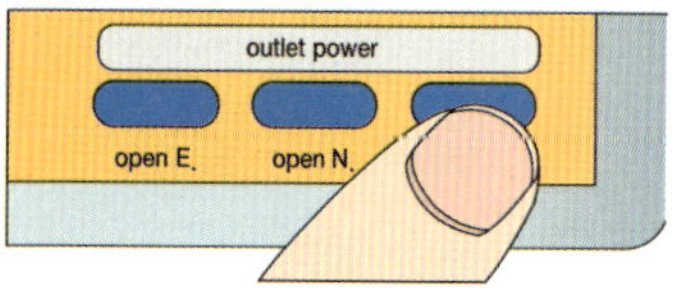

그림 4-55 ON 선택

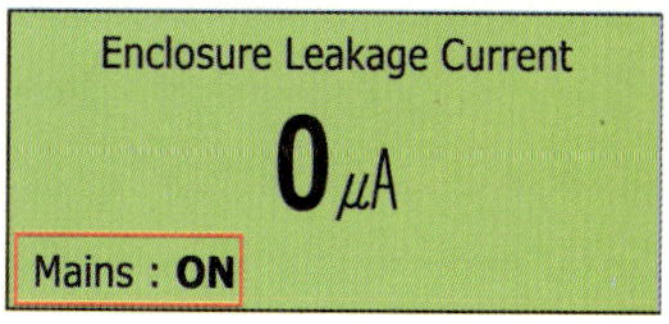

그림 4-56 ON 측정값

[19] Enclosure Leakage Current에서 OE(Open Earth : 접지단락) 측정은 그림 4-57과 같이 open E 버튼을 누르면 그림 4-58과 같이 측정값이 나타난다.

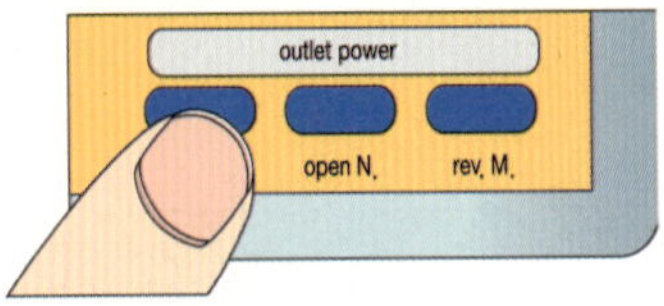

그림 4-57 접지단락 선택

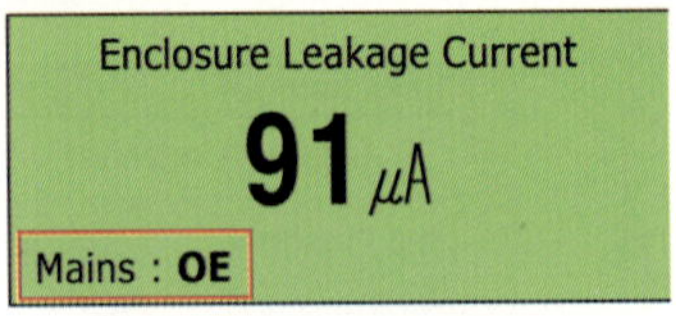

그림 4-58 접지단락 측정값

[20] Enclosure Leakage Current에서 OE-RM(Open Earth Reverse Main : 접지단락 반전) 측정은 그림 4-59와 같이 rev.M 버튼을 누르면 그림 4-60과 같이 측정값이 나타난다.

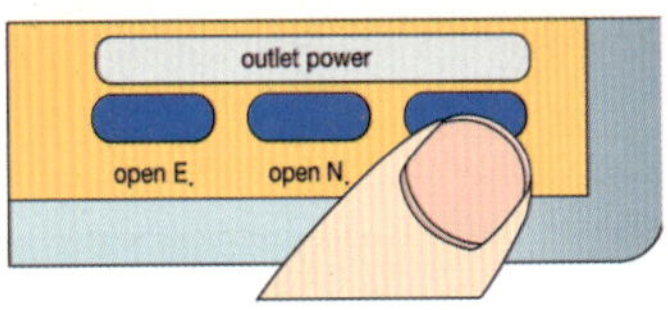

그림 4-59 접지단락 반전 선택

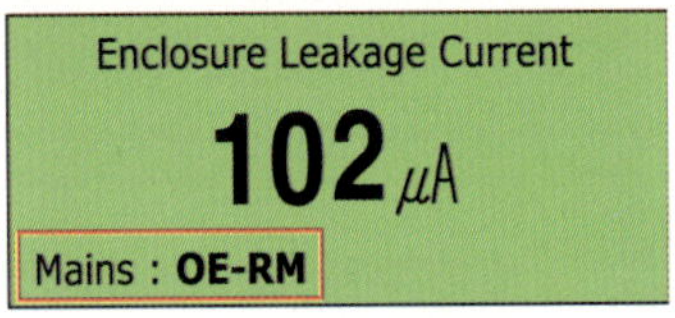

그림 4-60 접지단락 반전 측정값

[21] Patient Leakage Current(환자누설전류) ECG 부문 NC 측정은 그림 4-61과 같이 기기의 Patient Leakage Current 부분에서 lead to GND(리드 투 GND) 버튼을 누른다. 이 버튼을 한 번씩 누를 때마다 그림 4-62의 파란색 선 Lead(리드) 표시가 변하는데 Lead : All로 맞춘다. 그림 4-61의 AC : DC 버튼을 눌러 AC에 맞추면 그림 4-62와 같이 측정값이 나타난다.

※ [참고] DC 부문 측정은 AC를 DC로 바꾼 다음, AC와 같은 방법으로 측정한다.

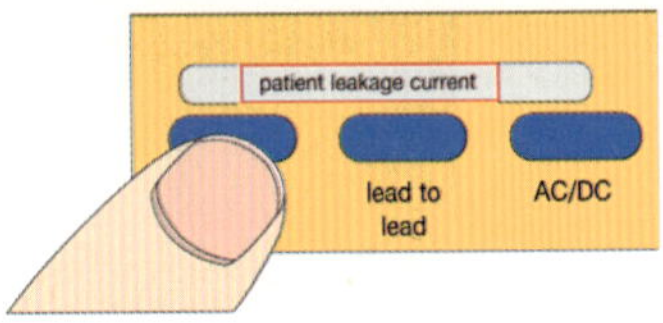

그림 4-61 환자누설전류 선택

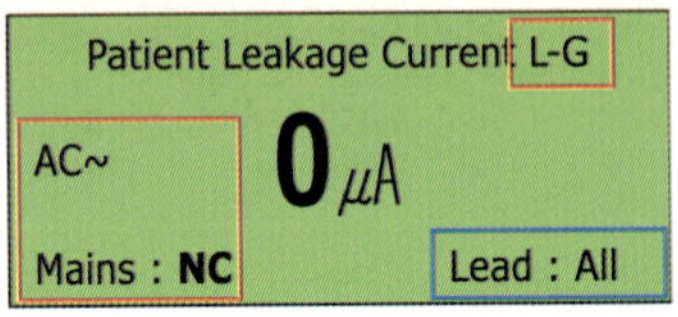

그림 4-62 환자누설전류 측정값

[22] Patient Leakage Current ECG 부문 AC-NCRM 측정은 그림 4-63 rev.M 버튼을 누르면 그림 4-64와 같이 측정값이 나타난다.

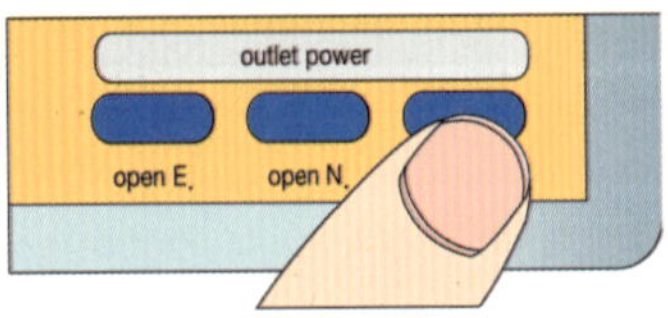

그림 4-63 AC-NCRM 선택

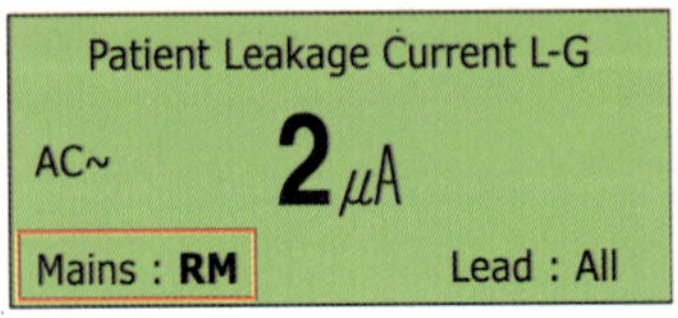

그림 4-64 AC-NCRM 측정값

[23] Patient Leakage Current ECG 부문 AC-ONRM 측정은 그림 4-65 open N 버튼을 누르면 그림 4-66과 같이 측정값이 나타난다.

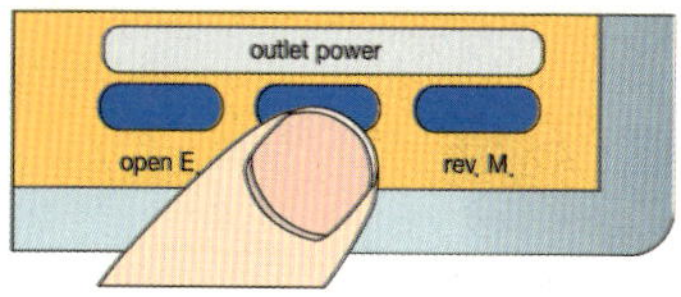

그림 4-65 AC-MORM 선택

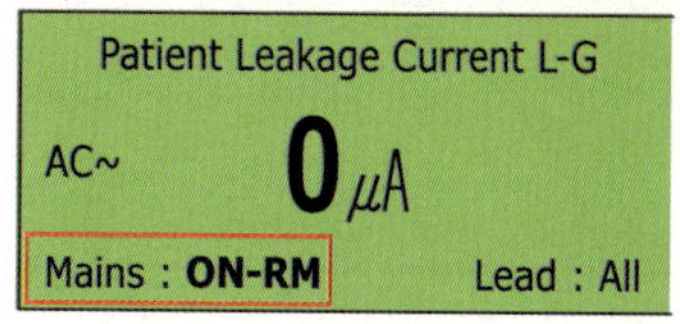

그림 4-66 AC-NORM 측정값

[24] Patient Leakage Current ECG 부문에서 AC-ON 측정은 그림 4-67과 같이 rev.M 버튼을 누르면 그림 4-68과 같이 측정값이 나타난다.

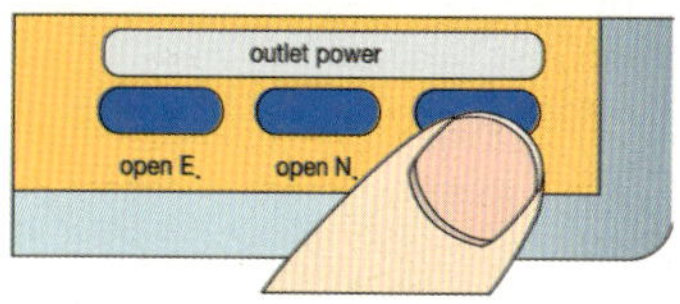

그림 4-67 AC-ON 선택

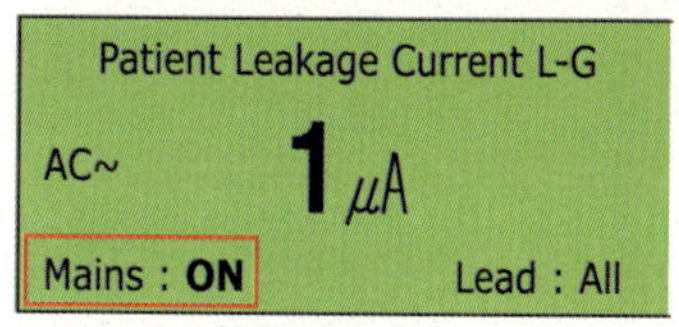

그림 4-68 AC-ON 측정값

[25] Patient Leakage Current ECG 부문에서 AC-OE 측정은 그림 4-69와 같이 open E 버튼을 누르면 그림 4-70과 같이 측정값이 나타난다.

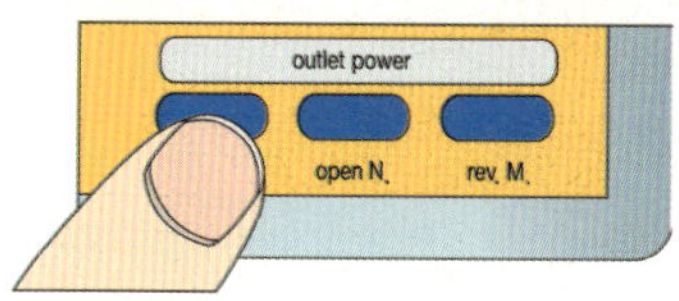

그림 4-69 AC-OE 선택

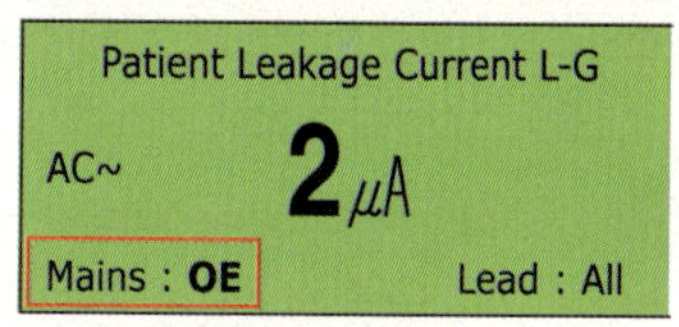

그림 4-70 AC-OE 측정값

[26] Patient Leakage Current ECG 부문에서 OE-RM 측정은 그림 4-71과 같이 rev.M 버튼을 누르면 그림 4-72와 같이 측정값이 나타난다.

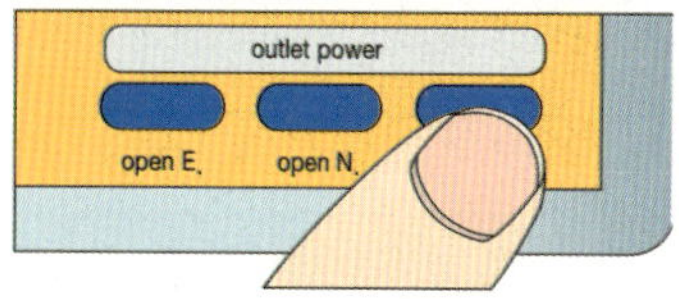

그림 4-71 OE-RM 선택

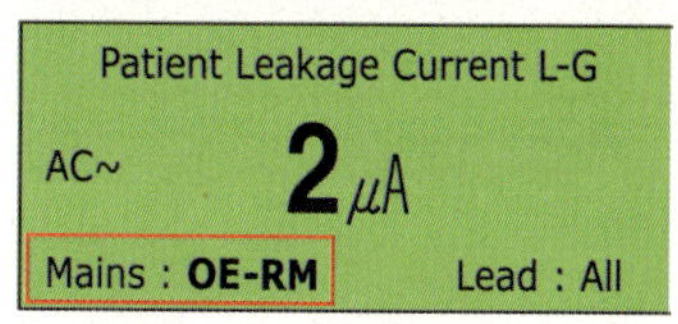

그림 4-72 OE-RM 측정값

[27] ECG 부문 측정이 끝나면, 체온(Temperature) 부문 측정으로 넘어간다. 그림 4-73의 Temp 케이블을 실습기기의 그림 4-74 TEMP 1, 2 삽입구에 2개를 삽입한다(그림 4-75).

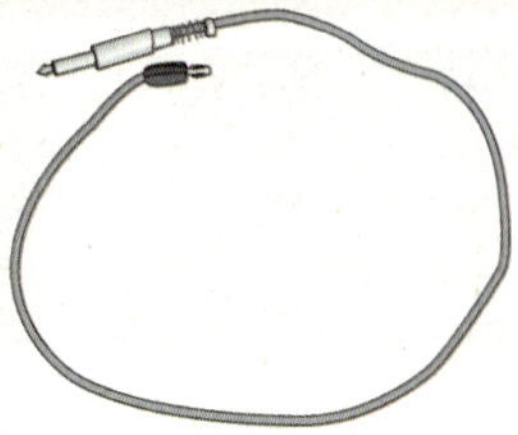

그림 4-73 체온측정 케이블

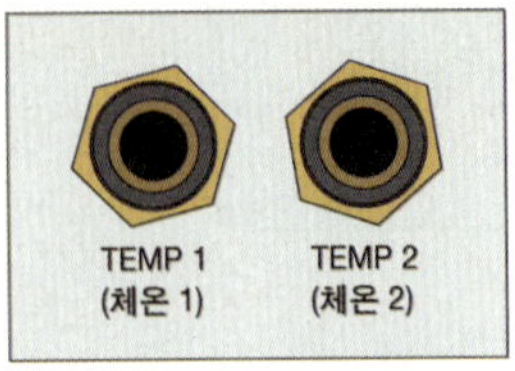

그림 4-74 체온측정 단자

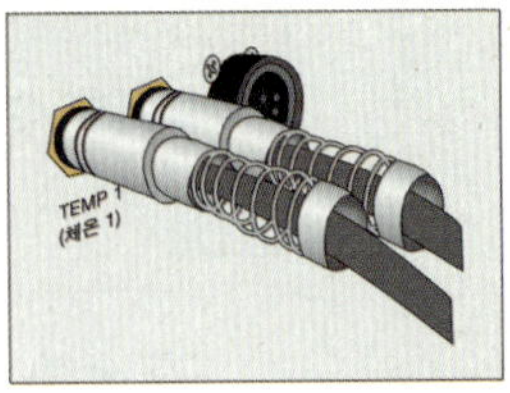

그림 4-75 체온측정단자 연결

[28] 그림 4-76과 같이 케이블을 연결한 뒤, 측정을 시작하면 그림 4-77과 같이 NC 측정값이 나타난다.

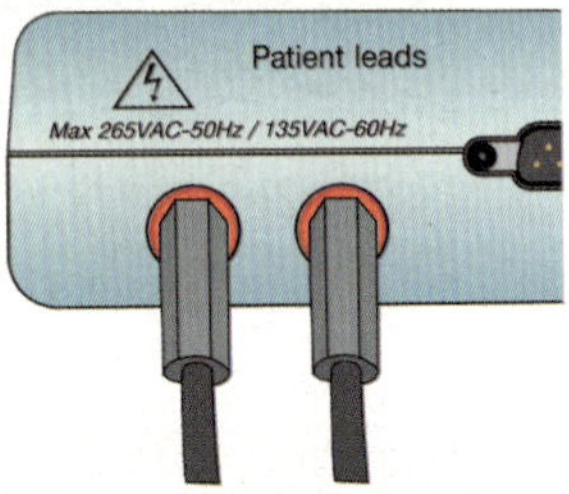

그림 4-76 체온측정단자 연결완성

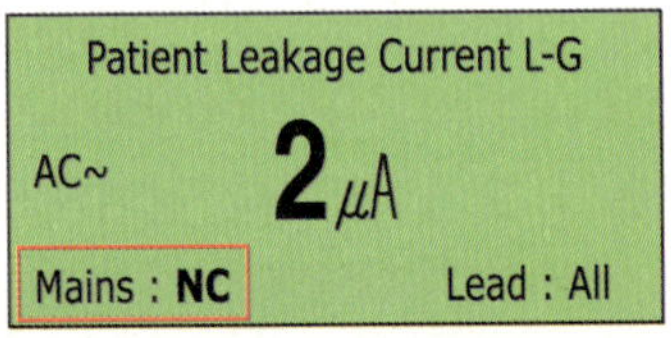

그림 4-77 NC 측정값

[29] Patient Leakage Current TEMP 부문 AC-NCRM 측정은 그림 4-78 rev.M 버튼을 누르면 그림 4-79와 같이 측정값이 나타난다.

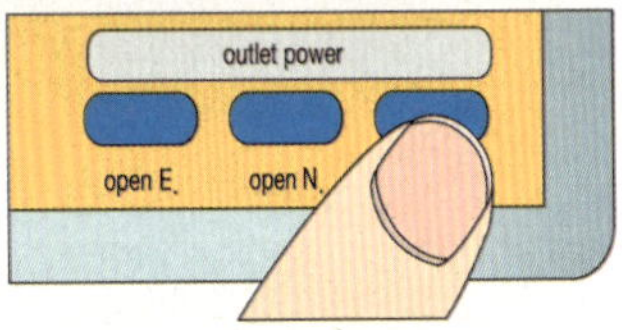

그림 4-78 온도 AC-NCRM 선택

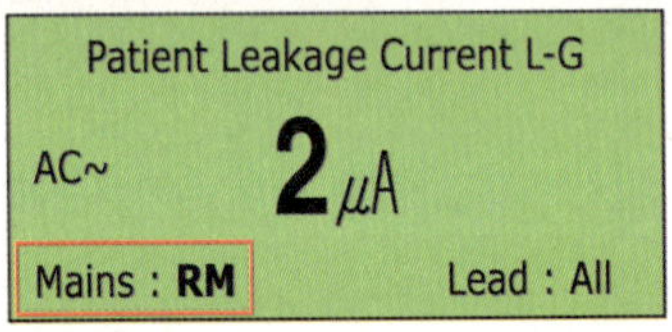

그림 4-79 온도 AC-NCRM 측정값

[30] Patient Leakage Current TEMP 부문 AC-ONRM 측정은 그림 4-80 open N 버튼을 누르면 그림 4-81과 같이 측정값이 나타난다.

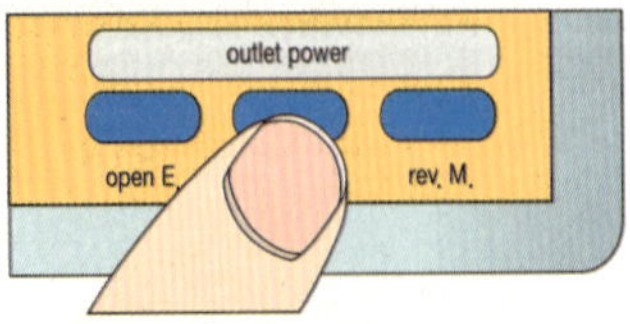

그림 4-80 온도 AC-ONRM 선택

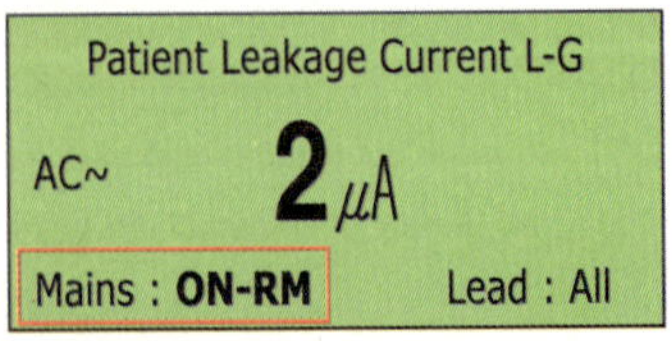

그림 4-81 온도 AC-ONRM 측정값

[31] Patient Leakage Current TEMP 부문에서 AC-ON 측정은 그림 4-82와 같이 rev.M 버튼을 누르면 그림 4-83과 같이 측정값이 나타난다.

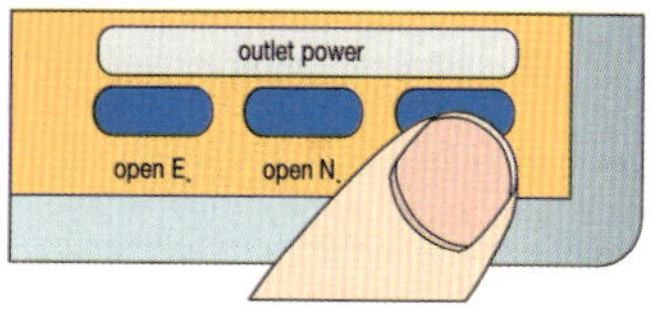

그림 4-82 온도 AC-ON 선택

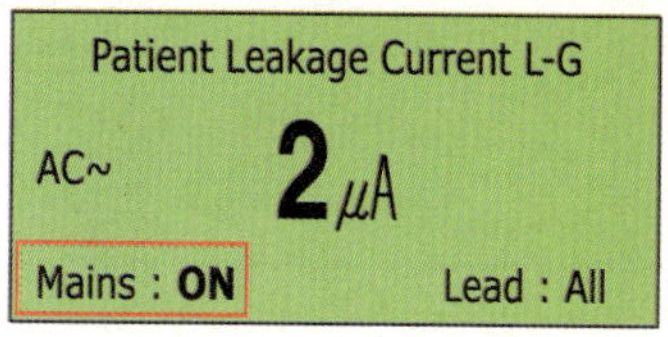

그림 4-83 온도 AC-ON 측정값

[32] Patient Leakage Current TEMP 부문에서 AC-OE 측정은 그림 4-84와 같이 open E 버튼을 누르면 그림 4-85와 같이 측정값이 나타난다.

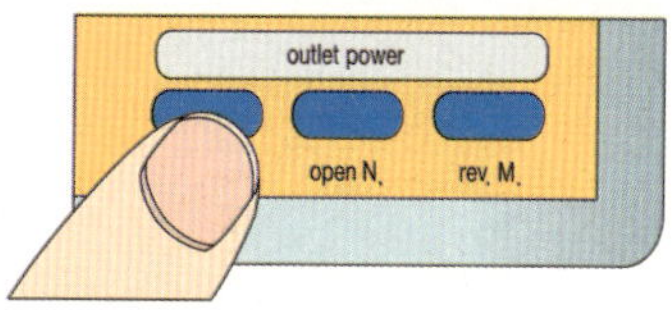

그림 4-84 온도 AC-OE 선택

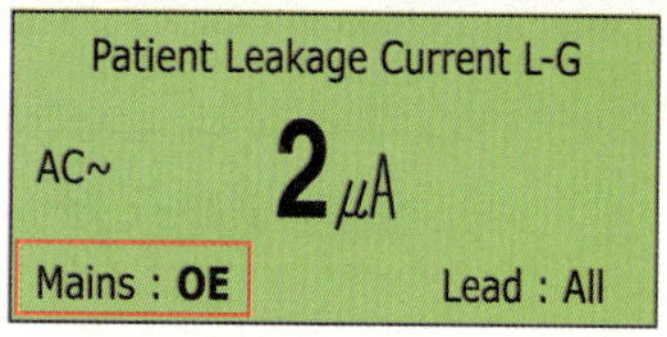

그림 4-85 온도 AC-OE 측정값

[33] Patient Leakage Current TEMP 부문에서 OE-RM 측정은 그림 4-86과 같이 rev.M 버튼을 누르면 그림 4-87과 같이 측정값이 나타난다.

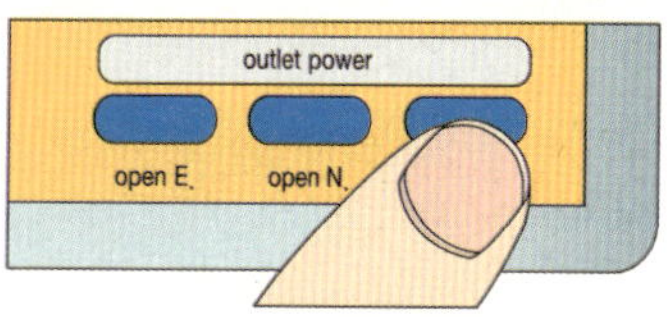

그림 4-86 온도 OE-RM 선택

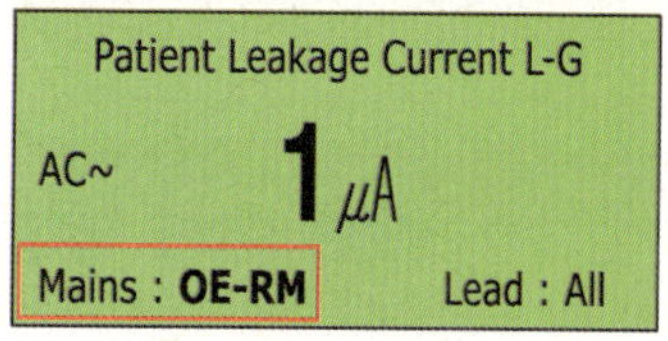

그림 4-87 온도 OE-RM 측정값

[34] 그림 4-88은 SpO_2 부문 누설전류 측정 케이블이다. 그림 4-89 실습기기에 장착하여(그림 4-90) 측정을 시작한다.

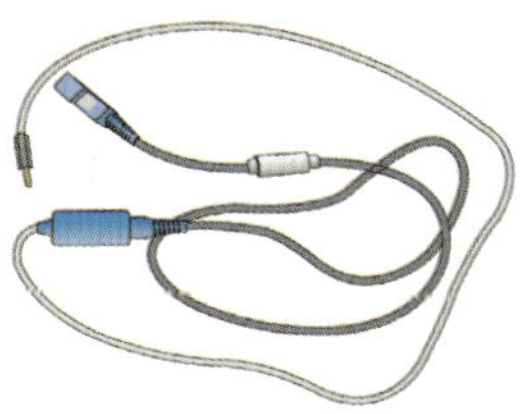

그림 4-88 산소포화도 누설전류 측정케이블

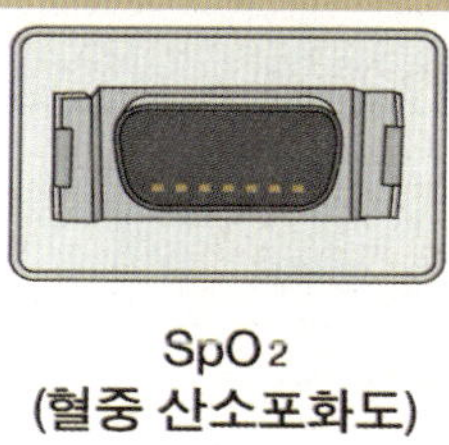

그림 4-89 실습기기 단자

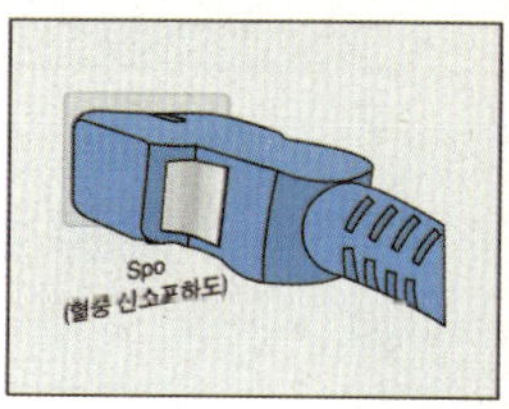

그림 4-90 단자연결 모양

[35] 그림 4-91과 같이 케이블을 연결한 뒤, 측정을 시작하면 그림 4-92와 같이 NC 측정값이 나타난다.

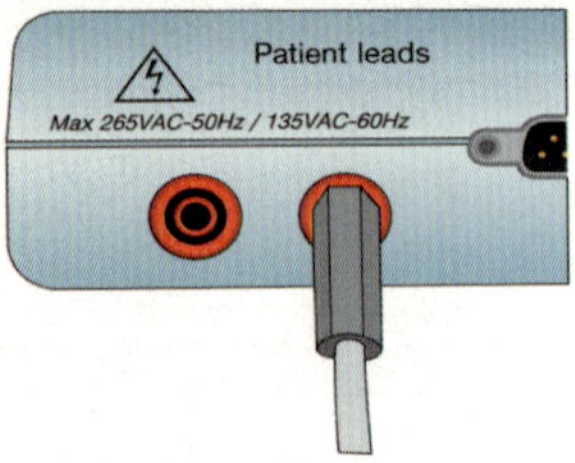

그림 4-91 산소포화도 NC 선택

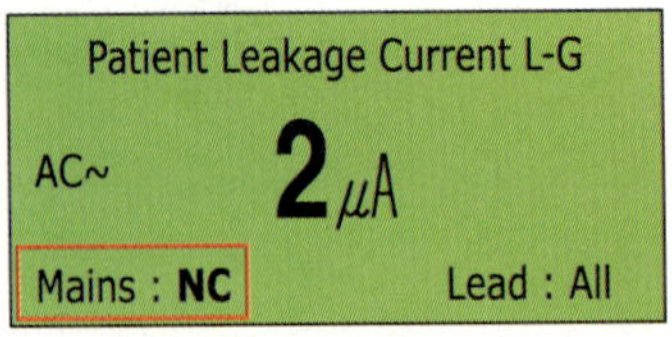

그림 4-92 산소포화도 NC 측정값

[36] Patient Leakage Current SpO_2 부문 AC-NCRM 측정은 그림 4-93과 같이 rev.M 버튼을 누르면 그림 4-94와 같이 측정값이 나타난다.

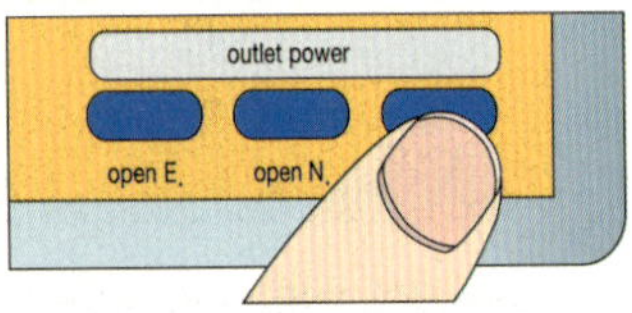

그림 4-93 산소포화도 AC-NCRM 선택

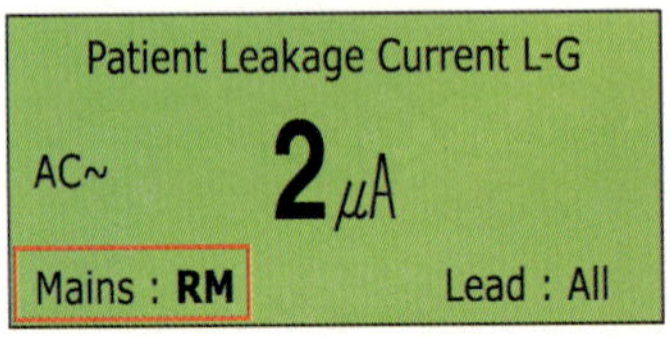

그림 4-94 산소포화도 AC-NCRM 측정값

[37] Patient Leakage Current SpO_2 부문 AC-ONRM 측정은 그림 4-95와 같이 open N 버튼을 누르면 그림 4-96과 같이 측정값이 나타난다.

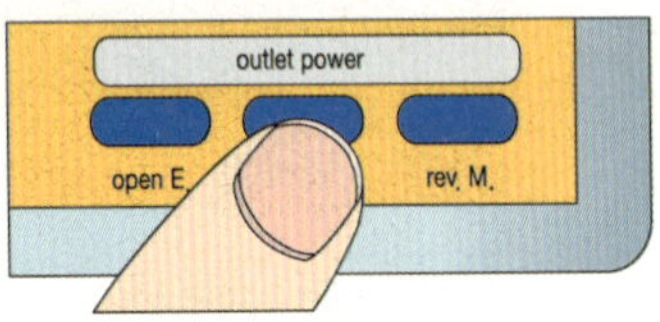

그림 4-95 산소포화도 AC-ONRM 선택

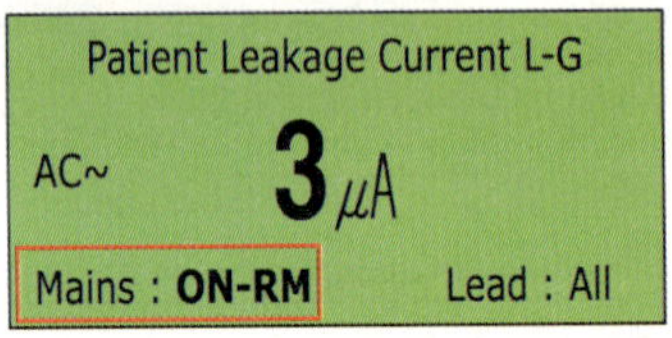

그림 4-96 산소포화도 AC-ONRM 측정값

[38] Patient Leakage Current SpO_2 부문에서 AC-ON 측정은 그림 4-97과 같이 rev.M 버튼을 누르면 그림 4-98과 같이 측정값이 나타난다.

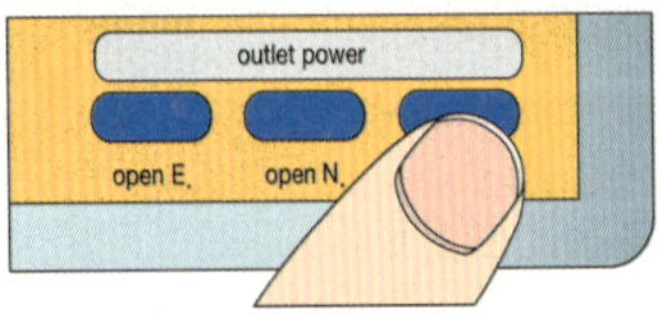

그림 4-97 산소포화도 AC-ON 선택

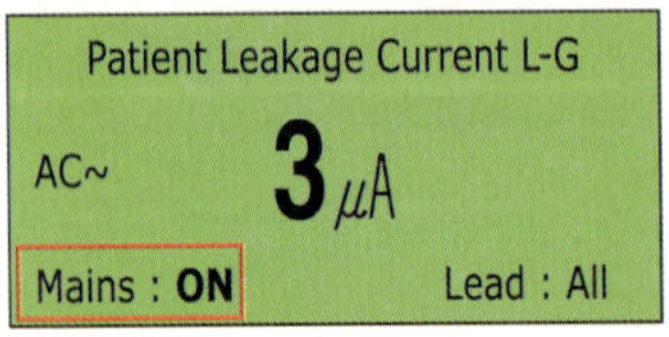

그림 4-98 산소포화도 AC-ON 측정값

[39] Patient Leakage Current SpO_2 부문에서 AC-OE 측정은 그림 4-99와 같이 open E 버튼을 누르면 그림 4-100과 같이 측정값이 나타난다.

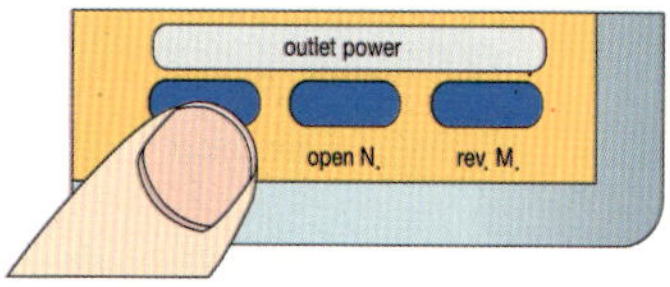

그림 4-99 산소포화도 AC-OE 선택

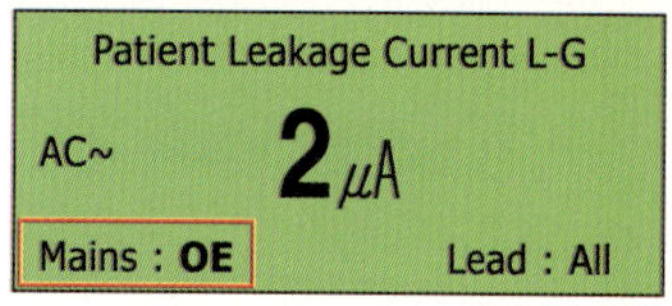

그림 4-100 산소포화도 AC-OE 측정값

[40] Patient Leakage Current SpO_2 부문에서 OE-RM 측정은 그림 4-101과 같이 rev.M 버튼을 누르면 그림 4-102와 같이 측정값이 나타난다.

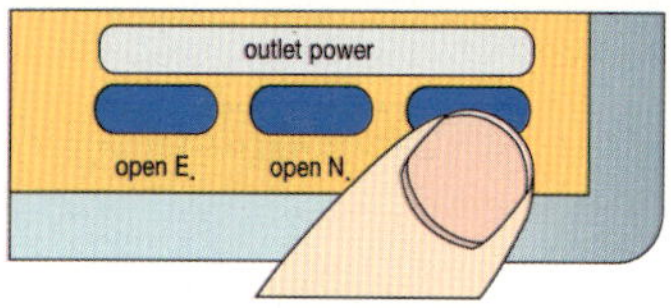

그림 4-101 산소포화도 OE-RM 선택

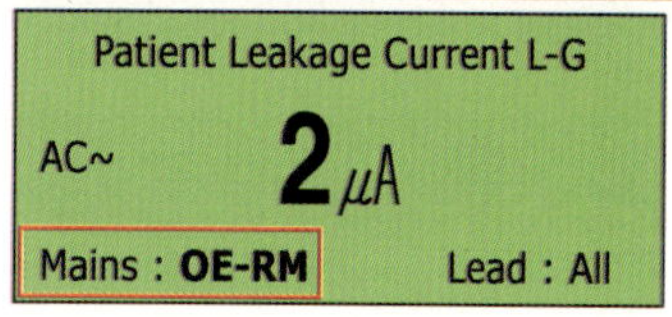

그림 4-102 산소포화도 OE-RM 측정값

[41] Patient auxiliary current(환자측정전류) ECG 부문 NC 측정은 그림 4-103과 같이 기기의 Patient Leakage Current 부분에서 lead to lead 버튼을 누른다. 이 버튼을 한 번씩 누를 때마다 그림 4-104의 파란색 선 Lead : 1~10로 변하는데, Lead 1, 2, 3, 4, 5까지에서 NC, NCRM, ON, ONRM, OE, OE-RM을 각각 측정(ECG는 리드선이 5개로 구성된다)한다. Lead 변경은 lead to lead 버튼을 한 번씩 누른다. 그림 4-103의 AC : DC 버튼을 눌러 AC에 맞추면 그림 4-104와 같이 측정값이 나타난다.

※ [참고] DC 부문 측정은 AC를 DC로 바꾼 다음, AC와 같은 방법으로 측정한다.

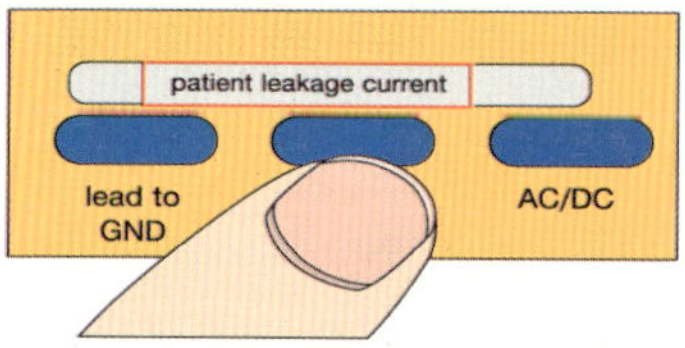

그림 4-103 환자측정전류 NC 선택

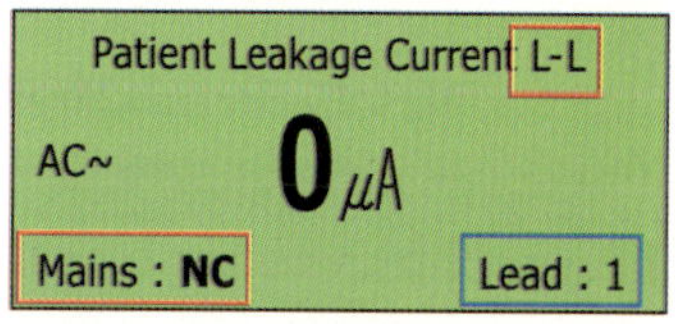

그림 4-104 환자측정전류 NC 측정값

[42] Patient auxiliary current ECG 부문 AC-NCRM 측정은 그림 4-105 rev.M 버튼을 누르면 그림 4-106과 같이 측정값이 나타난다.

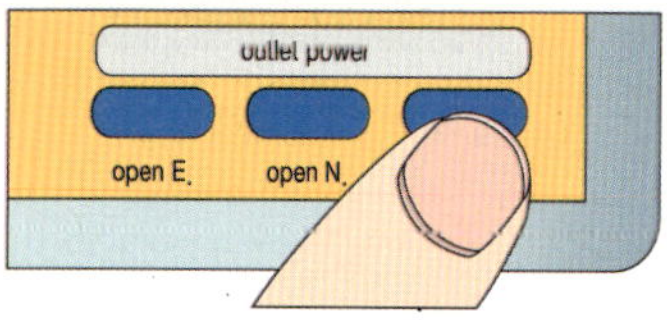

그림 4-105 환자측정전류 AC-NCRM 선택

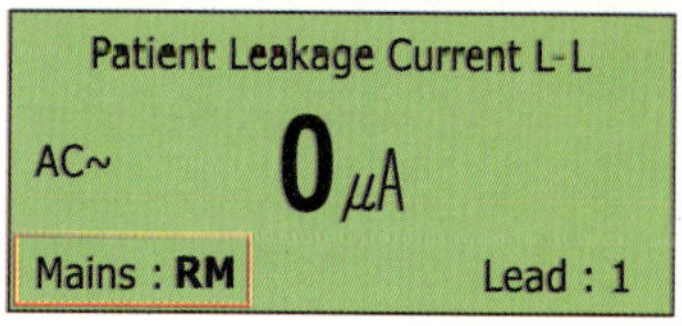

그림 4-106 환자측정전류 AC-NCRM 측정값

[43] Patient auxiliary current ECG 부문 AC-ONRM 그림 4-107 측정은 open N 버튼을 누르면 그림 4-108과 같이 측정값이 나타난다.

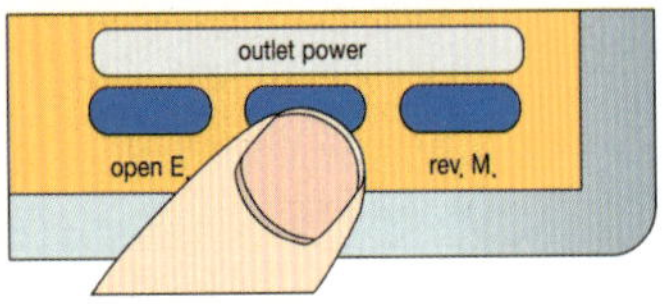

그림 4–107 환자측정전류 AC–ONRM 선택

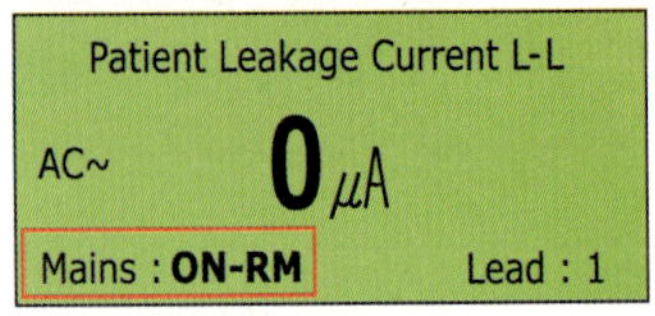

그림 4–108 환자측정전류 AC–ONRM 측정값

[44] Patient auxiliary current ECG 부문에서 AC-ON 측정은 그림 4-109와 같이 rev.M 버튼을 누르면 그림 4-110과 같이 측정값이 나타난다.

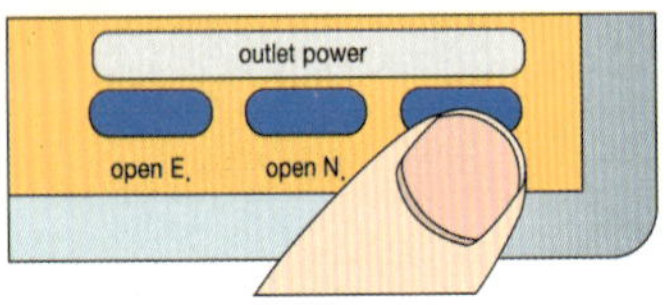

그림 4–109 환자측정전류 AC–ON 선택

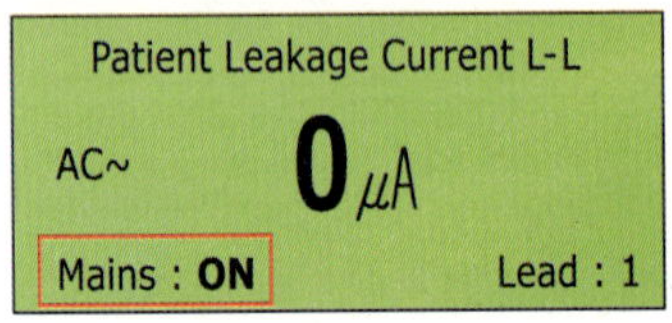

그림 4–110 환자측정전류 AC–ON 측정값

[45] Patient auxiliary current ECG 부문에서 AC-OE 측정은 그림 4-111과 같이 open E 버튼을 누르면 그림 4-112와 같이 측정값이 나타난다.

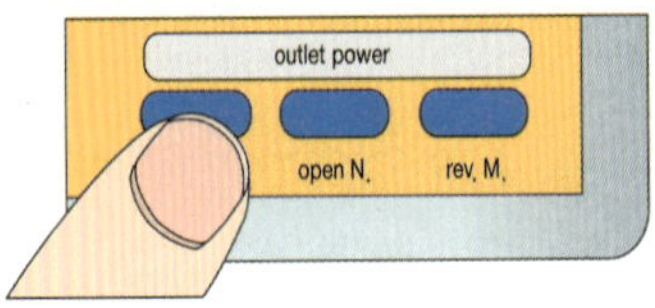

그림 4–111 환자측정전류 AC–OE 선택

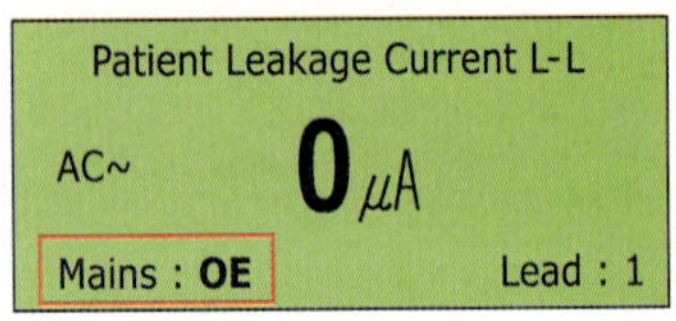

그림 4–112 환자측정전류 AC–OE 측정값

[46] Patient auxiliary current ECG 부문에서 OE-RM 측정은 그림 4-113과 같이 rev.M 버튼을 누르면 그림 4-114와 같이 측정값이 나타난다.

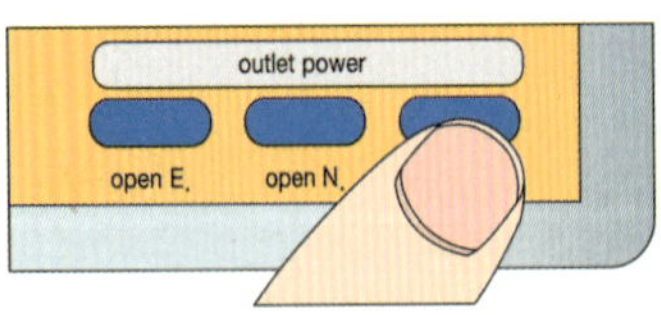

그림 4–113 환자측정전류 OE–RM 선택

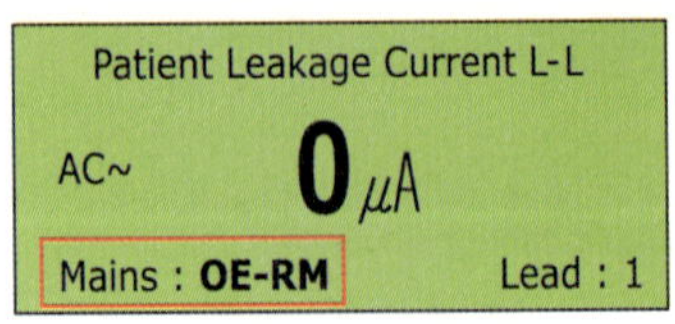

그림 4–114 환자측정전류 OE–RM 측정값

[47] Patient auxiliary current TEMP 부문은 설명 [35]와 같이 그림 4-115 TEMP 케이블을 연결하여 측정을 시작하면 그림 4-116과 같이 NC 측정값이 나타난다.

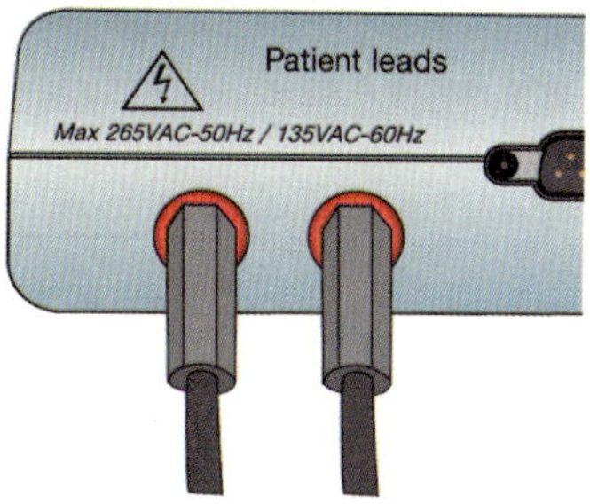

그림 4-115 환자측정전류 TEMP NC 연결

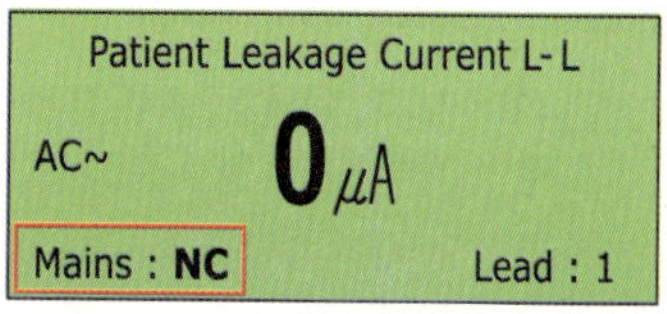

그림 4-116 환자측정전류 TEMP NC 측정값

[48] Patient auxiliary current TEMP 부문 AC-NCRM 측정은 그림 4-117과 같이 rev.M 버튼을 누르면 그림 4-118과 같이 측정값이 나타난다.

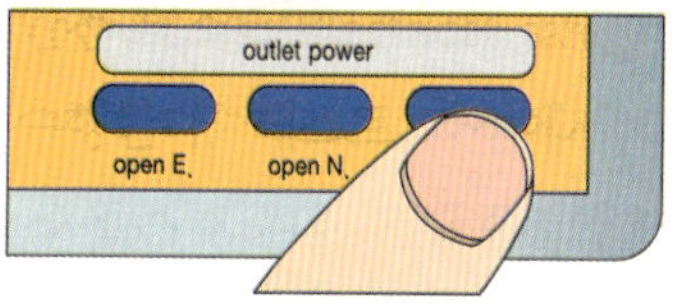

그림 4-117 환자측정전류 TEMP AC-NCRM 선택

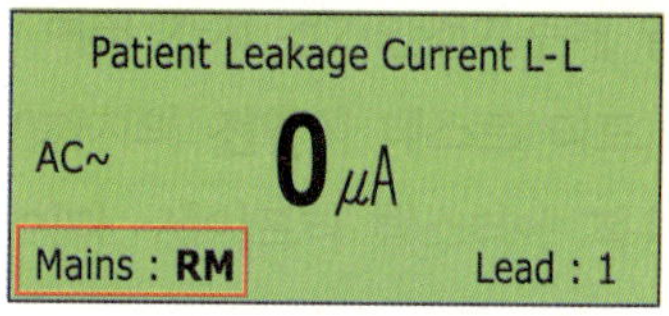

그림 4-118 환자측정전류 TEMP AC-NCRM 측정값

[49] Patient auxiliary current TEMP 부문 AC-ONRM 측정은 그림 4-119와 같이 open N 버튼을 누르면 그림 4-120과 같이 측정값이 나타난다.

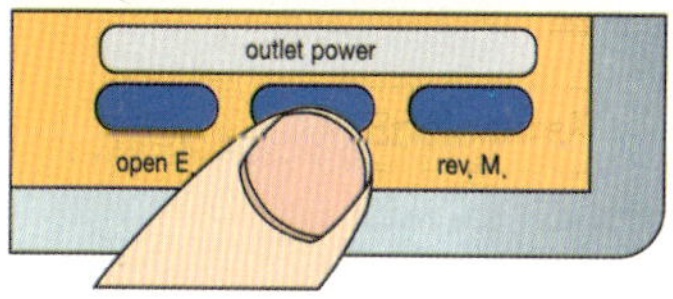

그림 4-119 환자측정전류 TEMP AC-ONRM 선택

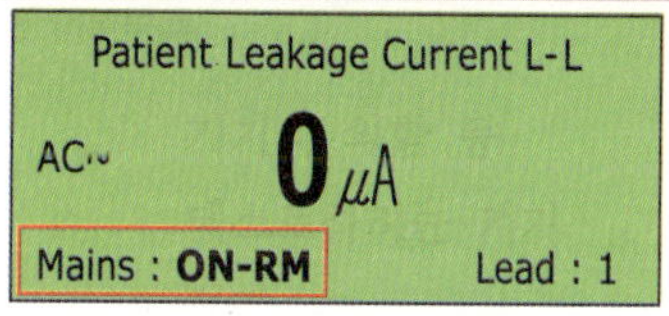

그림 4-120 환자측정전류 TEMP AC-ONRM 측정값

[50] Patient auxiliary current TEMP 부문에서 AC-ON 측정은 그림 4-121과 같이 rev.M 버튼을 누르면 그림 4-122와 같이 측정값이 나타난다.

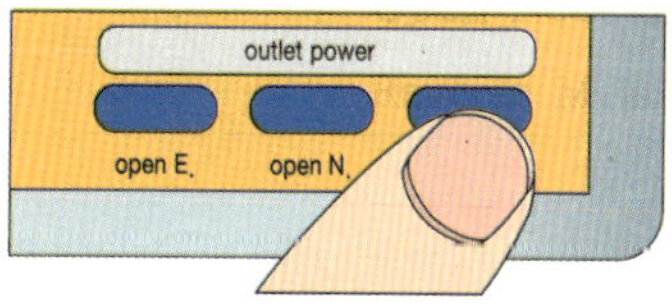

그림 4-121 환자측정전류 TEMP AC-ON 선택

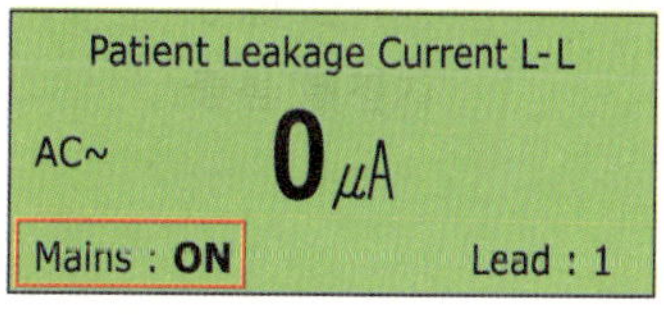

그림 4-122 환자측정전류 TEMP AC-OM 측정값

[51] Patient auxiliary current TEMP 부문에서 AC-OE 측정은 그림 4-123과 같이 open E 버튼을 누르면 그림 4-124와 같이 측정값이 나타난다.

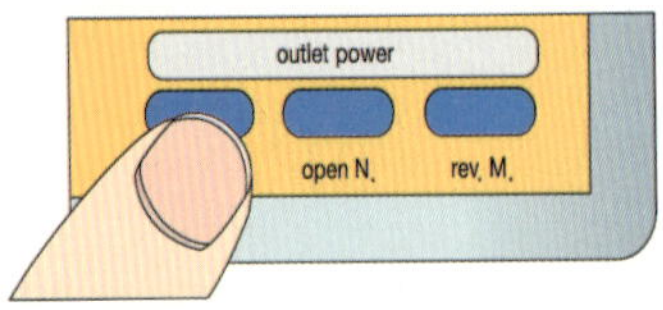

그림 4-123 환자측정전류 TEMP AC-OE 선택

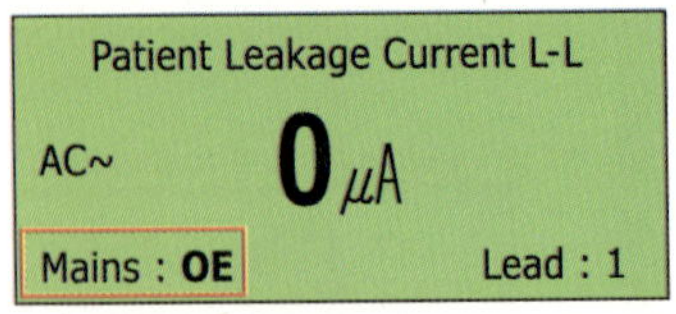

그림 4-124 환자측정전류 TEMP AC-OE 측정값

[52] Patient auxiliary current TEMP 부문에서 OE-RM 측정은 그림 4-125와 같이 rev.M 버튼을 누르면 그림 4-126과 같이 측정값이 나타난다.

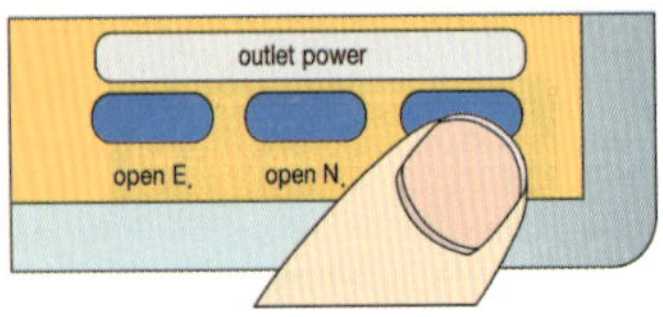

그림 4-125 환자측정전류 TEMP OE-RM 선택

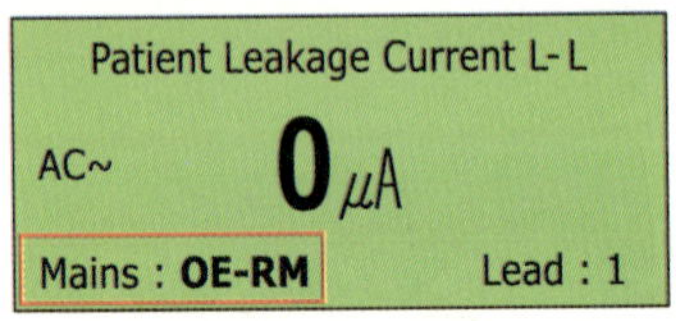

그림 4-126 환자측정전류 TEMP OE-RM 측정값

[53] Mains on Applied Part는 메인 전압이 20[%] 상승하였을 때 환자 장착부에 흐르는 누설전류로서 측정법은 그림 4-127과 같이 lead ISO 버튼을 누르고 있으면 측정이 시작되며, 버튼을 떼면 측정이 중지된다. 측정 여부의 확인은 그림 4-128의 파란색 선 안의 쐐기 모양이 나타나면 측정이 되고 있다는 표시이다. ECG 부문 측정(SFC : Single Fault Condition : 단일고장상태)은 그림 4-128과 같다.

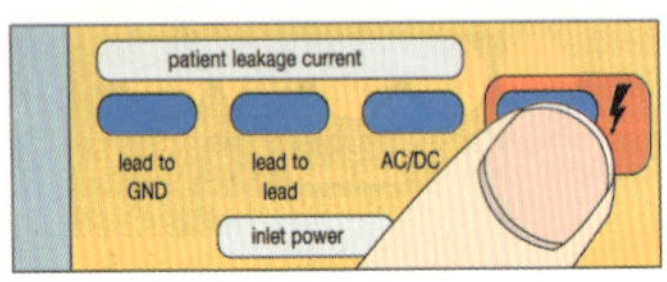

그림 4-127 메인전압 20% 상승 선택

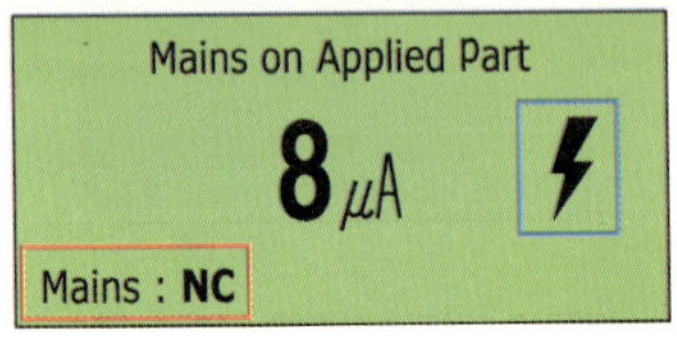

그림 4-128 메인전압 20%상승 시 누설전류값

[54] Mains on Applied Part ECG 부문 SFCRM(Single Fault Condition Reverse Main : 단일고장상태 반전) 측정은 그림 4-129와 같이 rev.M 버튼을 누르고 lead ISO 버튼을 누르고 있으면 그림 4-130과 같이 측정값이 나타난다.

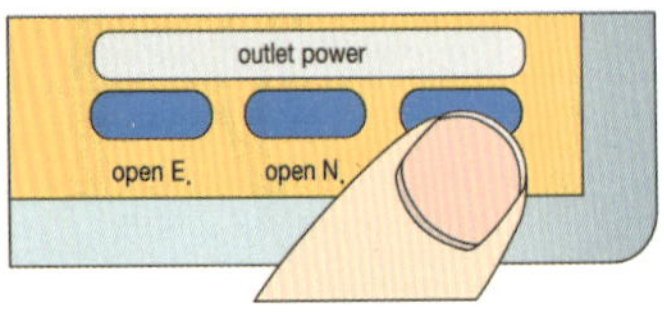

그림 4-129 메인전압 단일 고장상태 반전 선택

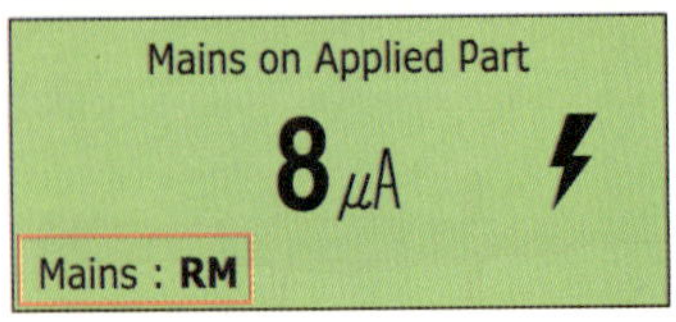

그림 4-130 메인전압 단일 고장상태 측정값

[55] Mains on Applied Part TEMP 부문 SFC 측정은 그림 4-131과 같이 TEMP 케이블을 연결한 다음, lead ISO 버튼을 누르고 있으면 그림 4-132와 같이 측정값이 나타난다.

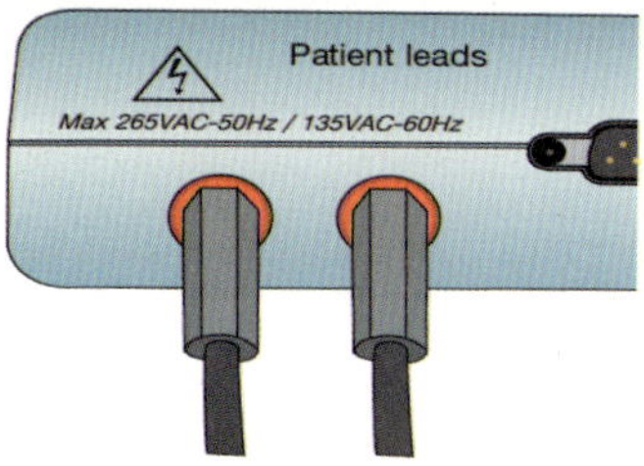

그림 4-131 SFC 측정을 위한 연결

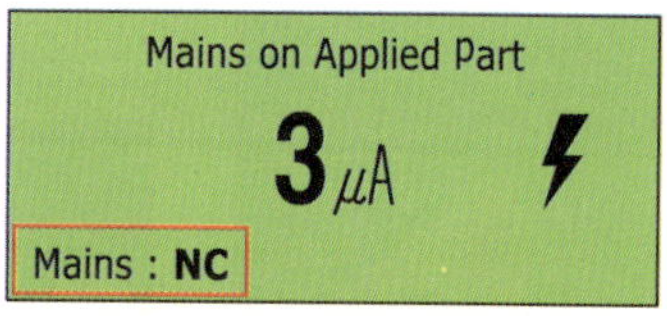

그림 4-132 SFC 측정값

[56] Mains on Applied Part TEMP 부문 SFCRM 측정은 그림 4-133과 같이 rev.M 버튼을 누르고 lead ISO 버튼을 누르고 있으면 그림 4-134와 같이 측정값이 나타난다.

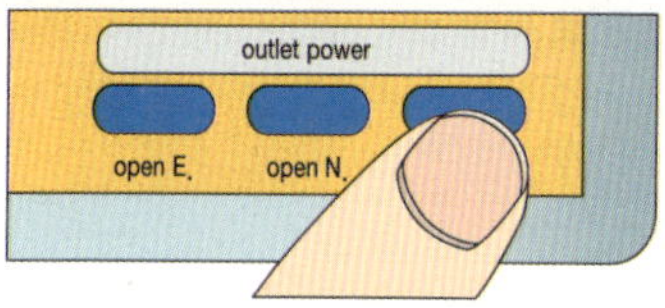

그림 4-133 SFCRM 선택

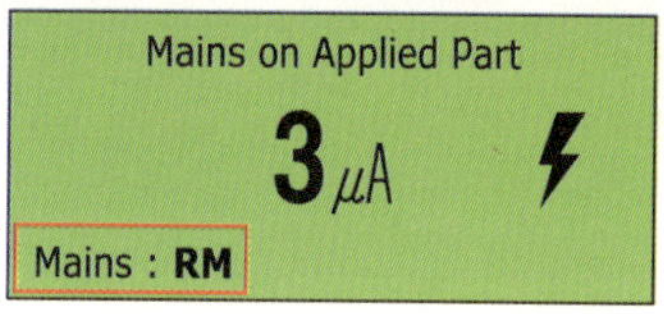

그림 4-134 SFCRM 선택시 누설전류값

[57] Mains on Applied Part TEMP 부문 SFC 측정은 그림 4-135와 같이 SpO_2 케이블을 연결한 다음, lead ISO 버튼을 누르고 있으면 그림 4-136과 같이 측정값이 나타난다.

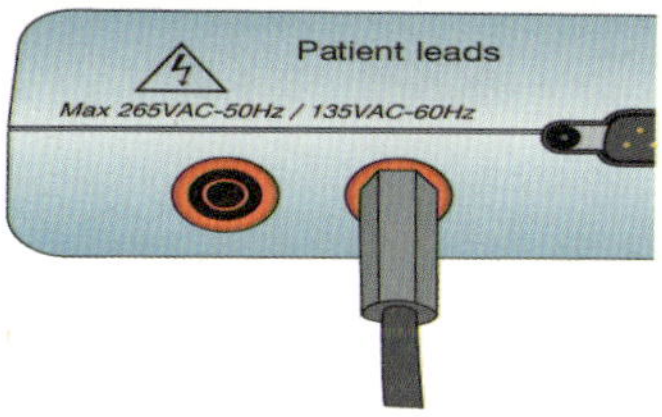

그림 4-135 SFC 측정을 위한 SpO_2 케이블 연결

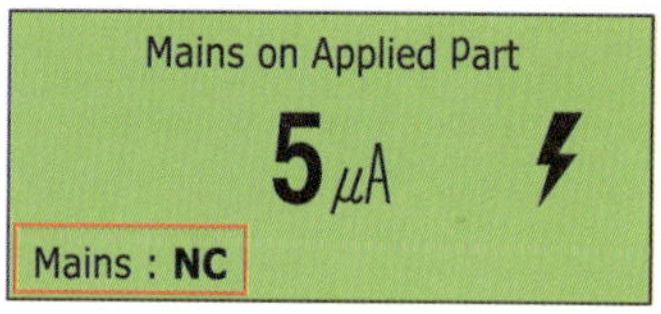

그림 4-136 SFCRM 선택시 누설전류값 SFC 측정값

[58] Mains on Applied Part SpO_2 부문 SFCRM 측정은 그림 4-137과 같이 rev.M 버튼을 누르고 lead ISO 버튼을 누르고 있으면 그림 4-138과 같이 측정값이 나타난다.

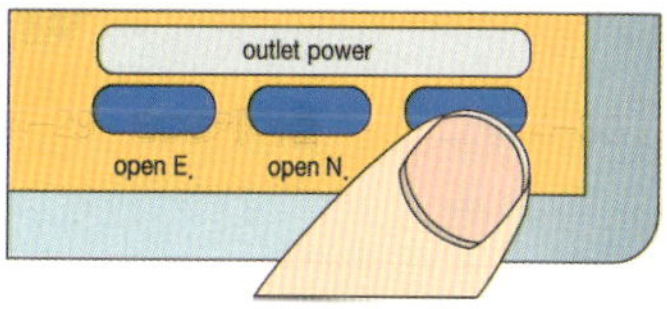

그림 4-137 SFCRM 측정을 위한 SpO_2케이블연결

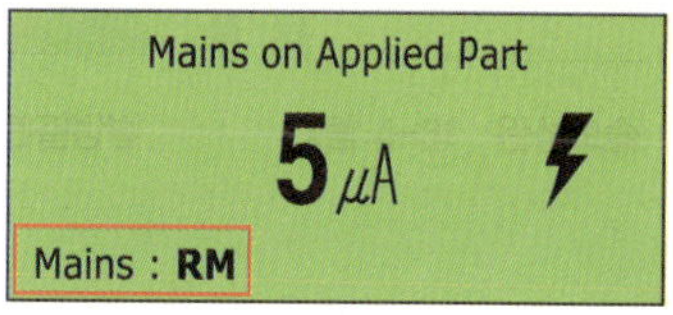

그림 4-138 SpO_2 부문 SFCRM 누설전류값

제4장 의료기기의 안전

실습 4-2

2단원에서 사용한 수액 약물 주입기를 세이프티 테스터기에 [1]에서 [8]의 순서에 따라 연결하고 표 4-17의 항목을 순서대로 테스트하여 기록하시오.

1. 실습에 필요한 계측기 : 세이프티 테스터 및 수액 약물 주입기
2. 실습방법 : 참고 [1]~[8]은 전원 및 신호 연결방법이고 [9]부터는 항목별 테스트방법임.

실습 4-3

3단원에서 사용한 초음파 치료기를 세이프티 테스터기에 [1]에서 [8]의 순서에 따라 연결하고 표 4-17의 항목을 순서대로 테스트하여 기록하시오.

1. 실습에 필요한 계측기 : 세이프티 테스터 및 초음파 치료기
2. 실습방법 : 참고 [1]~[8]은 전원 및 신호 연결방법이고 [9]부터는 항목별 테스트 방법임.

단원정리

1. 의료현장에서 주의할 안전문제

안전의 종류	내용과 예
열적 안전	이상고온, 이상저온, 발열의 집중, 항온유지 불능, 폭발, 화재 등
방사선적 안전	방사선 누설, 과대 에너지 조사, 장기간 작용 등
광학적 안전	과도한 집중, 목표물 이외의 누설(반사, 산란 등)
전기적 안전	감전, 과대 에너지, 다른 기기의 간섭, 정보의 왜곡
기계적 안전	낙하, 압박, 예리한 에지(edge), 고무관의 파영, 혈액누설, 초음파의 접속
화학적 안전	의료용 가스나 약품의 오용, 용량의 과다 또는 과소, 기기의 부식, 재질의 변화, 폭발, 화재 등
생물학적 안전	멸균 불완전에 의한 세균감염, 혈전이나 기포의 혼입, 생리적 반응에 의한 것 등

2. 각종 에너지의 한계

에너지	작용 대상	안전한계
고주파 전류	피부 고환	1 [W/cm^2] 0.1 [W/cm^2]
저주파 전류	이탈한계 심실세동	10 [mA] 0.1 [mA]
온도	영상	450 [℃]
초음파	카베이션 열작용 생식세포	10 [W/cm^2] [W/cm^2] [W/cm^2]
자 계		정설 없음

3. 의료용 전기기기의 연속누설전류 및 환자측정전류의 허용치

(단위 : mA)

전류의 경로	B형 기기		BF형 기기		CF형 기기	
	정상 상태	단일 고장상태	정상 상태	단일 고장상태	정상 상태	단일 고장상태
접지누설전류	0.5	1	0.5	1	0.5	1
외장누설전류	0.1	0.5	0.1	0.5	0.01	0.5
환자누설전류-1(장착부에서 대지에 흐르는 전류)	0.1	0.5	0.1	0.5	0.01	0.05
환자누설전류-2(신호 입출력부에 옮긴 전원전압에 따른다)	-	5	-	-	-	-
환자누설전류-3(장착부에 옮겨진 전원전압에 따른다)	-	-	-	5	-	0.05
환자측정전류 - 직류 - 교류	0.01 0.1	0.5	0.01 0.1	0.5	0.01	0.05

학습평가문제

01 다음 중 과도한 전류가 신체의 일부를 통하여 흐를 때 나타나는 증상이 아닌 것은?

① 피부표면에서의 높은 피부저항에 의하여 저항성 발열로 인한 화상
② 기능을 잃은 세포에 활동전위를 유발하여 원래의 기능을 회복
③ 전류가 감각 또는 운동신경세포로 전달되어서 원하지 않는 활동전위를 유발
④ 직류전류와 고전압에 의한 조직의 손상이 발생
⑤ 고전류에 의하여 피부조직에서 화상이 발생

02 다음 중 의료기기의 안정성을 고려할 때 생각하지 않아도 될 부분은?

① 기기의 안정성을 확실하게 확보하여야 한다.
② 다른 의료기기의 고장이나, 위험을 유발해서는 안 된다.
③ 기기의 기능 및 성능이 손상되지 않도록 상호 간의 서브 외란의 영향, 신뢰성 등을 고려한다.
④ 위험을 의식하거나 위험하다고 판단할 수 없거나 위험을 느껴도 피할 수 없을 수도 있다.
⑤ 생물학적 안정성도 확보되어야 한다.

03 다음 중 의료기기에 의한 위험의 기본요소가 아닌 것은?

① 성능의 열화, 동작의 불량
② 기기 바깥에서 받은 에너지
③ 유해물질, 병원체의 오염
④ 기기 성능의 결함, 정지
⑤ 기기에서 나오는 에너지

04 다음 중 심실세동을 일으키는 전류의 범위는?

① 교류 40[mA] 2초~400[mA] 1초
② 교류 35[mA] 5초~200[mA] 2초
③ 직류 25[mA] 5초~75[mA] 3초
④ 교류 52[mA] 5초~518[mA] 0.05초
⑤ 구형파 25[mA] 5초~75[mA] 3초

05 다음에서 심전계나 그 밖의 다른 전기장치들과 환자 사이의 상호작용에서 비롯되는 전기충격의 위험을 제거함으로써 환자를 보호하기 위하여 심전계의 입력단에 설치하는 보호회로에 속하는 것 세 가지를 고르시오.

a. 두 개의 실리콘 다이오드를 극성전압이 반대가 되도록 병렬연결한다.
b. 두 개의 제너 다이오드를 서로 반대 방향으로 직렬연결한다.
c. 높은 항복전압을 갖는 가스방전관을 전류제한 저항과 함께 사용하여 증폭기의 입력단에 연결한다.
d. 부입력 용량 증폭기를 구동증폭기의 입력단에 설치한다.

e. 근육, 신경세포 등은 축적된 피폭량에 의해 손상을 받는다.

① a, d, e　② a, b, d
③ a, b, c　④ b, c, d
⑤ a, c, d

06 방사선의 피폭을 방지하기 위하여 진단용 방사선 발생장치를 설치한 장소의 방사선차폐시설과 방사선 장해방어용 기구를 말하는 것을 다음 중 무엇이라고 하는가?

① 방사선 방어시설
② 진단용 X-선장치
③ 전산화 단층촬영장치
④ 진단용 X-선 발생장치
⑤ 영상촬영장치

07 방사선구역의 기준치가 되는 외부방사선량이 1주당 얼마 이상인 곳에 벽, 방어칸막이를 설치하여야 하는가?

① 50 [mrem]　② 40 [mrem]
③ 30 [mrem]　④ 10 [mrem]
⑤ 5 [mrem]

08 다음 중 진단용 방사선 발생장치의 검사를 받아야 하는 경우에 맞지 않는 것은?

① 진단용 방사선 발생장치의 안전에 영향을 끼치는 경우
② 검사를 받은 후 2년이 지난 경우
③ 진단용 방사선 발생장치를 설치하거나 이전하여 설치하는 경우
④ 진단용 방사선 발생장치의 전원시설을 바꾸는 경우
⑤ 검사를 받은 후 3년이 지난 경우

09 피부에 대해 등가선량 한도는 연간 몇 [mSv]인가?

① 2000 [mSv]　② 1250 [mSv]
③ 1000 [mSv]　④ 500 [mSv]
⑤ 240 [mSv]

10 다음 중 의료기기의 생물학적 평가와 관련하여 고려되어야 하는 사항으로 맞지 않는 것은?

① 용출물　② 제조
③ 제조방법　④ 분해산물
⑤ 재료

11 다음 중 단기적 생물학적 영향을 검사하는 시험이 맞지 않는 것은?

① 급성 독성시험　② 감작성시험
③ 자극성시험　④ 아급성 독성시험
⑤ 용혈성 및 응혈성 시험

12 다음 중 장기 또는 특정한 독성영향을 검사하는 시험이 맞지 않는 것은?

① 생식독성시험　② 발암성시험
③ 만성 독성시험　④ 유전독성시험
⑤ 응혈성시험

13 방사선 관계 종사자의 유효선량의 연간한도는 얼마 이하이어야 하는가?

① 50[mSv]　② 100[mSv]　③ 150[mSv]
④ 200[mSv]　⑤ 250[mSv]

14 다음 중 진단용 방사선의 안전관리책임자의 직무가 아닌 것은?

① 진단용 방사선발생장치 고장수리
② 진단영상정보 관련 설비의 안전관리
③ 진단용 방사선 안전관리업무의 계획, 평가
④ 소속 방사선 관계종사자에 대한 자체교육 훈련의 실기
⑤ 피폭선량계의 파손 및 분식사실의 측정기관에 통보

15 다음 중 방사능 단위는?

① [HU]　② [Ohm]　③ [Ci]
④ [Rayl]　⑤ [mSv]

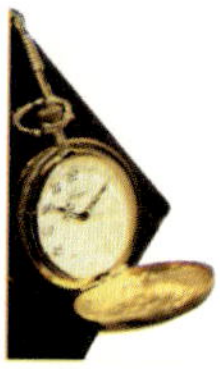

부록

학습평가문제 정답 및 해설

■ 제1장

번호	정답	해 설
1	③	방사성 동위원소를 일정한 농도 이상으로 함유한 물질을 방사성 물질이라 하며, 방사성 물질 또는 방사성 동위원소의 양은 방사능으로 나타낸다. 방사능의 표준단위는 베크렐(Bq : Becquerel)이다.
2	①	촬영실의 조명등 종류는 X-선 이미지와 관계가 없다.
3	③	그레이디언트 코일(Gradient coil) : 영상을 구성하는 데에 위치를 정해주며 단면 선택, 주파수 및 위상의 부호화 기능을 가지고 있다.
4	③	CT : 종래의 X-선 영상으로는 불가능했던 인체 단층상을 그려냄으로써 의료영상의 질 향상과 디지털화를 촉진시켰다.
5	④	구성장치를 거쳐 신호를 받아 스캐닝되고 증폭으로 디지털로 변환되어 2차원적 배열로 모니터에 나타나게 된다.
6	②	CT : 수평면의 촬영만 가능하다. 전두면과 시상면의 촬영은 MRI의 특징이다.
7	④	MRI의 영상 파라미터는 단면의 두께, NEX, 매트릭스 크기, 대역폭, 반복시간, 반사시간이 있다.
8	①	NaI(T1) 섬광체는 감마선에 검출효율이 좋다.
9	③	잉여 X-선은 이용선추 중 유효 영상면에 입사하고 남는 부분을 말한다.
10	③	핵의학 영상 : 섬광 카메라, Emission CT, SPECT, PET가 있다. CT는 X-선을 이용한 영상이다.
11	⑤	환자감시장치로는 혈당을 측정할 수 없다.
12	③	MRI에서 측정하는 것은 각종 원자핵의 자기 모멘트의 크기를 측정하는 것이다.

번호	정답	해 설
13	③	CT(Computed Tomograpy) 혹은 컴퓨터 단층촬영 : 예전의 X-선 영상으로는 불가능했던 인체의 단층상을 선명한 대조도 분해능으로 나타냄으로써 영상진단의 질을 증가시켰다.
14	②	CT Number : Hounsfield Unit(HU)은 여러 생체조직에서 흡수계수의 값을 물을 0으로 한 기준치로 나타낸 것으로 인체 중 가장 단단한 뼈를 +1, 공기를 −1로 한 후 전체 흡수계수를 확대해서 새로운 수를 부여한 것을 CT 번호 또는 Hounsfield Unit이라 하며 CRT상에 그레이 컬러(Gray color)의 농담으로 나타낸다.
15	④	핵자기공명 현상 ㉠ 1H의 스핀은 1/2이며 가능한 스핀상태는 m=±1/2이다. 이와 같이 상태는 다르지만 에너지 값은 같은 경우를 중첩되어 있다고 한다. ㉡ 열평형상태에서 이 둘의 분포(Population)가 같지만 원자핵에 자기장을 가하면 중첩상태가 깨져 방향이 바뀌고 에너지 값에 미소한 차이가 생겨 갈라짐(Energy splitting)이 생긴다. 여기에 자기장 방향에 수직한 교류전기장을 가하면 섭동(Perturbation)현상이 발생한다. 이때 특정한 진동수의 전자기파가 준위 간의 에너지 차에 들어맞으면 공명흡수가 일어난다. ㉢ 보통 공명주파수 : 수 [MHz]에서 수십 [MHz]의 범위에 들어가며 이 공명흡수가 NMR에 감지된다. ㉣ 핵자기공명 주파수 : 자석의 세기에 비례하는데 이 비례상수를 Gyromagneticratio라 부른다. 수소원자의 경우 비례상수는 약 42[MHz/Tesla]이다.
16	④	Tesla : 자석 주위로 힘을 내는 공간이 존재하는데 그 크기는 거리제곱에 반비례한다. ㉠ 이 공간을 자속밀도(자기장)라 하며, 공간 한 지점에서 자속밀도의 크기를 나타내는 국제단위(SI)가 테슬라이다. ㉡ 기호 : T를 사용하며 자속의 단위인 웨버[Wb], 거리의 단위인 미터[m]로 [Wb/m^2]로 정의된다. ㉢ 테슬라 : MKS 단위인데 작은 단위계인 CGS 단위로는 가우스(G)를 사용하며 1T[Tesla] = 10,000[G]의 관계를 갖는다.
17	③	㉠ CT : X-선과 컴퓨터를 결합하여 인체의 횡단면을 컴퓨터가 수학적 연산방식을 이용하여 영상을 재구성시켜 인체조직을 상세하고 명료하게 나타낸다. ㉡ 내시경 : 생체 체강 내를 외과적인 수술이 아닌 가시광으로 관찰하는 기구이다. ㉢ X-ray : X-선을 이용하여 인체의 골격을 관찰하는 기구이다.
18	③	X-선관 : 고전압, 고전류에 의한 열이 많이 발생한다. 따라서 열 발생을 가장 먼저 고려해야 한다. 고장의 가장 큰 원인도 역시 온도과잉이다.
19	②	㉠ [kVp] : 관전압 ㉡ [V] : 전압(전위, 전위차)

■ 제2장

번호	정답	해 설
1	④	초음파는 탐촉자에서 발신된 주파수가 생체로부터 반사되는 초음파를 수신하는 원리이다.
2	①	도플러 효과(Doppler effect) : 움직이고 있는 피검체에 음파를 보내면 반사된 음파의 주파수는 그 물체의 속도에 비례하여 변화한다. 이때 그 물체가 음원에 반사음 주파수가 멀어질 때는 낮아지고, 물체가 가까워지는 방향으로 운동하면 입사음보다 높아진다.
3	②	음파의 전달속도는 매질에 의해 정해지기 때문에 기체 < 액체 < 고체 순으로 빠르다.
4	③	감약계수 음파가 전달될 때 길이, 강도, 두께에 비례해서 감쇠한다.
5	②	초음파를 발생시키기 위해서는 압전효과와 자왜효과가 사용되고 있다. 자왜효과 : 강자성체가 그 길이방향으로 자화할 때 그 길이가 자장 강도가 세어지면 축소되고 자화를 없애버리면 원래의 길이로 되돌아가는 현상을 말한다.
6	①	Nd-YAG 레이저 : 근적외선 광으로 물에 상대적으로 깊이 들어간다.
7	③	환자감시장치에서 주로 측정되는 생체신호는 심전도, 혈압, 호흡, 체온, 동맥혈의 산소포화도 등이다.
8	②	커프는 혈압의 간접측정에 이용되는 도구이다.
9	④	양압호흡 치료기기에서는 베넷 밸브가 호흡 시 기체의 양을 제어한다.
10	④	환자의 몸에 지닌 상태에서 긴 시간 동안 심장의 상태를 계속해서 측정하는 기구를 홀터 모니터(Holter monitor)라 한다.
11	③	심음도를 기록하는 데는 마이크로폰을 사용한다. 이것은 소리를 전기신호로 변환시키는 트랜스듀서이다. ㉠ 음을 콘덴서에 전달하는 콘덴서형 마이크로폰 ㉡ 자석과 가동 코일로 이루어지는 다이내믹 마이크로폰 등이 사용되고 있다.
12	②	혈관에 초음파를 투사하면 혈관에 흐르는 혈구로부터 반사된 초음파는 도플러 효과에 의하여 주파수 편이가 생긴다. 만일 일정한 속도로 운동하고 있는 혈류에 초음파를 투영시킬 때, 주파수가 일정하게 변하면 변화된 주파수 양은 혈류의 속도에 비례한다. 따라서 변화된 주파수를 측정하면 혈류의 속도를 구할 수 있는데, 이것이 도플러 혈류계의 원리이다.
13	⑤	도플러 모드 : 이 현상을 초음파 진단에 적용하면 정지한 탐촉자에서 생체 내에 움직이는 물체로 초음파를 발사했을 경우 이 물체가 음원으로부터 멀리 떨어지고 있는 상태에선 그 반사파의 파장이 길어지며, 반대로 가까이 다가오고 있을 때는 파장이 짧아진다는 것과 이 물체의 이동속도에 비례하여 그 변화의 크기가 더욱 커진다.

번호	정답	해 설
14	①	㉠ ECG : 심전도 ㉡ SpO_2 : 혈중 산소포화도 ㉢ Pulse rate : 맥박은 일반적인 측정기준 ㉣ EEG : 뇌파는 뇌파측정기를 통해 측정하게 된다.
15	③	혈중 산소포화농도(SpO_2)의 사용광원 : 660(적색), 940[nm](적외선)이다. ㉠ [SpO_2] 센서 사이에 직물을 통과해서 적외선 빛과 빨간색 빛이 발광 다이오드에 의하여 빛이 난다. ㉡ 거의 모든 센서는 발가락, 손가락이나 귀와 같은 우리 몸의 끝부분에 사용하게 된다. ㉢ 적용위치의 직물, 혈액과 뼈는 거의 모든 빛을 흡수한다. ㉣ 약간의 나머지 빛은 신체의 끝부분을 통과해서 통과하게 되면 광원 반대 위치에 빛 센서 탐지기(Light-sensitive detector)는 그 빛의 양을 인식하게 된다.
16	④	간접적 혈압측정 시 청진기로 소리를 들을 때 커프를 사용하여 혈액이 혈관벽에 부딪쳐서 발생되는 혈관음은 코로트코프(Korotkoff)음이다. ㉠ 심음 : 심장이 수축·확장할 때 발생하는 소리이다. ㉡ 가청음 : 정상적인 청력을 가진 사람이 들을 수 있는 범위 안의 소리이다. 이와 반대되는 개념으로 들을 수 없는 소리는 초음파라고 한다.
17	③	혈압을 직접측정하기 위해 혈관 내에 카테터를 삽입하여 혈압을 측정한다.
18	④	혈관의 이름에 따라 동맥혈압, 모세혈관혈압, 정맥혈압 등으로 구분된다. ㉠ 혈압 : 혈액이 혈관 속을 흐르고 있을 때 혈관벽에 미치는 압력. 수축기·확장기·맥압 등이 있다 ㉡ 수축기 혈압 : 심실이 수축하여 혈액이 동맥 속으로 밀려나갔을 때의 혈압이다. ㉢ 확장기 혈압 : 심실이 확장하여 혈액이 밀려나가지 않을 때에도 동맥벽에 탄력이 있어 혈액을 압박하고 있으므로 혈압이 0이 되지는 않는다. ㉣ 이완기 혈압 : 심장이 이완할 때의 혈압이 가장 낮으므로 이완기 혈압 또는 최저 혈압이라고 한다. ㉤ 최고 혈압 : 심장이 수축할 때의 혈압이 가장 높은데 이것을 수축기 혈압 또는 최고 혈압이라고 한다. ㉥ 맥압 : 이완기 혈압과 최고 혈압 간의 차를 맥압이라고 한다. ㉦ 평균 혈압 : 최고 혈압과 최저 혈압의 중간값. 최저 혈압에 최고 혈압과 최저 혈압의 차의 3분의 1을 더한 값이다. ㉧ 압맥파 : Pressure pulse. 맥파의 전달에 따른 혈관내압의 시간적 변화를 기록한 것이다.

■ 제3장

번호	정답	해 설
1	③	㉠ 경축 : 근육이나 건이 수축됨으로써 사지가 구부러진 채 움직이지 않거나 일정한 방향의 운동이 제한받는 경우를 뜻한다. ㉡ 경직 : 사후강직이라고도 하며, 근육이 굳어져 관절 등이 고정되어 움직일 수 없게 되는 현상이다. ㉢ 강축 : 골격근 또는 이와 연결된 신경에 적당한 자극을 반복적으로 가하면 자극에 의하여 일어나는 경련과 수축이 합성되어 수축상태가 지속되는 현상이다. ㉣ 근긴장 : 근육이 일종의 수축상태를 지속하는 현상이다.
2	④	혈액에 용해되어 운반되는 산소의 양은 전혈에 의해서 운반되는 산소의 2[%] 미만이다.
3	①	레이저는 산란이 잘 안 되는 특징을 가지고 있다. 집속 : 외부에서 자계를 가해 빔 따위의 진행방향을 조정
4	②	세동 : 심장의 전기적, 기질적인 혼돈상태로서 심근군이 통일되지 않게 제각기 수축과 이완을 반복하는 현상을 말한다. ㉠ 심방과 심실의 세동을 각각 심방세동 및 심실세동이라고 한다. ㉡ 심실에 세동이 발생하면 심실벽은 마치 잔물결이 일어난 것처럼 극히 빠르고 불규칙하며, 리듬을 식별하기조차 힘든 비협조적이고도 무질서한 진동이 형성되어 심실 전체로서 기능적인 수축이 보이지 않게 되고, 혈액을 보내는 펌프로서의 기능을 할 수 없게 된다.
5	②	초음파가 다른 물질을 흔드는 힘을 이용하여 초음파 자극기를 만든다.
6	②	공기압 공기의 팽창과 수축을 반복하며 팔, 다리, 임파액의 순환을 촉진시키거나 근조직의 압력을 증가시켜 환자의 팔, 다리의 부종, 통증 및 질병으로 인한 기능을 회복시키는 장치는 공기압치료기이다.
7	②	물에 대한 인체의 통증치료 방식으로 물이 직접 몸에 닿고 수압 마사지를 받을 수 있는 것은 습식타입 수치료기이다.
8	②	한방약재(꽃향기나 잎향기 이용)를 정제해서 코로 냄새를 맡거나 목욕물에 약초를 섞어 피부와 코점막을 통해 흡수케 하는 향기치료가 있다.
9	②	공기방에 교대로 가압과 배기를 반복(5분 간격)하므로 접촉부위를 교대로 바꾸어 주어 혈액순환을 도와줌으로써 욕창방지 효과를 내는 공기 매트리스이다.
10	③	고효율 히팅 시스템
11	②	마사지 기법 : 경찰법, 유날법, 마찰법, 경타법, 진동법이 있다.

번호	정답	해 설
12	④	치매환자(X) → 중풍 및 마비환자
13	②	㉠ 전기수술기 : 생물의 세포조직에 고주파 전류를 사용하여 열효과를 최대로 이용함으로써 피부 또는 세포조직을 절개 및 응고하는 기기이다. ㉡ 고주파 수술기 : 기존 레이저 수술기와는 달리 40~70[°] 정도의 저온 RF 에너지로 조직을 제거하여 열침투와 조직의 손상이 거의 없어 환자에게 통증을 주지 않으므로 국소마취를 통해 수술시간이 약 15분 정도로 짧고 수술 시 출혈이 거의 없어 입원할 필요가 없다. ㉢ 레이저 수술기 : 직접 조직표면에 400[°] 이상의 고열을 가해 조직을 완전히 파괴시키고 원적외선 영역에서는 투과 또는 반사 특성이 좋아야 한다. ㉣ ND 수술기 : 존재하지 않는다. ㉤ 고주파 치료기 : 심부열을 발생하여 인체 내·외부를 관리하는 장비로서 비만, 노화방지 등 건강과 삶의 본질을 향상시킬 수 있는 의료장비이다.
14	①	간섭파 치료기 : 신경근육계를 치료하고 통증완화 등에 효과가 있다. 서로 다른 중주파를 교차시키면 두 주파수의 차이만큼 새로운 주파수 파형이 발생되는 것을 말하는데 보통 저주파 치료기보다 자극 감각이 부드러우며, 피부 근육 조직 깊이 침투하여 근육 골격계의 만성질환에 효과가 있다.
15	②	심실세동의 현상 : 혈액을 보내는 펌프로서의 기능을 할 수 없게 하고 심실벽은 잔물결이 일어난 것처럼 미소하게 불규칙적이고 빠르며, 심파형을 구별하기 힘들고, 무질서하고 비협조적인 진동이 형성된다.

제4장

번호	정답	해 설
1	②	과도한 전류가 신체의 일부를 통하여 흐를 때 원래 상태를 회복할 수 없다.
2	④	위험을 의식하거나 위험하다고 판단할 수 없거나 위험을 느끼면 피해야 한다.
3	②	기기로부터 방출된 에너지가 위험의 기본요소가 된다.
4	④	심실세동을 일으키는 전류의 범위는 교류 52[mA] 5초~518[mA] 0.05초이다.
5	③	보호회로 ㉠ 두 개의 실리콘 다이오드를 극성전압이 반대가 되도록 병렬연결 한다. ㉡ 두 개의 제너 다이오드를 서로 반대방향으로 직렬연결 한다. ㉢ 높은 항복전압을 갖는 가스방전관을 전류제한 저항과 함께 사용하여 증폭기의 입력단에 연결한다. ㉣ 부입력 용량 증폭기를 구동증폭기의 입력단에 설치한다. ㉤ 근육, 신경세포 등은 축적된 피폭량에 의해 손상을 받는다.
6	①	방사선방어시설이라 함은 방사선의 피폭을 방지하기 위하여 진단용 방사선발생장치를 설치한 장소의 방사선차폐시설과 방사선장해방어용 기구를 말한다.
7	③	방사선구역이라 함은 진단용 방사선발생장치를 설치한 장소 중 외부방사선량이 1주당 0.3[mSv](30[mrem]) 이상인 곳으로서 벽, 방어칸막이 등 구획물에 의하여 구획된 곳을 말한다.
8	②	의료기관의 개설자 또는 관리자는 아래 보기에 해당하는 사유가 있는 때에는 법 제32조의2 제2항의 규정에 의하여 해당 진단용 방사선발생장치를 사용하기 전에 당해 진단용 방사선발생장치에 대하여 [별표 1]의 진단용 방사선발생장치의 검사기준에 따라 제6조의 규정에 의한 검사기관의 검사를 받아야 한다. 다만, 약사법시행규칙 제40조 제1항 제5호, 제46조 제1항의 규정에 의하여 검사를 마친 경우에는 그 검사일로부터 3년 이내에 검사기관의 검사를 받아야 한다.
9	④	피부 및 손·발에 대한 등가선량 한도는 연간 500[mSv]이다.
10	③	다음은 의료기기의 생물학적 평가와 관련하여 고려되어야 하는 사항이다. 생물학적 평가 이전에 완제품의 추출 가능한 화학물질에 대한 정성적·정량적 작업이 이루어져야 한다.
11	④	단기적 생물학적 영향을 관찰하는 시험에는 ① 급성 독성시험, ② 피부, 안구 및 점막에 대한 자극성시험, ③ 감작성시험, ④ 용혈성 및 응혈성 시험 등이 포함된다.
12	⑤	장기 또는 특정한 독성영향을 검사하는 시험에는 ① 아급성 및 만성 독성시험, ② 감작성시험, ③ 유전독성시험, ④ 발암성시험, ⑤ 생식독성시험 등이 포함된다.

번호	정답	해 설
13	①	방사선 관련종사자 : 5년에 100[mSv] 이하의 선량을 받게 되어 있다. ㉠ [mSv]는 방사선의 유효선량 단위이다. ㉡ 방사선이 우리 몸에 미치는 선량을 의미한다. ㉢ 1년에 50[mSv] 이상 받게 된다면 그 일을 계속할 수 없게 규정되어 있다. 하지만 이 선량을 넘는 경우는 거의 없다고 보면 된다. ㉣ 방사선 노출이 굉장히 심한 핵의학과의 경우에도 그 종사자들이 1년에 20[mSv]를 초과하는 경우는 없다고 한다. ㉤ 유효선량 : 방사선이 인체에 조사가 되었을 경우 인체의 각 장기마다 방사선에 의한 피해 정도가 다르다. 즉 방사선이 인체에 조사가 되었을 경우 체내의 여러 장기나 조직들이 동일한 선량을 피폭 받았을 경우 조직 및 장기에 따라 발현하는 증상과 위험도가 서로 다르다. 그래서 이를 반영하기 위해 도입된 개념이다.
14	①	안전관리책임자의 직무 ㉠ 진단용 방사선 안전관리업무의 계획, 평가 및 점검 ㉡ 소속 방사선 관계종사자에 대한 자체교육훈련의 실시 ㉢ 진단영상정보 관련 설비의 안전관리 ㉣ 환자 및 방사선 관계종사자에 대한 방사선 피해로부터 방어조치 ㉤ 피폭선량계의 파손 및 분식사실의 측정기관에 통보 ㉥ 방사선 관계종사자의 피폭선량 측정에 영향을 미치는 소속 변동사실의 측정기관에 통보 ㉦ 진단용 방사선발생장치 등에 관한 서류의 작성·비치 및 보존에 관한 사항
15	③	㉠ [Ci](큐리) : 방사성 핵종이 방사성 붕괴를 하여 방사선을 방출하는 성질을 방사능이라 한다. ⓐ 다른 뜻으로는 핵종이 방사성 붕괴를 할 때 붕괴의 정도를 나타내는 붕괴율, 즉 방사성 물질의 양을 나타내는 것으로 방사선을 방출하는 세기를 의미하기도 한다. ⓑ 방사능을 나타내는 표준 단위는 베크렐[Bq]로서, 1[Bq]은 그 물질 내에서 매초 한 개의 원자핵이 붕괴 또는 변환되는 것을 뜻한다. ㉡ [HU] : 음향 임피던스, [ohm] : 전기저항, [Rayl] : CT-번호

참 고 문 헌

1. 센서공학(Sensor&Transducer), 이덕출 · 공용혁 · 김성남 · 나승권 · 장창현 공저, 엔트미디어
2. 쉽게 배우는 의학용어, 차봉석 · 김춘배 공저, 정문각
3. 심전도 단기완성 및 심전도해설, 전종영 · 김형욱, 고려의학
4. 알기 쉬운 자동 제어, 김원배 · 나승권 · 문명룡 · 이재규 · 조명현 · 차익수 공저, 동일출판사
5. 의공(산업)기사 문제집 5권, 김동욱 외 26인 공저, 대한의용생체공학회
6. 의공실무, 나승권, 도서출판 상학당
7. 의공학(Medical Engineering), 이경성 · 최민주 공저, 청구문화사
8. 의료기기 응용회로, 나승권, 도서출판 상학당
9. 의용계측공학, 의공학 교육연구회 역편, 여문각
10. 인체생리학, 이강이 외 편저, 현문사
11. 인체 해부학, 김창국 외 2인, 대경북스
12. 전자회로의 이해, 김평호 · 나승권 · 이동원 · 최성재 공저, 남두도서
13. 초급자를 위한 PSPICE 활용, 황락훈 · 조문택 · 이충식 · 나승권 공저, 동일출판사
14. 초음파 영상학, 강선일 외 16인 공저, 정문각
15. 전자기초실험, 임승하 · 황호웅 · 나승권 · 이종성 공저, 남두도서
16. PSPICE와 PSIM 시뮬레이션중심의 전력전자공학, 서영수 · 황락훈 · 조문택 · 심광영 · 곽동걸 · 채수형 · 나승권 공저, 동일출판사
17. 현대 기초의학 및 의공학, 나승권, 도서출판 상학당
18. 현대 의용전자공학, 나승권, 도서출판 상학당
19. 현대 의료기기, 나승권, 도서출판 상학당
20. 현대 의용기계공학, 나승권, 도서출판 상학당
21. 현대 의료안전 · 법규 및 정보, 나승권, 도서출판 상학당
22. DK 인체생리 · 해부도, 민유정, 대경북스
23. Analog Integrated Circuit Application, Michael Jacob, Prentice hall
24. Basic Engineering Circuit Analysis, David Irwin, Wiley
25. Design of Pulse Oxieter, Webster, Institute of Physics publishing
26. Fundamentals of Analog Circuit, Floyd, Prentice Hall
27. Fundamentals of biomechanics, Nihat Ozkaya, Springer

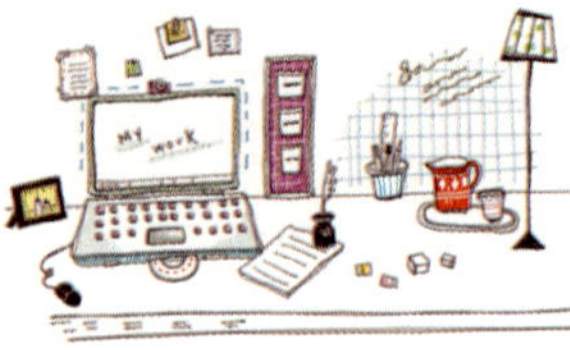

찾아보기

의료기기실무

2020년 10월 10일 1판 2쇄 발행

저 자 나 승 권

발행인 남 승 우

발행처 도서출판 상尙 학學 당堂

서울특별시 동작구 사당로9가길 6

TEL : 02) 595-1692~4

FAX : 02) 595-1394

E-mail : namdoo6@unitel.co.kr

신고 : 2-155호 (1968. 11. 29)

정가 29,000원

ISBN 978-89-6587-045-6 93560

〈디자인〉 편집 엄해숙 / 표지 토틀컴